临床疾病护理与护理管理

主编　李凤芝　曲京新　李　翠　单仕玲

李国梅　吴亚男　杨建华　张　雪

中国海洋大学出版社

·青岛·

图书在版编目（CIP）数据

临床疾病护理与护理管理 / 李凤芝等主编. -- 青岛：

中国海洋大学出版社，2024.6. -- ISBN 978-7-5670

-3897-4

Ⅰ．R47

中国国家版本馆CIP数据核字第2024JF7892号

Clinical Disease Nursing and Nursing Management

出版发行	中国海洋大学出版社
社　　址	青岛市香港东路23号　　　　邮政编码　266071
出 版 人	刘文菁
网　　址	http://pub.ouc.edu.cn
电子信箱	369839221@qq.com
订购电话	0532-82032573（传真）
责任编辑	韩玉堂　李　燕　　　　　　电　　话　0532-85902349
印　　制	日照报业印刷有限公司
版　　次	2024年6月第1版
印　　次	2024年6月第1次印刷
成品尺寸	185 mm×260 mm
印　　张	22.75
字　　数	573千
印　　数	1～1000
定　　价	198.00元

FOREWORD · · · · · · · · · · · 前 言

  生老病死是生命过程的自然现象，而人的生老病死离不开医疗和护理。自古以来"三分治七分护"的谚语，反映了人们对护理的需求和重视。护理管理的内容是研究护理管理工作的特点、理论、规律、方法，并对护理工作进行计划、组织、控制、协调以提高其质量。

  随着现代医学科学技术的快速发展，新理论、新技术及科研成果不断问世，护理工作者必须不断学习、交流临床护理经验、熟悉并掌握新的护理学进展，才能跟上护理学发展的步伐，更好地为患者服务，为人类健康保健提供可靠的保障。因此，为了进一步满足护理工作者的临床需要，帮助广大临床护理工作者在工作中更好地认识、了解相关疾病，提高临床常见疾病和多发疾病的治愈率，我们邀请多位护理领域的专家，结合最新护理研究成果，融入护理新概念，编写了《临床疾病护理与护理管理》一书。

  本书在撰写过程中坚持以实用为主，针对每种疾病仅简单概述了其病因、发病机制、临床表现、辅助检查、鉴别诊断等知识，而着重讲解了护理诊断、护理目标、护理措施等内容。同时，本书对其他护理相关的内容也进行了论述。本书的编写是从临床护理工作的角度出发，在继承传统护理操作的基础上，结合目前护理的新知识、新技术、新方法，以达到反映临床护理新进展的目的。本书内容精练、全面、系统，资料新颖，重点突出，通俗易懂，具有较强的科学性和实用性，既可以对临床护士的工作进行科学规范和有效指导，也可作为医学院校学生的学习参考用书。

  由于本书篇幅长、涉及面广，加之编者的能力和水平有限，书中不足之处在所难免，恳请广大读者给予指正。

《临床疾病护理与护理管理》编委会

2024 年 3 月

CONTENTS················· **目　录**

第一章

护 理 程 序

第一节　护 理 评 估

护理评估是有目的、有计划、有步骤地收集有关护理对象的生理、心理、社会文化和经济等方面的资料,对此进行整理与分析,以判断服务对象的健康问题,为护理活动提供可靠的依据。具体包括收集资料、整理资料和分析资料3个部分。

一、收集资料

(一)资料的来源

1.直接来源

护理对象本人,是第一资料来源也是主要来源。

2.间接来源

(1)护理对象的重要关系人,也就是社会支持性群体,包括亲属、关系亲密的朋友、同事等。

(2)医疗活动资料,如既往实验室报告、出院小结等健康记录。

(3)其他医护人员、放射医师、化验师、药剂师、营养师、康复师等。

(4)护理学及其他相关学科的文献等。

(二)资料的内容

在收集资料的过程中,各个医院均有自己设计的收集资料表,无论依据何种框架,基本内容主要包括一般资料、生活状况及自理程度、健康检查及心理社会状况等。

1.一般资料

一般资料包括患者的姓名、性别、出生日期、出生地、职业、民族、婚姻、文化程度、住址等。

2.现在的健康状况

现在的健康状况包括主诉、现病史、入院方式、医疗诊断及目前用药情况。目前的饮食、睡眠、排泄、活动、健康管理等日常生活形态。

3.既往健康状况

既往健康状况包括既往史、创伤史、手术史、家族史、有无过敏史、有无传染病。既往的日常生活形态、烟酒嗜好,女性还包括月经史和婚育史。

4.护理体检

护理体检包括体温、脉搏、呼吸、血压、身高、体重、生命体征、各系统的生理功能及有无疼痛、眩晕、麻木、瘙痒等,有无感觉(视觉、听觉、嗅觉、味觉、触觉)异常,有无思维活动、记忆能力障碍等认知感受形态。

5.实验室及其他辅助检查结果

实验室及其他辅助检查结果包括最近进行的辅助检查的客观资料,如实验室检查、X线检查、病理检查等。

6.心理方面的资料

心理方面的资料包括对疾病的认知和态度、康复的信心,病后情绪、心理感受、应对能力等变化。

7.社会方面的资料

社会方面的资料包括就业状态、角色问题和社交状况;有无重大生活事件,支持系统状况等;有无宗教信仰;享受的医疗保健待遇等。

(三)资料的分类

1.按照资料的来源划分

按照资料来源划分包括主观资料和客观资料。主观资料是指患者对自己健康问题的体验和认识,包括患者的知觉、情感、价值、信念、态度以及对个人健康状态和生活状况的感知。主观资料的来源可以是患者本人,也可以是患者家属或对患者健康有重要影响的人。客观资料是指检查者通过观察、会谈、体格检查和实验等方法得到或被检测出的有关患者健康状态的资料。客观资料获取是否全面和准确主要取决于检查者是否具有敏锐的观察能力及丰富的临床经验。

当护士收集到主观资料和客观资料后,应将两个方面的资料加以比较和分析,可互相证实资料的准确性。

2.按照资料的时间划分

按照资料的时间划分包括既往资料和现时资料。既往资料是指与服务对象过去健康状况有关的资料,包括既往病史、治疗史、过敏史等。现时资料是指与服务对象现在发生疾病有关的状况,如现在的体温、脉搏、呼吸、血压、睡眠状况等。

护士在收集资料时,需要将既往资料和现时资料结合起来分析。

(四)收集资料的方法

1.观察

观察是指护理人员运用视、触、叩、听、嗅等感官获得患者及其家属及患者所处环境的信息并进行分析判断,是收集有关服务对象护理资料的重要方法之一。观察贯穿在整个评估过程中,可以与交谈同时进行。护士应及时、敏锐、连续地对服务对象进行观察,如患者出现面容痛苦、呈强迫体位,就提示患者是否有疼痛,由此进一步询问持续时间、部位、性质等。观察作为一种技能,护理人员在实践中需要不断培养和锻炼,以期得到发展和提高。

2.交谈

护、患之间的交谈是一种有目的的医疗活动,使护理人员获得有关患者的资料和信息。一般可分为:①正式交谈,是指事先通知患者,有目的、有计划的交谈,如入院后的采集病史。②非正式交谈,是指护士在日常护理工作中与患者随意自然的交谈,不明确目的,不规定主题、时间,是一种"开放式交流",以便及时了解到服务对象的真实想法和心理反应。交谈时护士应注意沟通技巧的运用,对一些敏感性话题应注意保护患者的隐私。

3.护理体检

护理人员运用体检技能,为护理对象进行系统的身体评估,获取与护理有关的生命体征、身高、体重等,以便收集与护理诊断、护理计划有关的患者方面的资料,及时了解病情变化和发现护理对象的健康问题。

4.阅读

阅读包括查阅护理对象的医疗病历(门诊和住院)、各种护理记录及实验室和辅助检查结果,以及有关文献等。也可以用心理测量及评定量表对服务对象进行心理社会评估。

二、整理资料

为了避免遗漏和疏忽相关和有价值的资料,得到完整全面的资料,常依据某个护理理论模式设计评估表格,护理人员依据表格全面评估,整理资料。

(一)按戈登的功能性健康形态整理分类

1.健康感知-健康管理形态

健康感知-健康管理形态是指服务对象对自己健康状态的认识和维持健康的方法。

2.营养代谢形态

营养代谢形态包括食物的利用和摄入情况,如营养、液体、组织完整性、体温调节以及生长发育等的需求。

3.排泄形态

排泄形态主要是指肠道、膀胱的排泄状况。

4.活动-运动形态

活动-运动形态包括运动、活动、休闲与娱乐状况。

5.睡眠-休息形态

睡眠-休息形态指睡眠、休息以及精神放松的状况。

6.认知-感受形态

认知-感受形态包括与认知有关的记忆、思维、解决问题和决策以及与感知有关的视、听、触、嗅等功能。

7.角色-关系形态

角色-关系形态是指家庭关系、社会中角色任务及人际关系的互动情况。

8.自我感受-自我概念形态

自我感受-自我概念形态是指服务对象对于自我价值与情绪状态的信念与评价。

9.性-生殖形态

性-生殖形态主要是指性发育、生殖器官功能及对性的认识。

10.应对-压力耐受形态

应对-压力耐受形态是指服务对象压力程度、应对与调节压力的状况。

11.价值-信念形态

价值-信念形态是指服务对象的思考与行为的价值取向和信念。

(二)按马斯洛的需要层次进行整理分类

1.生理需要

体温 39 ℃,心率 120 次/分钟,呼吸频率 32 次/分钟,腹痛等。

2.安全的需要

对医院环境不熟悉,夜间睡眠需开灯,手术前精神紧张,走路易摔倒等。

3.爱与归属的需要

患者害怕孤独,希望有亲友来探望等。

4.尊重与被尊重的需要

如患者说"我现在什么事都不能干了""你们应该征求我的意见"等。

5.自我实现的需要

担心住院会影响工作、学习,有病不能实现自己的理想等。

(三)按北美护理诊断协会的人类反应形态分类

1.交换

交换包括营养、排泄、呼吸、循环、体温、组织的完整性等。

2.沟通

沟通主要是指与人沟通交往的能力。

3.关系

关系是指社交活动、角色作用和性生活形态。

4.价值

价值包括个人的价值观、信念、宗教信仰、人生观及精神状况。

5.选择

选择包括应对能力、判断能力及寻求健康所表现的行为。

6.移动

移动包括活动能力、休息、睡眠、娱乐及休闲状况,日常生活自理能力等。

7.知识

知识包括自我概念,感知和意念;包括对健康的认知能力、学习状况及思考过程。

8.感觉

感觉包括个人的舒适、情感和情绪状况。

三、分析资料

(一)检查有无遗漏

将资料进行整理分类之后,应仔细检查有无遗漏,并及时补充,以保证资料的完整性及准确性。

(二)与正常值比较

收集资料的目的在于发现护理对象的健康问题。因此护士应掌握常用的正常值,将所收集到的资料与正常值进行比较,并在此基础上进行综合分析,以发现异常情况。

(三)评估危险因素

有些资料虽然目前还在正常范围,但是由于存在危险因素,若不及时采取预防措施,以后很可能会出现异常,损害服务对象的健康。因此,护士应及时收集资料评估这些危险因素。

护理评估通过收集服务对象的健康资料,对资料进行组织、核实和分析,确认服务对象对现存的或潜在的健康问题或生命过程的反应,为做出护理诊断和进一步制订护理计划奠定了基础。

四、资料的记录

(一)原则

书写全面、整洁、简练、流畅,客观资料运用医学术语,避免使用笼统、模糊的词,主观资料尽量引用护理对象的原话。

(二)记录格式

根据资料的分类方法,根据各医院、甚至各病区的特点自行设计,多采用表格式记录。与患者第一次见面收集到的资料记录称入院评估,要求详细、全面,是制订护理计划的依据,一般要求入院后 24 h 内完成。住院期间根据患者病情天数,每天或每班记录,反映了患者的动态变化,用以指导护理计划的制订、实施、评价和修订。

(吴亚男)

第二节 护 理 诊 断

护理诊断是护理程序的第二个步骤,是在评估的基础上对所收集的健康资料进行分析,从而确定服务对象的健康问题及引起健康问题的原因。护理诊断是一个人生命过程中的生理、心理、社会文化发展及精神方面健康状况或问题的一个简洁、明确的说明。这些问题都是属于护理职责范围之内,能够用护理的方法解决的问题。

一、护理诊断的概念

北美护理诊断协会(NANDA)提出并通过了护理诊断的定义:护理诊断是关于个人、家庭、社区对现存或潜在的健康问题及生命过程反应的一种临床判断,是护士为达到预期的结果选择护理措施的基础。这些预期结果应能通过护理职能达到。

二、护理诊断的组成部分

护理诊断有四个组成部分:名称、定义、诊断依据、相关因素。

(一)名称

名称是对服务对象健康状况的概括性的描述。应尽量使用 NANDA 认可的护理诊断名称,以有利于护士之间的交流和护理教学的规范。常用改变、受损、缺陷、无效或低效等特定描述语。如:排便异常;便秘;有皮肤完整性受损的危险。

(二)定义

定义是对名称的一种清晰的、正确的表达,并以此与其他诊断相鉴别。一次诊断的成立必须符合其定义特征。有些护理诊断的名称虽然十分相似,但仍可从其定义中发现彼此的差异。例如:"压力性尿失禁"的定义是"个人在腹内压增加时立即无意识地排尿的一种状态";"反射性尿失禁"的定义是"个体在没有要排泄或膀胱满胀的感觉下可以预见的不自觉地排尿的一种状态"。

虽然两者都是尿失禁,但前者的原因是腹内压增高,后者的原因是无法抑制的膀胱收缩。因此,确定诊断时必须认真区别。

(三)诊断依据

诊断依据是做出护理诊断的临床判断标准。诊断依据常常是患者所具有的一组症状和体征,以及有关病史,也可以是危险因素。对于潜在的护理诊断,其诊断依据则是原因本身(危险因素)。

诊断依据依其在特定诊断中的重要程度分为主要依据和次要依据。

1.主要依据

主要依据是指形成某一特定诊断所应具有的一组症状和体征及有关病史,是诊断成立的必要条件。

2.次要依据

次要依据是指在形成诊断时,多数情况下会出现的症状、体征及病史,对诊断的形成起支持作用,是诊断成立的辅助条件。

例如:便秘的主要依据是"粪便干硬,每周排大便不到三次";次要依据是"肠鸣音减少,自述肛门部有压力和胀满感,排大便时极度费力并感到疼痛,可触到肠内嵌塞粪块,并感觉不能排空"。

(四)相关因素

相关因素是指造成服务对象健康状况改变或引起问题产生的情况。常见的相关因素包括以下几个方面。

1.病理生理方面的因素

病理生理方面的因素是指与病理生理改变有关的因素。例如,"体液过多"的相关因素可能是右心衰竭。

2.心理方面的因素

心理方面的因素是指与服务对象的心理状况有关的因素。例如,"活动无耐力"可能是由疾病后服务对象处于较严重的抑郁状态引起。

3.治疗方面的因素

治疗方面的因素是指与治疗措施有关的因素(用药、手术创伤等)。例如,"语言沟通障碍"的相关因素可能是使用呼吸机时行气管插管。

4.情景方面的因素

情景方面的因素是指环境、情景等方面的因素(陌生环境、压力刺激等)。例如,"睡眠形态紊乱"可能与住院后环境改变有关。

5.年龄因素

年龄因素是指在生长发育或成熟过程中与年龄有关的因素。如婴儿、青少年、中年、老年各有不同的生理、心理特征。

三、护理诊断与合作性问题及医疗诊断的区别

(一)合作性问题——潜在并发症

在临床护理实践中,护士常遇到一些无法完全包含在 NANDA 制订的护理诊断中的问题,而这些问题也确实需要护士提供护理措施,因此,有学者提出了合作性问题的概念。她把护士需

要解决的问题分为两类：一类经护士直接采取措施可以解决，属于护理诊断；另一类需要护士与其他健康保健人员、尤其是医师共同合作解决，属于合作性问题。

合作性问题需要护士承担监测职责，以及时发现服务对象身体并发症的发生和情况的变化，但并非所有并发症都是合作性问题。有些可通过护理措施预防和处理，属于护理诊断；只有护士不能预防和独立处理的并发症才是合作性问题。合作性问题的陈述方式是"潜在并发症：×××
×"。如"潜在并发症：脑出血"。

（二）护理诊断与合作性问题及医疗诊断的区别

1.护理诊断与合作性问题的区别

护理诊断是护士独立采取措施能够解决的问题；合作性问题需要医师、护士共同干预处理，处理决定来自医护双方。对合作性问题，护理措施的重点是监测。

2.护理诊断与医疗诊断的区别

明确护理诊断和医疗诊断的区别对区分护理和医疗两个专业、确定各自的工作范畴和应负的法律责任非常重要。两者主要区别见表1-1。

表 1-1　护理诊断与医疗诊断的区别

项目	护理诊断	医疗诊断
临床判断的对象	对个体、家庭、社会的健康问题/生命过程反应的一种临床判断	对个体病理生理变化的一种临床判断
描述的内容	描述的是个体对健康问题的反应	描述的是一种疾病
决策者	护士	医疗人员
职责范围	在护理职责范围内进行	在医疗职责范围内进行
适应范围	适用于个体、家庭、社会的健康问题	适用于个体的疾病
数量	往往有多个	一般情况下只有一个
是否变化	随病情的变化	一旦确诊不会改变

（吴亚男）

第三节　护理计划

制订护理计划是如何解决护理问题的一个决策过程，计划是对患者进行护理活动的指南，是针对护理诊断制订具体护理措施来预防、减轻或解决有关问题。其目的是为了确认护理对象的护理目标以及护士将要实施的护理措施，使患者得到合适的护理，保持护理工作的连续性，促进医护人员的交流和利于评价。制订计划包括四个步骤。

一、排列护理诊断的优先顺序

一般情况下，患者可以存在多个护理诊断，为了确定解决问题的优先顺序，根据问题的轻重缓急合理安排护理工作，需要对这些护理诊断包括合作性问题进行排序。

(一)排列护理诊断

一个患者可同时有多个护理问题,制订计划时应按其重要性和紧迫性排出主次,一般把威胁最大的问题放在首位,其他的依次排列,这样护士就可根据轻、重、缓、急有计划地进行工作,通常可按如下顺序排列。

1.首优问题

首优问题是指会威胁患者生命,需立即行动去解决的问题。如清理呼吸道无效、气体交换受阻等。

2.中优问题

中优问题是指虽不会威胁患者生命,但能导致身体上的不健康或情绪上变化的问题,如活动无耐力、皮肤完整性受损、便秘等。

3.次优问题

次优问题是指人们在应对发展和生活中变化时所产生的问题。这些问题往往不是很紧急,如营养失调、知识缺乏等。

(二)排序时应该遵循的原则

(1)按马斯洛的人类基本需要层次论进行排列,优先解决生理需要。这是最常用的一种方法。生理需要是最低层次的需要,也是人类最重要的需要,一般来说,影响了生理需要满足的护理问题,对生理功能的平衡状态威胁最大的护理问题是需要优先解决的护理诊断。如与空气有关的"气体交换障碍""清理呼吸道无效";与水有关的"体液不足";与排泄有关的"尿失禁""尿潴留"等。

具体的实施步骤可按以下方法进行:首先列出患者的所有护理诊断,将每一诊断归入五个需要层次,然后由低到高排列出护理诊断的先后顺序。

(2)考虑患者的需求:马斯洛的理论为护理诊断的排列提供了一个普遍的原则,但由于护理对象的复杂性、个体性,相同的需求对不同的人,其重要性可能不同。因此,在无原则冲突的情况下,可与患者协商,尊重患者的意愿,考虑患者认为最重要的问题予以优先解决。

(3)现存的问题优先处理,但不要忽视潜在的和有危险的问题。有时它们常常也被列为首优问题而需立即采取措施或严密监测。

二、制订预期目标

预期目标是指通过护理干预,护士期望患者达到的健康状态或在行为上的改变。其目的是指导护理措施的制订。预期目标不是护理行为,但能指导护理行为,并作为对护理效果进行评价的标准。每一个护理诊断都要有相应的目标。

(一)预期目标的制订

1.目标的陈述公式

时间状语＋主语＋(条件状语)＋谓语＋行为标准。

(1)主语:是指患者或患者身体的任何一部分,如体温、体重、皮肤等,有时在句子中省略了主语,但句子的逻辑主语一定是患者。

(2)谓语:指患者将要完成的行动,必须用行为动词来说明。

(3)行为标准:主语进行该行动所达到的程度。

(4)条件状语:指患者完成该行为时所处的特定条件。如"拄着拐杖"行走 50 m。

（5）时间状语：是指主语应在何时达到目标中陈述的结果，即何时对目标进行评价，这一部分的重要性在于限定了评价时间，可以督促护士尽心尽力地帮助患者尽快达到目标，评价时间的确定，往往需要根据临床经验和患者的情况来确定。

2.预期目标的种类

根据实现目标所需时间的长短可将护理目标分为短期目标和长期目标两大类。①短期目标：是指在相对较短的时间内要达到的目标（一般指 1 周内），适合于病情变化快、住院时间短的患者。②长期目标：是指需要相对较长时间才能实现的目标（一般指 1 周以上甚至数月）。

长期目标是需要较长时间才能实现的，范围广泛；短期目标则是具体达到长期目标的台阶或需要解决的主要矛盾。如下肢骨折患者，其长期目标是"三个月内恢复行走功能"，短期目标分别为："第一个月借助双拐行走""第二个月借助手杖行走""第三个月逐渐独立行走"。短期目标与长期目标互相配合、呼应。

（二）制订预期目标的注意事项

（1）目标的主语一定是患者或患者的一部分，而不能是护士。目标是期望患者接受护理后发生的改变，达到的结果，而不是护理行动本身或护理措施。

（2）一个目标中只能有一个行为动词。否则在评价时，如果患者只完成了一个行为动词的行为标准就无法判断目标是否实现。另外，行为动词应可观察和测量，避免使用含糊的、不明确的词语。可运用下列动词：描述、解释、执行、能、会、增加、减少等；不可使用含糊不清、不明确的词，如了解、掌握、好、坏、尚可等。

（3）目标陈述的行为标准应具体，以便于评价。有具体的检测标准；有时间限度；由护、患双方共同制订。

（4）目标必须具有现实性和可行性，要在患者的能力范围之内，要考虑其身体和心理状况、智力水平、既往经历及经济条件。目标完成期限的可行性，目标结果设定的可行性。患者认可，乐意接受。

（5）目标应在护理工作所能解决范围之内，并要注意医、护协作，即与医嘱一致。

（6）目标陈述要针对护理诊断，一个护理诊断可有多个目标，但一个目标不能针对多个护理诊断。

（7）应让患者参与目标的制订，这样可使患者认识到对自己的健康负责不仅是医护人员的责任，也是患者的责任，护、患双方应共同努力以保证目标的实现。

（8）关于潜在并发症的目标，潜在并发症是合作性问题，护理措施往往无法阻止其发生，护士的主要任务在于监测并发症的发生或发展。潜在并发症的目标陈述为：护士能及时发现并发症的发生并积极配合处理。如"潜在并发症：心律失常"的目标是"护士能及时发现心律失常的发生并积极配合抢救"。

三、制订护理措施

护理措施是护士为帮助患者达到预定目标而制订的具体方法和内容。它规定了解决健康问题的护理活动方式与步骤，是一份书面形式的护理计划，也可称为"护嘱"。

（一）护理措施的类型

护理措施可分为依赖性护理措施、协作性护理措施和独立性护理措施三类。

1.依赖性护理措施

即来自于医嘱的护理措施,它描述了贯彻医疗措施的行为。如医嘱"每晨测血压1次""每小时巡视患者1次"。

2.协作性护理措施

协作性护理措施是护士与他健康保健人员相互合作采取的行动。如患者出现"营养失调:高于机体的需要量"的问题时,为帮助患者达到理想体重的目标,需要和营养师一起协商、讨论,制订护理措施。

3.独立性护理措施

独立性护理措施是护士根据所收集的资料,凭借自己的知识、经验、能力,独立思考、判断后做出的决策,是在护理职责范围内。这类护理措施完全由护士设计并实施,不需要医嘱。如长期卧床患者存在的"有皮肤破损的危险",护士每天定时给患者翻身、按摩受压部位皮肤,温水擦拭等措施都是独立性护理措施。

(二)护理措施的构成

完整的护理措施计划应包括:观察措施、行动措施、教育措施3个部分。

1.观察措施

(1)观察疼痛的程度和缓解情况。

(2)观察患者的心律、心率、血压的变化。

2.行动措施

(1)给予持续吸氧,2～4 L/min。(依赖性护理措施)

(2)遵医嘱持续静脉滴注硝酸甘油15滴/分钟。(依赖性护理措施)

(3)协助床上进食、洗漱、大小便。(独立性护理措施)

3.教育措施

(1)教育患者绝对卧床休息。

(2)保持情绪稳定。

(三)制订护理措施注意事项

1.针对性

护理措施针对护理目标制订,一般一个护理目标可通过几项措施来实现,措施应针对目标制订,否则即使护理措施没有错误,也无法促使目标实现。

2.可行性

护理措施要切实可行,措施制订时要考虑以下问题。①患者的身心问题:这也是整体护理中所强调的要为患者制订个体化的方案。措施要符合患者的年龄、体力、病情、认知情况以及患者自己对改变目前状况的愿望等。如对老年患者进行知识缺乏的健康教育时,让患者短时间内记忆很多教育内容是困难的。护理措施必须是患者乐于接受的。②护理人员的情况:护理人员的配备及专业技术、理论知识水平和应用能力等是否能胜任所制订的护理措施。③适当的医院设施、设备。

3.科学性

护理措施应基于科学的基础上,每项护理措施都应有措施依据,措施依据来自于护理科学及相关学科的理论知识。禁止将没有科学依据的措施用于患者。护理措施的前提是一定要保证患者的安全。

4.一致性

护理措施不应与其他医务人员的措施相矛盾,否则容易使患者不知所措,并造成不信任感,甚至可能威胁患者安全。制订护理措施时应参阅其他医务人员的病历记录、医嘱,意见不一致时应共同协商,达成一致。

5.指导性

护理措施应具体,有指导性,不仅使护理同一患者的其他护士很容易地执行措施,也有利于患者。如对于体液过多需进食低盐饮食的患者,正确的护理措施是:①观察患者的饮食是否符合低盐要求;②告诉患者和家属每天摄盐<5 g,含钠多的食物除咸味食品外,还包括发面食品、碳酸饮料、罐头食品等;③教育患者及其家属理解低盐饮食的重要性等。

不具有指导性护理措施:①嘱患者每天摄盐量<5 g;②嘱患者不要进食含钠多的食物。

四、护理计划成文

护理计划成文是将护理诊断、目标、护理措施以一定的格式记录下来而形成的护理文件。不仅为护理程序的下一步实施提供了指导,也有利于护士之间以及护士与其他医务人员之间的交流。护理计划的书写格式,因不同的医院有各自具体的条件和要求,所以书写格式也是多种多样的。大致包括日期、护理诊断、目标、措施、效果评价几项内容,见表1-2。

表 1-2　护理计划

日期	护理诊断	护理目标	护理措施	评价	停止日期	签名
2019 年 2 月 19 日	气体交换受阻	1. 2.	1. 2. 3.			
2019 年 2 月 22 日	焦虑	1. 2.	1. 2. 3.			

护理计划应体现个体差异性,一份护理计划只对一个患者的护理活动起作用。护理计划还应具有动态发展性,随着患者病情的变化、护理的效果而调整。

（吴亚男）

第四节　护理实施

护理实施是为达到护理目标而将计划中各项措施付诸行动的过程。实施的质量如何与护士的专业知识、操作技能和人际沟通能力三方面的水平有关。实施过程中的情况应随时用文字记录下来。

实施过程包括实施前的准备、实施和实施后的记录三个部分。一般来讲,实施应发生于护理计划完成之后,但在某些特殊情况下,如遇到急诊患者或病情突变的住院患者,护士只能先在头脑中迅速形成一个初步的护理计划并立即采取紧急救护措施,事后再补上完整的护理计划。

一、实施前的准备

护士在执行护理计划之前,为了保证护理效果,应思考安排以下五个问题。

(一)谁去做

对需要执行的护理措施进行分类和分工,确定护理措施是由护士做,还是辅助护士做;哪一级别或水平的护士做;是一个护士做,还是多个护士做。

(二)做什么

进一步熟悉和理解计划,执行者对计划中每一项措施的目的、要求、方法和时间安排应了如指掌,以确保措施的落实,并使护理行为与计划一致。此外,护士还应理解各项措施的理论基础,保证科学施护。

(三)怎样做

(1)分析所需要的护理知识和技术:护士必须分析实施这些措施所需要的护理知识和技术,如操作程序或仪器设备使用的方法,若有不足,则应复习有关书籍或资料,或向其他有关人员求教。

(2)明确可能会发生的并发症及其预防:某些护理措施的实施有可能对患者产生一定程度的损伤。护士必须充分预想可能发生的并发症,避免或减少对患者的损伤,保证患者的安全。

(3)如患者情绪不佳,合作性差,那么需要考虑如何使措施得以顺利进行。

(四)何时做

实施护理措施的时间选择和安排要恰当,护士应该根据患者的具体情况、要求等方面因素来选择执行护理措施的时机。例如,健康教育的时间,应该选择在患者身体状况良好、情绪稳定的情况下进行以达到预期的效果。

(五)何地做

确定实施护理措施的场所,以保证措施的顺利实施。在健康教育时应选择相对安静的场所;对涉及患者隐私的操作,更应该注意选择环境。

二、实施

实施是护士运用操作技术、沟通技巧、观察能力、合作能力和应变能力去执行护理措施的过程。在实施阶段,护理的重点是落实已制订的措施,执行医嘱、护嘱,帮助患者达到护理目标,解决问题。在实施中必须注意既要按护理操作常规规范化地实施每一项措施,又要注意根据每个患者的生理、心理特征个性化地实施护理。

实施是评估、诊断和计划阶段的延续,需随时注意评估患者的病情及患者对护理措施的反应及效果,努力使护理措施满足患者的生理、心理需要,促进疾病的康复。

三、实施后的记录

实施后,护士要对其所执行的各种护理措施及患者的反应进行完整、准确的文字记录,即护理病历中的护理病程记录,以反映护理效果,为评价做好准备。

记录可采用文字描述或填表,在相应项目上打"√"的方式。常见的记录格式有 PIO 记录方式。PIO 即由问题(problem,P)、措施(intervention,I)、结果(outcome,O)组成。"P"的序号要与护理诊断的序号一致并写明相关因素,可分别采用 PES、PE、SE 三种记录方式。"I"是指与 P

相对应的、已实施的护理措施。即做了什么,但记录并非护理计划中所提出的全部护理措施的罗列。"O"是指实施护理措施后的结果。可出现两种情况:一种结果是当班问题已解决;另一种结果是当班问题部分解决或未解决。若措施适当,由下一班负责护士继续观察并记录;若措施不适宜,则由下一班负责护士重新修订并制订新的护理措施。

记录是一项很重要的工作,其意义在于:①可以记录患者住院期间接受护理照顾的全部经过;②有利于其他医护人员了解情况;③可作为护理质量评价的一个内容;④可为以后的护理工作提供资料;⑤护士辛勤工作的最好证明。

(吴亚男)

第五节 护理评价

评价是有计划的、系统的将患者的健康现状与确定的预期目标进行比较的过程。评价是护理程序的第五步,但实际上它贯穿于整个护理程序的各个步骤。例如:评估阶段,需评估资料收集是否完全,收集方法是否正确;诊断阶段,需评价诊断是否正确,有无遗漏,是不是以收集到的资料为依据;计划阶段,需评价护理诊断的顺序是否合适,目标是否可行,措施是否得当;实施阶段,需评价措施是否得到准确执行、执行效果如何等。评价虽然位于程序的最后一步,但并不意味着护理程序的结束。相反,通过评价发现新问题,重新修订计划,而使护理程序循环往复地进行下去。

评价包括以下几个步骤。

一、收集资料

收集有关患者目前健康状态的资料。资料涉及的内容与方法同第二节评估部分的相应内容。

二、评价目标是否实现

评价的方法是将患者目前健康状态的资料与计划阶段的预期目标相比较,以判断目标是否实现。经分析可得出三种结果:①已达到目标;②部分达到目标;③未能达到目标。

例如,预定的目标为"一个月后患者拄着拐杖行走 50 m"。一个月后评价结果如下。

患者能行走 50 m——目标达到。

患者能行走 30 m——目标部分达到。

患者不能行走——目标未达到。

三、重审护理计划

对护理计划的调整包括以下几种方式。

(一)停止

重审护理计划时,对目标已经达到,问题已经解决的,停止采取措施,但应进一步评估患者可能存在的其他问题。

(二)继续

问题依然存在,计划的措施适宜,则继续执行原计划。

(三)修订

对目标部分实现或目标未实现的原因要进行探讨和分析,并重审护理计划,对诊断、目标和措施中不适当的内容加以修改,应考虑下述问题:收集的资料是否准确和全面;护理问题是否确切;所定目标是否现实;护理措施设计是否得当以及执行是否有效,患者是否配合等。

护理程序作为一个开放系统,患者的健康状况是一个输入信息,通过评估、计划和实施,输出患者健康状况的信息,经过护理评价结果来证实计划是否正确。如果患者尚未达到健康目标,则需要重新收集资料、修改计划,直到患者达到预期的目标,护理程序才告停止。因此,护理程序是一个周而复始、无限循环的系统工程(图 1-1)。

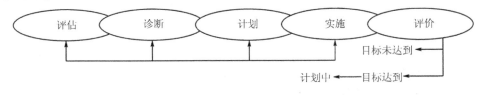

图 1-1　护理程序的循环过程

护理程序是一种系统的解决问题的程序,是护士为患者提供护理照顾的方法,应用护理程序可以保证护士给患者提供有计划、有目的、高质量、以患者为中心的整体护理。因此它不仅适用于医院临床护理、护理管理,同时它还适用于其他护理实践,如社区护理、家庭护理、大众健康教育等,是护理专业化的标志之一。

(吴亚男)

第二章
护患关系与沟通

第一节　患　者　角　色

生老病死是自然规律。人的一生都有暂时伴随患者角色的可能,甚至与患者角色终身相伴。当个体从其他社会角色转化为患者角色以及在承担患者角色的过程中,由于种种因素会出现一些适应不良,从而影响疾病向健康转化的过程。护士不仅应在个体、系统、器官、组织、细胞和分子等微观层面了解疾病,还应从家庭、社区和社会等层面,认识疾病对人的生理、心理、社会及精神等的影响,以帮助人们预防及治疗疾病,恢复健康。

一、患者角色及其特征

患者角色又称为患者身份,是一种社会角色。社会角色是社会规定的、用于表现社会地位的行为模式。社会中的一切行为都与各自特定的角色相联系;反之,由其所处角色又可期望其发生与角色相适应的行为。当一个人被确诊患有疾病时,就具有了患者身份,在心理上和行为上也就产生了变化。社会学家帕森兹从社会学的角度,观察患者与周围人的互动,将之归为4类,称为患者角色要素。

(1)免除平日的社会角色:当一个人扮演患者角色时,其可以免除平日所扮演社会角色的责任。能免除多少原来的社会角色视其疾病的性质、严重程度而定。

(2)有接受协助的义务:生病的人不会因其有意愿恢复身体的健康状态就能实现,必须依赖周围人的协助,才能使其愿望得以实现。

(3)负有恢复健康的责任:生病是某些需要未被满足的状态,会造成患者的不适,甚至死亡。因此,患者需要也被期待有生存的渴望,对未来抱有希望,这些责任包括放弃依赖的角色,能独立处理自己日常生活的问题等。

(4)负有寻求医疗协助的责任:由此我们可以推想,患者原来的角色特性与患者角色越不同,越容易产生适应上的困难;反之,患者原来的角色与患者角色的特性越接近,如被动、愿接受别人的帮助、能相信别人的人越容易接受患者角色。

二、患者角色适应不良

任何社会角色都需要有一个适应的过程,患者角色也不例外。但患者在适应其角色的过程

15

中,会出现一些适应偏差。患者角色变化的特点如下。

(一)角色行为缺如

否认自己有病,未能进入角色。虽然医师诊断有病,但本人否认自己有病,根本没有或不愿意识到自己是患者。

(二)角色行为冲突

患者角色与其他角色发生心理冲突。同一个体常常承担着多种社会角色。当患病并需要从其他角色转化为患者角色时,患者一时难以实现角色适应。

(三)角色行为减退

因其他角色冲击患者角色,从事了不应承担的活动。已进入角色的患者,由于更强烈的情感需要,不顾病情而从事力所不能及的活动,表现出对病、伤的考虑不充分或不够重视,而影响到疾病的治疗。

(四)角色行为强化

安于患者角色的现状,期望继续享有患者角色所获得的利益。由于依赖性加强和自信心减弱,患者对自己的能力表示怀疑,对承担原来的社会角色恐慌不安,安心于已适应的患者角色现状,或者自觉病情严重程度超过实际情况,小病大养。

(五)角色行为异常

患者因病痛折磨感到悲观、失望,受这些不良心境的影响导致行为异常,如对医务人员的攻击性言行,病态固执、抑郁、厌世,以至自杀等。

三、患者角色适应中常见的行为改变

莱得勒认为生病过程是一种复杂的心理形成过程,她提出 3 个互相独立但又彼此重叠接受疾病的时期。

(一)从健康到生病期

当个体意识到他生病时,有几件事情需要完成:①放弃原来的社会责任;②接受别人的帮助、诊断和治疗;③与人合作以恢复健康;④寻求适当的帮助。此阶段适应良好的患者,能接受诊断和忍受治疗所带来的不适与限制,并定期就诊。相反,适应不良的患者,可能会否认生病、否认出现的症状,利用不明显的症状逃避责任,或来操纵别人。

(二)接受生病期

该期始于患者接受生病的事实且扮演患者角色的时候。患者的行为变得以自我为中心,对周围其他事情的兴趣降低,因为需要依赖他人同时又怨恨此种依赖行为,情感显得矛盾,会特别注意身体上的一些变化,不适应性的行为包括放弃复原的希望、拒绝接受协助、对治疗怀疑、避免谈及自己的问题与感受及不能合作等。

(三)恢复期

该期是个体放弃患者角色,扮演健康人的角色。患者随着体力的恢复而逐渐能独立,愿意协助自己,积极参加复健活动,可以多做一些决定,并逐渐增加对周围事物的兴趣,表示自己已在康复之中。不适应的患者行为会停留在第二阶段。

四、指导患者适应角色的护理措施

为了使患者尽快适应患者角色,积极配合医疗和护理工作,以促进疾病的早日康复,护士有责任在患者的角色适应中起指导作用。指导的内容包括以下几个方面。

(一)常规指导

它是指在患者初次入院时,护士向患者介绍病区的环境、制度、注意事项等,同时做自我介绍,介绍有关的医务人员和同室的病友,以消除患者的陌生感和恐惧感,建立起患者在医院环境中充当患者角色的自信心。

(二)随时指导

当患者住院后出现一些新情况,如即将面临痛苦的检查、治疗等,多数患者表现出焦虑、恐惧和不安时。护士应观察并掌握准确的信息,及时进行指导。

(三)心理及情感支持

一些长期住院、伤残或失去工作能力的人,容易对治疗失去信心,甚至产生轻生的念头,会出现角色缺如或角色消退现象。有些患者在疾病的恢复期出现角色强化现象,护士应经常与患者沟通,了解患者的感情及情绪变化并以适当的帮助使其在心理上达到新的平衡。

五、患者的权利与义务

在特定条件下,护士通过医疗、护理等活动与患者建立起来的一种特殊的人际关系,即护患关系。它建立在护士与患者双方交往的基础上,是以患者为中心的各种信息交流与双向作用的过程。在护患关系中双方应按照一定的道德原则和规范来约束、调整自身的行为,尊重彼此的权利和履行的义务。护士尊重患者的权利并督促患者履行相应的义务,是提供高品质护理服务的重要方面。

(一)患者的权利

权利是法学的一个基本概念,是指人们在法规和道德允许的范围内应该享受的利益。医德权利是医学伦理学的一个范围,它是反映医患关系和卫生事业与社会关系的一个重要方面,也是社会主义医德的一个重要范畴。

以前,患者只是听命于医师和护士,很少考虑自己的权利。一些国家对患者的权利进行了较多的研究,并采取了一系列保证患者权利的措施。例如,美国将《医疗事故委员会报告书》以通俗的语言写在"患者权利章程"中,强调必须分发给每个患者。国际相应约定和我国法律法规规定,患者的权利包括下列主要内容。

(1)患者有个人隐私和个人尊严被保护的权利:患者有权要求有关其病情资料、治疗内容和记录如同个人隐私,须保守秘密。患者有权要求对其医疗计划,包括病例讨论、会诊、检查和治疗都应审慎处理,不允许未经个人同意而泄露,不允许任意将患者的姓名、身体状况、私人事务公开,更不能与其他不相关人员讨论别人的病情和治疗,否则就是侵害公民名誉权,受到法律的制裁。

(2)患者有获得全部实情的知情权:患者有权获知有关自己的诊断、治疗和预后的最新信息。在医疗活动中,医疗机构及其医务人员应当将患者的病情、医疗措施、医疗风险等如实告诉患者,及时解答其咨询;但是,应当避免对患者产生不利后果。

(3)患者有平等享受医疗的权利:当人们的生命受到疾病的折磨时,他们就有解除痛苦、得到医疗照顾的权利,有继续生存的权利。任何医护人员和医疗机构都不得拒绝患者的求医要求。人们的生存权利是平等的,享受的医疗权利也是平等的。医护人员应平等地对待每一个患者,自觉维护一切患者的权利。

(4)患者有参与决定有关个人健康的权利:患者有权在接受治疗前,如手术、重大的医疗风险、医疗处置有重大改变等情形时,得到正确的信息,只有当患者完全了解可选择的治疗方法并同意后,治疗计划才能执行。患者有权在法律允许的范围内拒绝接受治疗。医务人员要向患者说明拒绝治疗对生命健康可能产生的危害。如果医院计划实施与患者治疗相关的研究时,患者有权被告知详情并有权拒绝参加研究计划。

(5)患者有权获得住院时及出院后完整的医疗:医院对患者的合理的服务需求要有回应。医院应依病情的紧急程度,对患者提供评价、医疗服务及转院。只要医疗上允许,患者在被转到另一家医疗机构前,必须先交代有关转送的原因,以及可能的其他选择的完整资料与说明。患者将转去的医疗机构必须已先同意接受该患者的转院。

(6)患者有服务的选择权、监督权:患者有比较和选择医疗机构、检查项目、治疗方案的权利。医务人员应力求较为全面细致地介绍治疗方案,帮助患者了解和做出正确的判断和选择。患者同时还有权利对医疗机构的医疗、护理、管理、后勤、管理医德医风等方面进行监督。因为患者从到医疗机构就医开始,即已行使监督权。

(7)患者有免除一定社会责任和义务的权利:按照患者的病情,可以暂时或长期免除服兵役、献血等社会责任和义务。这也符合患者的身体情况、社会公平原则和人道主义原则。

(8)有获得赔偿的权利:由于医疗机构及其医务人员的行为不当,造成患者人身损害的,患者有通过正当程序获得赔偿的权利。

(9)有申请请求回避权。

(二)患者的义务

权利和义务是相对的,患者在享有正当权利的同时,也应负起应尽的义务,对自身健康和社会负责。

(1)积极配合医疗护理的义务:患者患病后,有责任和义务接受医疗护理,和医务人员合作,共同治疗疾病,恢复健康。患者在同意治疗方案后,要遵循医嘱。

(2)自觉遵守医院规章制度:医院的各项规章制度是为了保障医院正常的诊疗秩序,就诊须知、入院须知、探视制度等都对患者和亲属提出要求,这是为了维护广大患者利益的需要。

(3)自觉维护医院秩序:医院是救死扶伤、实行人道主义的公共场所,需要保持一定的秩序。患者应自觉维护医院秩序,包括安静、清洁、保证正常的医疗活动以及不损坏医院财产。

(4)保持和恢复健康:医务人员有责任帮助患者恢复健康和保持健康,但对个人的健康保持需要患者积极参与。患者有责任选择合理的生活方式,养成良好的生活习惯,保持和促进健康。

(吴亚男)

第二节 护 士 角 色

一、护士

关于护士的定义,在《现代汉语词典》中是这样解释的:"在医疗机构中担任护理工作的人员。"在《社会学百科辞典》中护士被界定为"受过护理专业教育,掌握护理、病房管理的知识和技术,有一般卫生预防工作能力的初、中、高级卫生人员。主要在医院、门诊部和其他医疗预防机构内担任各种护理工作,配合医师执行治疗或在负责的地段内进行一般医疗处理和卫生防疫等工作。"根据《中华人民共和国护士管理办法》的相关规定,要想取得护理资格成为合法护士,必须先取得护士执业证书,然后获得护士执业注册。很显然,在这里护士是指所有的取得护理资格从事护理工作人员的总称。既包括承担不同职责的护士,如护士、护士长、护士主任;还包括不同专科领域的护士,如营养护士、保健护士、保育护士;同时还包括不同职称的护士,如护士、护师、主管护师、副主任护师、主任护师。随着人们对生命数量和质量两个方面要求的不断提高,护士在适应社会发展、满足人们健康需要方面的作用会越来越突出,护士的工作得到了社会的普遍认可。

二、现代护士角色

在护理发展的历史进程中,传统的护理工作以保姆似的生活护理为主,处于医疗的从属地位。护士被视为类似于母亲、修女、保姆、医师的助手等角色。只是简单地执行医嘱,照顾患者,不需要专门的训练,其形象是原始的、单一的。随着社会文明的进步,医学和护理学的发展,护理教育水平的提高,护士的角色范围不断扩展并发生了根本的变化,由单一的角色逐步向复合角色转变。

(一)照顾者

为患者提供直接的护理服务,照顾患者,满足患者的生理、心理和社会各方面的需要,是护士的首要职责,也是其他护士角色的基础。

(二)管理者

现代护士都有管理的职责,其中护理领导者管理人力资源和物资资源,组织护理工作的实施,以提高护理的质量和效率;普通护士管理患者和病区环境,以促进患者早日康复。

(三)沟通者

这是护士的又一个重要角色,包含护士与患者及其家属之间、护士之间、护士与其他健康工作者之间的沟通。通过沟通满足个人、家庭和社区等的各种需要,保证护理措施的有效实施和各方面的协调合作。

(四)患者权益保护者

作为患者权益的保护者,护士有责任帮助患者维持一个安全的环境,保护患者免受意外伤害,得到适当的治疗和护理。如当患者难以确定是否接受某项治疗时,护士应帮助其了解来自各种途径的健康信息,补充必要的信息,帮助患者做出正确选择。

(五)健康教育者

护士在许多场合有进行教育的义务。在医院,可对患者及其家属进行健康教育,向他们讲解有关疾病的治疗、护理和预防知识;在社区,可向居民宣传预防疾病,保持健康的知识和方法等。

(六)研究者

作为一名现代护士,有责任进行护理研究,以适应社会发展对护理的需要,完善护理理论,推动护理专业的发展。

三、护士角色的权利和义务

(一)护士角色的权利

(1)有要求患者听从护嘱并给予配合的权利。

(2)有要求提供适宜的工作环境并接受合理工作报酬的权利。

（3）有进一步学习、深造，提高知识和技能水平的权利。

（4）有维护职业形象、人格尊严受到尊重的权利。

（5）有向医师提出合理建议的权利。

（6）有在突发的紧急情况下，主动对患者做出临时处置的权利。

依据《中华人民共和国护士管理办法》的相关规定，护士依法履行职责的权利即护理执业权利受法律保护，任何单位或个人都不得干涉。医师和患者等人可以对护理工作提出意见和建议，但不得干涉护士行使其执业权利。非法阻挠护士依法执业或侵犯护士人身权利的，由护士所在单位提请公安机关予以治安行政处罚；情节严重、触犯刑律的，提交司法机关依法追究刑事责任。

（二）护士角色的义务

（1）正确执行医嘱的义务。

（2）进行平等、科学护理的义务。

（3）紧急情况及时通知医师并配合抢救的义务。

（4）紧急情况下采取急救措施的义务。

（5）提供卫生咨询的义务。

（6）遵守护理职业道德的义务。

（7）对患者隐私保密的义务。

（8）服从卫生行政部门调遣的义务。

在遇有自然灾害、传染病流行、突发重大伤亡事故及其他严重威胁人群生命健康的紧急情况下，护士必须服从卫生行政部门的调遣，参加医疗救护和预防保健工作。

四、护士角色的职业道德

护理职业道德是调整护士与患者之间、护士内部之间以及护士与社会之间关系的行为规范的总和。护理职业是一个直接关系到人民身心健康和生命安危的重要职业，其职业道德的高尚与否直接与患者的生死息息相关。了解并掌握护理职业道德的相关内容，并自觉遵守，是每一个护士义不容辞的责任。护士应在"救死扶伤，防病治病，实行革命的人道主义，全心全意为人民服务"的基本原则下，遵守以下职业道德。

（一）尊重患者、关心体贴患者

尊重患者，即尊重患者的人格，尊重患者的诊治权利，把患者视为自己忠诚服务的对象。对待患者要做到：语言亲切温和，解答问题耐心，充分理解患者的心情，尊重患者，同情患者，急患者所急，想患者所想。任何对患者讽刺挖苦、盛气凌人或置之不理的态度和做法都是不道德的。

（二）工作认真负责、任劳任怨

一切为了患者利益是护理工作的出发点和归宿，把患者的生命安危放在工作的首位，是护士忠于职守的显著标志。在护理工作中，护士要严格遵守护理规章制度和各种护理操作规程，做到认真仔细，严谨周密，一丝不苟，准确及时，安全可靠，要杜绝各种护理差错、护理医疗事故的发生。为了患者利益，不计个人得失，不辞辛苦、不厌其烦、不怕脏不怕累，始终满腔热情地对待患者和工作。

（三）互尊互助、团结协作

现代医疗活动的进行都离不开集体的努力，因此，护士在护理过程中，一定要与其他护士和医务人员团结合作，相互支持，相互尊重，相互学习，取长补短。工作中发生差错应忠于事实，不推诿责任，不言过饰非，坚决避免对同事的差错幸灾乐祸的做法。

（四）勤奋学习、精益求精

现代医学的发展和护理模式的转变对护士提出了很高的要求，需要护士勤奋钻研护理技术，主动学习相关学科知识，不断提高护理技术水平，以便从患者的生理、心理、社会等方面对患者做出科学合理的综合护理诊断，实施有效护理，更好地协助患者达到健康目标。

（五）热爱专业、无私奉献

护理工作是整个医疗卫生工作的重要组成部分，与医疗工作同等重要。护士与医师的分工是医学发展的需要，护士与医师一样是医疗工作中不可缺少的组成部分。护士应端正对护理工作的认识，热爱本职工作，严格要求自己，对一切患者，不分民族、性别、职业、家庭出身、教育程度、财产状况，都要一视同仁。要以全心全意为人民服务、无私奉献的精神，做好自己的本职工作，把献身护理事业作为自己的崇高理想。

五、护士角色的素质

素质是一个人在生理、心理、智能和知识等方面的综合表现，各种角色均应具有其本身特有的素质。作为一名现代护士，应具有以下基本素质。

（一）优良的思想素质和高尚的道德情操

护士作为人们眼中的"白衣天使"，必须具有良好的思想政治素质和职业道德素质。在思想上，要热爱祖国、热爱人民、热爱本职工作，要有正确的世界观、人生观、价值观，要忠于护理事业，对护理怀有深厚的感情，具有为人类健康服务的奉献精神。同时，还应具有崇高的护理职业道德，要具有高度的责任感和同情心，兢兢业业，忠于职守，严于律己，奉公守法，谦虚诚实，廉洁正直，出差错不隐瞒，有责任不推诿，待患者如亲人，对工作精益求精。

（二）合理的知识结构和精湛的护理操作技术

要适应新的医学、护理模式的转变，护士就必须掌握较为全面的知识。这不仅包括医学护理学方面的知识，还包括心理学、社会学、伦理学、教育学、管理学、美学等方面的知识；不仅要掌握传统的知识，还要掌握科学前沿的最新知识。只有这样，才能适应当前护理工作的需要，最大限度地满足患者健康的需求。

为了提供恰当的护理，减轻患者的痛苦，使患者尽快地恢复健康，还必须有精湛的护理操作技术。护理操作通常是直接或间接作用于人体，因而各种操作不得有丝毫马虎，应做到规范、熟练、应变能力强。

（三）良好的性格和稳定的心理素质

护士服务对象、工作环境的特殊性，决定了护士必须具有良好的性格和稳定的心理素质。在护理中，面临困难、遭遇挫折，甚至出现失败的情况，时有发生，这就要求护士必须具有抗挫折的能力，遇事沉着冷静。不管遇到什么样的患者和情况，都要耐心细致、镇定自若、临危不惧、充满自信，有条不紊地加以妥善处理。

（四）较强的人际沟通能力

在现代护理中，良好的人际关系是做好护理工作的重要基础，对于患者、护士、医院和社会都具有重要意义，有利于促进护士与患者之间、护士与其他医务人员之间的相互信任和密切协作，营造良好的健康服务氛围，使患者积极主动地参与配合，提高护理工作效率，使医疗护理活动顺利进行。

（五）敏锐的观察力和较强的应变能力

护理实践中，患者的病情及心理状态是复杂多变的，有时患者身体或心理微小的变化，恰是某些严重疾病的先兆。护士只有具备敏锐的观察能力，才能发现这些变化，做到"防患于未然"。同时，由于患者的心理活动与个性特征千差万别，同样的护理方法，同样的护理语言与态度不一定适合所有的患者，这就要求护士在护理工作中要做到灵活机智，针对性强；当遇到难以预料的突发事件时，能及时应对，恰当处置。

（吴亚男）

第三节　护士与患者的关系

护理工作中的人际关系包括护患关系、医护关系和护护关系等。其中，护患关系是护士面临的最重要的关系。

一、性质

（一）护患关系是一种治疗性的人际关系（亦称专业性人际关系）

护患关系是在护理服务过程中，护士与患者自然形成的一种帮助与被帮助的人际关系。与一般人际关系不同，在护患关系中，护士作为专业帮助者处于主导地位，并以患者的需要为中心。护士通过实施护理程序来满足患者的需要，从而建立治疗性的人际关系。护士的素质、专业知识和专业技术水平等会影响护患关系的建立。

（二）护患关系是专业性的互动关系

在护患关系中，护士与患者是相互影响的。双方不同的经历、知识、情绪、行为模式、文化背景、价值观、与健康有关的经验等，都会影响到彼此间的关系与交往。

二、护患关系的基本模式

美国学者萨斯和柯伦德提出了医患关系的三种模式，这一模式分类也同样适用于护患关系。

（一）主动-被动型模式

这是一种传统的护患关系模式。在护理活动过程中，护士处于主动、主导的地位，而患者则处于完全被动的、接受的从属地位。即所有的护理活动，只要护士认为有必要，不需经患者同意就可实施。这一模式主要存在于患者难以表达自己意见的情况下，如昏迷状态、全麻手术过程中或婴幼儿等。这就需要护士发挥积极能动的作用。

（二）指导-合作型模式

在护理活动过程中，护患双方都具有主动性，由护士决定护理方案、护理措施，而患者则尊重护士的决定，并主动配合，提供自己与疾病有关的信息，对方案提出意见与建议。这一模式主要适用于患者病情较重，但神志清醒的情况下。此种情况下，患者希望得到护士的指导，积极发挥自己的主观能动性。

（三）共同参与型模式

这一模式在护理活动过程中，护患双方具有大致同等的主动性和权利，共同参与护理措施的决策和实施。患者不是被动接受护理,而是积极主动配合,参与护理;护士尊重患者权利,与患者协商共同制订护理计划。该模式主要适用于患慢性病和受过良好教育的患者。

三、护患关系的分期

护患关系的建立、维持和结束可分为 3 期。

(一)第一期(初始期)

从患者与护士开始接触时就开始了。该期的主要任务是护患之间建立信任关系,并确定患者的需要。信任关系是建立良好护患关系的决定性因素之一。护士通过观察、询问、评估患者,收集资料,发现患者的健康问题,制订护理计划。患者根据护士的言行逐渐建立对护士的信任。

(二)第二期(工作期)

该期护患之间在信任的基础上开始合作,主要任务是护士通过实施护理措施来帮助患者解决健康问题,满足患者需要,达到护理目标。在护理过程中,应鼓励患者参与,充分发挥患者的主观能动性,减少其对护理的依赖。

(三)第三期(结束期)

在达到护理目标后,护患关系就进入结束阶段,该期的主要任务是圆满地结束护患关系。护士应了解患者对目前健康状况的接受程度,制订患者保持和促进健康的教育计划,了解护患双方对护患关系的评价,并征求患者意见,以便今后工作中进一步改进。

(吴亚男)

第四节　护士与患者的沟通

一、沟通的概念

沟通是信息遵循一系列共同的规则相互传递的过程。沟通是形成人际关系的手段。

二、沟通的基本要素

沟通的过程包括沟通的背景或情景、信息发出者、信息、信息传递途径、信息接受者和反馈等6 个基本要素。

(一)沟通的背景或情景

沟通的背景或情景指沟通发生的场所或环境,既包括物理场所,也包括沟通的时间和沟通参与者的个人特征,如情绪、文化背景等。不同的沟通背景或情景会影响对沟通信息的理解。

(二)信息发出者

信息发出者指发出信息的主体,既可以是个人,也可以是群体、组织。信息发出者的社会文化背景、知识和沟通技巧等都可对信息的表达和理解造成影响。

(三)信息

信息是沟通得以进行的最基本的要素,指能够传递并被接收者所接受的观点、思想、情感等。包括语言和非语言的行为。

(四)信息传递途径

信息传递途径是指信息传递的手段或媒介,包括视觉、听觉、触觉等。护士在进行沟通时,应根据实际情况综合运用多种传递途径,以帮助患者更好地理解信息。

(五)信息接受者

信息接受者是接受信息的主体。信息接受者的社会文化背景、知识和沟通技巧等均可影响信息的理解和表达。

(六)反馈

反馈是指沟通双方彼此的回应。

三、沟通的基本层次

沟通可分为以下 5 个层次。

(一)一般性沟通

一般性沟通又称陈词滥调式的沟通,是沟通双方参与的程度最差,彼此分享真实感觉最少的沟通。双方往往只是表达一些表面式的社交性话题,如"今天天气不错""您好吗"等。在护患关系建立的初期,可使用一般性沟通帮助建立信任关系,并有助于鼓励患者表达出有意义的信息。但如一直维持在这一层次,将无法建立治疗性人际关系。

(二)陈述事实的沟通

陈述事实的沟通是一种不掺加个人的意见、判断,不涉及人与人之间关系的一种客观性沟通。如"我曾做过剖宫产手术""我今年 50 岁"等。这一层次的沟通对护士了解患者的情况非常重要,护士不应阻止患者以此种方式进行沟通,以促使其表达更多的信息。

(三)分享个人的想法

这一层次的沟通比陈述事实的沟通高一层次。患者对护士表达自己的想法,表示护患之间已建立起信任感,如患者向护士表达其对治疗的要求等。此时,护士应注意理解患者,不要随意反对患者。

(四)分享感觉

在沟通双方相互信任的基础上才会发生。沟通时个体愿意和对方分享其感觉、观点、态度等。

(五)一致性的沟通

这是沟通的最高层次,指沟通双方对语言和非语言性行为的理解一致,达到分享彼此感觉的最高境界。如护士和患者不用说话,就可了解对方的感觉和想表达的意思。

四、沟通的基本类型

按照沟通使用的符号分类,沟通可分为语言性沟通和非语言性沟通。

(一)语言性沟通

语言性沟通是指沟通者通过语言或文字的形式与接受者进行信息的传递与交流。护士在为患者采集病史、进行健康教育和实施护理措施时都必须进行语言性沟通。

(二)非语言性沟通

非语言性沟通是指不使用语言或文字进行的沟通,而是通过躯体姿势和运动、面部表情、空间、声音和触觉等来进行信息的沟通。非语言性沟通可以伴随着语言性沟通而产生,主要目的是表达情绪和情感、调节互动、验证语言信息、维护自我形象和表示人际关系的状态。非语言性沟通具有情景性、整体性和可信性的特点。非语言性沟通形式主要包括以下几种。

1.体语

体语是指通过人体运动表达的信息,如仪表、面部表情、眼神、姿态、手势、触摸等。

2.空间效应

空间效应是指沟通双方对他们沟通中的空间和距离的理解与运用。个体沟通时的空间与距离会影响个体的自我暴露程度与舒适感。人际交往中的距离主要分为4种。

(1)亲密区:指沟通双方距离小于 50 cm,当护士在进行查体、治疗、安慰、爱抚时,与患者之间的距离。

(2)个人区:指沟通双方距离在 50～100 cm,人们与亲友交谈、护士与患者进行交谈时主要使用该区距离。

(3)社会区:指沟通双方距离在 1.1～4 m,在工作单位和社会活动时常用,如护士同事一起工作时或护士通知患者吃饭等。

(4)公众区:指沟通双方距离在 4 m 以上,一般用于正式公开讲话中,如上课、开会等。

3.反应时间

反应时间的长短可反映对沟通的关注程度,及时的反应可鼓励沟通的进行。

4.类语言

类语言指伴随语言产生的声音,包括音质、音量、音调、语速、节奏等。这些可影响人们对沟通的注意力,同时可表达沟通者的情绪和情感。

五、影响有效沟通的因素

(一)信息发出者和信息接收者的个人因素

个人因素包括生理因素(如年龄、疲劳、疼痛、耳聋等)、情绪状态(如愤怒、焦虑、悲伤等)、知识水平(如文化程度、语言等)、社会背景(如种族、民族、职业等)、个性特征、外观形象等。

(二)信息因素

信息因素包括信息本身是否清楚、完整、符合逻辑、是否相互矛盾等。

(三)环境因素

环境因素包括物理环境(如光线、温度、湿度、整洁度、噪声及是否利于保护患者隐私等)和社会环境(如人际关系、沟通的距离、氛围等)。

(四)不适当的沟通方式

常见的有突然改变话题、急于陈述自己的观点、匆忙下结论或表达个人的判断、虚假或不适当的安慰、针对性不强的解释、引用事实不当等。

六、常用的沟通技巧

良好的沟通技巧是达到有效沟通的重要保障,有效沟通是指信息接收者所接收的信息与发出者所要表达的一致。常用的沟通技巧包括以下几点。

(一)倾听

倾听时,护士要做到注意力集中,全神贯注,避免分心;耐心,不随意打断患者的谈话;不急于做判断;除关注患者的语言信息外还要关注患者的非语言信息,以了解患者真正要表达的意思。

此外,护士应注意做到与患者经常保持眼神的交流,进行适当的提问以及采用适当的非语言信息时常给患者以响应。

(二)反应

反应即信息接收者(护士)将部分或全部的沟通内容(包括语言性及非语言性的)反述给发出者(患者),使其能对自己的谈话和表现进行评估,如"您看起来好像……"。进行反应时应注意,鼓励患者显露其情绪和情感,并恰当地运用移情,帮助建立信任的护患关系。

(三)提问

提问的方式可分为明确性提问、激励性提问、征求意见性提问、证实性提问等类型。所提的问题有开放式问题和封闭式问题两种。开放式问题没有固定的答案,是让患者自由作答,因此可获得较多的信息,但需要时间较长,如"您现在有哪些不适";封闭式问题答案是限定的,只要做简单的选择即可,省时、效率高,但不利于患者表露自己的感情和提供额外的信息,如"您是否吸烟"。提问时,护士应注意组织好提问的内容,围绕谈话中心,避免跑题;所用语言应能为患者理解,避免应用术语。此外,应注意提问的时机、语气、语调和句式,避免诱导式的提问和不愉快的提问。

(四)重复

重复即指将患者关键的话重复一遍;或保持患者原意不变,将患者的话用自己的语言给予复述。恰当的重复可增强患者对护士的信任。

(五)澄清和阐明

澄清是将患者模棱两可、含糊不清或不够完整的谈话弄清楚,以增强沟通的准确性。阐明是对患者所表达的问题进行解释的过程,目的是为患者提供一个新的观点。

(六)沉默

适当地运用沉默可以给患者思考的时间,让患者感到护士在认真倾听,同时也给了护士观察患者和调试自己的时间。急于打破沉默会阻碍有效的沟通。

(七)触摸

触摸是一种非语言性沟通技巧,适当的触摸可加强沟通。护士可通过适当的触摸表达对患者的关心、理解和支持,也是护士与视觉或听觉有障碍的患者进行有效沟通的重要方法。但应注意针对不同年龄、性别、种族、文化背景等的对象采取适当的、个性化的触摸,以免产生消极后果。

(吴亚男)

第三章

临床疾病常见症状的护理

第一节 呕 吐

呕吐是胃内容物返入食管,经口吐出的一种反射动作,分为恶心、干呕和呕吐 3 个阶段。恶心是一种可以引起呕吐冲动的胃内不适感,常为呕吐的前驱感觉,亦可单独出现,主要表现为上腹部特殊不适感,常常伴有头晕、流涎、脉搏缓慢、血压降低等迷走神经兴奋症状。呕吐可将胃内有害物质吐出,是机体的一种防御反射,具有一定保护作用,但大部分并非由此引起,且频繁而剧烈的呕吐可引起脱水、电解质紊乱等并发症。

一、分类

呕吐的病因很多,按发病机制可归纳如下。

(一)反射性呕吐

(1)胃炎、消化性溃疡并发幽门梗阻、胃癌。

(2)肝脏、胆囊、胆管、胰、腹膜的急性炎症。

(3)胃肠功能紊乱引起的心理性呕吐。

(二)中枢性呕吐

主要由中枢神经系统疾病引起,如颅内压升高、炎症、损伤等。

(三)前庭障碍性呕吐

前庭障碍性呕吐,如迷路炎和梅尼埃病等。

二、观察要点

(一)呕吐的特点

观察并记录呕吐次数,呕吐物的性质、量、颜色和气味。

(二)定时监测生命体征

定时监测生命体征、记录,直至稳定。血容量不足时可出现心率加快、呼吸急促、血压降低,特别是直立性低血压。持续性呕吐致大量胃液丢失而发生代谢性碱中毒时,患者呼吸变浅、变慢。

（三）注意水、电解质平衡

准确测量并记录每天的出入液量、尿比重、体重。观察患者有无失水征象,依失水程度不同,患者可出现软弱无力、口渴、皮肤黏膜干燥和弹性减低,尿量减少、尿比重升高,并可有烦躁、神志不清甚至昏迷等表现。

（四）监测各项化验指标

了解血常规、血细胞比容、血清电解质等变化。

三、护理措施

（一）呕吐处理

遵医嘱应用止吐药及其他治疗,促使患者逐步恢复正常的体力和饮食。

（二）补充水分和电解质

口服补液时,应少量多次饮用,以免引起恶心、呕吐。若口服补液未能达到所需补液量,需静脉输液以恢复机体的体液平衡状态。剧烈呕吐不能进食或严重水电解质失衡时,则主要通过静脉补液给予纠正。

（三）生活护理

协助患者进行日常活动。患者呕吐时应帮助其坐起或侧卧,使其头偏向一侧,以免误吸。吐毕给予漱口,更换污染衣物、被褥,开窗通风以去除异味。

（四）安全护理

告知患者突然起身可能出现头晕、心悸等不适。

（五）应用放松技术

常用深呼吸、交谈、听音乐、阅读等方法转移患者的注意力,以减少呕吐的发生。

（六）心理护理

耐心解答患者及其家属提出的问题,消除其紧张情绪,特别是与精神因素有关的呕吐患者;消除紧张、焦虑会促进食欲和消化能力,增强对治疗的信心及保持稳定的情绪均有益于缓解症状。必要时使用镇静药。

四、指导要点

（1）指导患者呕吐时采取正确的体位。
（2）指导患者深呼吸,即用鼻吸气,然后张口慢慢呼气,反复进行。
（3）指导患者坐起时动作缓慢,以免发生直立性低血压。
（4）指导患者保持情绪平稳,积极配合治疗

（吴亚男）

第二节 腹 泻

腹泻是指正常排便形态改变,频繁排出松散稀薄的粪便甚至水样便。腹泻的发病机制为肠蠕动亢进、肠分泌增多或吸收障碍,多由饮食不当或肠道疾病引起,其他原因有药物、全身性疾

病、过敏和心理因素等。小肠病变引起的腹泻粪便呈糊状或水样,可含有未完全消化的食物成分,大量腹泻易导致脱水和电解质丢失,部分慢性腹泻患者可发生营养不良。大肠病变引起的腹泻粪便可含脓血、黏液,病变累及直肠时可出现里急后重。

一、观察要点

(1)观察排便情况及伴随症状。

(2)动态观察体液平衡状态:严密观察患者的生命体征、神志、尿量的变化;有无口渴、口唇干燥、皮肤弹性下降、尿量减少、神志淡漠等脱水表现;有无肌肉无力、腹胀、肠鸣音减弱、心律失常等低钾血症的表现;监测生化指标的变化。

(3)观察肛周皮肤:排便频繁时,观察肛周皮肤有无损伤、糜烂及感染。

(4)观察止泻药和解痉镇痛药的作用和不良反应。

二、护理措施

(一)休息与活动
急性起病、全身症状明显的患者应卧床休息,注意腹部保暖。

(二)用药护理
腹泻治疗以病因治疗为主,应用止泻药时应观察患者的排便情况,腹泻控制后应及时停药;应用解痉镇痛药如阿托品时,注意药物不良反应,如口干、视物模糊、心动过速等。

(三)饮食护理
食少渣、易消化饮食,避免生冷、多纤维、刺激性食物。急性腹泻应根据病情和医嘱,给予禁食、流质、半流质或软食。

(四)肛周皮肤护理
排便后应用温水清洗肛周,保持清洁干燥,必要时涂无菌凡士林或抗生素软膏保护肛周皮肤,促进损伤处愈合。

(五)补充水分或电解质
及时遵医嘱给予液体、电解质和营养物质,以满足患者的生理需要量,补充额外丢失量,恢复和维持血容量。一般可经口服补液,严重腹泻、伴恶心与呕吐、禁食或全身症状显著者经静脉补充水分和电解质。注意输液速度的调节,老年人易因腹泻发生脱水,也易因输液速度过快引起循环衰竭,故老年患者尤其应及时补液并注意输液速度。

(六)心理护理
慢性腹泻治疗效果不明显时,患者往往对预后感到担忧,结肠镜等检查有一定痛苦,某些腹泻如肠易激惹综合征与精神因素有关,故应注意患者心理状况的评估和护理,鼓励患者配合检查和治疗,稳定患者情绪。

三、指导要点

(1)指导患者正确使用热水袋。

(2)指导患者进食少渣、易消化饮食。

(3)指导患者排便后正确护理肛周皮肤。

(4)指导患者积极配合治疗和护理过程。

(吴亚男)

第三节 呼 吸 困 难

呼吸困难是指患者主观感觉空气不足、呼吸不畅；客观表现为呼吸用力，严重时可出现张口呼吸、鼻翼翕动、端坐呼吸甚至发绀，辅助呼吸肌参与呼吸运动，并且伴有呼吸频率、深度及节律异常。

一、分类

根据发生机制及临床特点，将呼吸困难归纳为以下 5 种类型。

(一)肺源性呼吸困难

主要是呼吸系统疾病引起的通气、换气功能障碍导致缺氧和/或二氧化碳潴留。临床上分为以下几种。

1.吸气性呼吸困难

其特点为吸气时呼吸困难显著，重者出现胸骨上窝、锁骨上窝和肋间隙凹陷，即"三凹征"；常伴有干咳及高调哮鸣，多见于喉水肿、气管异物、肿瘤或痉挛等引起上呼吸道机械性梗阻。

2.呼气性呼吸困难

其特点是呼吸费力，呼气时间延长，常常伴有哮鸣音，多见于支气管哮喘、慢性阻塞性肺疾病等。

3.混合性呼吸困难

吸气和呼气均感费力，呼吸频率增快，呼吸变浅，常常伴有呼吸音减弱或消失，常由重症肺炎、大量胸腔积液和气胸所致。

(二)心源性呼吸困难

最常见的病因是左心衰竭，亦见于右心衰竭、心包积液等，临床常见表现如下。

1.劳力性呼吸困难

患者常在体力活动时发生或加重，休息后缓解或消失，为左心衰竭最早出现症状。

2.夜间阵发性呼吸困难

患者在夜间已入睡后因突然胸闷、气急而憋醒，被迫坐起，呼吸深快。轻者数分钟后症状逐渐缓解，重者可伴有咳嗽、咳白色泡沫痰、气喘、发绀、肺部哮鸣音，称为心源性哮喘。

3.端坐呼吸

患者呼吸困难明显，不能平卧，而被迫采取高枕卧位、半卧位或坐位。

(三)中毒性呼吸困难

中毒性呼吸困难是指药物或化学物质抑制呼吸中枢引起的呼吸困难，如酸中毒时出现深而大的呼吸困难等。

(四)神经精神性呼吸困难

常引起呼吸变慢、变深，并伴有节律异常，如吸气突然终止、抽泣样呼吸等。精神性呼吸困难常见于癔症患者。

（五）血源性呼吸困难

重症贫血可因红细胞数量减少，血氧不足而引起气促，尤以活动后加剧；大出血或休克时因缺血及血压下降，刺激呼吸中枢而引起呼吸困难。

二、观察要点

（一）动态观察患者呼吸情况和伴随症状

判断患者呼吸困难的类型。

（二）监测血氧饱和度、动脉血气变化

有条件可监测血氧饱和度、动脉血气变化，若血氧饱和度降低到94％以下或病情加重，应及时处理。

（三）密切观察呼吸困难改善情况

密切观察呼吸困难改善情况，如发绀是否减轻，听诊肺部湿啰音是否减少。

三、护理措施

（一）体位

患者采取身体前倾坐位或半卧位，可使用枕头、靠背架或床边桌等支撑物，以自觉舒适为原则。避免过厚盖被或穿紧身衣服而加重胸部压迫感。

（二）保持呼吸道通畅

指导并协助患者进行有效的咳嗽、咳痰；每1～2 h协助翻身1次，并叩背使痰液排出；饮水、口服或雾化吸入祛痰药可湿化痰液，使痰液便于咳出或吸出。

（三）氧疗和机械通气的护理

根据呼吸困难的类型、严重程度不同，进行合理氧疗和机械通气。监测和评价患者的反应，安全管理机械通气系统，预防并发症，满足患者的基本需要。

（四）休息与活动

选择安静舒适、温湿度适宜的环境，合理安排休息和活动量，调整日常生活方式。若病情许可，改变运动方式和有计划地增加运动量，如室内走动、室外散步、快走、慢跑、打太极拳等，逐步提高活动耐力和肺活量。

（五）呼吸训练

指导患者做缓慢深呼吸、腹式呼吸、缩唇呼吸等，训练呼吸肌，延长呼气时间，使气体能完全呼出。

（六）心理护理

呼吸困难引起患者烦躁不安、恐惧，而这些不良情绪反应又可进一步加重病情。因而医护人员应评估患者的心理状况，安慰患者，使其保持情绪稳定，增强安全感。

四、指导要点

（1）指导患者采取舒适卧位，合理安排休息与活动。
（2）指导患者保持呼吸道通畅，合理氧疗和机械通气。
（3）指导患者做缓慢深呼吸、腹式呼吸、缩唇呼吸等。
（4）指导患者积极配合治疗和护理。

（吴亚男）

第四节 咯 血

咯血是指喉及喉以下呼吸道任何部位出血经口排出者,分为大量咯血(＞500 mL/d,或1次＞300 mL)、中等量咯血(100～500 mL/d)、少量咯血(＜100 mL/d)或痰中带血。常见原因是肺结核、支气管扩张症、肺炎和肺癌等。

一、观察要点

(1)患者的生命体征、神志、尿量、皮肤及甲床色泽,及时发现休克征象。

(2)咯血颜色和量,并记录。

(3)止血药物的作用和不良反应。

(4)窒息的先兆症状:如咯血停止、发绀、自感胸闷、心慌、大汗淋漓、喉痒有血腥味及精神高度紧张等情况。

二、护理措施

(一)休息

宜卧床休息,保持安静,避免不必要的交谈。静卧休息,可使少量咯血自行停止。大咯血患者应绝对卧床休息,减少翻身,协助患者取患侧卧位,头侧向一边,有利于健侧通气,对肺结核患者还可防止病灶扩散。

(二)心理护理

向患者做必要的解释,使其放松身心,配合治疗,鼓励患者将积血轻轻咯出。

(三)输液护理

确保静脉通路通畅,并正确计算输液速度。

(四)记录

准确记录出血量和每小时尿量。

(五)备齐急救药品及器械

备齐止血剂、强心剂、呼吸中枢兴奋剂等药物。此外应备开口器、压舌板、舌钳、氧气、电动吸引器等急救器械。

(六)药物应用

1.止血药物

注意观察用药不良反应。高血压、冠心病患者和孕妇禁用垂体后叶素。

2.镇静药

对烦躁不安者常用镇静药,如地西泮5～10 mg,肌内注射。禁用吗啡、哌替啶,以免抑制呼吸。

3.止咳药

大咯血伴剧烈咳嗽时可少量应用止咳药。

(七)饮食

大咯血者暂禁食,小咯血者宜进少量凉或温的流质饮食,避免饮用浓茶、咖啡、乙醇等刺激性饮料。多饮水及多食富含纤维素食物,以保持大便通畅。便秘时可应用缓泻剂以防诱发咯血。

(八)窒息的预防及抢救配合

(1)咯血时嘱患者不要屏气,否则易诱发喉头痉挛。如出血引流不畅形成血块,可造成呼吸道阻塞。应尽量将血轻轻咯出,以防窒息。

(2)准备好抢救用品如吸痰器、鼻导管、气管插管和气管切开包。

(3)一旦出现窒息,应立即开放气道,上开口器立即清除口腔、鼻腔内血凝块,用吸引器吸出呼吸道内的血液及分泌物。

(4)迅速抬高患者床尾,取头低足高位。

(5)若患者神志清醒,鼓励患者用力咳嗽,并用手轻拍患侧背部促使支气管内淤血排出;若患者神志不清,则应迅速将患者上半身垂于床边并一手托扶,另一手轻拍患侧背部。

(6)清除患者口、鼻腔内的淤血。用压舌板刺激其咽喉部,引起呕吐反射,使其能咯出阻塞咽喉部的血块,对牙关紧闭者用开口器及舌钳协助。

(7)如上述措施不能使血块排出,应立即用吸引器吸出淤血及血块,必要时立即行气管插管或气管镜直视下吸取血块。给予高浓度氧气吸入。做好气管插管或气管切开的准备与配合工作,以解除呼吸道阻塞。

三、指导要点

(1)告知患者注意保暖,预防上呼吸道感染。

(2)告知患者保持呼吸道通畅,注意引流与排痰。

(3)向患者讲解保持大便通畅的重要性。

(4)告知患者不要过度劳累,避免剧烈咳嗽。

(5)告知患者注意锻炼身体,增强抗病能力,避免剧烈运动。

(吴亚男)

第五节　意识障碍

意识障碍是指人体对外界环境刺激缺乏反应的一种精神状态。大脑皮质、皮质下结构、脑干网状上行激活系统等部位损害或功能抑制即可导致意识障碍。其可表现为觉醒下降和意识内容改变,临床上常通过患者的言语反应、对针刺的痛觉反应、瞳孔对光反应、吞咽反射、角膜反射等来判断意识障碍的程度。

一、分类

(一)以觉醒度改变为主的意识障碍

1.嗜睡

患者表现为睡眠时间过度延长,但能唤醒,醒后可勉强配合检查及回答问题,停止刺激后继续入睡。

2.昏睡

患者处于沉睡状态,正常外界刺激不能唤醒,需大声呼唤或较强烈的刺激才能觉醒,醒后可做含糊、简单而不完全的答话,停止刺激后很快入睡。

3.浅昏迷

意识大部分丧失,无自主运动,对声、光刺激无反应,对疼痛刺激尚可出现痛苦表情或肢体退缩等防御反应,角膜反射、瞳孔对光反射、眼球运动和吞咽反射可存在。

4.中度昏迷

患者对周围事物及各种刺激均无反应,对剧烈刺激可有防御反应,角膜反射减弱、瞳孔对光反射迟钝、无眼球运动。

5.重度昏迷

意识完全丧失,对各种刺激全无反应,深、浅反射均消失。

(二)以意识内容改变为主的意识障碍

1.意识模糊

患者表现为情感反应淡漠,定向力障碍,活动减少,语言缺乏连贯性,对外界刺激可有反应,但低于正常水平。

2.谵妄

谵妄是一种急性脑高级功能障碍,患者对周围环境的认识及反应能力均有下降,表现为认知、注意力、定向与记忆功能受损,思维推理迟钝,语言功能障碍,错觉、幻觉,睡眠觉醒周期紊乱等,可表现为紧张、恐惧和兴奋不安,甚至冲动和攻击行为。

其他特殊类型的意识障碍如去皮质综合征、无动性缄默症和植物状态等。

二、观察要点

(1)严密观察生命体征、瞳孔的大小及对光反应。

(2)应用格拉斯哥昏迷评分量表(GCS)了解昏迷程度,发现变化立即报告医师,并做好护理记录。

(3)观察有无恶心、呕吐及呕吐物量与性状,准确记录出入液量,预防消化道出血和脑疝发生。

三、护理措施

(一)日常生活护理

卧按摩床或气垫床,保持床单位整洁、干燥,减少对皮肤的机械性刺激,定时给予翻身、叩背,预防压疮;做好大小便护理,保持外阴清洁,预防尿路感染;注意口腔卫生,对不能经口进食者应每天口腔护理 2~3 次,防止口腔感染;对谵妄躁动者加床档,必要时做适当的约束,防止坠床、自伤、伤人;慎用热水袋,防止烫伤。

(二)保持呼吸道通畅

取侧卧位或平卧头偏向一侧,开放气道,取下活动性义齿,及时清除气管内分泌物,备好吸痰用物,随时吸痰,防止舌后坠、窒息、误吸或肺部感染。

（三）饮食护理

给予富含维生素、高热量饮食，补充足够的水分；鼻饲者应定时喂食，保证足够的营养供给；进食时到进食后 30 min 抬高床头可防止食物反流。

（四）眼部护理

摘除隐形眼镜交家属保管。患者眼睑不能闭合时，遵医嘱用生理盐水滴眼后，给予涂眼药膏并加盖纱布。

四、指导要点

指导患者及其家属进行相应的意识恢复训练，如呼唤患者或与患者交谈、让患者听音乐等。

（吴亚男）

第四章

临床护理操作技术

第一节　生命体征监测技术

一、体温、脉搏、呼吸测量

(一)目的

通过观察体温、脉搏、呼吸变化,了解疾病发生和发展的规律,协助医师做出正确诊断,为治疗和护理提供依据。

(二)操作前准备

1.告知患者或家属

将操作目的、方法、注意事项、配合方法告知患者或家属。

2.评估患者

(1)年龄、病情、意识状态、自理能力、治疗情况、合作程度、心理状态。

(2)测量部位肢体及皮肤状况。

(3)影响测量准确性的相关因素。

3.操作护士

操作护士需着装整洁、修剪指甲、洗手、戴口罩。

4.物品准备

准备治疗盘、弯盘、体温计、手表、快速手消毒剂;集体测量时准备治疗车、记录单、笔。

5.环境

室温适宜、光线充足、环境安静。

(三)操作过程

(1)携带用物至患者床旁,核对腕带及床头卡。

(2)测量体温:根据患者病情选择合适的体温测量方式(腋下、口腔、直肠),协助患者取舒适卧位。①腋下测温:需擦干腋窝,将体温计水银端放于腋窝深处并紧贴皮肤,10 min后取出读数。②口腔测温:将体温表水银端放置于患者舌下,让患者紧闭口唇,切勿用牙咬,用鼻呼吸,3 min后取出读数。③直肠测温:患者取侧卧或屈膝仰卧位露出臀部,润滑肛表水银端,轻轻插入肛门 3～4 cm,婴儿 1.25 cm、幼儿 2.5 cm,3 min 后取出读数。

(3)测量脉搏:①将患者手臂放于舒适位置。②用示指、中指、无名指指腹按于桡动脉处或其他浅表大动脉处。③计数 30 s,将测得的脉率乘 2。④脉搏异常,危重患者需测量 1 min。⑤脉搏短绌时需 2 人同时分别测量心率和脉率 1 min,以分数方式记录,即心率/脉率。

(4)测量呼吸:①以诊脉状,观察胸腹起伏,计数 30 s。②危重患者呼吸不易观察时,用少许棉絮置于患者鼻孔前,记录 1 min 棉絮被吹动的次数。

(5)协助患者取舒适卧位。

(6)消毒体温计。

(7)洗手、记录、确认医嘱。

(四)注意事项

(1)婴幼儿、意识不清或不合作患者测温时,护士不宜离开。

(2)婴幼儿、精神异常、昏迷、有口腔疾病、不合作、口鼻手术或呼吸困难患者,禁忌测量口温。

(3)进食、吸烟、面颊部冷/热敷患者应推迟 30 min 后测口腔温度。

(4)腋下有创伤、手术、炎症,腋下出汗较多、极度消瘦的患者,不宜采取腋下测温;沐浴后需等待 20 min 后再测腋下温度。

(5)腹泻、直肠或肛门手术、心肌梗死患者不宜采用直肠测量法。

(6)体温和病情不相符合时重复测温,必要时可同时采取两种不同的测量方式作为对照。

(7)异常脉搏应测量 1 min,当脉搏细弱难以触诊时,可用听诊器听诊心率 1 min 代替。

(8)偏瘫患者选择健侧肢体测量脉搏。

(9)除桡动脉外,可测颞动脉、肱动脉、颈动脉、股动脉、腘动脉、足背动脉等。

(10)测量呼吸时宜取仰卧位。

(11)不可用拇指诊脉。

(五)评价标准

(1)患者或家属能够知晓护士告知的事项,对服务满意。

(2)遵循查对制度,符合标准预防、安全原则。

(3)护士操作规范、准确。

二、血压测量

(一)目的

测量血压值,观察血压的动态变化,目的在于协助诊断,为预防、治疗、康复、护理提供依据。

(二)操作前准备

1.告知患者

将操作目的、方法、注意事项、配合方法告知患者。

2.评估患者

(1)年龄、病情、意识状态、治疗情况、心理反应、合作程度。

(2)测量部位肢体及皮肤状况。

(3)影响测量准确性的相关因素。

3.操作护士

操作护士应着装整洁、修剪指甲、洗手、戴口罩。

4.物品准备

准备血压计、听诊器、快速手消毒剂,集体测量时准备治疗车、记录单。

5.环境

室温适宜、光线充足、环境安静。

(三)操作过程

肱动脉测量方法如下。

(1)携带用物至患者床旁,核对腕带及床头卡。

(2)患者取舒适卧位,协助其露出手臂,手掌向上,肘部伸直,排尽袖带内空气,袖带缠于上臂中部,下缘距肘窝2~3 cm,松紧以可放进一指为宜。

(3)使水银柱"0"点与肱动脉、心脏处于同一水平,将听诊器胸件放在肱动脉搏动最强处固定,充气至动脉搏动音消失,再加压使压力升高2.6~4.0 kPa(20~30 mmHg),缓慢放气。

(4)告知患者血压数值。

(5)取下袖带,排尽空气,血压计向右倾斜45°,关闭水银槽开关。

(6)整理床单位,协助患者采取舒适卧位。

(7)消毒血压计、听诊器。

(8)洗手、记录、确认医嘱。

(四)注意事项

(1)对需要长期密切观察血压的患者,应遵循四定的原则:定时间、定体位、定部位、定血压计。

(2)测量肢体的肱动脉与心脏处于同一水平位置,卧位时平腋中线,坐位时平第4肋。

(3)偏瘫患者选择健侧上臂测量。

(4)测量前需检查血压计的有效性,定期监测、校对血压计。

(5)如发现血压听不清或异常,应重测:先驱净袖带内空气,使汞柱降至"0",稍休息片刻再行测量,必要时做对照复查。

(五)评价标准

(1)患者或家属能够知晓护士告知的事项,对服务满意。

(2)遵循查对制度,符合标准预防、安全原则。

(3)测量方法正确,测量结果准确。

三、心电监测

(一)目的

遵医嘱正确监测患者心率、心律、呼吸、血压、血氧饱和度,动态评价病情变化,为临床治疗提供依据。

(二)操作前准备

1.告知患者或家属

将操作目的、方法、注意事项、配合方法告知患者或家属。

2.评估患者

(1)病情、年龄、意识状态、合作程度、心理反应。

(2)胸部皮肤情况。

3.操作护士

操作护士应着装整洁、修剪指甲、洗手、戴口罩。

4.物品准备

准备治疗车、监护仪、导联线、一次性电极片、酒精或盐水棉签数根、污物桶、快速手消毒剂。

5.环境

保持环境整洁、安静。

(三)操作过程

(1)携带用物至患者床旁,核对腕带及床头卡。

(2)协助患者取平卧位,暴露胸部皮肤。

(3)连接监护仪电源,将电极片连接于导联线上。

(4)用酒精棉签擦净皮肤,将电极片贴于患者胸部正确位置。

(5)连接血氧饱和度(SpO_2)、血压袖带。

(6)打开监护仪开关,设置监测指标的报警界限。

(7)整理用物及床单位,按医疗垃圾分类处理用物。

(8)擦拭治疗车。

(9)洗手、记录、确认医嘱。

(四)注意事项

(1)放置电极片时,应避开伤口、瘢痕、中心静脉插管、起搏器及电除颤时电极板的放置部位。

(2)密切监测患者异常心电波形,排除各种干扰和电极脱落,以及时通知医师处理;对于带有起搏器的患者,要区别其正常心律与起搏心律。

(3)定期更换电极片及其粘贴位置。

(4)心电监护不具有诊断意义,如需更详细了解心电图变化,需做常规导联心电图。

(5)对躁动患者,应当固定好电极和导线,避免电极脱位及导线缠绕。

(五)评价标准

(1)患者或家属能够知晓护士告知的事项,对服务满意。

(2)护士操作过程规范、准确。

(3)遵循查对制度,符合标准预防及安全原则。

(4)注意观察患者病情变化,出现异常情况及时处理。

四、血糖监测

(一)目的

遵医嘱准确测量患者血糖,为诊断和治疗提供依据。

(二)操作前准备

1.告知患者

将操作的目的、方法、注意事项、配合方法告知患者。

2.评估患者

(1)病情、意识状态、治疗情况、合作程度。

(2)末梢循环、皮肤情况、进食时间。

(3)评估血糖仪的工作状态,检查试纸有效期。

3.操作护士

操作护士应着装整洁、修剪指甲、洗手、戴口罩。

4.物品准备

准备治疗车、治疗盘、75％乙醇、棉签、血糖仪、血糖试纸、一次性采血针、快速手消毒剂、利器盒、污物桶。

5.环境

保持环境整洁、安静。

(三)操作过程

(1)携带用物至患者床边,核对腕带及床头卡。

(2)清洁患者双手,协助患者取适当体位。

(3)按照说明书使用血糖仪。

(4)用75％乙醇消毒指端皮肤,待干。

(5)采血宜选用指血自然流出法,采血后用干棉签按压。

(6)读取血糖值,告知患者。

(7)整理床单位,协助患者取舒适卧位。

(8)按医疗垃圾分类法处理用物。

(9)擦拭治疗车、血糖仪。

(10)洗手、记录、确认医嘱。

(四)注意事项

(1)测血糖前,确认血糖仪上的号码与试纸号码一致。

(2)测血糖时应轮换采血部位。

(3)避免试纸受潮、污染。

(4)血糖仪应按生产商使用要求定期进行标准液校正。

(五)评价标准

(1)患者能够知晓护士告知的事项,对服务满意。

(2)遵循查对制度,符合标准预防、安全原则。

(3)操作过程规范,动作娴熟。

五、血氧饱和度监测

(一)目的

监测患者血氧饱和度,动态评价病情变化,为临床治疗提供依据。

(二)操作前准备

1.告知患者或家属

将操作目的、方法、注意事项、配合方法、影响监测效果的因素告知患者或家属。

2.评估患者

(1)意识状态、吸氧浓度、自理能力、合作程度。

(2)指(趾)端循环、皮肤完整性、指(趾)甲及肢体活动情况。

3.操作护士

操作护士应着装整洁、修剪指甲、洗手、戴口罩。

4.物品准备

准备治疗车、血氧饱和度监测仪、酒精或盐水棉签、快速手消毒剂、污物桶。

5.环境

保持环境安静、整洁、光线适宜。

(三)操作步骤

(1)携带用物至患者床旁,核对腕带及床头卡。

(2)协助患者取舒适体位,暴露测量部位。

(3)连接血氧饱和度监测仪电源。

(4)清洁患者局部皮肤及指(趾)甲。

(5)安放传感器。

(6)开机,设置报警界限,读取数值并告知患者。

(7)整理床单位,安抚患者。

(8)整理用物,按医疗垃圾分类处理用物。

(9)擦拭治疗车。

(10)洗手、记录、确认医嘱。

(四)注意事项

(1)SpO_2监测报警低限设置为90%,发现异常及时通知医师。

(2)注意休克、体温过低、低血压、使用血管收缩药物、贫血、偏瘫、指甲过长、同侧手臂测量血压、周围环境光照太强、电磁干扰及涂抹指甲油等对监测结果的影响。

(3)注意更换传感器的位置,以免皮肤受损或血液循环受阻。

(4)怀疑CO中毒的患者不宜选用脉搏血氧监测仪。

(5)对躁动患者,应当固定好导线,避免传感器脱位及导线缠绕。

(五)评价标准

(1)患者或家属能够知晓护士告知的事项,对服务满意。

(2)传感器安放正确,接触良好,松紧度适宜。

(3)操作过程规范、安全,动作熟练。

六、中心静脉压监测

(一)目的

监测中心静脉压的目的是了解循环血量,判断心功能及周围循环阻力,指导临床补液,评估治疗效果。

(二)操作前准备

1.告知患者或家属

将操作目的、方法、注意事项、配合方法告知患者或家属。

2.评估患者

(1)病情、意识状态、合作程度。

(2)中心静脉置管及周围皮肤情况。

(3)体位及凝血状况。

3.操作护士

操作护士应着装整洁,修剪指甲,洗手,戴口罩。

4.物品准备

准备治疗车、监护仪、压力套装(导联线、压力传感器、加压袋、0.9%氯化钠 250 mL)、穿刺盘、污物桶、快速手消毒剂。

5.环境

保持环境整洁、安静、私密。

(三)操作步骤

(1)携带用物至患者床旁,核对腕带及床头卡。

(2)连接电源,打开监护仪开关。

(3)协助患者取平卧位,暴露置管部位。

(4)将压力套装挂在输液架上,加压袋充气加压至 40.0 kPa(300 mmHg),排气。

(5)拧下置管上的肝素帽,消毒,连接压力传感器,冲管。

(6)将监护仪调至中心静脉压(CVP)的模块,设置参数。

(7)将传感器置于腋中线第 4 肋间(右心房水平),校正零点,测压,读数。

(8)测量完毕。

(9)协助患者取安全、舒适卧位。

(10)整理用物,按医疗垃圾分类处理用物。

(11)擦拭治疗车。

(12)洗手、记录、确认医嘱。

(四)注意事项

(1)严格无菌操作。

(2)避免管道扭曲,保持测压管道的通畅。

(3)每天检查穿刺部位皮肤有无红肿、脓性分泌物,定期更换敷料、管路、压力套装和冲洗液。

(4)选择标准的测压零点,传感器置于腋中线第 4 肋间与右心房同一水平,每次测压前均应校正压力传感器零点。

(5)中心静脉测压通路应避免输注血管活性药物,以防引起血压波动。

(6)注意影响中心静脉压数值的因素,如患者的体位、机械通气、腹内压等。

(7)观察有无心律失常、出血、血肿、气胸、血管损伤等并发症的发生,股静脉插管时,注意观察置管侧下肢有无肿胀、静脉回流受阻等下肢静脉栓塞的表现。

(五)评价标准

(1)患者或家属能够知晓护士告知的事项,对服务满意。

(2)遵循无菌操作原则、符合消毒隔离制度。

(3)操作过程规范、安全,动作娴熟。

七、斯旺-甘茨(Swan-Ganz)导管监测

(一)目的

(1)监测目的在于评估左、右心室功能,反映左心室前负荷和右心室后负荷。

(2)指导治疗,为扩容补液,应用强心药物、血管收缩药物和血管扩张药物治疗提供依据,同

时还可以判断治疗效果和预后。

(二)操作前准备

1.告知患者

告知患者操作目的、方法、注意事项、配合方法。

2.评估患者

(1)病情、体位及合作程度。

(2)置管及穿刺处周围皮肤情况。

3.操作护士

操作护士应着装整洁、修剪指甲、洗手、戴口罩。

4.物品准备

准备测压装置、监护仪、注射器、快速手消毒剂等。

5.环境

保持环境安静、整洁。

(三)操作过程

(1)携带用物至患者床旁,核对腕带及床头卡。

(2)暴露置管部位。测量导管插入长度。

(3)连接测压装置,加压袋充气加压至 40.0 kPa(300 mmHg)左右,注意排尽管道内气体。

(4)测压前需调整零点,压力换能器需与患者右心房在同一水平。

(5)测量肺动脉楔压时,应将气囊缓慢充气(充气量<1.5 mL),待出现嵌顿压图形后,记录数字并放掉气囊内气体。

(6)非测量肺动脉楔压时,抽尽气囊内气体并锁住气囊注射器。

(7)记录测量数据。

(8)整理床单位,协助患者取舒适卧位。

(9)整理用物,按医疗垃圾分类处理用物。

(10)洗手、签字、确认医嘱。

(四)注意事项

(1)每次测量各项指标之前需调定零点。

(2)穿刺伤口定期换药,若渗出液较多应及时换药。

(3)保证测压装置严密畅通。

(4)及时了解影响压力测定的因素,观察有无相关并发症的发生。

(5)保持管道通畅,每小时用肝素生理盐水 3~5 mL 冲洗测压导管及 Swan-Ganz 导管。

(6)拔除导管时,应在监测心率、心律的条件下进行,拔管后,穿刺的局部应压迫止血。

(五)评价标准

(1)患者或家属能够知晓护士告知的事项,对服务满意。

(2)遵循查对制度,符合无菌技术、标准预防原则。

(3)操作过程规范、安全,动作轻柔。

(秦真秀)

第二节 无菌技术

无菌技术是医疗护理操作中防止发生感染和交叉感染的一项重要的基本操作,执行无菌技术可以减少以至杜绝患者因诊断、治疗和护理所引起的意外感染。因此,医务人员必须加强无菌操作的观念,正确熟练地掌握无菌技术,严密遵守操作规程,以保证患者的安全,防止医源性感染。

一、相关概念

(一)无菌技术

无菌技术是指在医疗、护理操作过程中防止一切微生物侵入人体和防止无菌物品、无菌区域被污染的操作技术。

(二)无菌物品

无菌物品是指经过物理或化学方法灭菌后保持无菌状态的物品。

(三)非无菌区

非无菌区是指未经过灭菌处理或虽经过灭菌处理但又被污染的区域。

二、无菌技术操作原则

(一)环境清洁

操作区域要宽敞,无菌操作前 30 min 通风,停止清扫工作,减少走动,防止尘埃飞扬。

(二)工作人员准备

修剪指甲,洗手,戴好帽子、口罩(4～8 h 更换,一次性的少于 4 h 更换),必要时穿无菌衣,戴无菌手套。

(三)物品妥善保管

(1)无菌物品与非无菌物品应分别放置。

(2)无菌物品须存放在无菌容器或无菌包内。

(3)无菌包外注明物名、时间,按有效期先后安放。

(4)未被污染下保存期为 7～14 d。

(5)过期或受潮均应重新灭菌。

(四)取无菌物注意事项

(1)面向无菌区域,用无菌钳钳取,手臂须保持在腰部水平以上,注意不可跨越无菌区。

(2)无菌物品一经取出,即使未使用,也不可放回。

(3)未经消毒的用物不可触及无菌物品。

(五)操作时要保持无菌

不可面对无菌区讲话、咳嗽、打喷嚏,疑有无菌物品被污染,不可使用。

(六)一人一物

一套无菌物品,仅供一人使用,防止交叉感染。

三、无菌技术基本操作

无菌技术及操作规程是根据科学原则制定的,任何一个环节都不可违反,每个医务人员都必须遵守,以保证患者的安全。

(一)取用无菌物持钳法

使用无菌物持钳取用和传递无菌物品,以维持无菌物品及无菌区的无菌状态。

1.类别

(1)三叉钳:夹取较重物品,如盆、盒、瓶、罐等,不能夹取细的物品。

(2)卵圆钳:夹取镊、剪、刀、治疗碗及盘等,不能夹取较重物品。

(3)镊子:夹取棉球、棉签、针、注射器等。

2.无菌持物钳(镊)的使用法

(1)无菌持物钳(镊)应浸泡在盛有消毒溶液的无菌广口容器内,液面需超过轴节以上 2～3 cm或镊子1/2 处。容器底部应垫无菌纱布,容器口上加盖。每个容器内只能放一把无菌持物钳(镊),见图 4-1。

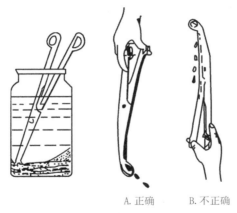

A. 正确　　B. 不正确

图 4-1　无菌持物钳(镊)的使用

(2)取放无菌持物钳(镊)时,尖端闭合,不可触及容器口缘及溶液面以上的容器内壁。手指不可触摸浸泡部位。使用时保持尖端向下,不可倒转向上,以免消毒液倒流污染尖端。用后立即放回容器内,并将轴节打开。如取远处无菌物品时,无菌持物钳(镊)应连同容器移至无菌物品旁使用。

(3)无菌持物钳(镊)不能触碰未经灭菌的物品,也不可用于换药或消毒皮肤。如被污染或可疑污染时,应重新消毒灭菌。

(4)无菌持物钳(镊)及其浸泡容器,每周消毒灭菌 1 次,并更换消毒溶液及纱布。外科病室每周 2 次,手术室、门诊换药室或其他使用较多的部门,应每天灭菌 1 次。

(5)不能用无菌持物钳夹取油纱布,因黏于钳端的油污可形成保护层,影响消毒液渗透而降低消毒效果。

(二)无菌容器的使用法

无菌容器用以保存无菌物品,使其处于无菌状态以备使用(图 4-2)。

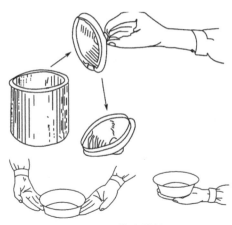

图 4-2　无菌容器使用

（1）取无菌容器内的物品，打开时将盖内面（无菌面）向上置于稳妥处或内面向下拿在手中，手不可触及容器壁的内面，取后即将容器盖盖严，避免容器内无菌物品在空气中暴露过久。

（2）取无菌容器应托住容器底部，手指不可触及容器边缘及内面。

（三）取用无菌溶液法

目的是维持无菌溶液在无菌状态下使用。

1.核对

药名、剂量、浓度、有效期。

2.检查

有无裂缝、瓶盖有无松动、溶液的澄清度、质量。

3.倒用密封瓶溶液法

擦净瓶外灰尘，用启瓶器撬开铝盖，用双手拇指将橡胶塞边缘向上翻起，再用示指和中指套住橡胶塞拉出，先倒出少量溶液冲洗瓶口，倒液时标签朝上，倒后立即将橡胶塞塞好，常规消毒后将塞翻下，记录开瓶日期、时间，有效期 24 h。不可将无菌物品或非无菌物品伸入无菌溶液内蘸取或直接接触瓶口倒液，以免污染瓶内的溶液，已倒出的溶液不可再倒回瓶内（图 4-3）。

4.倒用烧瓶液法

先检查后解系带，倒液同密封法。

（四）无菌包使用法

目的是保持无菌包内无菌物品处于无菌状态，以备使用。

1.包扎法

将物品放在包布中央，最后一角折盖后用化学指示胶带粘贴，封包胶带上可书写记录，或用带包扎呈"十"字。

2.开包法

（1）三查：名称、日期、化学指示胶带。

（2）撕开粘贴或解开系带，系带卷放在包布边下，先外角再两角，后内角，注意手不可触及内面，放在事先备好的无菌区域内，将包布按原折痕包起，将带以"一"字形包扎，记录，24 h 有效（图 4-4）。

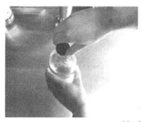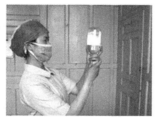

核对、检查

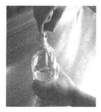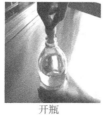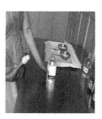

开瓶

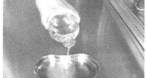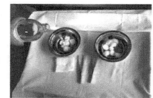

冲洗瓶口　　　　　　　手持标签倒液

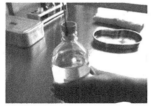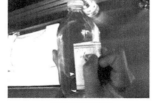

消毒瓶口　　　　　　　注明开瓶时间

图 4-3　无菌溶液的取用

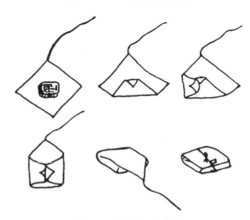

图 4-4　无菌包的使用

3.小包打开法

托在手上打开,另一手将包布四角抓住,稳妥地将包内物品放入无菌区域内。

4.一次性无菌物品

注射器或输液条,敷料或导管。

(五)铺无菌盘法

目的是维持无菌物品处于无菌状态,以备使用。

将无菌治疗巾铺在清洁、干燥的治疗盘内,使其内面为无菌区,可放置无菌物品,以供治疗和护理操作使用。有效期限不超过 4 h。

(1)无菌治疗巾的折叠法:将双层棉布治疗巾横折 2 次,再向内对折,将开口边分别向外翻折对齐。

(2)无菌治疗巾的铺法:手持治疗巾两开口外角呈双层展开,由远端向近端铺于治疗盘内。两手捏住治疗巾上层下边两外角向上呈扇形折叠三层,内面向外。

(3)取所需无菌物品放入无菌区内,覆盖上层无菌巾,使上、下层边缘对齐,多余部分向上反折。

(六)戴、脱无菌手套法

目的是防止患者在手术与治疗过程中受到感染,处理无菌物品过程中确保物品无菌(图 4-5)。

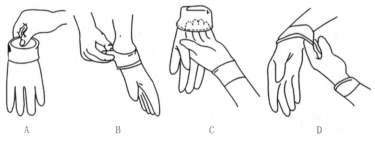

图 4-5　戴脱无菌手套

(1)洗净擦干双手,核对号码及日期。

(2)打开手套袋,取出滑石粉擦双手。

(3)掀起手套袋开口处,取出手套,对准戴上。

(4)双手调手套位置,扣套在工作衣袖外面。

(5)脱手套,外面翻转脱下。

(6)注意:①未戴手套的手不可触及手套的外面;②已戴手套的手不可触及未戴手套的手或另一手套内面;③发现手套有破洞立即更换。

(七)取用消毒棉签法

目的是保持无菌棉签处于无菌状态下使用。

1.无菌棉签使用法

(1)检查棉签有效作用期及包装的完整程度,有破损时不能使用。

(2)左手握棉签棍端,右手捏住塑料包装袋上部,依靠棉棍的支撑向后稍用力撕开前面的包装袋。

(3)将包装袋抽后折盖左手示指,以中指压住。

（4）右手拇指顶出所用棉签并取出。

2.复合碘医用消毒棉签使用法

（1）取复合碘医用消毒棉签1包,检查有效期,注明开启时间。

（2）将包内消毒棉签推至包的右下端,并分离1根留置包内左侧。

（3）左手拇指、示指持复合碘医用消毒棉签包的窗口缘,右手拇指、示指捏住窗翼,揭开窗口。

（4）将窗翼拉向右下方,以左手拇指按压窗翼,固定窗盖。

（5）右手从包的后方将包左上角向后反折,夹于左手示指与中指之间,露出棉签手柄部。

（6）以右手取出棉签。

（7）松开左手拇指和中指,拇指顺势将窗口封好,放回盘内备用。

（李凤芝）

第三节 氧 疗 法

一、鼻导管/面罩吸氧

（一）目的

鼻导管/面罩吸氧可以纠正各种原因造成的缺氧状态,提高患者血氧含量及动脉血氧饱和度。

（二）操作前准备

1.告知患者

告知患者操作目的、方法、注意事项、配合方法。

2.评估患者

（1）病情、意识、呼吸状态、缺氧程度、心理反应、合作程度。

（2）鼻腔状况:有无鼻息肉、鼻中隔偏曲或分泌物阻塞等。

3.操作护士

操作护士应着装整洁、修剪指甲、洗手、戴口罩。

4.物品准备

准备治疗车、一次性吸氧管或吸氧面罩、湿化瓶、蒸馏水、氧流量表、水杯、棉签、吸氧卡、笔、快速手消毒剂、污物桶、消毒桶。

5.环境

保持环境安全、安静、整洁。

（三）操作过程

（1）携带用物至患者床旁,核对腕带及床头卡。

（2）协助患者取适宜体位。

（3）清洁双侧鼻腔。

（4）正确安装氧气装置,管路或面罩连接紧密,确定氧气流出通畅。

（5）根据病情调节氧流量。

（6）固定吸氧管或面罩。

（7）填写吸氧卡。

（8）用氧过程中密切观察患者呼吸、神志、氧饱和度及缺氧程度改善情况等。

（9）整理床单位，协助患者取舒适卧位。

（10）整理用物，按医疗垃圾分类处理用物。

（11）擦拭治疗车。

（12）洗手、记录、确认医嘱。

（四）注意事项

（1）保持呼吸道通畅，注意气道湿化。

（2）保持吸氧管路通畅，无打折、分泌物堵塞或扭曲。

（3）面罩吸氧时，检查面部、耳郭皮肤受压情况。

（4）吸氧时先调节好氧流量再与患者连接，停氧时先取下鼻导管或面罩，再关闭氧流量表。

（5）注意用氧安全，尤其是使用氧气筒给氧时注意防火、防油、防热、防震。

（6）长期吸氧患者，每天更换一次湿化瓶内蒸馏水，每周浸泡消毒一次湿化瓶，每次 30 min，然后洗净、待干、备用。

（7）新生儿吸氧应严格控制用氧浓度和用氧时间。

（五）评价标准

（1）患者能够知晓护士告知的事项，对服务满意。

（2）操作过程规范、安全，动作娴熟。

二、一次性使用吸氧管

（一）目的

一次性使用吸氧管可以纠正各种原因造成的缺氧状态，提高患者血氧含量及动脉血氧饱和度。

（二）操作前准备

1.告知患者或家属

告知患者或家属操作目的、方法、注意事项、配合方法。

2.评估患者

（1）病情、意识、缺氧程度、呼吸、自理能力、合作程度。

（2）鼻腔状况。

3.操作护士

操作护士应着装整洁、修剪指甲、洗手、戴口罩。

4.物品准备

准备治疗车、氧流量表、人工肺、水杯、棉签、快速手消毒剂、吸氧卡、笔，必要时备吸氧面罩。

5.环境

保持环境安静、整洁。

（三）操作过程

（1）携带用物至患者床旁，核对腕带及床头卡。

（2）协助患者取舒适卧位。

（3）正确安装氧气装置。

（4）清洁鼻腔。

（5）根据病情调节氧流量。

（6）吸氧并固定吸氧管或面罩。

（7）观察患者缺氧改善情况。

（8）整理床单位,协助患者取舒适、安全卧位。

（9）整理用物,按医疗垃圾分类处理用物。

（10）擦拭治疗车。

（11）洗手、签字、确认医嘱。

（四）注意事项

（1）保持呼吸道通畅,注意气道湿化。

（2）保持吸氧管路通畅,无打折、分泌物堵塞或扭曲。

（3）面罩吸氧时,检查面部、耳郭皮肤受压情况。

（4）吸氧时先调节好氧流量再与患者连接,停氧时先取下鼻导管或面罩,再关闭氧流量表。

（5）注意用氧安全,尤其是使用氧气筒给氧时注意防火、防油、防热、防震。

（6）新生儿吸氧应严格控制用氧浓度和用氧时间。

（五）评价标准

（1）患者或家属能够知晓护士告知的事项,并能配合,对服务满意。

（2）操作过程规范、安全,动作娴熟。

（王　玲）

第四节　排　痰　法

一、有效排痰法

（一）目的

对不能有效咳痰的患者进行拍背,协助其排出肺部分泌物,保持呼吸道通畅。

（二）操作前准备

1.告知患者

告知患者操作目的、方法、注意事项、配合方法。

2.评估患者

（1）病情、意识状态、咳痰能力、影响咳痰的因素、合作能力。

（2）痰液的颜色、性质、量、气味。

（3）肺部呼吸音情况。

3.操作护士

操作护士应着装整洁、修剪指甲、洗手、戴口罩。

4.物品准备

准备听诊器、隔离衣、快速手消毒剂,必要时备雾化面罩、雾化液。

5.环境

保持环境整洁、安静。

(三)操作步骤

(1)穿隔离衣,核对腕带及床头卡。

(2)协助患者取侧卧位或坐位。

(3)手指合拢,呈杯状由肺底自下而上、自外向内叩击患者胸背部。

(4)拍背后,嘱患者缓慢深呼吸,用力咳出痰液。

(5)听诊肺部呼吸音。

(6)协助患者清洁口腔。

(7)整理床单位,协助患者取舒适卧位。

(8)整理用物,脱隔离衣。

(9)洗手、记录,确认医嘱。

(四)注意事项

(1)注意保护胸、腹部伤口,合并气胸、肋骨骨折时禁忌叩击。

(2)根据患者体型、营养状况、耐受能力,合理选择叩击的方式、时间和频率。

(3)操作过程中密切观察患者意识及生命体征变化。

(五)评价标准

(1)患者能够知晓护士告知的事项,对服务满意。

(2)操作过程规范、安全,动作娴熟。

二、经鼻/口腔吸痰

(一)目的

充分吸出痰液,保持患者呼吸道通畅,确保患者安全。

(二)操作前准备

1.告知患者或家属

告知患者或家属操作目的、方法、注意事项、配合方法。

2.评估患者

(1)病情、意识状态、生命体征、承受能力、合作程度。

(2)双肺呼吸音、痰鸣音、氧疗情况、血氧饱和度、咳嗽能力。

(3)痰液的性状。

(4)义齿、口腔及鼻腔状况。

3.操作护士

操作护士应着装整洁、修剪指甲、态度和蔼、洗手、戴口罩。

4.物品准备

准备治疗车、治疗盘、吸痰包、一次性吸痰管、灭菌注射用水、负压吸引装置、隔离衣、快速手消毒剂、污物桶、消毒桶;必要时备压舌板、开口器、舌钳、口咽通气道、听诊器。

5.环境

保持环境整洁、安静。

(三)操作过程

(1)穿隔离衣,携带用物至患者床旁,核对腕带及床头卡。

(2)协助患者取适宜卧位,取下活动义齿。

(3)连接电源,打开吸引器,调节负压吸引压力至 20.0～26.7 kPa(150～200 mmHg)。

(4)戴一次性无菌手套,连接吸痰管。

(5)吸痰管经口或鼻插入气道(进管时阻断负压),边旋转边向上提拉,每次吸痰时间不超过 15 s。

(6)吸痰过程中密切观察患者生命体征、血氧饱和度及痰液情况,听诊呼吸音。

(7)吸痰结束,用手上的一次性手套包裹吸痰管,丢入污物桶。

(8)冲洗管路。

(9)整理床单位,协助患者取安全、舒适体位。

(10)整理用物,按医疗垃圾分类处理用物,消毒仪器及管路。

(11)脱隔离衣,擦拭治疗车。

(12)洗手、记录、确认医嘱。

(四)注意事项

(1)观察患者生命体征、血氧饱和度变化及痰液情况,并准确记录。

(2)遵循无菌原则,插管动作轻柔。吸痰管到达适宜深度前避免负压吸引,逐渐退出的过程中提供负压。

(3)选择粗细、长短、质地适宜的吸痰管。

(4)按需吸痰,每次吸痰时均须更换吸痰管。

(5)患者痰液黏稠时可以配合翻身叩背、雾化吸入,患者发生缺氧症状,如发绀、心率下降时应停止吸痰,休息后再吸。

(6)吸痰过程中,鼓励并指导清醒患者深呼吸,进行有效咳嗽。

(五)评价标准

(1)患者或家属能够知晓护士告知的事项,并能配合操作。

(2)遵循无菌原则、消毒隔离制度。

(3)操作过程规范、安全、有效,动作轻柔。

三、气管插管吸痰

(一)目的

充分吸出痰液,保持患者呼吸道通畅。

(二)操作前准备

1.告知患者或家属

告知患者或家属操作目的、方法、注意事项、配合方法。

2.评估患者

(1)病情、意识状态、合作程度。

(2)心电监护及管路状况。

3.操作护士

操作护士应着装整洁、修剪指甲、洗手、戴口罩。

4.物品准备

准备治疗车、负压吸引装置、一次性吸痰管、无菌生理盐水、隔离衣、快速手消毒剂、污物桶、消毒桶。

5.环境

保持环境安静、整洁。

(三)操作过程

(1)穿隔离衣,携带用物至患者床边,核对患者腕带及床头卡。

(2)协助患者取仰卧位,头偏向操作者。

(3)吸痰前给予 2 min 纯氧吸入。

(4)连接电源,打开吸引器,调节负压吸引压力至 20.0～26.7 kPa(150～200 mmHg)。

(5)戴一次性无菌手套,连接吸痰管。

(6)正确开放气道,迅速将吸痰管插入至适宜深度,边旋转边向上提拉,每次吸痰时间不超过 15 s。

(7)观察患者生命体征、血氧饱和度变化,痰液的性状、量及颜色,听诊呼吸音。

(8)吸痰结束后再给予纯氧吸入 2 min。

(9)用手上的一次性手套包裹吸痰管,丢入污物桶。

(10)冲洗管路并妥善放置。

(11)整理床单位,协助患者取安全、舒适体位。

(12)整理用物,按医疗垃圾分类处理用物。

(13)脱隔离衣,擦拭治疗车。

(14)洗手、记录、确认医嘱。

(四)注意事项

(1)观察患者生命体征及呼吸机参数变化,如呼吸道被痰液堵塞或患者窒息,应立即吸痰。

(2)遵循无菌原则,每次吸痰时均须更换吸痰管,应先吸气管内,再吸口鼻处。

(3)吸痰前整理呼吸机管路,倾倒冷凝水。

(4)掌握适宜的吸痰时间。呼吸道管路每周更换消毒一次,若发现污染严重,应随时更换。

(5)注意吸痰管插入是否顺利,遇有阻力时,应分析原因,不得粗暴操作。

(6)选择型号适宜的吸痰管,吸痰管外径应小于等于气管插管内径的 1/2。

(7)吸痰过程中,鼓励并指导清醒患者深呼吸,进行有效咳嗽。

(五)评价标准

(1)患者或家属能够知晓护士告知的事项,并能配合操作。

(2)遵循无菌技术、标准预防、消毒隔离原则。

(3)护士操作过程规范、安全、有效。

四、排痰机使用

(一)目的

应用排痰机的目的是协助排除肺部痰液,预防、减轻肺部感染。

（二）操作前准备

1.告知患者

告知患者操作目的、方法、注意事项、配合方法。

2.评估患者

（1）病情、意识状态、耐受能力、心理反应、合作程度。

（2）胸部皮肤情况及肺部痰液分布情况。

3.操作护士

操作护士应着装整洁、修剪指甲、洗手、戴口罩。

4.物品准备

准备振动排痰机、叩击头套、快速手消毒剂。

5.环境

保持环境整洁、安静、私密。

（三）操作步骤

（1）携带用物至患者床旁，核对腕带及床头卡。

（2）协助患者取适宜体位。

（3）连接振动排痰机电源，开机。

（4）调节强度、频率。

（5）选择排痰模式（自动或手动），定时。

（6）安装适宜的叩击头及叩击套。

（7）叩击头振动后，方可放于胸部背部及前后两侧，并给予患者适当的压力治疗。

（8）治疗结束，撤除叩击头套。

（9）整理床单位，协助患者取安全、舒适卧位。

（10）整理用物，按医疗垃圾分类处理用物。

（11）洗手、记录、确认医嘱。

（四）注意事项

（1）皮肤感染、胸部肿瘤、心内附壁血栓、严重心房颤动、心室颤动、急性心肌梗死、不能耐受震动的患者禁忌使用。

（2）密切监测患者病情变化，如患者感到不适，应及时停止治疗。

（3）应将叩击头置于叩击部位不动，持续数秒，再更换叩击部位，或叩击头缓慢在身体表面移动，要避免快速移动，以免影响治疗效果。

（4）根据患者情况选择治疗时间，一般为 5～10 min。

（五）评价标准

（1）患者或家属能够知晓护士告知的事项，对服务满意。

（2）注意观察患者肺部情况。

（3）护士操作过程规范、准确。

（张洪芳）

第五节 清洁护理

清洁是患者的基本需求之一,是维持和获得健康的重要保证。清洁可以清除微生物及污垢,防止细菌繁殖,促进血液循环,有利于体内废物排泄,同时清洁使人感到愉快、舒适。

一、口腔护理

口腔护理的目的有以下几方面。①保持口腔的清洁、湿润,使患者舒适,预防口腔感染等并发症。②防止口臭、口垢,促进食欲,保持口腔的正常功能。③观察口腔黏膜和舌苔的变化、特殊的口腔气味,可提供病情的动态信息,如肝功能不全患者出现肝臭,常是肝昏迷的先兆。

常用的漱口液有生理盐水、朵贝尔溶液(复方硼酸溶液)、1%～3%过氧化氢溶液、2%～3%硼酸溶液、1%～4%碳酸氢钠溶液、0.02%呋喃西林溶液、0.1%醋酸溶液。

(一)协助口腔冲洗

1.目的

协助口腔手术后使用固定器,或对有口腔病变的患者清洁口腔。

2.用物准备

治疗碗、治疗巾、弯盘、生理盐水、朵贝尔溶液、口镜、抽吸设备、压舌板、手电筒、20 mL 空针及冲洗针头。

3.操作步骤

(1)洗手。

(2)准备用物携至患者床旁。

(3)向患者解释。协助患者采取半坐位式,并于胸前铺治疗巾及放置弯盘。①装生理盐水及朵贝尔溶液于溶液盘内,并接上,用 20 mL 注射器抽吸并连接针头。②协助医师冲洗。③冲洗毕,擦干患者嘴巴。④整理用物后洗手。⑤记录。

4.注意事项

为了避免冲洗中弄湿患者,必要时给予手电筒照光,冲洗时须特别注意齿缝、前庭外。若有舌苔,可用压舌板外包纱布予以机械性刮除,冲洗中予以持续性的低压抽吸,必要时协助更换湿衣服。

(二)特殊口腔冲洗

1.用物准备

(1)治疗盘:治疗碗(内盛含有漱口液的棉球 12～16 个,棉球湿度以不能挤出液体为宜;弯血管钳、镊子)、压舌板、弯盘、吸水管、杯子、治疗巾、手电筒,需要时备张口器。

(2)外用药:按需准备,如液状石蜡、冰硼散、西瓜霜、金霉素甘油、制霉菌素甘油等,酌情使用。

2.操作步骤

(1)将用物携至床旁,向患者解释以取得合作。

(2)协助患者侧卧,面向护士,取治疗巾,围于颌下,置弯盘于口角边。

（3）先湿润口唇、口角,观察口腔黏膜有无出血、溃疡等现象。对长期应用抗生素、激素者应注意观察有无真菌感染。有活动义齿者,应取下,一般先取上面义齿,后取下面义齿,并放置容器内,用冷开水冲洗刷净,待患者漱口后戴上或浸入清水中备用(昏迷患者的义齿应浸于清水中保存)。浸义齿的清水应每天更换。义齿不可浸在酒精或热水中,以免变色、变形和老化。

（4）协助患者用温开水漱口后,嘱患者咬合上下齿,用压舌板轻轻撑开一侧颊部,以弯血管钳夹有漱口液的棉球由内向门齿纵向擦洗。同法擦洗对侧。

（5）嘱患者张口,依次擦洗一侧牙齿内侧面、上颌面、下内侧面、下颌面,再弧形擦洗一侧颊部。同法擦洗另一侧。洗舌面及硬腭部(勿触及咽部,以免引起恶心)。

（6）擦洗完毕,帮助患者用洗水管以漱口水漱口,漱口后用治疗巾拭去患者口角处水。

（7）口腔黏膜如有溃疡,酌情涂药于溃疡处。口唇干裂可涂擦液状石蜡。

（8）撤去治疗巾,清理用物,整理床单。

3.注意事项

（1）擦洗时动作要轻,特别是对凝血功能差的患者要防止碰伤黏膜及牙龈。

（2）昏迷患者禁忌漱口,需用张口器时,应从白齿放入(牙关紧闭者不可用暴力张口),擦洗时须用血管钳夹紧棉球,每次一个,防止棉球遗留在口腔内,棉球蘸漱口水不可过湿,以防患者将溶液吸入呼吸道。

（3）传染病患者的用物按隔离消毒原则处理。

二、头发护理

（一）床上梳发

1.目的

梳发、按摩头皮,可促进血液循环,除去污垢和脱落的头发、头屑,使者清洁舒适和美观。

2.用物准备

治疗巾、梳子、30％乙醇溶液、纸袋(放脱落头发)。

3.操作步骤

（1）铺治疗巾于枕头上,协助患者把头转向一侧。

（2）将头发从中间梳向两边,左手握住一股头发,由发梢逐渐梳到发根。长发或遇有打结时,可将头发绕在示指上慢慢梳理。避免强行梳拉,造成患者疼痛。如头发纠集成团,可用30％乙醇湿润后,再小心梳理,同法梳理另一边。

（3）长发酌情编辫或扎成束,发型尽可能符合患者所好。

（4）将脱落头发置于纸袋中,撤下治疗巾。

（5）整理床单,清理用物。

（二）床上洗发(橡胶马蹄形垫法)

1.目的

同床上梳发、预防头虱及头皮感染。

2.用物准备

治疗车上备一只橡胶马蹄形垫,治疗盘内放小橡胶单,大、中毛巾各一条,眼罩或纱布,别针,棉球两只(以不吸水棉花为宜),纸袋,洗发液或肥皂,梳子,小镜子,护肤霜,水壶内盛 40～45 ℃热水,水桶(接污水)。必要时备电吹风。

3.操作步骤

(1)备齐用物携至床旁,向患者解释,以取得合作,根据季节关窗或开窗,室温以 24 ℃为宜。按需要给予便盆。移开床旁桌椅。

(2)垫小橡胶单及大毛巾于枕上,松开患者衣领向内反折,将中毛巾围于颈部,以别针固定。

(3)协助患者斜角仰卧,移枕于肩下,患者屈膝,可垫膝枕于两膝下,使患者体位安全舒适。

(4)置马蹄形垫垫于患者后颈部,使患者颈部枕于突起处,头在槽中,槽形下部接污水桶。

(5)用棉球塞两耳,用眼罩或纱布遮盖双眼或嘱患者闭上眼。

(6)洗发时先用两手掬少许水于患者头部试温,询问患者感觉,以确定水温是否合适;然后用水壶倒热水充分湿润头发,倒洗发液于手掌上,涂遍头发,用指尖揉搓头皮和头发。用力要适中,揉搓方向由发际向头顶部,使用梳子除去落发,置于纸袋中,用热水冲洗头发,直到冲净为止。观察患者的一般情况,注意保暖,洗发完毕,解下颈部毛巾,包住头发,一手托头,一手撤去橡胶马蹄垫。除去耳内棉球及眼罩,用患者自备的毛巾擦干脸部,酌情使用护肤霜。

(7)帮助患者卧于床正中,将枕、橡胶单、浴巾一起自肩下移至头部,用包头的毛巾揉搓头发,再用大毛巾擦干或电风吹干。梳理成患者习惯的发型,撤去上述用物。

(8)整理床单,清理用物。

4.注意事项

(1)要随时观察患者的病情变化,如脉搏、呼吸、血压有异常时应立即停止操作。

(2)注意室温和水温,以及时擦干头发,防止患者受凉。

(3)防止水流入眼及耳内,避免沾湿衣服和床单。

(4)衰弱患者不宜洗发。

三、皮肤清洁与护理

(一)床上擦浴

1.用物准备

治疗车上备面盆两只、水桶两只(一桶盛热水,水温在 50～52 ℃,并按年龄、季节、习惯,增减水温,另一桶接污水)、治疗盘(内置小毛巾两条、大毛巾、浴皂、梳子、小剪刀、50％乙醇、爽身粉)、清洁衣裤、被服。另备便盆、便盆布和屏风。

2.操作步骤

(1)推治疗车至床边,向患者解释,以取得其合作。

(2)将用物放在便于操作处,关好门窗调节室温,用屏风或拉布遮挡患者,按需给予便盆。

(3)将脸盆放于床边桌上,倒入热水 2/3 满,测试水温。根据病情放平床头及床尾支架,松开床尾盖被。

(4)将微湿小毛巾包在右手上,为患者洗脸及颈部,左手扶患者头顶部,先擦眼,然后像写"3"字样,依次擦洗一侧额部、颊部、鼻翼部、人中、耳后下颌,直至颈部。另一侧同法。用较干毛巾依次擦洗一遍,注意擦净耳郭,耳后及颈部皮肤。

(5)为患者脱下衣服,在擦洗部位下面铺上浴巾,按顺序擦洗两上肢、胸腹部。协助患者侧卧,背向护士依次擦洗后颈部、背臀部,为患者换上清洁裤子。擦洗中,根据情况更换热水,注意擦净腋窝及腹股沟等处。

(6)擦洗的方法为先用涂肥皂的小毛巾擦洗,再用湿毛巾擦去皂液,清洗毛巾后再擦洗,最后用浴巾边按摩边擦干。动作要敏捷,为取得按摩效果,可适当用力。

(7)擦洗过程中,如患者出现寒战、面色苍白等病情变化时,应立即停止擦浴,给予适当的处理,同时注意观察皮肤有无异常。擦洗完毕后,可在骨突处用50%乙醇做按摩,扑上爽身粉。

(8)整理床单,必要时梳发、剪指甲及更换床单。

(9)如有特殊情况,需做记录。

3.注意事项

护士操作时,要站在擦浴的一边,擦洗完一边后再转至另一边。站立时两脚要分开,重心应在身体中央或稍低处,拿水盆时,盆要靠近身边,减少体力消耗。操作时要体贴患者,保护患者自尊,动作要敏捷、轻柔,减少翻动和暴露,防止受凉。

(二)压疮的预防及护理

压疮是指机体局部组织由于长期受压,血液循环障碍,造成组织缺氧、缺血、营养不良而致的溃烂和坏死。导致活动受限的因素一般都会增加压疮的发生。常见的因素有压力、剪力、摩擦力、潮湿等。好发部位为枕部、耳郭、肩胛部、肘部、骶尾部、髋部、膝关节内外侧、外踝、足跟。

1.预防措施

预防压疮在于消除其发生的原因。因此,要求做到勤翻身、勤按摩、勤整理、勤更换。交班时要严格细致地交接局部皮肤情况及护理措施。

(1)避免局部长期受压:①鼓励和协助卧床患者经常更换卧位,使骨骼突出部位交替地受压,翻身间隔时间应根据病情及局部受压情况而定。一般2 h翻身1次,必要时1 h翻身1次,建立床头翻身记录卡。②保护骨隆突处和支持身体空隙处,将患者体位安置妥当后,可在身体空隙处垫软枕、海绵垫。需要时可垫海绵垫、气垫褥、水褥等,使支持体重的面积宽而均匀,使作用于患者身上的正压及作用力分布在一个较大的面积上,从而降低在隆突部位皮肤上所受的压强。③对使用石膏、夹板、牵引的患者,衬垫应平整、松软适度,尤其要注意骨骼突起部位的衬垫,要仔细观察局部皮肤和肢端皮肤颜色改变的情况,认真听取患者反映,适当给予调节,如发现石膏绷带凹凸不平,应立即报告医师,以及时纠正。

(2)避免潮湿、摩擦及排泄物的刺激:①保持皮肤清洁干燥。大小便失禁、出汗及分泌物多的患者应及时擦干,以保护皮肤免受刺激,床铺要经常保持清洁干燥、平整无碎屑,被服污染要随时更换。不可让患者直接卧于橡胶单上。小儿要勤换尿布。②不可使用破损的便盆,以防擦伤皮肤。

(3)增进局部血液循环:对易发生压疮的患者,要常检查,用温水擦澡、擦背或用湿毛巾行局部按摩。①手法按摩:全背按摩指协助患者俯卧或侧卧,露出背部,先以热水进行擦洗,再以两手或一手沾上少许50%乙醇按摩。按摩者斜站在患者右侧,左腿弯曲在前,右腿伸直在后,从患者骶尾部开始,沿脊柱两侧边缘向上按摩(力量要能够刺激肌肉组织)至肩部时用环状动作。按摩后,手再轻轻滑至尾骨处。此时,左腿伸直,右腿弯曲,如此有节奏地按摩数次,再用拇指指腹由骶尾部开始沿脊柱按摩至第7颈椎。受压处局部按摩是沾少许50%乙醇,以手掌大、小鱼际紧贴皮肤,压力均匀向心方向按摩,由轻至重,由重至轻,每次3～5 min。②电动按摩器按摩是依靠电磁作用,引导治疗器头震动,以代替各种手法按摩。操作者持按摩器根据不同部位选择合适的按摩头,紧贴皮肤,进行按摩。

(4)增进营养的摄入:营养不良是导致压疮的内因之一,又可影响压疮的愈合。蛋白质是身体修补组织所必需的物质,维生素也可促进伤口愈合,因此在病情允许时可给予高蛋白、高维生素膳食,以增进机体抵抗力和组织修复能力。此外,适当补充矿物质,可促进慢性溃疡的愈合。

2.压疮的分期及护理

(1)淤血红润期:为压疮初期,局部皮肤受压或受到潮湿刺激后,开始出现红、肿、热、麻木或有触痛。该期要及时除去致病原因,加强预防措施,如增加翻身次数及防止局部继续受压、受潮。

(2)炎性浸润期:红肿部位如果继续受压,血液循环仍得不到改善,静脉回流受阻,局部静脉淤血,受压表面呈紫红色,皮下产生硬结,表面有水疱形成。对未破小水泡要减少摩擦,以防破裂感染,让其自行吸收,大水疱用无菌注射器抽出泡内液体,涂以消毒液,用无菌敷料包扎。

(3)溃疡期:静脉血液回流受到严重障碍,局部淤血致血栓形成,组织缺血缺氧。轻者,浅层组织感染,脓液流出,溃疡形成;重者,坏死组织发黑,脓性分泌物增多,有臭味,感染向周围及深部扩展,可达骨骼,甚至可引起败血症。

四、会阴部清洁卫生的实施

(一)目的

保持清洁,清除异味,预防或减轻感染、增进舒适、促进伤口愈合。

(二)用物准备

便盆、屏风、橡胶单、中单、清洁棉球、大量杯、镊子、浴巾、毛巾、水壶(内盛50~52℃的温水)、清洁剂或呋喃西林棉球。

(三)操作方法

1.男患者阴茎部的护理

(1)携用物至患者床旁,核对后解释。

(2)患者取仰卧位,为遮挡患者可将浴巾折成扇形盖在患者的会阴部及腿部。

(3)带上清洁手套,一手提起阴茎,一手取毛巾或用呋喃西林棉球擦洗阴茎头部、下部和阴囊。擦洗肛门时,患者可取侧卧位,护士一手将臀部分开,一手用浴巾将肛门擦洗干净。

(4)为患者穿好衣裤,根据情况更换衣、裤、床单。整理床单,患者取舒适卧位。

(5)整理用物,清洁整齐,记录。

2.女患者会阴部护理

(1)携用物至患者床旁,核对后解释。

(2)患者取仰卧位,为遮挡患者可将浴巾折成扇形盖在患者的会阴部及腿部。

(3)先将橡胶单及中单置于患者臀下,再置便盆于患者臀下。

(4)护士一手持装有温水的大量杯,一手持夹有棉球的大镊子,边冲水边用棉球擦洗。

(5)冲洗后擦干各部位。撤去便盆及橡胶单和中单。

(6)为患者穿好衣裤,根据情况更换衣、裤、床单。整理床单,患者取舒适卧位。

(7)整理用物,清洁整齐,记录。

(四)注意事项

(1)操作前应向患者说明目的,以取得患者的合作。

(2)在执行操作的原则上,尽可能尊重患者习惯。

(3)注意遮挡患者,保护患者隐私。

(4)冲洗时从上至下。

(5)操作完毕应及时记录所观察到的情况。

(李国梅)

第六节　休息与睡眠护理

休息与睡眠是人类最基本的生理需要。良好的休息和睡眠如同充分的营养和适度的运动一样,对保持和促进健康起着重要作用。作为护士,必须了解睡眠的分期、影响睡眠的因素及患者的睡眠习惯,切实解决患者的睡眠问题,帮助患者达到可能的最佳睡眠状态。

一、休息

休息是指在一段时间内,通过相对地减少机体活动,使身心放松,处于一种没有紧张和焦虑的松弛状态。休息包括身体和心理两方面的放松,通过休息,可以减轻疲劳和缓解精神紧张。

(一)休息的意义和方式

1.休息的意义

对健康人来说,充足的休息是维持机体身心健康的必要条件;对患者来说,充足的休息是促进疾病康复的重要措施。休息对维护健康具有重要的意义,具体表现为:①休息可以减轻或消除疲劳,缓解精神紧张和压力。②休息可以维持机体生理调节的规律性。③休息可以促进机体正常的生长发育。④休息可以减少能量的消耗。⑤休息可以促进蛋白质的合成及组织修复。

2.休息的方式

休息的方式是因人而异的,取决于个体的年龄、健康状况、工作性质和生活方式等因素。对不同的人而言,休息有着不同的含义。例如,对从事脑力劳动的人而言,其休息方式可以是散步、打球、游泳等;而对于从事这些活动的运动员来讲,其休息反而是读书、看报、听音乐。无论采取何种方式,只要达到缓解疲劳、减轻压力、促进身心舒适和精力恢复的目的,就是有效的休息。在休息的各种形式中,睡眠是最常见也是最重要的一种。

(二)休息的条件

要想得到充足的休息,应满足以下 3 个条件,即充足的睡眠、生理上的舒适和心理上的放松。

1.充足的睡眠

休息的最基本的先决条件是充足的睡眠。充足的睡眠可以促进个体精力和体力的恢复。虽然每个人所需要的睡眠时间有较大的区别,但都有最低限度的睡眠时数,满足了一定的睡眠时数,才能得到充足的休息。护理人员要尽量使患者有足够的睡眠时间和建立良好的睡眠习惯。

2.生理上的舒适

生理上的舒适也就是身体放松,是保证有效休息的前提。因此,在休息之前必须将患者身体上的不适降至最低程度。护理人员应为患者提供各种舒适服务,包括去除或控制疼痛、提供舒适的体位或姿势、协助患者搞好个人卫生、保持适宜的温湿度、调节睡眠时所需要的光线等。

3.心理上的放松

要得到良好的休息,必须有效地控制和减少紧张和焦虑,心理上才能得到放松。由于生病、住院时个体无法满足社会上、职业上或个人角色在义务上的需要,加之住院时对医院环境及医务人员感到陌生,对自身疾病的担忧等,患者常常会出现紧张和焦虑。因此,护理人员应耐心与患者沟通,恰当地运用知识和技能,提供及时、准确的服务,尽量满足患者的各种需要,才能帮助患者减少紧张和焦虑。

二、睡眠

睡眠是各种休息中最自然、最重要的方式。人的一生中有 1/3 的时间要用在睡眠上。任何人都需要睡眠,通过睡眠可以使人的精力和体力得到恢复,可以保持良好的觉醒状态,这样人才能精力充沛地从事劳动或其他活动。睡眠对于维持人的健康,尤其是促进疾病的康复,具有重要的意义。

(一)睡眠的定义

现代医学界普遍认为睡眠是一种主动过程,是一种知觉的特殊状态。睡眠时,人脑并没有停止工作,只是换了模式,虽然对周围环境的反应能力降低,但并未完全消失。通过睡眠,人的精力和体力得到恢复,睡眠后可保持良好的觉醒状态。

由此,可将睡眠定义为周期性发生的持续一定时间的知觉的特殊状态,具有不同的时相,睡眠时可相对地不做出反应。

(二)睡眠原理

睡眠是与较长时间的觉醒交替循环的生理过程。目前认为,睡眠由睡眠中枢控制。睡眠中枢位于脑干尾端,它向上传导冲动,作用于大脑皮质(也称上行抑制系统),与控制觉醒状态的脑干网状结构上行激动系统的作用相拮抗,引起睡眠和脑电波同步化,从而调节睡眠与觉醒的相互转化。

(三)睡眠分期

通过脑电图(EEG)测量大脑皮质的电活动,眼电图(EOG)测量眼睛的运动,肌电图(EMG)测量肌肉的状况,发现睡眠的不同阶段,脑、眼睛、肌肉的活动处于不同的水平。正常的睡眠周期可分为两个相互交替的不同时相状态,即慢波睡眠和快波睡眠。成人进入睡眠后,首先是慢波睡眠,持续 80～120 min 转入快波睡眠,再维持 20～30 min,之后又转入慢波睡眠。整个睡眠过程中有 4 或 5 次交替,越近睡眠的后期,快波睡眠持续时间越长。两种睡眠时相状态均可直接转为觉醒状态,但在觉醒状态下,一般只能进入慢波睡眠,而不能进入快波睡眠。

1.慢波睡眠

脑电波呈现同步化慢波时相,伴有慢眼球运动,肌肉松弛但仍有一定张力,亦称正相睡眠或非快速眼球运动睡眠(NREM)。在这段睡眠期间,大脑的活动下降到最低,使得人体能够得到完全的舒缓。此阶段又可分为 4 期。

(1)第Ⅰ期:为入睡期,是所有睡眠时相中睡得最浅的一期,常被认为是清醒与睡眠的过渡阶段,仅维持几分钟,很容易被唤醒。此期眼球有着缓慢的运动,生理活动开始减少,同时生命体征和新陈代谢逐渐减缓,在此阶段的人们仍然认为自己是清醒的。

(2)第Ⅱ期:为浅睡期。此期的人们已经进入无意识阶段,不过仍可听到声音,仍然容易被唤醒。此期持续 10～20 min,眼球不再运动,机体功能继续变慢,肌肉逐渐放松,脑电图偶尔会产生较快的宽大的梭状波。

(3)第Ⅲ期:为中度睡眠期,持续 15～30 min。此期肌肉完全放松,心搏缓慢,血压下降,但仍保持正常,难以唤醒并且身体很少移动,脑电图显示梭状波与 δ 波(大而低频的慢波)交替出现。

(4)第Ⅳ期:为深度睡眠期,持续 15～30 min。此期全身松弛,无任何活动,极难唤醒,生命体征比觉醒时明显下降,体内生长激素大量分泌,人体组织愈合加快,遗尿和梦游可能发生,脑电波为慢而高的 δ 波。

2.快波睡眠

快波睡眠亦称异相睡眠或快速眼球运动睡眠(REM)。此期的睡眠特点是眼球转动很快,脑电波活跃,与觉醒时很难区分。其表现与慢波睡眠相比,各种感觉功能进一步减退,唤醒阈值提高,极难唤醒,同时骨骼肌张力消失,肌肉几乎完全松弛。此外,这一阶段还会有间断的阵发性表现,如眼球快速运动、部分躯体抽动,同时有心排血量增加、血压上升、心率加快、呼吸加快而不规则等交感神经兴奋的表现。多数在醒来后能够回忆的生动、逼真的梦境都是在此期发生的。

睡眠中的一些时相对人体具有特殊的意义,如在 NREM 第Ⅳ期的睡眠中,机体会释放大量的生长激素来修复和更新上皮细胞和某些特殊细胞,如脑细胞,故慢波睡眠有利于促进生长和体力的恢复。而 REM 睡眠则对于学习记忆和精力恢复似乎很重要。因为在快波睡眠中,脑耗氧量增加,脑血流量增多,且脑内蛋白质合成加快,有利于建立新的突触联系,可加快幼儿神经系统成熟。同时快波睡眠对保持精神和情绪上的平衡最为重要。因为这一时期的梦境都是生动的、充满感情色彩的,此梦境可减轻、缓解精神压力,使人将忧虑的事情从记忆中消除。非快速眼球运动睡眠与快速眼球运动睡眠的比较见表 4-1。

表 4-1 非快速眼球运动睡眠与快速眼球运动睡眠的比较

项目	非快速眼球运动睡眠	快速眼球运动睡眠
脑电图	第Ⅰ期:低电压 α 节律 8~12 次/秒 第Ⅱ期:宽大的梭状波 14~16 次/秒 第Ⅲ期:梭状波与 δ 波交替 第Ⅳ期:慢而高的 δ 波 1~2 次/秒	去同步化快波
眼球运动	慢的眼球转动或没有	阵发性的眼球快速运动
生理变化	呼吸、心率减慢且规则 血压、体温下降 肌肉渐松弛 感觉功能减退	感觉功能进一步减退 肌张力进一步减弱 有间断的阵发性表现:心排血量增加,血压升高,呼吸加快且不规则,心率加快
合成代谢	人体组织愈合加快	脑内蛋白质合成加快
生长激素	分泌增加	分泌减少
其他	第Ⅳ期发生夜尿和梦游	做梦且为充满感情色彩、稀奇古怪的梦

(四)睡眠周期

对大多数成人而言,睡眠是每 24 h 循环一次的周期性程序。一旦入睡,成人平均每晚经历4~6 个完整的睡眠周期,每个睡眠周期由不同的睡眠时相构成,分别是 NREM 睡眠的 4 个时相和 REM 睡眠,持续 60~120 min,平均为 90 min。睡眠周期各时相按一定的顺序重复出现。这一模式总是从 NREM 第Ⅰ期开始,依次经过第Ⅱ期、第Ⅲ期、第Ⅳ期之后,返回 NREM 的第Ⅲ期然后到第Ⅱ期,再进入 REM 期,当 REM 期完成后,再回到 NREM 的第Ⅱ期(图 4-6),如此周而复始。在睡眠时相周期的任一阶段醒而复睡时,都需要从头开始依次经过各期。

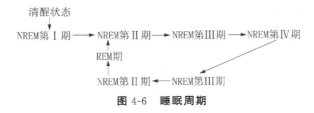

图 4-6　睡眠周期

在睡眠周期中,每一时相所占的时间比例随睡眠的进行而有所改变。一般刚入睡时,个体进入睡眠周期约 90 min 后才进入 REM 睡眠,随睡眠周期的进展,NREM 第Ⅲ、Ⅳ时相缩短,REM阶段时间延长。在最后一个睡眠周期中,REM 睡眠可达到 60 min。因此,大部分 NREM 睡眠发生在上半夜,REM 睡眠则多在下半夜。

(五)影响睡眠的因素

1.生理因素

(1)年龄:通常人睡眠的需要量与其年龄成反比,但有个体差异。新生儿期每天睡眠时间最长,可为 16~20 h,成人 7~8 h。

(2)疲劳:适度的疲劳,有助于入睡,但过度的精力耗竭反而会使入睡发生困难。

(3)昼夜节律:"睡眠-觉醒"周期具有生物钟式的节律性,如果长时间频繁地夜间工作或航空时差,就会造成该节律失调,从而影响入睡及睡眠质量。

(4)内分泌变化:妇女月经前期和月经期常出现嗜睡现象,绝经期妇女常失眠,与内分泌变化有关。

(5)寝前习惯:睡前的一些行为习惯,如看报纸杂志、听音乐、喝牛奶、洗热水澡或泡脚等,当这些习惯突然改变或被阻碍进行时,可能使睡眠发生障碍。

(6)食物因素:含有较多 L-色氨酸的食物,如肉类、乳制品和豆类都能促进入睡,缩短入睡时间,是天然的催眠剂;少量饮酒能促进放松和睡眠,但大量饮酒会干扰睡眠,使睡眠变浅;含有咖啡因的浓茶、咖啡及可乐饮用后使人兴奋,即使入睡也容易中途醒来,且总睡眠时间缩短。

2.病理因素

(1)疾病影响:几乎所有疾病都会影响睡眠。例如,各种原因引起的疼痛未能及时缓解时严重影响睡眠,精神分裂症、强迫性神经症等患者常处于过度觉醒状态。生病的人需要更多时间的睡眠来促进机体康复,却往往因为多种症状困扰或特殊的治疗限制而无法获得正常的睡眠。

(2)身体不适:身体的舒适是获得休息与安睡的先决条件,饥饿、腹胀、呼吸困难、憋闷、身体不洁、皮肤瘙痒、体位不适等都是常见的影响睡眠的原因。

3.环境因素

睡眠环境影响睡眠状况,适宜的温湿度、安静、整洁、舒适、空气清新的环境常可增进睡眠,反之则会对睡眠产生干扰。

4.心理因素

焦虑不安、强烈的情绪反应(如恐惧、悲哀、激动、喜悦)、家庭或人际关系紧张等常常影响患者的睡眠。

5.其他

食物摄入多少、体育锻炼情况、某些药物等也会影响睡眠形态。

(六)促进睡眠的护理措施

1.增进舒适

人们在感觉舒适和放松时才能入睡。为了使患者放松,对于一些遭受病痛折磨的患者采用有效镇痛的方法;做好就寝前的晚间护理,如协助患者洗漱、排便;帮助患者处于正确的睡眠姿势,妥善安置身体各部位的导管、引流管及牵引、固定等特殊治疗措施。

2.环境控制

人们睡眠时需要的环境条件包括适宜的室温和通风、最低限度的声音、舒适的床和适当的照明。一般冬季室温 18~22 ℃、夏季 25 ℃左右,湿度以 50%~60%为宜;根据患者需要,睡前开窗通风,清除病房内异味,使空气清新;保持病区尽可能地安静,尽量减少晚间交谈;提供清洁、干燥的卧具和舒适的枕头、被服;夜间调节住院单元的灯光。

3.重视心理护理

多与患者沟通交流,找出影响患者休息与睡眠的心理社会因素,通过鼓励倾诉、正确指导,消除患者紧张和焦虑情绪,恢复平静、稳定的状态,提高休息和睡眠质量。

4.建立休息和睡眠周期

针对患者的不同情况,帮助患者建立适宜的休息和睡眠周期。患者入院后,原有的休息和睡眠规律被打乱,护士应在患者醒时进行评估、治疗和常规护理工作,避免因一些非必要任务而唤醒患者,同时鼓励患者合理安排日间活动,适当锻炼。

5.尊重患者的睡眠习惯

病情允许的情况下,护理人员应尽可能根据患者就寝前的一些个人习惯,选择如提供温热饮料,允许短时间的阅读、听音乐,协助沐浴或泡脚等方式促进睡眠。

6.健康教育

使患者了解睡眠对健康与康复的重要作用,心、身放松的重要意义和一些促进睡眠的常用技巧。与患者一起讨论有关休息和睡眠的知识,分析困扰患者睡眠的因素,针对具体情况给予相应指导,帮助患者建立有规律的生活方式,养成良好的睡眠习惯。

(张洪芳)

第五章

护理管理

第一节　护理岗位管理

医院应当实行护理岗位管理,按照科学管理、按需设岗、保障患者安全和临床护理质量的原则,合理设置护理岗位,明确岗位职责、任职条件、健全管理制度,提高管理效率。

一、护理岗位设置

《卫生健康委员会关于实施医院护士岗位管理的指导意见》中对改革护士管理方式、护理岗位设置等方面提出了明确的要求。

(一)护理岗位设置的原则

1.以改革护理服务模式为基础

实行"以患者为中心"的责任制整体护理工作模式,在责任护士全面履行专业照顾、病情观察、治疗处置、心理护理、健康教育和康复指导等职责的基础上,开展岗位管理相关工作。

2.以建立岗位管理制度为核心

医院根据功能任务、规模和服务量,将护士从按身份管理逐步转变为按岗位管理,科学设置护理岗位,实行按需设岗、按岗聘用、竞聘上岗,逐步建立激励性的用人机制。通过实施岗位管理,实现同工同酬、多劳多得、优绩优酬。

3.以促进护士队伍健康发展为目标

遵循公平、公正、公开的原则,建立和完善护理岗位管理制度,稳定临床一线护士队伍,使医院护士得到充分的待遇保障、晋升空间、培训支持和职业发展,促进护士队伍健康发展。

4.建立合理的岗位系列框架

运用科学的方法,收集、分析、整合工作岗位相关信息,对岗位的职责、权力、隶属关系、任职资质等作出书面规定并形成正式文件,制定出合格的岗位说明书。

(二)护理岗位的设置

医院护理岗位设置分为护理管理岗位、临床护理岗位和其他护理岗位。

1.护理管理岗位

护理管理岗位是从事医院护理管理工作的岗位,包括护理部主任、副主任、科护士长、护士长和护理部干事。护理管理岗位的人员配置应当具有临床护理岗位的工作经验,具备护理管理的知识和能力。医院应当通过公开竞聘,选拔符合条件的护理人员从事护理管理岗位工作。

2.临床护理岗位

临床护理岗位是护士为患者提供直接护理服务的岗位,主要包括病房(含重症监护病房)、门诊、急诊科、手术部、产房、血液透析室、导管室、腔镜检查室、放射检查室、放射治疗室、医院体检中心等岗位。临床护理岗位含专科护士岗位和护理教学岗位。重症监护、急诊急救、手术部、血液净化等对专科护理技能要求较高的临床护理岗位宜设专科护理岗位。承担临床护理教学任务的医院,应设置临床护理教学岗位。教学老师应具备本科及以上学历、本专科5年及以上护理经验、主管护师及以上职称,经过教学岗位培训。

3.其他护理岗位

其他护理岗位是护士为患者提供非直接护理服务的岗位,主要包括消毒供应中心、医院感染管理部门、病案室等间接服务于患者的岗位。

(三)护士分层级管理

医院应当根据护士的临床护理服务能力和专业技术水平为主要指标,结合工作年限、职称和学历等,对护士进行合理分层。临床护理岗位的分级包括N0～N4,各层级护士按相应职责实施临床护理工作,并体现能级对应。

(1)医院层面依据护士的学历、年资、岗位分类、工作职责、任职条件、技术职称和专业能力等综合因素,确定层级划分标准及准入条件。

(2)科室层面根据患者病情、护理难度和技术要求等要素,对责任护士进行合理分工、科学配置及分层级管理。N1～N4级护士比例原则为4：3：2：1,在临床工作中可根据医院及科室的实际情况酌情调整。

注明:专业能力培训重点是指各层级护士在承担相应级别护理工作期间,应接受高一层级护士的专业能力培训,以便在该层级期满以后顺利晋升到高一层级。如N0护士准备晋升N1时,应具备N1护士的资质要求及临床能力,符合晋级条件,并接受N1级别标准的专业能力培训考核合格,方能晋升为N1级护士。

(3)护理部建立考核指标,对各层级护士进行综合考评及评定,以日常工作情况及临床护理实践能力为主要考评因素,并与考核结果相结合,真正做到多劳多得、优绩优酬,护士薪酬向临床一线风险高、工作量大、技术性强的岗位倾斜,实现绩效考核的公开、公平、公正。

二、岗位职责

(一)护理管理岗位职责

1.护理部主任职责

(1)在院长及主管副院长的领导下,负责医院护理行政、护理质量及安全、护理教学、护理科研等管理工作。

(2)严格执行有关医疗护理的法律、法规及安全防范等制度。

(3)制定护理部的远期规划和近期计划并组织实施,定期检查总结。

(4)负责全院护理人员的调配,向主管副院长及人事部门提出聘用、奖惩、任免、晋升意见。

(5)教育各级护理人员培养良好的职业道德和业务素质,树立明确的服务理念,敬业爱岗,无私奉献。

（6）加强护理科学管理。以目标为导向，以循证为支持，以数据为依据。建立护理质量评价指标，不断完善结构－过程－结果质量评价体系。

（7）建立护士培训机制，提升专业素质能力。建立"以需求为导向，以岗位胜任力为核心"的护士培训制度。制定各级护理人员的培训目标和培训计划，采取多渠道、多种形式的业务技术培训及定期进行业务技术考核。

（8）负责护生、进修护士的教学工作，创造良好的教学条件和实习环境，督促教学计划的落实，确保护理持续质量改进。

（9）组织制定护理常规、技术操作规程、护理质量考核标准及各级护理人员的岗位职责。积极开展护理科研和技术革新，引进新业务、新技术。

（10）主持护理质量管理组的工作，使用现代质量管理工具、按照现有的护理程序，做好日常质量监管。

（11）深入临床，督导护理工作，完善追踪管理机制，做到持续监测、持续分析、持续改进。

（12）定期召开护士长会议，部署全院护理工作。定期总结分析护理不良事件，提出改进措施，确保护理持续质量改进。

（13）定期进行护理查房，组织护理会诊及疑难疾病讨论，不断提高护理业务水平及护理管理质量。

（14）制定护理突发事件的应急预案并组织实施。

2.护理部副主任职责

（1）在护理部主任的领导下，负责所分管的工作，定期向主任汇报。

（2）主任外出期间代理主任主持日常护理工作。

3.科护士长职责

（1）在护理部、科主任领导下全面负责所属科室的临床护理、教学、科研及在职教育的管理工作。

（2）根据护理部工作计划制定本科室的护理工作计划，按期督促检查、组织实施并总结。

（3）负责督促本科各病房认真执行各项规章制度、护理技术操作规程。

（4）负责督促检查本科各病房护理工作质量，加强护理质量评价指标监测，利用管理工具对问题进行根本原因分析，制定对策，达到持续质量改善的效果。

（5）有计划地组织科内护理查房，疑难病例讨论、会诊等。解决本科护理业务上的疑难问题，指导临床护理工作。

（6）有计划地组织安排全科业务学习。负责全科护士培训和在职教育工作。

（7）负责组织并指导本科护士护理科研、护理改革等工作。

（8）对科内发生的护理不良事件按要求及时上报护理部，并进行根本原因分析、制定改进对策，做好记录。

4.护士长职责

（1）门诊部护士长职责：①在护理部、门诊部或科护士长领导下，负责门诊部及其管辖各科室的护理行政及业务管理。督促检查护理人员及保洁人员的岗位责任制完成情况。②负责制定门诊护理质量控制标准，督促检查护理人员严格执行各项规章制度和操作技术标准规程，认真执行各项护理常规。③根据医院和护理部总体目标，制定本部门的护理工作目标、工作计划并组织落实，定期总结。④负责护理人员的分工、排班及调配工作。负责组织护士做好候诊服务。⑤组织专科业务培训和新技术的学习,不断提高门诊护理人员的业务技术水平。⑥负责对新上岗医师、护士和实习生,进修人员介绍门诊工作情况及各项规章制度,负责实习、进修护士的教学工作。⑦落实优质护理措施,持续改进服务质量。⑧负责督促检查抢救用物、毒麻精神药品和仪器管理工作。⑨负责计划、组织候诊患者进行健康教育和季节性疾病预防宣传。⑩严格执行传染病的预检分诊和报告制度,可疑传染病患者应及时采取隔离措施,防止医院感染。⑪制定门诊突发事件的应急预案,定期组织急救技能的培训及演练,保证安全救治。⑫加强医护、后勤及辅助科室的沟通,不断改进工作。⑬建立不良事件应急预案,加强不良事件的上报管理,并落实改进对策。

（2）急诊科护士长职责:①在护理部主任和科主任领导下,负责急诊科护理行政管理及护理部业务技术管理工作。②制定和修订急诊护理质量控制标准,督促检查护理人员严格执行各项规章制度和操作技术标准规程,认真执行各项护理常规。组织实施计划,定期评价效果,持续改进急诊科护理工作质量。③根据医院和护理部总体目标,制定本部门的护理工作目标、工作计划并组织落实,定期总结。④负责急诊科护理人员的分工和排班工作。⑤督促护理人员严格执行各项规章制度和操作技术规范,加强业务训练,提高护士急救的基本理论和基本技能水平。复杂的技术要亲自执行或指导护士操作,防止发生不良事件。⑥负责急诊科护士的业务训练和绩效考核,提出考核、晋升奖惩和培养使用意见。组织开展新业务、新技术及护理科研。⑦负责护生的临床见习、实习和护士进修的教学工作,并指定有经验、有教学能力的护师或护师职称以上的人员担任带教工作。⑧负责各类物资的管理。如药品、仪器、设备、医疗器材、被服和办公用品等,分别指定专人负责请领、保管、保养和定期检查。⑨组织护士准备各种急救药品、器械,定量、定点、定位放置,并定期检查、及时补充,保持急救器材物品完好率在100%。⑩加强护理质量评价指标监测及数据的分析、评价,建立反馈机制,达到持续改善的效果。⑪建立、完善和落实急诊"绿色通道"的各项规定和就诊流程,组织安排、督促检查护理人员配合医师完成急诊抢救任务。巡视观察患者,按医嘱进行治疗护理,并做好各种记录和交接班工作。⑫加强护理质量管理,及时完成疫情统计报告,检查监督消毒隔离,保证室内清洁、整齐、安静,防止医院感染。⑬建立不良事件应急预案,加强不良事件的上报管理,并落实改进对策。

（3）病房护士长职责:①在护理部主任及科主任的领导下,负责病房的护理行政及业务管理。②根据医院和护理部的工作目标,确定本部门的护理工作目标、计划并组织实施,定期总结。③科学分工,合理安排人力,督促检查各岗位工作完成情况。④随同科主任查房,参加科内会诊、大手术和新开展手术的术前讨论及疑难病例的讨论。⑤认真落实各项规章制度和技术操作规程,加强医护合作,严防不良事件的发生。⑥参加并指导危重、大手术患者的抢救工作,组织护理查房、护理会诊及疑难护理病例讨论。⑦组织护理人员的业务学习及技术训练,引进新业务、新技术,开展护理科研。组织并督促护士完成继续医学教育计划。⑧加强护理质量评价指标监测及数据的分析、评价,建立反馈机制,达到持续改善的效果。⑨经常对护理人员进行职业道德教育,不断提高护理人员的职业素质和服务质量。⑩组织安排护生和进修护士的临床实习,督促教学老师按照教学大纲制定教学计划并定期检查落实。⑪负责各类物品、药品的管理,做到计划领取。在保证抢救工作的前提下,做到合理使用,避免浪费。⑫各种仪器、抢救设备做到定期测试和维修,保证性能良好,便于应急使用。⑬保持病室环境,落实消毒隔离制度,防止医院感染。⑭制定病房突发事件的应急预案并组织实施。⑮协调沟通医护患、后勤及辅助科室的关系,经常听取意见,不断改进工作。⑯建立不良事件应急预案,加强不良事件的上报管理,并落实改进对策。

(4)夜班总护士长职责：①在护理部领导下，负责夜间全院护理工作的组织指导。②掌握全院危重、新入院、手术患者的病情、治疗及护理情况，解决夜间护理工作中的疑难问题。③检查夜间各病房护理工作，如环境的安静、安全，抢救物品及药品的准备，陪伴及作息制度的执行情况，值班护士的仪表、服务态度。④协助领导组织并参加夜间院内抢救工作。⑤负责解决临时缺勤的护理人员调配工作，协调科室间的关系。⑥督促检查护理人员岗位责任制落实情况。⑦督促检查护理人员认真执行操作规程。⑧书写交班报告，并上交护理部，重点问题还应做口头交班。

(二)护理人员技术职称及职责

1.主任/副主任护师职责

(1)在护理部主任或护士长的领导下，负责本专科护理、教学、科研等工作。

(2)指导制订本科疑难患者的护理计划，参加疑难病例讨论、护理会诊及危重患者抢救。

(3)经常了解国内、外护理发展新动态，及时传授新知识、新理论，引进新技术，以提高专科护理水平。

(4)组织护理查房，运用循证护理解决临床护理中的疑难问题。

(5)承担高等院校的护理授课及临床教学任务。

(6)参与编写教材，组织主管护师拟定教学计划。

(7)协助护理部主任培养教学、科研高级护理人才，组织开展新业务，参与护理查房。

(8)协助护理部主任对各级护理人员进行业务培训及考核。

(9)参与护理严重事故鉴定会，并提出鉴定意见。

(10)制订科研计划并组织实施，带领本科护理人员不断总结临床护理工作经验，撰写科研论文和译文。

(11)参与护理人员的业务、技术考核，审核、评审科研论文及科研课题，参与科研成果鉴定。

(12)参与护理技术职称的评定工作。

2.主管护师职责

(1)在本科护士长的领导及主任(副主任)护师的指导下，参与临床护理、教学、科研工作。

(2)完成护士长安排的各岗及各项工作。

(3)参与复杂、较新的技术操作及危重患者抢救。

(4)指导护师(护士)实施整体护理，制订危重、疑难患者的护理计划及正确书写护理记录。

(5)参加科主任查房，及时沟通治疗、护理情况。

(6)协助组织护理查房、护理会诊及疑难病例讨论，解决临床护理中的疑难问题。

(7)承担护生、进修护士的临床教学任务，制订教学计划，组织教学查房。

(8)承担护生的授课任务，指导护士及护生运用护理程序实施整体护理，做好健康教育。

(9)参与临床护理科研，不断总结临床护理经验，撰写护理论文。

(10)协助护士长对护师及护士进行业务培训和考核。

(11)学习新知识及先进护理技术，不断提高护理技术及专科水平。

3.护师职责

(1)在病房护士长的领导及主任护师、主管护师的指导下，进行临床护理及护理带教工作。

(2)参加病房临床护理实践，完成本岗任务，指导护士按照操作规程进行护理技术操作。

(3)运用护理程序实施整体护理，制订护理计划，做好健康教育。

(4)参与危重患者的抢救与护理，参加护理查房，协助解决临床护理问题。

（5）指导护生及进修护士的临床实践,参与临床讲课及教学查房。

（6）学习新知识及先进护理技术,不断提高护理业务技术水平。

（7）参加护理科研,总结临床护理经验,撰写护理论文。

4.护士职责

（1）在护士长的领导和上级护师的指导下进行工作。

（2）认真履行各岗职责,准确、及时地完成各项护理工作。

（3）严格遵守各项规章制度,认真执行各项护理常规及技术操作规程。

（4）在护师指导下运用护理程序实施整体护理及健康教育并写好护理记录。

（5）参与部分临床带教工作。

（6）学习新知识及先进护理技术,不断提高护理技术水平。

三、绩效考核

绩效考核是人力资源管理中的重要环节,是指按照一定标准,采用科学方法评定各级护理人员对其岗位职责履行的情况,以确定其工作业绩的一种有效管理方法,其考核结果可作为续聘、晋升、分配、奖惩的主要依据。建立科学的绩效评价体系是开展绩效管理的前提与基础,根据不同护理岗位的特点,使绩效考核结合护士护理患者的数量、质量、技术难度和患者满意度等要素,以充分调动广大护士提高工作水平的主动性和积极性。

（一）绩效考核重点环节

绩效考核的目的不是考核护士,而是通过"评估"与"反馈"提升护士工作表现,拓宽职业生涯发展空间。绩效考核包括 3 个重点环节。

1.工作内容和目标设定

护士长与护士就工作职责、岗位描述、工作标准等达成一致。

2.绩效评估

护士的实际绩效与设定标准（目标）比较、评分过程。

3.提供反馈信息

需要一个或多个信息反馈,与护士共同讨论工作表现,必要时共同制订改进计划。

（二）绩效考核步骤

绩效考核是一个动态循环的过程,是绩效管理中的一个环节。绩效考核的步骤如下。①绩效制度规划:包括明确绩效评估目标、构建具体评估指标、制定绩效评估标准、决定绩效评估方式;②绩效的执行:资料的收集与分析;③绩效考核与评价;④建立绩效检讨奖惩制度;⑤绩效更新修订与完善。

（三）绩效考核内容

绩效考核的内容包括德、能、勤、绩四个方面。

1.德

德即政治素质、思想品德、工作作风、职业道德等。

（1）事业心:具有强烈的事业心及进取精神,爱岗敬业、为人师表,模范地遵守各项规章制度,认真履行职责。

（2）职业道德:具有良好的职业道德,热心为患者服务,能认真履行医德、医风等各项规定。

（3）团结协作:能团结同志并能协调科室间、部门间、医护间的工作关系。

2.能

能即具备本职工作要求的知识技能和处理实际工作的能力。

(1)专业水平:精通本专业的护理理论,了解本专业国内护理现状和发展动态,有较强的解决实际问题能力和组织管理能力。

(2)专业技能:熟练掌握本岗技能,具有解决疑难问题的能力,并能指导护士的技术操作。

(3)科研能力:科研意识强,能独立承担科研课题的立项任务,开展或引进护理新技术、新业务。

(4)教学能力:具有带教或授课能力,能胜任院内、外授课任务及指导培养下级护士的能力。

3.勤

工作态度、岗位职责完成情况、出勤及劳动纪律等。

4.绩

工作效率和效益、成果、奖励及贡献等。绩能综合体现德、能、勤三方面,应以考绩为主。

(四)绩效考核类型

绩效考核不仅局限于管理者对下属绩效的评价,还应采取多种考核方式,以取得良好的评价效果。

1.按层次分类

(1)上级考核:较理想的上级考核方式是每位护理人员由上一级管理人员来考核其表现,即逐级考核。这种方式便于评价护理人员的整体表现,反映评价的真实性和准确性。

(2)同级评价:同级的评价是最可靠的评价资料来源之一,因为同级间工作接触密切,对每个人的绩效彼此间能全面了解。通过同级评价可以增加护理人员之间的信任,提高交流技能,增加责任感。这种方式考评结果比较可信。

(3)下级评价:对管理者的评价可以直接由下级提供管理者的行为信息。为避免护理人员在评议上级时所产生的顾虑,可采取不记名的形式进行"民意测验",其结果比较客观、准确。

(4)自我评价:自我评价法是护理人员及管理人员根据医院或科室的要求定期对自己工作的各方面进行评价。这种方式有利于他们自觉提高自己的品德素质、临床业务水平和管理能力,增强工作的责任感。其结果还可用来作为上级对下级评价的参考,从而减少被考评者的不信任感。

(5)全方位评价:全方位评价是目前较常采用的一种评价方法,这种方法提供的绩效反馈资料比较全面。评价者可以是护理人员在日常工作中接触的所有人,如上级、下级、同事、患者、家属等,但实施起来比较困难。

2.按时间分类

(1)日常考核:护理人员个人和所在部门或科室均应建立日常考核手册。个人手册应随时记录个人业绩,包括业务活动、护理缺陷等情况。科室或部门应建立护理人员绩效考核手册,随时对员工的表现、护理质量、护理缺陷、突出的业绩予以记录。

(2)定期考核:定期考核为阶段性考核,可以按周、月、半年、年终等阶段进行考核,便于全面了解员工情况,激励员工的积极性。

(五)绩效考核方法

1.表格评定法

表格评定法是绩效考核中最常见的一种方法。该方法是把一系列的绩效因素罗列出来,如工作质量、业务能力、团结协作、出勤率、护理不良事件等制成表格,最后可用优、良、中、差来表示。该方法利于操作,便于分析和比较。

2.评分法

将考核内容按德、能、勤、绩的具体标准规定分值,以分值的多少来计算考核结果。

3.评语法

评语法是一种传统的考绩方法。指管理者对护理人员的工作绩效用文字表达出来,其内容、形式不拘一格,便捷易行。但由于纯定性的评语难免带有评价者的主观印象,因此难以做到准确评价和对比分析。

4.专家评定法

专家评定法即外请专家与本单位的护理管理者共同考评,采用该方法护理专家既能检查、指导工作,又可交流工作经验且比较公正、专业。

(六)绩效考评反馈

绩效考评反馈是绩效考评的一种非常重要的环节,它的主要任务是让被考评者了解、认可考评结果,客观地认识自己的不足,以改进工作,提高护理质量。

1.书面反馈

书面反馈即对考核结果归纳、分析,以书面报告或表格的形式反馈给科室或当事人。

2.沟通反馈

沟通反馈即当面反馈,开始先对被评考人的工作成绩进行肯定,然后提出一些不足、改进意见及必要的鼓励。

(李凤芝)

第二节　护理组织管理

一、医院护理管理体系

二级和二级以上的医院应设护理部,实行院长(或副院长)领导下的护理部主任负责制。三级医院实行护理部主任-总护士长-护士长三级管理;二级医院实行总护士长-护士长二级管理。医院应当通过公开竞聘,选拔符合条件的护理人员从事各级护理管理工作。

三级护理管理组织结构:300 张病床以上有条件的三级医院设专职护理副院长,可兼任护理部主任,另设副主任 1～2 名,可设干事 1 名;500 张病床以上的三级医院设护理部主任 1 名,副主任 1～3 名,病区、门急诊、手术部根据工作任务及范围可设科护士长及护士长。

二级护理管理组织结构:二级医院设总护士长 1 名,可设干事 1 名。病房、门急诊、手术部、消毒供应中心设护士长。

护理部根据护理活动的要求设置相关委员会,如护理质量持续改进委员会(即质量管理组,包括门急诊组、病房组、危重症组、手术部组、消毒供应中心组、专科护理小组等)、教学及继续医学教育委员会、安全管理委员会、科研委员会等。各委员会要根据其工作特点制定职责范围、工作内容、工作程序以及考核标准等。

二、护理部管理职能

护理管理职能是实现管理目标的重要保证,是通过护理管理者运用管理职能对管理对象施加影响和进行控制的过程。

(一)计划职能

计划是护理管理职能中最基本的职能,是管理的重要环节。计划能使决策具体化,使管理者在工作前有充分的准备。计划要通过科学的预测、权衡客观需要和主观可能,针对未来一段时间内要达到的目标和有待解决的问题去进行组织安排,制定实施方案,合理使用人力、财力、物力和时间,确保目标的完成和问题的解决。

(二)组织职能

组织是实施管理的手段,是为了实现目标,对人们的活动进行合理的分工和组合、合理的配备和使用资源。在管理中必须通过组织管理对管理中的各要素和人们在管理中的相互关系进行合理、有效地组织,才能保证计划的落实和目标的实现。组织工作主要有以下内容。

(1)按照目标要求合理地建立组织机构和人员配备。

(2)按照业务性质进行分工,确定各部门的职责范围。

(3)确定各级管理人员的职责和权力。

(4)为了保证目标实施和工作顺利进行,须制定有效的规章制度,包括考核、晋升、奖惩等制度。

(5)建立信息沟通渠道,及时反馈各部门的信息。

(6)对各级护理人员进行培训。

(三)领导职能

领导是一个对组织(或群体)内的部门或个人的行为施加影响,以引导实现组织目标的过程。领导的本质是处理人际关系,通过沟通联络等方式影响组织或群体中的每一个成员,促使大家统一认识,使他们自觉地和有信心地为实现组织目标而努力奋斗。领导者要为下属提供发挥自身潜能的机会,协调好组织成员的个人需要与组织效率之间的关系。

(四)控制职能

控制是对实现计划目标的各种活动及规定的标准进行检查、监督和调节。即发现偏差时及时采取有效的纠正措施,使工作按原定计划进行。各种活动是由各要素有机地组成并且有着极为复杂的内部联系和外部联系,尽管在制订计划时尽可能地做到全面、细致、周密的考虑,制定出切实可行的方案,但在管理过程中还会出现预料不到的情况,同时各种活动要素及其相互间也会存在一些事先预测不到的变异。因此,在计划实施的过程中,一旦发生偏差,就需要通过控制职能进行调节,必要时可调整计划,确保目标的实现。控制的基本步骤如下。

1.确定标准

标准是衡量成效的依据,是体现各项工作计划方案的预期效果和达标依据。

2.衡量成效

将实际情况与预期目标相比较,通过检查获取大量信息,以了解计划执行的进度和目标实施过程中的偏差。

3.纠正偏差

偏差是指实际工作状态与目标标准的离度。纠正偏差主要是对已经或可能发生的偏差及时采取纠正和防范措施,如调整计划、修改指标、更换人员或改变措施等方法,以保证目标的实现。

(李凤芝)

第三节　病区护理管理

一、病区的设置和布局

每个病区设有病室、危重病室、抢救室、治疗室、护士办公室、医师办公室、配膳室、盥洗室、浴室、库房、洗涤间、厕所及医护休息室和示教室等。有条件时应设置学习室、娱乐室、会客室和健身室。

二、病区的环境管理

医院的物理环境有以下几方面。

(一)空间

为了保证患者有适当的活动空间,以及方便治疗和护理,病床之间的距离不得少于 1 m。床与床之间应有围帘,必要时进行遮挡,保护患者隐私。

(二)室温

一般来说,保持 18～20 ℃的室温较为适宜。新生儿及老年人,维持室温在 22～24 ℃为宜。

(三)湿度

湿度为空气中含水分的程度,一般是指相对湿度。病室湿度一般以 50％～60％为宜。湿度过高或过低时,均对患者不利。

(四)光线

病室采光分为自然光源及人工光源两种。充足的光线有利于观察患者、进行诊疗和护理工作。普通病室除有吊灯外,还应有床头灯、地灯装置,既能保证患者自用和夜间巡视时进行工作,又不影响患者的睡眠。此外,还应备有一定数量的鹅颈灯,以适应不同角度的照明,为特殊诊疗提供方便。

(五)音响

是指声音存在的情况。根据世界卫生组织(WHO)规定噪声的标准,白天医院较为理想的噪声强度应维持在 35～45 dB。护理人员在说话、行走和工作时尽量做到"四轻",同时要向患者及其家属宣传保持病室安静的重要性,共同为患者创造一个良好的休养环境。在杜绝噪声的同时,也应避免绝对的寂静。

(六)通风

通风换气可使室内空气与外界空气交换,增加氧含量,降低二氧化碳在空气中的浓度,以保持室内空气新鲜,通风还能调节室内的温度和湿度,刺激皮肤血液循环,促进汗液的蒸发和热的散失,增加患者的舒适感。一般情况下,开窗通风 30 min 即可达到置换室内空气的目的。通风时注意保护遮挡患者,避免直接吹风导致感冒,冬季通风时要注意保暖。

(七)装饰

病室布置应以简洁美观为主,有条件的医院可以根据各病室的不同需求来设计和配备不同颜色,并应用各式图画、各种颜色的窗帘、被单等来布置病室,这样不仅使人感觉身心舒适,还可产生特殊的治疗效果。一般病室上方墙壁可涂白色,下方可涂浅蓝色。病室的走廊可适当摆放一些绿色植物、花卉盆景等以美化病室环境,增添生机。

医院是社会的一个组成部分,也是就诊患者集中的场所。患者住院后对接触的人员、院规、陈设、声音及气味等会感到陌生和不习惯,以致产生一些不良的心理反应。所以,认真评估患者心理、社会方面的需求并予以满足,帮助患者建立和维持良好的人际关系,消除其不良的心理反应,使其尽快适应医院的社会文化环境是护士的基本职责之一。

医院常见不安全因素包括:物理性损伤、化学性损伤、生物性损伤、心理性损伤、医源性损伤等,护士需随时对威胁患者安全的环境保持警觉,并及时给予妥善处理。

(李凤芝)

第六章

重症护理

第一节 重症肌无力

重症肌无力(MG)是乙酰胆碱受体抗体(AchR-Ab)介导的,细胞免疫依赖及补体参与者的神经-肌肉接头处传递障碍的自身免疫病。病变主要累及神经-肌肉接头突触后膜上乙酰胆碱受体(AchR)。临床特征为部分或全身骨骼肌易疲劳,通常是在活动后加重、休息后减轻,具有晨轻暮重等特点。MG 在一般人群中发病率为 8/10 万～20/10 万,患病率约为 50/10 万。

一、病因

(1)重症肌无力确切的发病机制目前仍不明确,但是有关该病的研究还是很多的,其中,研究最多的是有关重症肌无力与胸腺的关系,以及乙酰胆碱受体抗体在重症肌无力中的作用。大量的研究发现,重症肌无力患者神经-肌肉接头处突触后膜上的乙酰胆碱受体(AchR)数目减少,受体部位存在抗 AchR 抗体,且突触后膜上有 IgG 和 C_3 复合物的沉积。

(2)血清中的抗 AchR 抗体的增高和突触后膜上的沉积所引起的有效的 AchR 数目的减少,是本病发生的主要原因。而胸腺是 AchR 抗体产生的主要场所,因此,本病的发生一般与胸腺有密切的关系。所以,调节人体 AchR,使之数目增多,化解突触后膜上的沉积,抑制抗 AchR 抗体的产生是治愈本病的关键。

(3)很多临床现象也提示本病和免疫机制紊乱有关。

二、诊断要点

(一)临床表现

本病根据临床特征诊断不难。起病隐袭,主要表现受累肌肉病态疲劳,肌肉连续收缩后出现严重肌无力甚至瘫痪,经短暂休息后可见症状减轻或暂时好转。肌无力多于下午或傍晚劳累后加重,晨起或休息后减轻,称之为"晨轻暮重"。首发症状常为眼外肌麻痹,出现非对称性眼肌麻痹和上睑下垂,斜视和复视,严重者眼球运动明显受限,甚至眼球固定,瞳孔光反射不受影响。面肌受累表现皱纹减少,表情困难,闭眼和示齿无力;咀嚼肌受累使连续咀嚼困难,进食经常中断;延髓肌受累导致饮水呛咳,吞咽困难,声音嘶哑或讲话鼻音;颈肌受损时抬头困难。严重时出现肢体无力,上肢重于下肢,近端重于远端。呼吸肌、膈肌受累,出现咳嗽无力、呼吸困难,重症可因呼吸肌麻痹继发吸入性肺炎而导致死亡。偶有心肌受累可突然死亡,平滑肌和膀胱括约肌一般不受累。感染、妊娠、月经前常导致病情恶化,精神创伤、过度疲劳等可为诱因。

(二)临床试验

肌疲劳试验,如反复睁闭眼、握拳或两上肢平举,可使肌无力更加明显,有助诊断。

(三)药物试验

1.新斯的明试验

以甲基硫酸新斯的明 0.5 mg 肌内注射或皮下注射。如肌力在半小时至 1 h 间明显改善时可以确诊,如无反应,可次日用 1 mg、1.5 mg,直至 2 mg 再试,如 2 mg 仍无反应,一般可排除本病。为防止新斯的明的毒碱样反应,需同时肌内注射阿托品 0.5~1.0 mg。

2.依酚氯铵试验

适用于病情危重、有延髓性麻痹或肌无力危象者。用 10 mg 溶于 10 mg 生理盐水中缓慢静脉注射,至 2 mg 后稍停 20 s,若无反应可注射 8 mg,症状改善者可确诊。

(四)辅助检查

1.电生理检查

常用感应电持续刺激,受损肌反应及迅速消失。此外,也可行肌电图重复频率刺激试验,低频刺激波幅递减超过 10%,高频刺激波幅递增超过 30% 为阳性。单纤维肌电图出现颤抖现象延长,延长超过 50 微秒者也属阳性。

2.其他

血清中抗 AchR 抗体测定约有 85% 的患者增高。胸部 X 线摄片或胸腺 CT 检查,胸腺增生或伴有胸腺肿瘤,也有辅助诊断价值。

三、鉴别要点

(1)本病眼肌型需与癔症、动眼神经麻痹、甲状腺毒症、眼肌型营养不良症、眼睑痉挛鉴别。

(2)延髓肌型者,需与真假延髓性麻痹鉴别。

(3)四肢无力者需与神经衰弱、周期性瘫痪、感染性多发性神经炎、进行性脊肌萎缩症、多发性肌炎和癌性肌无力等鉴别。特别由支气管小细胞肺癌所引起的 Lambert-Eaton 综合征与本病十分相似,但药物试验阴性。肌电图(EMG)有特征异常,静息电位低于正常,低频重复电刺激活动电位渐次减小,高频重复电刺激活动电位渐次增大。

四、规范化治疗

(一)胆碱酯酶抑制剂

主要药物是溴吡斯的明,剂量为 60 mg,每天 3 次,口服。可根据患者症状确定个体化剂量,若患者吞咽困难,可在餐前 30 min 服药;若晨起行走无力,可起床前口服长效溴吡斯的明 180 mg。

(二)皮质激素

皮质激素适用于抗胆碱酯酶药反应较差并已行胸腺切除的患者。由于用药早期肌无力症状可能加重,患者最初用药时应住院治疗,用药剂量及疗程应根据患者具体情况做个体化处理。

1.大剂量泼尼松

开始剂量为 60~80 mg/d,口服,当症状好转时可逐渐减量至相对低的维持量,隔天服 5~

15 mg/d,隔天用药可减轻不良反应发生。通常 1 个月内症状改善,常于数月后疗效达到高峰。

2.甲泼尼龙冲击疗法

反复发生危象或大剂量泼尼松不能缓解,住院危重病例、已用气管插管或呼吸机可用,每天 1 g,口服,连用 3~5 d。如 1 个疗程不能取得满意疗效,隔 2 周可再重复 1 个疗程,共治疗 2~3 个疗程。

(三)免疫抑制剂

严重的或进展型病例必须做胸腺切除术,并用抗胆碱酯酶药。症状改善不明显者可试用硫唑嘌呤;小剂量皮质激素未见持续疗效的患者也可用硫唑嘌呤替代大剂量皮质激素,常用剂量为 2~3 mg/(kg·d),最初自小剂量 1 mg/(kg·d) 开始,应定期检查血常规和肝、肾功能。白细胞低于 $3×10^9$/L 应停用;可选择性抑制 T 和 B 淋巴细胞增生,每次 1 g,每天 2 次,口服。

(四)血浆置换

用于病情急骤恶化或肌无力危象患者,可暂时改善症状,或于胸腺切除术前处理,避免或改善术后呼吸危象,疗效持续数天或数月,该法安全,但费用高。

(五)免疫球蛋白

通常剂量为 0.4 g/(kg·d),静脉滴注,连用 3~5 d,用于各种类型危象。

(六)胸腺切除

60 岁以下的 MG 患者可行胸腺切除术,适用于全身型 MG 包括老年患者,通常可使症状改善或缓解,但疗效常在数月或数年后显现。

(七)危象的处理

1.肌无力危象

肌无力危象最常见,常因抗胆碱酯药物剂量不足引起,注射依酚氯铵或新斯的明后症状减轻,应加大抗胆碱酯药的剂量。

2.胆碱能危象

抗胆碱酯酶药物过量可导致肌无力加重,出现肌束震颤及毒蕈碱样反应,依酚氯铵静脉注射无效或加重,应立即停用抗胆碱酯酶药,待药物排出后重新调整剂量或改用其他疗法。

3.反拗危象

抗胆碱酯酶药不敏感所致。依酚氯铵试验无反应。应停用抗胆碱酯酶药,输液维持或改用其他疗法。

(八)慎用和禁用的药物

奎宁、吗啡及氨基糖苷类抗生素、新霉素、多黏菌素、巴龙霉素等应禁用,地西泮、苯巴比妥等应慎用。

五、护理

(一)护理诊断

1.活动无耐力

与神经-肌肉联结点传递障碍;肌肉萎缩、活动能力下降;呼吸困难、氧供需失衡有关。

2.废用综合征

与神经肌肉障碍导致活动减少有关。

3.吞咽障碍

与神经肌肉障碍(呕吐反射减弱或消失;咀嚼肌肌力减弱;感知障碍)有关。

4.生活自理缺陷

与眼外肌麻痹、眼睑下垂或四肢无力、运动障碍有关。

5.营养不足,低于机体需要量

与咀嚼无力、吞咽困难致摄入减少有关。

(二)护理措施

(1)轻症者适当休息,避免劳累、受凉、感染、创伤、激怒。病情进行性加重者须卧床休息。

(2)在急性期,鼓励患者充分卧床休息。将患者经常使用的日常生活用品(如便器、卫生纸、茶杯等)放在患者容易拿取的地方。根据病情或患者的需要协助其日常生活活动,以减少能量消耗。

(3)指导患者使用床挡、扶手、浴室椅等辅助设施,以节省体力和避免摔伤。鼓励患者在能耐受的活动范围内,坚持身体活动。患者活动时,注意保持周围环境安全,无障碍物,以防跌倒,路面防滑,防止滑倒。

(4)给患者和家属讲解活动的重要性,指导患者和家属对受累肌肉进行按摩和被动/主动运动,防止肌肉萎缩。

(5)选择软饭或半流质饮食,避免粗糙干硬、辛辣等刺激性食物。根据患者需要供给高蛋白、高热量、高维生素饮食。吃饭或饮水时保持端坐、头稍微前倾的姿势。给患者提供充足的进餐时间、喂饭速度要慢,少量多餐,交替喂液体和固体食物,让患者充分咀嚼、吞咽后再继续喂。把药片碾碎后制成糊状再喂药。

(6)注意保持进餐环境安静、舒适;进餐时,避免讲话或进行护理活动等干扰因素。进食宜在口服抗胆碱酯酶药物后 30~60 min,以防呛咳。如果有食物滞留,鼓励患者把头转向健侧,并控制舌头向受累的一侧清除残留的食物或喂食数口汤,让食物咽下。如果误吸液体,让患者上身稍前倾,头稍微低于胸口,便于分泌物引流,并擦去分泌物。在床旁备吸引器,必要时吸引。患者不能由口进食时,遵医嘱给予营养支持或鼻饲。

(7)注意观察抗胆碱酯酶药物的疗效和不良反应,严格执行用药时间和剂量,以防因用量不足或过量导致危象的发生。

(三)应急措施

(1)一旦出现重症肌无力危象,应迅速通知医师;立即给予吸痰、吸氧、简易呼吸器辅助呼吸,做好气管插管或切开,人工呼吸机的准备工作;备好新斯的明等药物,按医嘱给药,尽快解除危象。

(2)避免应用一切加重神经肌肉传导障碍的药物,如吗啡、利多卡因、链霉素、卡那霉素、庆大霉素和磺胺类药物。

(四)健康指导

1.入院教育

(1)给患者讲解疾病的名称,病情的现状、进展及转归。

(2)根据患者需要,给患者和家属讲解饮食营养的重要性,取得他们的积极配合。

2.住院教育

(1)仔细向患者解释治疗药物的名称、药物的用法、作用和不良反应。

（2）告知患者常用药治疗方法、不良反应、服药注意事项,避免因服药不当而诱发肌无力危象。

（3）肌无力症状明显时,协助做好患者的生活护理,保持口腔清洁防止外伤和感染等并发症。

3.出院指导

（1）保持乐观情绪、生活规律、饮食合理、睡眠充足,避免疲劳、感染、情绪抑郁和精神创伤等诱因。

（2）注意根据季节、气候,适当增减衣服,避免受凉、感冒。

（3）按医嘱正确服药,避免漏服、自行停服和更改药量。

（4）患者出院后应随身带有卡片,包括患者的姓名、年龄、住址、诊断证明,目前所用药物及剂量,以便在抢救时参考。

（5）病情加重时及时就诊。

（李国梅）

第二节　重症哮喘

支气管哮喘(简称哮喘)是常见的慢性呼吸道疾病之一。近年来,其患病率在全球范围内有逐年增加的趋势,参照全球哮喘防治创议(GINA)和我国支气管哮喘防治指南,将定义重新修订为哮喘是由多种细胞包括气道的炎性细胞和结构细胞(如嗜酸性粒细胞、肥大细胞、T淋巴细胞、中性粒细胞、平滑肌细胞、气道上皮细胞等)和细胞组分参与的气道慢性炎症性疾病。这种慢性炎症导致气道高反应性,通常出现广泛多变的可逆性气流受限,并引起反复发作性的喘息、气急、胸闷或咳嗽等症状,常在夜间和/或清晨发作、加剧,多数患者可自行缓解或经治疗缓解。如果哮喘急性发作,虽经积极吸入糖皮质激素($\leqslant 1\ 000\ \mu g/d$)和应用长效 β_2 受体激动剂或茶碱类药物治疗数小时,病情不缓解或继续恶化;或哮喘呈暴发性发作,哮喘发作后短时间内即进入危重状态,则称为重症哮喘。如果病情不能得到有效控制,可迅速发展为呼吸衰竭而危及生命,故需住院治疗。

一、病因和发病机制

（一）病因
哮喘的病因还不十分清楚,目前认为同时受遗传因素和环境因素的双重影响。

（二）发病机制
哮喘的发病机制不完全清楚,可能是免疫-炎症反应、神经机制和气道高反应性及其之间的相互作用。重症哮喘目前已经基本明确的发病因素主要有以下几种。

1.诱发因素的持续存在

诱发因素的持续存在使机体持续地产生抗原-抗体反应,发生气道炎症、气道高反应性和支气管痉挛,在此基础上,支气管黏膜充血水肿、大量黏液分泌并形成黏液栓,阻塞气道。

2.呼吸道感染

细菌、病毒及支原体等的感染可引起支气管黏膜充血肿胀及分泌物增加,加重气道阻塞;某些微生物及其代谢产物还可以作为抗原引起免疫-炎症反应,使气道高反应性加重。

3.糖皮质激素使用不当

长期使用糖皮质激素常常伴有下丘脑-垂体-肾上腺皮质轴功能抑制,突然减量或停用,可造成体内糖皮质激素水平的突然降低,造成哮喘的恶化。

4.脱水、痰液黏稠、电解质紊乱

哮喘急性发作时,呼吸道丢失水分增加、多汗造成机体脱水,痰液黏稠不易咳出而阻塞大小气道,加重呼吸困难,同时由于低氧血症可使无氧酵解增加,酸性代谢产物增加,合并代谢性酸中毒,使病情进一步加重。

5.精神心理因素

许多学者提出心理-社会因素通过对中枢神经、内分泌和免疫系统的作用而导致哮喘发作,是使支气管哮喘发病率和死亡率升高的一个重要因素。

二、病理生理

重症哮喘的支气管黏膜充血水肿、分泌物增多甚至形成黏液栓以及气道平滑肌的痉挛导致呼吸道阻力在吸气和呼气时均明显升高,小气道阻塞,肺泡过度充气,肺内残气量增加,加重吸气肌肉的负荷,降低肺的顺应性,内源性呼气末正压(PEEPi)增大,导致吸气功耗增大。小气道阻塞,肺泡过度充气,相应区域毛细血管的灌注减低,引起肺泡通气/血流(V/Q)比例的失调,患者常出现低氧血症,多数患者表现为过度通气,通常 $PaCO_2$ 降低,若 $PaCO_2$ 正常或升高,应警惕呼吸衰竭的可能性或是否已经发生了呼吸衰竭。重症哮喘患者,若气道阻塞不迅速解除,潮气量将进行性下降,最终将会发生呼吸衰竭。哮喘发作持续不缓解,也可能出现血液循环的紊乱。

三、临床表现

(一)症状

重症哮喘患者常出现极度严重的呼气性呼吸困难、被迫采取坐位或端坐呼吸,干咳或咳大量白色泡沫痰,不能讲话、紧张、焦虑、恐惧、大汗淋漓。

(二)体征

患者常出现呼吸浅快,呼吸频率增快(>30 次/分钟),可有三凹征,呼气期两肺满布哮鸣音,也可哮鸣音不出现,即所谓的"寂静胸",心率增快(>120 次/分钟),可有血压下降,部分患者出现奇脉、胸腹反常运动、意识障碍,甚至昏迷。

四、实验室检查和其他检查

(一)痰液检查

哮喘患者痰涂片显微镜下可见到较多嗜酸性粒细胞、脱落的上皮细胞。

(二)呼吸功能检查

哮喘发作时,呼气流速指标均显著下降,第 1 秒钟用力呼气容积(FEV_1)、第 1 秒钟用力呼气容积占用力肺活量比值($FEV_1/FVC\%$,即 1 秒率)以及呼气峰值流速(PEF)均减少。肺容量指标可见用力肺活量减少、残气量增加、功能残气量和肺总量增加,残气占肺总量百分比增高。大多数成人哮喘患者呼气峰值流速<50%预计值则提示重症发作,呼气峰值流速<33%预计值提示危重或致命性发作,需做血气分析检查以监测病情。

(三)血气分析

由于气道阻塞且通气分布不均,通气/血流比例失衡,大多数重症哮喘患者有低氧血症,$PaO_2 < 8.0$ kPa(60 mmHg),少数患者 $PaO_2 < 6.0$ kPa(45 mmHg),过度通气可使 $PaCO_2$ 降低,pH 上升,表现为呼吸性碱中毒;若病情进一步发展,气道阻塞严重,可有缺氧及 CO_2 潴留,$PaCO_2$ 上升,血 pH 下降,出现呼吸性酸中毒;若缺氧明显,可合并代谢性酸中毒。$PaCO_2$ 正常往往是哮喘恶化的指标,高碳酸血症是哮喘危重的表现,需给予足够的重视。

(四)胸部 X 线检查

早期哮喘发作时可见两肺透亮度增强,呈过度充气状态,并发呼吸道感染时可见肺纹理增加及炎性浸润阴影。重症哮喘要注意气胸、纵隔气肿及肺不张等并发症的存在。

(五)心电图检查

重症哮喘患者心电图常表现为窦性心动过速、电轴右偏、偶见肺性 P 波。

五、诊断

(一)哮喘的诊断标准

(1)反复发作喘息、气急、胸闷或咳嗽,多与接触变应原、冷空气、物理、化学性刺激以及病毒性上呼吸道感染、运动等有关。

(2)发作时双肺可闻及散在或弥漫性,以呼气相为主的哮鸣音,呼气相延长。

(3)上述症状和体征可经治疗缓解或自行缓解。

(4)除去其他疾病所引起的喘息、气急、胸闷和咳嗽。

(5)临床表现不典型者(如无明显喘息或体征),应至少具备以下 1 项试验阳性:①支气管激发试验或运动激发试验阳性。②支气管舒张试验阳性,第 1 秒用呼气容积增加≥12%,且第 1 秒用呼气容积增加绝对值≥200 mL。③呼气峰值流速日内(或 2 周)变异率≥20%。

符合(1)~(4)条或(4)~(5)条者,可以诊断为哮喘。

(二)哮喘的分期及分级

根据临床表现,哮喘可分为急性发作期、慢性持续期和临床缓解期。急性发作是指喘息、气促、咳嗽、胸闷等症状突然发生,或原有症状急剧加重,常有呼吸困难,以呼气流量降低为其特征,常因接触变应原、刺激物或呼吸道感染诱发。哮喘急性发作时病情严重程度可分为轻度、中度、重度、危重四级(表6-1)。

表 6-1 哮喘急性发作时病情严重程度的分级

临床特点	轻度	中度	重度	危重
气短	步行、上楼时	稍事活动	休息时	
体位	可平卧	喜坐位	端坐呼吸	
谈话方式	连续成句	常有中断	仅能说出字和词	不能说话
精神状态	可有焦虑或尚安静	时有焦虑或烦躁	常有焦虑、烦躁	嗜睡、意识模糊
出汗	无	有	大汗淋漓	
呼吸频率(次/分钟)	轻度增加	增加	>30	
辅助呼吸肌活动及三凹征	常无	可有	常有	胸腹矛盾运动

续表

临床特点	轻度	中度	重度	危重
哮鸣音	散在,呼气末期	响亮、弥漫	响亮、弥漫	减弱、甚至消失
脉率(次/分钟)	<100	100~120	>120	脉率变慢或不规则
奇脉(深吸气时收缩压下降,mmHg)	无,<10	可有,10~25	常有,>25	无
使用 β_2 受体激动剂后呼气峰值流速占预计值或个人最佳值%	>80%	60%~80%	<60% 或 <100 L/min 或作用时间<2 h	
PaO_2(吸空气,mmHg)	正常	≥60	<60	<60
$PaCO_2$(mmHg)	<45	≤45	>45	>45
SaO_2(吸空气,%)	>95	91~95	≤90	≤90
pH				降低

注:1 mmHg≈0.133 kPa。

六、鉴别诊断

(一)左心衰竭引起的喘息样呼吸困难

(1)患者多有高血压、冠状动脉粥样硬化性心脏病、风湿性心脏病和二尖瓣狭窄等病史及体征。

(2)阵发性咳嗽,咳大量粉红色泡沫痰,两肺可闻及广泛的湿啰音和哮鸣音,左心界扩大,心率增快,心尖部可闻及奔马律。

(3)胸部 X 线片及心电图检查符合左心病变。

(4)鉴别困难时,可雾化吸入 β_2 受体激动剂或静脉注射氨茶碱缓解症状后,进一步检查,忌用肾上腺素或吗啡,以免造成危险。

(二)慢性阻塞性肺疾病

(1)中老年人多见,起病缓慢、病程较长,多有长期吸烟或接触有害气体的病史。

(2)慢性咳嗽、咳痰,晨间咳嗽明显,气短或呼吸困难逐渐加重。有肺气肿体征,两肺可闻及湿啰音。

(3)慢性阻塞性肺疾病急性加重期和哮喘区分有时十分困难,用支气管扩张药和口服或吸入激素做治疗性试验可能有所帮助。慢性阻塞性肺疾病也可与哮喘合并同时存在。

(三)上气道阻塞

(1)呼吸道异物者有异物吸入史。

(2)中央型支气管肺癌、气管支气管结核、复发性多软骨炎等气道疾病,多有相应的临床病史。

(3)上气道阻塞一般出现吸气性呼吸困难。

(4)胸部 X 线摄片、CT、痰液细胞学或支气管镜检查有助于诊断。

(5)平喘药物治疗效果不佳。

此外,应和变态反应性肺浸润、自发性气胸等相鉴别。

七、急诊处理

哮喘急性发作的治疗取决于发作的严重程度以及对治疗的反应。对于具有哮喘相关死亡高危因素的患者,应给予高度重视。高危患者包括:①曾经有过气管插管和机械通气的濒于致死性哮喘的病史。②在过去 1 年中因为哮喘而住院或看急诊。③正在使用或最近刚刚停用口服糖皮质激素。④目前未使用吸入糖皮质激素。⑤过分依赖速效 β_2 受体激动剂,特别是每月使用沙丁胺醇(或等效药物)超过 1 支的患者。⑥有心理疾病或社会心理问题,包括使用镇静药。⑦有对哮喘治疗不依从的历史。

(一)轻度和部分中度急性发作哮喘患者可在家庭中或社区中治疗

治疗措施主要为重复吸入速效 β_2 受体激动剂,在第 1 小时每次吸入沙丁胺醇 $100\sim200\ \mu g$ 或特布他林 $250\sim500\ \mu g$,必要时每 20 min 重复 1 次,随后根据治疗反应,轻度调整为 $3\sim4$ h 再用 $2\sim4$ 喷,中度 $1\sim2$ h 用 $6\sim10$ 喷。如果对吸入性 β_2 受体激动剂反应良好(呼吸困难显著缓解,呼气峰值流速占预计值>80%或个人最佳值,且疗效维持 $3\sim4$ h),通常不需要使用其他药物。如果治疗反应不完全,尤其是在控制性治疗的基础上发生的急性发作,应尽早口服糖皮质激素(泼尼松龙 $0.5\sim1$ mg/kg 或等效剂量的其他激素),必要时到医院就诊。

(二)部分中度和所有重度急性发作均应到急诊室或医院治疗

1.联合雾化吸入 β_2 受体激动剂和抗胆碱能药物

β_2 受体激动剂通过对气道平滑肌和肥大细胞等细胞膜表面的 β_2 受体的作用,舒张气道平滑肌、减少肥大细胞脱颗粒和介质的释放等,缓解哮喘症状。重症哮喘时应重复使用速效 β_2 受体激动剂,推荐初始治疗时连续雾化给药,随后根据需要间断给药(6 次/天)。雾化吸入抗胆碱药物,如溴化异丙托品(常用剂量为 $50\sim125\ \mu g$,$3\sim4$ 次/天)、溴化氧托品等可阻断节后迷走神经传出支,通过降低迷走神经张力而舒张支气管,与 β_2 受体激动剂联合使用具有协同、互补作用,能够取得更好的支气管舒张作用。

2.静脉使用糖皮质激素

糖皮质激素是最有效的控制气道炎症的药物,重度哮喘发作时应尽早静脉使用糖皮质激素,特别是对吸入速效 β_2 受体激动剂初始治疗反应不完全或疗效不能维持者。如静脉及时给予琥珀酸氢化可的松($400\sim1\ 000$ mg/d)或甲泼尼龙($80\sim160$ mg/d),分次给药,待病情得到控制和缓解后,改为口服给药(如静脉使用激素 $2\sim3$ d,继之以口服激素 $3\sim5$ d),静脉给药和口服给药的序贯疗法有可能减少激素用量和不良反应。

3.静脉使用茶碱类药物

茶碱具有舒张支气管平滑肌作用,并具有强心、利尿、扩张冠状动脉、兴奋呼吸中枢和呼吸肌等作用。临床上在治疗重症哮喘时静脉使用茶碱作为症状缓解药,静脉注射氨茶碱[首次剂量为 $4\sim6$ mg/kg,注射速度不宜超过 0.25 mg/(kg·min),静脉滴注维持剂量为 $0.6\sim0.8$ mg/(kg·h)],茶碱可引起心律失常、血压下降,甚至死亡,其有效、安全的血药浓度范围应在 $6\sim15\ \mu g/mL$,在有条件的情况下应监测其血药浓度,及时调整浓度和滴速。发热、妊娠、抗结核治疗可以降低茶碱的血药浓度;而肝疾病、充血性心力衰竭以及合用西咪替丁(甲氰咪胍)、喹诺酮类、大环内酯类药物等可影响茶碱代谢而使其排泄减慢,增加茶碱的毒性作用,应引起重视,并酌情调整剂量。

4.静脉使用 β_2 受体激动剂

平喘作用较为迅速,但因全身不良反应的发生率较高,国内较少使用。

5.氧疗

使 $SaO_2 \geq 90\%$,吸氧浓度一般 30% 左右,必要时增加至 50%,如有严重的呼吸性酸中毒和肺性脑病,吸氧浓度应控制在 30% 以下。

6.气管插管机械通气

重度和危重哮喘急性发作经过氧疗、全身应用糖皮质激素、β_2 受体激动剂等治疗,临床症状和肺功能无改善,甚至继续恶化,应及时给予机械通气治疗,其指征主要包括意识改变、呼吸肌疲劳、$PaCO_2 \geq 6.0$ kPa(45 mmHg)等。可先采用经鼻(面)罩无创机械通气,若无效应及早行气管插管机械通气。哮喘急性发作机械通气需要较高的吸气压,可使用适当水平的呼气末正压治疗。如果需要过高的气道峰压和平台压才能维持正常通气容积,可试用允许性高碳酸血症通气策略以减少呼吸机相关肺损伤。

八、急救护理

(一)护理目标

(1)及早发现哮喘先兆,保障最佳治疗时机,终止发作。

(2)尽快解除呼吸道阻塞,纠正缺氧,挽救患者生命。

(3)减轻患者身体、心理的不适及痛苦。

(4)提高患者的活动能力,提高生活质量。

(5)健康指导,提高自护能力,减少复发,维护肺功能。

(二)护理措施

(1)院前急救时的护理:①首先做好出诊前的评估。接到出诊联系电话时询问患者的基本情况,做出预测评估及相应的准备。除备常规急救药外,需备短效的糖皮质激素及 β_2 受体激动剂(气雾剂)、氨茶碱等。做好机械通气的准备,救护车上的呼吸机调好参数,准备吸氧面罩。②到达现场后,迅速评估病情及周围环境,判断是否有诱发因素。简单询问相关病史,评估病情。立即监测生命体征、意识状态的情况,发生呼吸、心搏骤停时立即配合医师进行心肺复苏,建立人工气道进行机械辅助通气。尽快解除呼吸道阻塞,及时纠正缺氧是抢救患者的关键。给予氧气吸入,面罩或者用高频呼吸机通气吸氧。遵医嘱立即帮助患者吸入糖皮质激素和 β_2 受体激动剂定量气雾剂,氨茶碱缓慢静脉滴注,肾上腺素 0.25~0.5 mg 皮下注射,30 min 后可重复 1 次。迅速建立静脉通道。固定好吸氧、输液管,保持通畅。重症哮喘病情危急,严重缺氧导致极其恐惧、烦躁,护士要鼓励患者,端坐体位做好固定,扣紧安全带,锁定担架平车与救护车定位把手,并在旁扶持。运送途中,密切监护患者的呼吸频率及节律、血氧饱和度、血压、心率、意识的变化,观察用药反应。

(2)到达医院后,帮助患者取坐位或半卧位,放移动托板,使其身体伏于其上,利于通气和减少疲劳。立即连接吸氧装置,调好氧流量。检查静脉通道是否通畅。备吸痰器、气管插管、呼吸机、抢救药物、除颤器。连接监护仪,监测呼吸、心电、血压等生命体征。观察患者的意识、呼吸频率、哮鸣音高低变化。一般哮喘发作时,两肺布满高调哮鸣音,但重危哮喘患者,因呼吸肌疲劳和小气道广泛痉挛,使肺内气体流速减慢,哮鸣音微弱,出现"沉默胸",提示病情危重。护士对病情变化要有预见性,发现异常及时报告医师处理。

（3）迅速收集病史、以往药物服用情况，评估哮喘程度。如果哮喘发作经数小时积极治疗后病情仍不能控制，或急剧进展，即为重症哮喘，此时病情不稳定，可危及生命，需要加强监护、治疗。

（4）确保气道通畅维护有效排痰、保持呼吸道通畅是急重症哮喘的护理重点。①哮喘发作时，支气管黏膜充血水肿，腺体分泌亢进，合并感染更重，产生大量痰液。而此时患者因呼吸急促、喘息，呼吸道水分丢失，致使痰液黏稠不易咳出，大量黏痰形成痰栓阻塞气管、支气管，导致严重气道阻塞，加上气道痉挛，气道内压力明显增加，加重喘息及感染。因此必须注意补充水分、湿化气道，积极排痰，保持呼吸道通畅。②按时协助患者翻身、叩背，加强体位引流；雾化吸入，湿化气道，稀释痰液，防止痰栓形成。采用小雾量、短时间、间歇雾化方式，湿化时密切观察患者呼吸状态，发现喘息加重、血氧饱和度下降等异常立即停止雾化。床边备吸痰器，防止痰液松解后大量涌出导致窒息。吸痰时动作轻柔、准确，吸力和深度适当，尽量减少刺激并达到有效吸引。每次吸痰时间≤15 s，该过程中注意观察患者的面色、呼吸、血氧饱和度、血压及心率的变化。严格无菌操作，避免交叉感染。

（5）吸氧治疗的护理：①给氧方式、浓度和流量根据病情及血气分析结果予以调节。一般给予鼻导管吸氧，氧流量4～6 L/min；有二氧化碳潴留时，氧流量2～4 L/min；出现低氧血症时改用面罩吸氧，氧流量6～10 L/min。经过吸氧和药物治疗病情不缓解，低氧血症和二氧化碳潴留加剧时进行气管插管呼吸机辅助通气。此时应做好呼吸机和气道管理，防止医源性感染，及时有效地吸痰和湿化气道。气管插管患者吸痰前后均应吸入纯氧3～5 min。②吸氧治疗时，观察呼吸窘迫有无缓解，意识状况，末梢皮肤黏膜颜色、湿度等，定时监测血气分析。高浓度吸氧（＞60%）持续6 h以上时应注意有无烦躁、情绪激动、呼吸困难加重等中毒症状。

（6）药物治疗的护理：终止哮喘持续发作的药物根据其作用机制可分为具有抗炎作用和缓解症状作用两大类。给药途径包括吸入、静脉和口服。①吸入给药的护理：吸入的药物局部抗炎作用强，直接作用于呼吸道，所需剂量较小，全身性不良反应较少。剂型有气雾剂、干粉和溶液。护士指导患者正确吸入药物。先嘱患者将气呼尽，然后开始深吸气，同时喷出药液，吸气后屏气数秒，再慢慢呼出。吸入给药有口咽部局部的不良反应，包括声音嘶哑、咽部不适和念珠菌感染，吸药后让患者及时用清水含漱口咽部。密切观察与用药效果和不良反应，严格掌握吸入剂量。②静脉给药的护理：经静脉用药有糖皮质激素、茶碱类及β受体激动剂。护士要熟练掌握常用静脉注射平喘药物的药理学、药代动力学、药物的不良反应、使用方法及注意事项，严格执行医嘱的用药剂量、浓度和给药速度，合理安排输液顺序。保持静脉通路畅通，药液无外渗，确保药液在规定时间内输入。观察治疗反应，监测呼吸频率、节律、血氧饱和度、心率、心律和哮喘症状的变化等。应用拟肾上腺素和茶碱类药物时应注意观察有无心律失常、心动过速、血压升高、肌肉震颤、抽搐、恶心、呕吐等不良反应，严格控制输入速度，及时反馈病情变化，供医师及时调整医嘱，保持药物剂量适当；应用大剂量糖皮质激素类药物应观察是否有消化道出血或水钠潴留、低钾性碱中毒等表现，发现后及时通知医师处理。③口服给药的护理：重度哮喘吸入大剂量激素治疗无效的患者应早期口服糖皮质激素，一般使用半衰期较短的糖皮质激素，如泼尼松、泼尼松龙或甲泼尼龙等。每次服药护士应协助，看患者服下，防止漏服或服用时间不恰当。正确的服用方法是每天或隔天清晨顿服，以减少外源性激素对脑垂体-肾上腺轴的抑制作用。

（7）并发症的观察和护理：重危哮喘患者主要并发症是气胸、皮下气肿、纵隔气肿、心律失常、心功能不全等，发生时间主要在发病48 h内，尤其是前24 h。在入院早期要特别注意观察，尤应注意应用呼吸机治疗者及入院前有肺气肿和/或肺心病的重症哮喘患者。①气胸是发生率最高的并发症。气胸发生的征象是清醒患者突感呼吸困难加重、胸痛、烦躁不安,血氧饱和度降低。由于胸膜腔内压增加,使用呼吸机时机器报警。护士此时要注意观察有无气管移位,血流动力学是否稳定等,并立即报告医师处理。②皮下气肿一般发生在颈胸部,重者可累及到腹部。表现为颈胸部肿胀,触诊有握雪感或捻发感。单纯皮下气肿一般对患者影响较轻,但是皮下气肿多来自气胸或纵隔气肿,如处理不及时可危及生命。③纵隔气肿是最严重的并发症,可直接影响到循环系统,导致血压下降、心律失常,甚至心搏骤停,短时间内导致患者死亡。发现皮下气肿,同时有血压、心律的明显改变,应考虑到纵隔气肿的可能,立即报告医师急救处理。④心律失常患者存在的低氧及高碳酸血症、氨茶碱过量、电解质紊乱、胸部并发症等,均可导致各种期前收缩、快速心房纤颤、室上速等心律失常。发现新出现的心律失常或原有心律失常加重,要针对性地观察是否存在上述原因,做出相应的护理并报告医师处理。

(8)出入量管理:急重症哮喘发作时因张口呼吸、大量出汗等原因容易导致脱水、痰液黏稠不易咳出,必须严格出入量管理,为治疗提供准确依据。监测尿量,必要时留置导尿管,准确记录24 h出入量及每小时尿量,观察出汗情况、皮肤弹性,若尿量少于30 mL/h,应通知医师处理。神志清醒者,鼓励饮水。对口服不足及神志不清者,经静脉补充水分,一般每天补液2 500~3 000 mL,根据患者的心功能状态调整滴速,避免诱发心力衰竭、急性肺水肿。在补充水分的同时应严密监测血清电解质,及时补充纠正,保持酸碱平衡。

(9)基础护理:哮喘发作时,患者生活不能自理,护士要做好各项基础护理。尽量维护患者的舒适感。①保持病室空气新鲜流通,温度(18~22 ℃)、相对湿度(50%~60%)适宜,避免寒冷、潮湿、异味。注意保暖,避免受凉感冒。室内不摆放花草,整理床铺时防止尘埃飞扬。护理操作尽量集中进行,保障患者休息。②帮助患者取舒适的半卧位和坐位,适当用靠垫等维持,减轻患者体力。每天3次进行常规口腔、鼻腔清洁护理,有利于呼吸道通畅,预防感染并发症。口唇干燥时涂液状石蜡。③保持床铺清洁、干燥、平整。对意识障碍加强皮肤护理,保持皮肤清洁、干燥,及时擦干汗液,更换衣服,每2小时翻身1次,避免局部皮肤长期受压。协助床上排泄,提供安全空间,尊重患者,及时清理污物并清洗会阴。

(10)安全护理:为意识不清、烦躁的患者提供保护性措施,使用床挡,防止坠床摔伤。哮喘发作时,患者常采取强迫坐位,给予舒适的支撑物,如移动餐桌、升降架等。哮喘缓解后,协助患者侧卧位休息。

(11)饮食护理:给予高热量、高维生素、易消化的流质食物,病情好转后改半流质、普通饮食。避免产气、辛辣、刺激性食物及容易引起过敏的食物,如鱼、虾等。

(12)心理护理:严重缺氧时患者异常痛苦,有窒息和濒死感,患者均存在不同程度的焦虑、烦躁或恐惧,后者诱发或加重哮喘,形成恶性循环。护士应主动与患者沟通,提供细致护理,给患者精神安慰及心理支持,说明良好的情绪能促进缓解哮喘,帮助患者控制情绪。

(13)健康教育:为了有效控制哮喘发作、防止病情恶化,必须提高患者的自我护理能力,并且鼓励亲属参与教育计划,使其准确了解患者的需求,能提供更合适的帮助。患者经历自我处理成功的体验后会增加控制哮喘的信心,改善生活质量,提高治疗依从性。具体内容主要有:哮喘相关知识,包括支气管哮喘的诱因、前驱症状、发作时的简单处理、用药;自我护理技能的培养,包括气雾剂的使用、正确使用峰流速仪监测、合理安排日常生活和定期复查等。①指导环境控制:识别致敏源和刺激物,如宠物、花粉、油漆、皮毛、灰尘、吸烟、刺激性气体等,尽量减少与之接触。

居室或工作学习的场所要保持清洁,常通风。②呼吸训练:指导患者正确的腹式呼吸法、轻咳排痰法及缩唇式呼吸等,保证哮喘发作时能有效地呼吸。③病情监护指导:指导患者自我检测病情,每天用袖珍式峰流速仪监测最大呼出气流速,并进行评定和记录。急性发作前的征兆有:使用短效 β 受体激动剂次数增加、早晨呼气峰流速下降、夜间苏醒次数增加或不能入睡,夜间症状严重等。一旦有上述征象,及时复诊。嘱患者随身携带止喘气雾剂,一出现哮喘先兆时立即吸入,同时保持平静。通过指导患者及照护者掌握哮喘急性发作的先兆和处理常识,把握好急性加重前的治疗时间窗,一旦发生时能采取正确的方式进行自救和就医,避免病情恶化或争取抢救时间。④指导患者严格遵医嘱服药:患者应在医师指导下坚持长期、规则、按时服药,向患者及照护者讲明各种药物的不良反应及服用时注意事项,指导其加强病情观察。如疗效不佳或出现严重不良反应时立即与医师联系,不能随意更改药物种类、增减剂量或擅自停药。⑤指导患者适当锻炼,保持情绪稳定:在缓解期可做医疗体操、呼吸训练、打太极拳等,戒烟,减少对气道的刺激。避免情绪激动、精神紧张和过度疲劳,保持愉快情绪。⑥指导个人卫生和营养:细菌和病毒感染是哮喘发作的常见诱因。哮喘患者应注意与流感者隔离,定期注射流感疫苗,预防呼吸道感染。保持良好的营养状态,增强抗感染的能力。胃肠道反流可诱发哮喘发作,睡前 3 小时禁饮食、抬高枕头可预防。

(李国梅)

第三节　重症病毒性肝炎

大多数病毒性肝炎预后良好,少部分人出现肝衰竭,我国定名为重型肝炎,预后较差。起病10 d 内出现急性肝衰竭现象称急性重症型;起病 10 d 以上出现肝衰竭现象称亚急性重症型;在有慢性肝炎、肝硬化或慢性病毒携带状态病史的患者,出现肝衰竭表现称慢性重型肝炎。

一、诊断

(一)病因

本病病原体为各型肝炎病毒。肝炎病毒与机体的免疫反应都与本病的发病有关。发病多有诱因,如急性肝炎起病后,未适当休息、治疗,嗜酒或服用损害肝脏药物、妊娠或合并感染等。

(二)诊断要点

1.病史

急、慢性肝炎患者有明显的恶心、呕吐、腹胀等消化道症状。肝功能严重损害,特别是黄疸急骤加深,血清总胆红素＞171 μmol/L 或每天上升幅度＞17 μmol/L。在胆红素增高的同时,血清转氨酶活性反而相对较低,呈"胆-酶分离"现象。凝血酶原活动≤40％,有肝性脑病、出血、腹水等表现。要注意区别急性、亚急性、慢性重型肝炎的不同点,发病 10 d 以内出现的重型肝炎是急性重型肝炎,其特点为肝性脑病出现早、肝浊音界缩小较明显。发病 10 d 至 8 周出现的重型肝炎为亚急性重型肝炎,临床表现主要为严重消化道症状、重度黄疸、水肿及腹水,可有肝性脑病。慢性重型肝炎是在原有慢性肝炎或肝炎后肝硬化基础上出现的亚急性重型肝炎的临床表现,肝浊音界缩小不明显,病程一般较长。

2.危重指标

(1)突然出现精神、神志改变,即肝性脑病变化,从轻微的情绪与言行改变至严重的肝昏迷。

(2)短期内黄疸急剧加重,胆固醇或胆碱酯酶明显降低。

(3)腹胀明显加重,出现"胃型";腹水大量增加、尿量急剧减少等表现。

(4)凝血酶原活动度极度减低,出血现象明显,或有 DIC 表现。

(5)出现严重并发症如感染、肝肾综合征等。

3.辅助检查

(1)血常规检查:急性重型肝炎可有白细胞升高及核左移。慢性重型肝炎由于脾功能亢进,故白细胞总数升高不明显,血小板多有减少。

(2)肝功能明显异常:尤以胆红素升高明显,胆固醇(酯)与胆碱酯酶明显降低。慢性重型肝炎多有清蛋白明显减少,球蛋白升高,A/G 比值倒置。

(3)凝血酶原时间延长:凝血酶原活动度降低至 40% 以下。可有血小板减少、纤维蛋白原减少、纤维蛋白降解产物(FDP)增加等 DIC 的表现。

(4)血氨升高:正常血氨静脉血中应大于 58 μmol/L(100 μg/dL),动脉血氨更能反映肝性脑病的轻重。

(5)氨基酸谱的测定:支链氨基酸正常或轻度减少,而芳香氨基酸增多,故支/芳比值下降。

(6)脑电图检查:可有高电压及阵发性慢波。脑电图检查有助于肝性脑病的早期诊断及判断预后。

(7)肾功能检查:有肝肾综合征时常有尿素及血清肌酐升高。

(8)各种肝炎病毒标志物检查:可确定病原及发现多型病毒重叠感染患者。

(9)肝活检:对不易确诊的患者应考虑做肝穿刺活检。但术前、术后应做好纠正出血倾向的治疗。如注射维生素 K_1、凝血酶原复合物、新鲜血浆,以改善凝血酶原活动度。术前、术后还可注射止血药。加强监护以防意外。

(三)鉴别诊断

1.药物及肝毒性毒物引起的急性中毒性重型肝炎

本病应有服药史及毒物史,如抗结核药、磺胺类药、抗真菌药(酮康唑)等,中草药中的川楝子、雷公藤、黄药子也可引起,毒物中有毒蕈中毒、蛇毒等。

2.妊娠急性脂肪肝

本病多发生于第 1 胎,妊娠后期,急性上腹痛,频繁呕吐,黄疸深重,出血,很快出现昏迷、抽搐、B 超检查可见肝脏回声衰减。

二、治疗

(一)治疗原则

治疗原则主要是综合治疗,包括支持疗法,防止肝坏死,改善肝功能,促进肝细胞再生,防止出血、肝性脑病、肝肾综合征、合并感染等并发症。

(二)常规治疗

1.一般支持疗法

(1)绝对卧床休息,记 24 h 出入量,密切观察病情变化。

(2)保证必要的热量供应,尽可能减少饮食中的蛋白质,以控制肠内氨的来源。补充足量维生素 C、维生素 K_1 及 B 族维生素。

（3）静脉输液，以 10％葡萄糖液 1 500～2 000 mL/d，内加水飞蓟素、促肝细胞生长素、维生素 C 2.0～5.0 g，静脉滴注。大量维生素 E 静脉滴注，有助于消除氧自由基的中毒性损害。

（4）输新鲜血浆或全血，1 次/2～3 d，人血清蛋白 5～10 g，1 次/天。

（5）支链氨基酸 250 mL，1～2 次/天。

（6）根据尿量及血中钠、钾、氯化物检测结果，调整补充电解质，以维持电解质平衡，防止低血钾。

2.防止肝细胞坏死，促进肝细胞再生

（1）肝细胞再生因子（HGF）80～120 mg 溶于 10％葡萄糖液 250 mL，静脉滴注，1 次/天。

（2）胸腺素 15～20 mg/d，溶于 10％葡萄糖液内静脉滴注。

（3）10％葡萄糖液 500 mL 加甘利欣 150 mg 或加强力宁注射液 80～120 mL，静脉滴注，1 次/天。10％门冬氨酸钾镁 30～40 mL，溶于 10％葡萄糖液中静脉滴注，1 次/天。长期大量应用注意观察血钾。复方丹参注射液 8～16 mL 加入 500 mL 右旋糖酐-40 内静脉滴注，1 次/天。改善微循环，防止 DIC 形成。

（4）前列腺素 E_1（PGE_1），开始为 100 $\mu g/d$，以后可逐渐增加至 200 $\mu g/d$，加于 10％葡萄糖液 500 mL 中缓慢静脉滴注，半个月为 1 个疗程。

（5）胰高血糖素-胰岛素（G-I）疗法，方法为胰高血糖素 1 mg，普通胰岛素 10 U 共同加入 10％葡萄糖液 500 mL 内，缓慢静脉滴注，1～2 次/天。

3.防治肝性脑病

（1）严格低蛋白饮食，病情严重时可进无蛋白饮食，待病情好转后再逐渐增加。

（2）口服乳果糖糖浆 10～30 mL，3 次/天以使粪便 pH 降到 5 为宜，从而达到抑制肠道细菌繁殖、减轻内毒素血症。选用大黄煎剂、小量硫酸镁、20％甘露醇 20～50 mL 口服、口服新霉素、食醋保留灌肠等。

（3）防止低血钾与碱血症，用支链氨基酸或六合氨基酸 250 mL 静脉滴注，1～2 次/天。

（4）消除脑水肿，有脑水肿倾向者用 20％甘露醇 250 mL.加压快速静脉滴注。

4.防治出血

（1）观测血小板计数、凝血酶原时间、纤维蛋白原等，以便及早发现 DIC 征兆，尽早采取相应措施。早期应给改善微循环、防止血小板聚集的药物，如川芎嗪 160～240 mg，复方丹参注射液 8～18 mL，双嘧达莫 400～600 mg 等，加入葡萄糖液内静脉滴注。500 mL 右旋糖酐-40 加山莨菪碱注射液 10～20 mg，静脉滴注，如确已发生 DIC，应按 DIC 治疗。

（2）凝血因子的应用，纤维蛋白原 1.5 g 溶于 100 mL 注射用水中，缓慢静脉滴注，1 次/天。输新鲜血浆或新鲜全血。

（3）大剂量维生素 K_1 应早应用，有人认为大剂量维生素 K_1、维生素 C、维生素 E 合用，可使垂死的肝细胞复苏。

（4）酚磺乙胺 500 mg，静脉注射，1 或 2 次/天。

（5）对有消化道大出血者，除输血及全身用止血药外，应进行局部相应处理。消化道出血，可口服凝血酶，每次 2 000 U；奥美拉唑 40 mg 静脉注射，1 次/6 h；西咪替丁，每晚 0.4～0.8 g，可防治胃黏膜糜烂出血。对门静脉高压引起的上消化道出血，在血压许可的条件下，持续静脉滴注酚妥拉明以降低门脉压，可起到理想的止血效果。酚妥拉明 20～30 mg 加入 10％葡萄糖液

1 000~1 500 mL 缓慢静脉滴注 8~12 h,注意观察血压。

5.防治肾衰竭

(1)尽量避免用有肾毒性的药物。

(2)选用川芎嗪、复方丹参、山莨菪碱、右旋糖酐-40 等。如已有肾功能不全、尿少者,应按急性肾衰竭处理。注意水、电解质平衡,防止高血钾。

(3)适当用利尿药,可用呋塞米 20~100 mg 稀释后静脉注射。

(4)经用药不能缓解高血钾与氮质血症,应行腹膜透析。

6.防感染

(1)注意口腔护理,保持病室空气清新,防止交叉感染。及早发现感染征兆,要特别注意腹腔、消化道、呼吸道、口腔、泌尿系统感染。可用乳酸菌制剂,以低于 50 ℃的低温水冲服,以预防肠道感染。

(2)及早用抗生素,在没有找到致病菌前,一般首先考虑革兰氏阴性菌感染,全面考虑选用抗生素。要特别注意避免使用肾毒性与肝毒性抗生素。

三、急救护理

(一)护理目标

(1)患者及家属了解重症肝炎的诱发因素。

(2)患者症状改善,无护理并发症。

(3)为患者提供优质的护理服务,提高危重患者的生存质量,降低病死率。

(4)护士熟练掌握重症肝炎护理及预防保健知识。

(二)护理措施

1.休息与活动

卧床休息,病情允许时尽量采取平卧位。症状好转,黄疸消退,肝功能改善后,可逐渐增加活动量,以不感到疲劳为宜。肝功能正常经 1~3 个月可恢复日常活动及工作。

2.饮食

(1)饮食原则:高热量、高维生素、低脂、优质蛋白、易消化饮食。

(2)肝性脑病神志不清时禁止摄入蛋白质饮食,清醒后可逐渐增加蛋白质含量,每天约 20 g,以后每隔 3~5 d 增加 10 g,逐渐增加至 40~60 g/d。最好以植物蛋白为宜。

(3)肝肾综合征时低盐或无盐饮食,钠限制每天 250~500 mg,进水量限制在 1 000 mL/d。

(4)为患者提供清洁、舒适的就餐环境,促进食欲。

3.预防感染

(1)保持病房空气清新,减少探视。加强病房环境消毒,每天常规进行地面、物表、空气消毒。

(2)注意饮食卫生及餐具的清洁消毒,避免交叉感染。

(3)加强无菌操作,防止医源性感染。

(4)严格终末消毒。

4.心理护理

重症肝炎患者病情危重,病死率高,患者及其家属易形成恐惧的心理状态,对治疗失去信心。护士应详细了解患者及家属对疾病的态度,耐心倾听患者诉说,安慰患者,建立良好的护患关系。讲解好转的典型病例,使患者树立战胜疾病的信心。

5.症状护理

(1)观察患者生命体征、神志、瞳孔、尿量的变化,并做好记录。

(2)每周测量腹围和体重。利尿速度不宜过快,腹水伴水肿者,每天体重下降≤1 000 g。单纯腹水患者,每天体重下降≤400 g。

(3)避免肝性脑病的各种诱发因素:注意保持大便通畅,防治感染,禁用止痛、麻醉、安眠和镇静药物,维持水电解质和酸碱平衡。

(4)观察有无肝性脑病、出血、肝肾综合征等并发症的发生,如有病情变化及时汇报医师并配合抢救。

6.三腔二囊管护理

(1)胃气囊充气 200～300 mL,食道囊充气 150～200 mL。

(2)置管期间可因提拉过猛或患者用力咳嗽出现恶心,频繁期前收缩甚至窒息症状,应立即将气囊口放开,放出三腔管内气体,并行进一步处理。

(3)经常抽吸胃内容物,观察有无再出血。

(4)置管期间应保持口、鼻清洁,忌咽唾液、痰液,以免误入气管。

(5)置管 24 h 应放气 15～30 min,以免食管、胃底黏膜受压过久坏死。

(6)出血停止后放出气囊的气体,保留管道,继续观察 12～24 h,无出血现象可考虑拔管,拔管前应吞服液状石蜡 20～30 mL。

7.健康教育

(1)向患者及家属讲解重症肝炎的诱因。

(2)按照医嘱合理用药,了解常用药物的作用、正确用量、用法、不良反应。勿自行使用镇静、安眠药物。

(3)合理饮食:高热量、高维生素、低脂、优质蛋白、易消化饮食。

(4)预防交叉感染:实施适当的家庭隔离,如患者的餐具、用具和洗漱用品应专用,定时消毒。

(5)避免劳累、饮酒及应用肝损害药物。

(6)定期复查肝功能。

(李国梅)

第四节　急性肝衰竭

一、定义

急性肝衰竭是原来无肝病者肝脏受损后短时间内发生的严重临床综合征,死亡率高,最常见的病因是病毒性肝炎。

二、病因及发病机制

(一)病因

在中国引起肝衰竭的主要病因是肝炎病毒(主要是乙型肝炎病毒),其次是药物及肝毒性物质(如乙醇、化学制剂等)。在欧美国家,药物是引起急性、亚急性肝衰竭的主要原因。

(二)发病机制

1.内毒素与肝损伤

内毒素使肝脏能量代谢发生障碍。还可诱导中性粒细胞向肝内聚集,并激活中性粒细胞,参与导致大块肝细胞坏死的炎症过程。内毒素作用于肝窦内皮细胞及微血管,引起肝微循环障碍,导致缺血缺氧性损伤。

2.细胞因子与肝损伤

细胞因子不仅是肝坏死过程的主要因素,还与肝衰竭时肝细胞再生抑制状态有关。

3.细胞凋亡

肝细胞凋亡在肝衰竭病理形成过程中也起着重要的作用。

4.多器官功能衰竭与肝衰竭

肝衰竭是多器官功能衰竭的主要起因,而多器官功能衰竭又可加重肝衰竭。

三、临床表现

(一)神经、精神症状

早期以性格和行为改变为主,如情绪激动、精神错乱、行为荒诞等,少数患者可被误诊为精神病。晚期出现肝昏迷、肝臭,各种反射迟钝或消失,肌张力改变,踝阵挛阳性。

(二)黄疸

典型病例先是尿色加深,经 2～3 d 皮肤巩膜出现黄疸,迅速加深,少数患者的黄疸可出现在神经、精神症状前,但较轻微,以后随病情恶化而加深。

(三)出血

因肝脏内凝血因子合成障碍,导致弥散性血管内凝血、血小板减少。

(四)肝脏缩小

多数急性肝衰竭肝脏呈进行性缩小,此为诊断本病的重要体征。

(五)腹水

多数患者迅速出现腹水,大多属于漏出液,少数为渗出液或血性。

(六)脑水肿、脑疝综合征

发生率 24%～82%,单纯脑水肿表现为呕吐、头痛、烦躁、血压轻度上升。合并脑疝则出现去大脑强直、抽搐、瞳孔对光反应减弱或消失、呼吸节律不齐、呼吸骤停等。

(七)肝肾综合征

表现为少尿或无尿、氮质血症、稀释性低血钠、低尿钠,尿中可无蛋白质及管型。

四、实验室及其他检查

(1)肝炎病毒学检查:肝功能检查转氨酶升高或发生胆-酶分离现象。

(2)血生化检查:凝血酶原时间延长。

五、紧急救护

(一)去除诱因

针对引起急性肝衰竭的不同诱因,给予治疗和护理。

(二)保肝治疗

(1)应用细胞活性药物,如 ATP、辅酶 A、肌苷、1,6-二磷酸果糖等。

(2)胰岛素-胰高血糖素疗法。

(3)促肝细胞生长素促使肝细胞再生。

(4)前列腺素 E 可扩张血管,改善肝微循环,稳定肝细胞膜,防止肝细胞坏死。

(5)适量补充新鲜血、新鲜血浆及清蛋白,有利于提高胶体渗透压,促进肝细胞的再生和补充凝血因子。

(三)对症处理

1.肝性脑病

避免使用麻醉、镇痛、催眠等中枢抑制药物,及时控制感染和上消化道出血,注意纠正水、电解质和酸碱平衡紊乱。降低血氨。

(1)禁止经口摄入蛋白质,尤其动物蛋白,以减少氨的形成。

(2)抑制肠道产氨细菌生长,可口服或鼻饲新霉素 1～2 g/d,甲硝唑 0.2 g,每天 4 次。

(3)清除肠道积食、积血或其他含氮物质,应用乳果糖或拉克替醇,口服或高位灌肠,可酸化肠道,促进氨的排出,减少肠源性毒素吸收。

(4)视患者的电解质和酸碱平衡情况酌情选择谷氨酸钠、谷氨酸钾、精氨酸等降氨药。

(5)使用支链氨基酸或支链氨基酸与精氨酸混合制剂,以纠正氨基酸失衡。

2.出血

(1)预防胃应激性溃疡出血,可用 H_2 受体拮抗剂或质子泵抑制剂。

(2)凝血功能障碍者注射维生素 K,可促进凝血因子的合成。血小板减少或功能异常者可输注血小板悬液。

(3)胃肠道出血者可用冰盐水加血管收缩药物局部灌注止血。

(4)活动性出血或需接受损伤性操作者,应补充凝血因子,以输新鲜血浆为宜。

(5)一旦出现 DIC、颅内出血,须积极配合抢救。

(四)急性并发症的处理

1.肝肾综合征

(1)及时去除诱因,如避免强烈利尿及大量放腹水,不使用损害肾功能的药物。

(2)在改善肝功能的前提下,适当输注右旋糖酐-40、清蛋白等胶体溶液,以提高循环血容量。

(3)补充血容量的同时给予利尿药,常用 20%甘露醇,无效时可用呋塞米,可消除组织水肿、腹水,减轻心脏负荷,清除有害代谢产物。

(4)应用血管活性药,可选用多巴胺、酚妥拉明等药物,以扩张肾血管,增加肾血流量。

(5)经上述治疗无效时,宜尽早进行血液透析,清除血内有害物质,减轻氮质血症、纠正高钾血症和酸中毒。

2.感染

一旦出现感染,可单用或联合应用抗生素,但不应使用有肝、肾毒性的药物。

3.脑水肿

颅内压增高者给予高渗性脱水药。

(五)血液净化疗法

可清除因肝功能严重障碍而产生的各种有害物质,使血液得以净化,帮助患者度过危险期。

血浆置换是较为成熟的血液净化方法,可以去除与血浆蛋白结合的毒物,补充血浆蛋白、凝血因子等人体所需物质,从而减轻急性肝衰竭患者的症状。

(六)肝替代治疗

(1)人工肝支持治疗:人工肝是指通过体外的机械、物理化学或生物装置,清除各种有害物质,补充必需物质,改善内环境,暂时替代衰竭肝的部分功能的治疗方法,能为肝细胞再生及肝功能恢复创造条件或等待机会进行肝移植。

(2)肝移植。

六、观察要点

(1)判断神志是否清醒,性格和行为有无异常,以便及时发现肝性脑病的先兆。

(2)密切观察生命体征变化,注意每天测量腹围、体重。

(3)黄疸:了解黄疸的程度,有无逐渐加重。

(4)出血:注意皮肤、黏膜及消化道等部位有无出血,抽血及穿刺后要长时间压迫穿刺点,防止渗血。

(5)监测中心静脉压、血气分析变化。

(6)监测肝功能、凝血功能变化。

(7)对接受胰高血糖素、胰岛素疗法患者,用药期间随时监测血糖水平,以便随时调整药物的用量。

(8)应用谷氨酸钾时须监测钾、钠、氯含量,保持电解质平衡。

七、护理要点

(一)充分休息与心理护理

患者应绝对卧床休息,腹水患者采取半卧位。鼓励患者保持乐观情绪,以最佳心理状态配合治疗。

(二)饮食护理

给予低脂、低盐、高热量、清淡、易消化的食物。戒烟酒,忌辛辣刺激性食物,少量多餐可进食流质或半流质,以保证营养充分吸收,促进肝细胞再生和修复。有腹水者控制钠盐摄入,肝性脑病者忌食蛋白。

(三)口腔护理

饭前饭后可用5%的碳酸氢钠漱口。

(四)皮肤护理

保持皮肤清洁干燥,黄疸较深、瘙痒严重者可给予抗组胺药物。

(五)并发症的护理

1.肝肾综合征

严格控制液体入量,避免使用损害肝、肾功能的药物。注意观察尿量的变化及尿的颜色和性质,准确记录每天出入液量。

2.感染

加强支持疗法,调整免疫功能。

3.大量腹水

(1)安置半卧位,限制钠盐和每天入水量。

(2)遵医嘱应用利尿药,避免快速和大量利尿,用药后注意监测血电解质。

(3)每天称体重,测腹围,记录尿量,密切观察腹水增长及消退情况。

(4)腹腔穿刺放腹水一次量不能超过3 000 mL,防止水、电解质紊乱和酸碱失衡。

4.脑水肿

密切观察患者有无头痛、呕吐、眼底视盘水肿及意识障碍等表现。一旦发生,应协助患者取平卧位,抬高床头15°~30°,以利颅内静脉回流,减轻脑水肿。使用脱水药、利尿药后易出现电解质紊乱,应定时监测。

(六)安全防护

对于昏迷患者加护床挡,烦躁患者慎用镇静药,必要时可用水合氯醛灌肠。

(七)肠道护理

灌肠可清除肠内积血,使肠内保持酸性环境,减少氨的产生和吸收,协助患者采取左侧卧位,用37~38 ℃温水 100 mL 加食醋 50 mL 灌肠 1~2 次/天,或乳果糖 500 mL 加温水 500 mL 保留灌肠,使血氨降低。肝性脑病者禁用肥皂水灌肠。

（李国梅）

第五节 高血糖危象

高血糖危象指的是糖尿病昏迷,而糖尿病是由多种病因引起的以慢性高血糖为特征的代谢紊乱,其基本病理生理为绝对或相对性胰岛素分泌不足所引起的糖代谢紊乱,严重时可导致酸碱平衡失常。特征性的病理改变包括高血糖、高酮血症及代谢性酸中毒,发展到严重时可发生酮症酸中毒昏迷和高渗性非酮症性昏迷。

一、糖尿病酮症酸中毒

糖尿病酮症酸中毒(DKA)为最常见的糖尿病急症,是由于体内胰岛素缺乏引起的以高血糖、高血酮和代谢性酸中毒为主要表现的临床综合征。当代谢紊乱发展至脂肪分解加速、血清酮体积聚超过正常水平时称为酮血症,尿酮体排出增多称为酮尿,临床上统称为酮症。当酮酸积聚而发生代谢性酸中毒时称为酮症酸中毒,常见于 1 型糖尿病患者或 B 细胞功能较差的 2 型糖尿病患者伴应激时。

(一)病因

DKA 发生在有糖尿病基础,在某些诱因作用下发病。DKA 多见于年轻人,1 型糖尿病易发,2 型糖尿病可在某些应激情况下发生。发病过程大致可分为代偿性酮症酸中毒与失代偿性酮症酸中毒两个阶段。诱发 DKA 的原因如下。

1.急性感染

以呼吸、泌尿、胃肠道和皮肤的感染最为常见。伴有呕吐的感染更易诱发急性感染。

2.胰岛素和药物治疗中断

胰岛素和药物治疗中断是诱发 DKA 的重要因素,特别是胰岛素治疗中断。有时也可因体内产生胰岛素抗体致使胰岛素的作用降低而诱发。

3.应激状态

糖尿病患者出现精神创伤、紧张或过度劳累、外伤、手术、麻醉、分娩、脑血管意外、急性心肌梗死等。

4.饮食失调或胃肠疾病

严重呕吐、腹泻、厌食、高热等导致严重失水,过量进食含糖或脂肪多的食物,酗酒,或每天糖类摄入过少(<100 g)时。

5.不明病因

发生 DKA 时往往有几种诱因同时存在,但部分患者可能找不到明显诱因。

(二)发病机制

主要病理基础为胰岛素相对或绝对不足、拮抗胰岛素的激素(胰高血糖素、皮质醇、儿茶酚胺类、生长激素)增加以及严重失水等,因此产生糖代谢紊乱,血糖不能正常利用,导致血糖增高、脂肪分解增加、血酮增高和继发性酸中毒与水、电解质平衡失调等一系列改变。本病发病机制中各种胰岛素拮抗激素相对或绝对增多起重要作用。

1.脂肪分解增加、血酮增高与代谢性酸中毒的出现

DAK 患者脂肪分解的主要原因有:①胰岛素的严重缺乏,不能抑制脂肪分解。②糖利用障碍,机体代偿性脂肪动员增加。③生长激素、胰高血糖素和糖皮质激素的作用增强,促进脂肪的分解。此时因脂肪动员和分解加速,大量脂肪酸在肝经 B 氧化生成乙酰辅酶 A。正常状态下的乙酰辅酶 A 主要与草酰乙酸结合后进入三羧酸循环。DAK 时,由于草酰乙酸的不足,使大量堆积的乙酰辅酶 A 不能进入三羧酸循环,加上脂肪合成受抑制,使之缩合为乙酰乙酸,再转化为 β-羟丁酸、丙酮,三者总称为酮体。与此同时,胰岛素的拮抗激素作用增强,也成为加速脂肪分解和酮体生成的另一个主要方面。在糖、脂肪代谢紊乱的同时,蛋白质的分解过程加强,出现负氮平衡,血中生酮氨基酸增加,生糖氨基酸减少,这在促进酮血症的发展中也起了重要作用。当肝内产生的酮体量超过了周围组织的氧化能力时,便引起高酮血症。

病情进一步恶化将引起:①组织分解加速。②毛细血管扩张和通透性增加,影响循环的正常灌注。③抑制组织的氧利用。④先出现代偿性通气增强,继而 pH 下降,当 pH<7.2 时,刺激呼吸中枢引起深快呼吸(Kussmaul 呼吸),pH<7.0 时,可导致呼吸中枢麻痹,呼吸减慢。

2.胰岛素严重缺乏、拮抗激素增高及严重脱水

当胰岛素严重缺乏和拮抗激素增高情况下,糖利用障碍,糖原分解和异生作用加强,血糖显著增高,可超过 19.25 mmol/L,继而引起细胞外高渗状态,使细胞内水分外移,引起稀释性低钠。一般来说,血糖每升高 5.6 mmol/L,血浆渗量增加 5.5 mmol/L,血钠下降 2.7 mOsm/L。此时,增高的血糖由肾小球滤过时,可比正常的滤过率[5.8~11 mmol/(L·min)]高出 5~10 倍,大大超过了近端肾小管回吸收糖[16.7~27.8 mmol/(L·min)]的能力,多余的糖由肾排出,带走大量水分和电解质,这种渗透性利尿作用必然使有效血容量下降,机体处于脱水状态。此外,由此而引起的机体蛋白质、脂肪过度分解产物(如尿素氮、酮体、硫酸、磷酸)从肺、肾排出,同时厌食、呕吐等症状,都可加重脱水的进程。在脱水状态下的机体,胰岛素利用下降与反调节激素效应增强的趋势又必将进一步发展。这种恶性循环若不能有效控制,必然引起内环境的严重紊乱。

3.电解质失衡

因渗透性利尿作用,从肾排出大量水分的同时也丢失 K^+、Na^+ 和 Cl^- 等离子。血钠在初期可由于细胞内液外移和排出增多而引起稀释性低钠,但若失水超过失钠程度,血钠也可增高。血钾降低多不明显,有时由于 DKA 时组织分解增加使大量细胞内 K^+ 外移而使测定的血钾不低,但总体上仍以低钾多见。

（三）临床表现

绝大多数 DKA 见于 1 型糖尿病患者,有使用胰岛素治疗史,且有明显诱因,小儿则多以 DKA 为首先症状出现。一般起病急骤,但也有逐渐起病者。早期患者常感软弱、乏力、肌肉酸痛,是为 DKA 的前驱表现,同时糖尿病本身症状也加重,常因大量尿糖及酮尿使尿量明显增加,体内水分丢失,多饮、多尿更为突出,此时食欲缺乏、恶心、呕吐、腹痛等消化道症状及胸痛也很常见。老年有冠心病者可并发心绞痛,甚至心肌梗死及心律失常或心力衰竭等。由于 DKA 时心肌收缩力减低,每搏量减少,加以周围血管扩张,血压常下降,导致周围循环衰竭。

1.严重脱水

皮肤黏膜干燥、弹性差,舌干而红,口唇樱桃红色,眼球下陷,心率增快,心音减弱,血压下降;并可出现休克及中枢神经系统功能障碍,如头痛、神志淡漠、恍惚,甚至昏迷。少数患者尚可在脱水时出现上腹部剧痛、腹肌紧张并压痛,酷似急性胰腺炎或外科急腹症,胰淀粉酶亦可升高,但非胰腺炎所致,与严重脱水和糖代谢紊乱有关,一般在治疗经 $2\sim3$ d 可降至正常。

2.酸中毒

可见深而快的 Kussmaul 呼吸,呼出气体呈酮味(烂苹果味),但患者常无呼吸困难感觉,少数患者可并发呼吸窘迫综合征。酸中毒可导致心肌收缩力下降,诱发心力衰竭。当 pH<7.2 时中枢神经系统受抑制则出现倦怠、嗜睡、头痛、全身痛、意识模糊和昏迷。

3.电解质失衡

早期低血钾常因病情发展而进一步加重,可出现胃肠胀气、腱反射消失和四肢麻痹,甚至有麻痹性肠梗阻的表现。当同时合并肾功能损害,或因酸中毒致使细胞内大量钾进入细胞外液时,血钾也可增高。

4.其他

肾衰竭时少尿或无尿,尿检出现蛋白、管型;部分患者可有发热,病情严重者体温下降,甚至降至 35 ℃ 以下,这可能与酸血症时血管扩张和循环衰竭有关;尚有少数患者可因 6-磷酸葡萄糖脱氢酶缺乏而产生溶血性贫血或黄疸。

（四）实验室检查

1.尿糖、尿酮检查

尿糖、尿酮强阳性,但当有严重肾功能损害时由于肾小球滤过率减少而导致肾糖阈增高时,尿糖和尿酮亦可减少或消失。

2.血糖、血酮检查

血糖明显增高,多为 16.7$\sim$33.3 mmol/L,有时可达 55.5 mmol/L;血酮体明显增高,正常值 <0.6 mmol/L,>1.0 mmol/L 为高血酮,>3.0 mmol/L 提示酸中毒。

3.血气分析

代偿期 pH 可在正常范围,HCO_3^- 降低;失代偿期 pH<7.35,HCO_3^- 进一步下降,BE 负值增大。

4.电解质测定

血钾正常或偏低,尿量减少后可偏高,血钠、血氯多偏低,血磷低。

5.其他

肾衰竭时,尿素氮、肌酐增高,尿常规可见蛋白、管型,白细胞计数多增加。

(五)诊断及鉴别诊断

DKA 的诊断基于如下条件:①尿糖强阳性。②尿酮体阳性,但在肾功能严重损伤或尿中以 β-羟丁酸为主时尿酮可减少甚至消失。③血糖升高,多为 16.7～33.3 mmol/L,若＞33.3 mmol/L,要注意有无高血糖高渗状态。④血 pH＜7.35,HCO₃⁻＜15 mmol/L。在早期代偿阶段血 pH 可正常,但 BE 负值增大。关键在于对临床病因不明的脱水、酸中毒、休克、意识改变进而昏迷的患者应考虑到 DKA 的可能。若尿糖、尿酮体阳性,血糖明显增高,无论有无糖尿病史,都可结合临床特征而确立诊断。

DKA 可有昏迷,但在确立是否为 DKA 所致时,除需与高血糖高渗状态、低血糖昏迷和乳酸性酸中毒进行鉴别外,还应注意脑血管意外的出现,应详查神经系统体征,特别要急查头颅 CT,以资鉴别,必须注意二者同时存在的可能性。

(六)急诊处理

治疗原则为尽快纠正代谢紊乱,去除诱因,防止各种并发症。补液和胰岛素治疗是纠正代谢紊乱的关键。

1.补液

输入液体的量及速度应根据患者脱水程度、年龄及心脏功能状态而定。一般每天总需量按患者原体重的 10% 估算。首剂生理盐水 1 000～2 000 mL,1～2 h 静脉滴注完毕,以后每 6～8 h 输 1 000 mL 左右。补液后尿量应在每小时 100 mL 以上,如仍尿少,表示补液不足或心、肾功能不佳,应加强监护,酌情调整。昏迷者在苏醒后,要鼓励口服液体,逐渐减少输液,较为安全。

2.胰岛素治疗

常规以小剂量胰岛素为宜,这种用法简单易行,不必等血糖结果;无迟发低血糖和低血钾反应,经济、有效。实施时可分两个阶段进行。

(1)第 1 阶段:患者诊断确定后(或血糖＞16.7 mmol/L),开始先静脉滴注生理盐水,并在其中加入短效胰岛素,每小时给予每千克体重 0.1 U 胰岛素,使血清胰岛素浓度恒定为 100～200 μU/mL,每 1～2 h 复查血糖,如血糖浓度下降＜30%,可将胰岛素加量;对有休克和/或严重酸中毒和/或昏迷的重症患者,应酌情静脉注射首次负荷剂量 10～20 U 胰岛素;如血糖浓度下降＞30%,则按原剂量继续静脉滴注,直至血糖浓度下降为≤13.9 mmol/L 后,转第 2 阶段治疗;当血糖浓度≤8.33 mmol/L 时,应减量使用胰岛素。

(2)第 2 阶段:当患者血糖下降至≤13.9 mmol/L 时,将生理盐水改为 5% 葡萄糖(或糖盐水),胰岛素的用量则按葡萄糖与胰岛素之比为(3～4):1(即每 3～4 g 糖给胰岛素 1 U)继续滴注,使血糖维持在 11.1 mmol/L 左右,酮体阴性时,可过渡到平日治疗剂量,但在停止静脉滴注胰岛素前 1 小时酌情皮下注射胰岛素 1 次,以防血糖的回升。

3.补钾

DKA 者从尿中丢失钾,加上呕吐与摄入减少,必须补充。但测定的血钾可因细胞内钾转移至细胞外而在正常范围内,因此,除非患者有肾功能障碍或无尿,一般在开始治疗即进行补钾。补钾应根据血钾和尿量:治疗前血钾低于正常,立即开始补钾,前 2～4 h 通过静脉输液每小时补钾为 13～20 mmol/L(相当于氯化钾 1.0～1.5 g);血钾正常、尿量＞40 mL/h,也立即开始补钾;血钾正常、尿量＜30 mL/h,暂缓补钾,待尿量增加后再开始补钾;血钾高于正常,暂缓补钾。使用时应随时进行血钾测定和心电图监护。如能口服,用肠溶性氯化钾 1～2 g,3 次/天。用碳酸氢钠时,鉴于它有促使钾离子进入细胞内的作用,故在滴入 5％碳酸氢钠 150～200 mL 时,应加氯化钾 1 g。

4.纠正酸中毒

患者酸中毒是由酮体过多所致,而非 HCO_3^- 缺乏,一般情况下不必用碳酸氢钠治疗,大多可在输注胰岛素及补液后得到纠正。反之,易引起低血钾、脑水肿、反常性脑脊液 pH 下降和因抑制氧合血红蛋白解离而导致组织缺氧。只有 $pH < 7.1$ 或 $CO_2CP < 6.7$ mmol/L、$HCO_3^- < 5$ mmol/L时给予碳酸氢钠 50 mmol/L。

5.消除诱因,积极治疗并发症

并发症是关系到患者预后的重要方面,也是酮症酸中毒病情加重的诱因,如心力衰竭、心律失常、严重感染等,都须积极治疗。此外,对患者应用鼻导管供氧,严密监测神志、血糖、尿糖、尿量、血压、心电图、血气、血浆渗量、尿素氮、电解质及出入量等,以便及时发现病情变化,及时予以处理。

(七)急救护理

1.急救护理要点

(1)补液:是抢救 DKA 首要的、极其关键的措施。补液可以迅速纠正失水以改善循环血容量与肾功能。通常使用 0.9％氯化钠注射液。一般补液应遵循以下原则。①若血压正常或偏低,血钠＜150 mmoL/L,静脉输入 0.9％氯化钠注射液。发生休克者,还应间断输入血浆或全血。②若血压正常,血钠≥150 mmol/L,或伴有高渗状态,可开始就用低渗液体。③血糖降至 13.9 mmol/L以下,改用 5％葡萄糖注射液。补充的量及速度须视失水程度而定。一般按患者体重(kg)的 10％估计输液。补液按先快后慢的原则进行。头 4 个小时补充总量的 1/4～1/3,头 8～12 h 补充总量的 2/3,其余的量在 24～48 h 补足。补液途径以静脉为主,辅以胃肠内补液。

(2)应用胰岛素:静脉滴注或静脉推注小剂量胰岛素治疗。该法简单易行,安全有效,较少发生低血钾、脑水肿及后期低血糖等严重不良反应。每小时胰岛素用量 0.1 U/kg(可用 50 U RI 加入 500 mL 0.9％氯化钠注射液中以 1 mL/min 的速度持续静脉滴注)。

(3)保持呼吸道通畅,吸氧,提供保护性措施。

2.一般护理要点

(1)严密观察生命体征和神志变化,低血钾患者应做心电图监测,为病情判断和观察治疗反应提供客观依据。

(2)及时采血、留尿,送检尿糖、尿酮、血糖、血酮、电解质及血气等。

(3)准确记录 24 h 出入量。

(4)补液时密切监测肺水肿发生情况。

(5)遵医嘱用药,纠正电解质及酸碱失衡:轻症患者经补液及胰岛素治疗后,酸中毒可逐渐得到纠正,不必补碱。重症酸中毒,二氧化碳结合力＜8.92 mmol/L,pH＜7.1,应根据血 pH 和二氧化碳结合力变化,给予适量碳酸氢钠溶液静脉输入。酸中毒时细胞内缺钾,治疗前血钾水平不能真实反映体内缺钾程度,治疗后 4～6 h 血钾常明显下降,故在静脉输入胰岛素及补液同时应补钾,最好在心电监护下,结合尿量和血钾水平,调整补钾量和速度。在使用胰岛素 4 h 后,只要有尿排出(>30 mL/h),则应当补钾。

(6)对症护理:针对休克、严重感染、心力衰竭、心律失常、肾衰竭、脑水肿等进行处理,加强护理,注意口腔、皮肤的护理,预防压疮和继发性感染。昏迷患者应加强生活护理。

二、糖尿病高渗性非酮症昏迷

非酮症性高血糖高渗性糖尿病昏迷(NKHDC)是糖尿病的严重急性合并症。特点是血糖极高,没有明显的酮症酸中毒,因高血糖引起血浆高渗性脱水和进行性意识障碍的临床综合征。

(一)病因及发病机制

诱发因素常见的有大量口服或静脉输注糖液,使用糖皮质激素、利尿剂(如呋塞米、噻嗪类、山梨醇)、免疫抑制剂、氯丙嗪、苯妥英钠、普萘洛尔等药物,急性感染,手术,以及脑血管意外、急性心肌梗死、心力衰竭等应激状态,腹膜透析和血液透析等。具体的发病机制还有待于进一步阐明。可能由于本病患者体内仍有一定数量的胰岛素,虽然由于各种不同原因而使其生物效应不足,但其数量足以抑制脂肪细胞脂肪分解,而不能抑制肝糖原分解和糖原异生,肝脏产生葡萄糖增加释入血流,同时葡萄糖因胰岛素不足不能透过细胞膜而为脂肪、肌肉摄取与利用,导致血糖上升。脂肪分解受抑制,游离脂肪酸增加不多,使肝脏没有足够的底物形成较多的酮体。加以本病患者抗胰岛素激素(如生长激素、糖皮质激素等)水平虽然升高,但其出现时间较酮症酸中毒患者迟,且其上升程度不足以引起生酮作用。血糖升高,大量尿糖从肾排出,引起高渗性利尿,从而导致脱水和血容量减少。

(二)临床表现

1.前驱期表现

NKHDC起病多隐蔽,在出现神经系统症状和进入昏迷前常有一段过程,即前驱期,表现为糖尿病症状如口渴、多尿和倦怠、无力等症状的加重,反应迟钝,表情淡漠,引起这些症状的基本原因是由于渗透性利尿失水。这一期可由几天到数周,发展比糖尿病酮症酸中毒慢,如能对NKHDC提高警惕,在前驱期及时发现并诊断,则对患者的治疗和预后大有好处,但可惜往往由于前驱期症状不明显,一则易被患者本人和医师所忽视,再者常易被其他合并症症状所掩盖和混淆,而使诊断困难和延误。

2.典型期的临床表现

若前驱期得不到及时治疗,则病情继续发展,由于严重的失水引起血浆高渗和血容量减少,患者主要表现为严重的脱水和神经系统两组症状和体征,我们观察的全部患者都有明显的脱水表现,外观患者的唇舌干裂、眼窝塌陷、皮肤失去弹性,由于血容量不足,大部分患者有血压减低、心跳加速,少数患者呈休克状态,有的由于严重脱水而无尿,神经系统方则表现为不同程度的意识障碍,从意识模糊、嗜睡直至昏迷,可以有一过性偏瘫。病理反射和癫痫样发作,出现神经系统症状常是促使患者前来就诊的原因,因此常误诊为一般的脑血管意外而导致误诊、误治,后果严重。和酮症酸中毒不一样,NKHDC没有典型的酸中毒呼吸,若患者出现中枢性过度换气现象时,则应考虑是否合并有败血症和脑血管意外。

(三)实验室及其他检查

(1)血常规。由于脱水血液浓缩,血红蛋白增高,白细胞计数多$>10×10^9$/L。

(2)血糖极高>33.3 mmol/L(多数>44.4 mmol/L)。

(3)血电解质改变不明显。

(4)尿糖强阳性,尿酮体阴性或弱阳性。

(5)血浆渗透压增高血浆渗透压可按下面公式计算:

$$血浆渗透压(mOsm/L)=2(Na^++K^+)+\frac{血糖(mg/dL)}{18}+\frac{BUN(mg/dL)}{2.8}$$

正常范围为 280～300 mOsm/L,NKHDC 多大于 340 mOms。

其他血肌酐和尿素氮多增高,原因可由于肾脏本身因素,但大部分患者是由于高度脱水肾前因素所致,因而血肌酐和尿素氮一般随急性期补液治疗后而下降,如仍不下降或特别高者预后不良。

(四)诊断

NKHDC 的死亡率极高,能否及时诊断直接关系到患者的治疗和预后。从上述 NKHDC 的临床表现看,对本症的诊断并不困难,关键是所有的临床医师要提高对本症的警惕和认识,特别是对中、老年患者有以下临床症状者,无论有无糖尿病历史,均提示有 NKHDC 的可能,应立即做实验室检查:①进行性意识障碍和明显脱水表现者。②中枢神经系统症状和体征,如癫痫样抽搐和病理反射征阳性者。③合并感染、心肌梗死、手术等应激情况下出现多尿者。④大量摄糖、静脉输糖或应用激素、苯妥英钠、普萘洛尔等可致血糖增高的药物时出现多尿和意识改变者。⑤水入量不足、失水和用利尿药、脱水治疗与透析治疗等。

实验室检查和诊断指标:对上述可疑 NKHDC 者应立即取血查血糖、血电解质(钠、钾、氯)、尿素氮和肌酐、CO₂CP,有条件做血酮和血气分析,查尿糖和酮体,做心电图。NKHDC 实验室诊断指标:①血糖＞33.3 mmol/L。②有效血浆渗透压＞320 mOsm/L,有效血浆渗透压指不计算血尿素氮提供的渗透压。③尿糖强阳性,尿酮体阴性或弱阳性。

(五)鉴别诊断

首先,需与非糖尿病脑血管意外患者相鉴别,这种患者血糖多不高,或有轻度应激性血糖增高,但不可能＞33.3 mmol/L。其次,需与其他原因的糖尿病性昏迷相鉴别。

(六)危重指标

所有的 NKHDC 患者均为危重患者,但有下列表现者大多预后不良。①昏迷持续 48 h 尚未恢复者。②高血浆渗透压于 48 h 内未能纠正者。③昏迷伴癫痫样抽搐和病理反射征阳性者。④血肌酐和尿素氮增高而持续不降低者。⑤患者合并有革兰氏阴性细菌性感染者。

(七)治疗

尽快补液以恢复血容量,纠正脱水及高渗状态,降低血糖,纠正代谢紊乱,积极查询并清除诱因,治疗各种并发症,降低死亡率。

1.补液

迅速补液,扩充血容量,纠正血浆高渗状态,是本症治疗中的关键。

(1)补液的种类和浓度:具体用法可按以下 3 种情况。①有低血容量休克者,应先静脉滴注等渗盐水,以较快地提高血容量,升高血压,但因其含钠高,有时可造成血钠及血浆渗透压进一步升高而加重昏迷,故应在血容量恢复,血压回升至正常且稳定而血浆渗透压仍高时,改用低张液(4.5 g/L 氯化钠或 6 g/L 氯化钠)。②血压正常,血钠＞150 mmol/L,应首先静脉滴注 4.5～6 g/L 氯化钠溶液,使血浆渗透压迅速下降。因其含钠量低,输入后可有 1/3 进入细胞内,大量使用易发生溶血或导致继发性脑水肿及低血容量休克危险,故当血浆渗透压降至 330 mmol/L 以下,血钠为 140～150 mmol/L 时,应改输等渗氯化钠溶液。若血糖降至 13.8～16.5 mmol/L 时,改用 50 g/L 有萄糖液或葡萄糖盐水。③休克患者或收缩压持续＞10.6 kPa者,除补等渗液外,应间断输血浆或全血。

（2）补液量估计：补液总量可按体重的 10% 估算。

（3）补液速度：一般按先快后慢的原则,前 4 小时补总量的1/3,1.5～2 L,前 8 h、12 h 补总量的1/2加尿量,其余在 24～48 h 补足。但在估计输液量及速度时,应根据病情随时调整仔细观察并记录尿量,血压和脉率,应注意监测中心静脉压和心电图等。

（4）鼻饲管内补给部分液体：可减少静脉补液量,减轻心肺负荷,对部分无胃肠道症状患者可试用,但不能以此代替输液,以防失去抢救良机。

2.胰岛素治疗

本症患者一般对胰岛素较敏感,有的患者尚能分泌一定量的胰岛素,故患者对胰岛素的需要量比酮症酸中毒者少。目前多采用小剂量静脉滴注,一般 5～6 U/h 与补液同时进行,大多数患者经4～8 h 血糖降至 14 mmol/L 左右时,改用 50 g/L 葡萄糖液或葡萄糖盐水静脉注射,病情稳定后改为皮下注射胰岛素。应 1～2 h 监测血糖 1 次,对胰岛素却有抵抗者,在治疗2～4 h 期间血糖下降不到 30% 者应加大剂量。

3.补钾

尿量充分,宜早期补钾。用量根据尿量、血钾值、心电监护灵活掌握。

4.治疗各种诱因与合并症

（1）控制感染：感染是本症最常见的诱因,也是引起患者后期死亡的主要因素,必须积极控制各种感染合并症。强调诊断一经确立,即应选用强有力抗生素。

（2）维持重要脏器功能：合并心脏疾病者,如心力衰竭,应控制输液量及速度,避免引起低血钾和高血钾;保持血渗透压,血糖下降速度,以免引起脑水肿;加强支持疗法等。

（八）急救护理

1.急救护理要点

（1）补液：与 DKA 相近,但因患者失水更严重,应更积极补液。迅速补液以恢复血容量,纠正高渗和脱水。早期静脉输入 0.9% 氯化钠注射液,以便较快扩张微循环而补充血容量,迅速纠正血压。但需注意迅速大量输液不当时,可发生肺水肿等并发症。补充大量低渗溶液,有发生溶血、脑水肿及低血容量休克的危险。故应随时观察患者,如发现患者咳嗽、呼吸困难、烦躁不安、脉搏加快,特别是在昏迷好转过程中出现上述表现,提示可能输液过量,应立即减慢输液速度并及时处理。尿色变粉红提示发生溶血,应停止输入低渗溶液并对症处理。

（2）应用胰岛素：需要量相对酮症酸中毒昏迷为少,一般用普通胰岛素,剂量为 3～5 U/h。血糖降至 13.9 mmol/L 时停止注射胰岛素,防止因血糖下降太快、太低而发生脑水肿。也可一开始采用上述小剂量胰岛素治疗的方法,每 2～4 h 测定血糖。

2.一般护理要点

（1）严密观察病情：与糖尿病酮症酸中毒的观察大致相似,应随时观察患者的呼吸、脉搏、血压、神志变化,观察尿液颜色和量。

（2）遵医嘱用药,纠正电解质紊乱：主要是补充钾盐,若有低血钙、低血镁或低血磷时,可酌情给予葡萄糖酸钙、硫酸镁或磷酸钾缓冲液。

（3）积极治疗诱因及伴随症：患者死亡与潜在疾病和诱发因素密切相关,故应及时协助完善各项检查,仔细辨别原发病,包括控制感染,纠正休克,防止心力衰竭、肾衰竭、脑水肿的发生等。

3.健康教育

待病情稳定给予以下指导。

(1)增加对疾病的认识:指导患者和其亲属增加对疾病的认识,让患者和其亲属了解糖尿病的病因、临床表现,提高患者对治疗的依从性,使之积极配合治疗。

(2)了解糖尿病的控制目标,指导患者进行血糖的自我监测,掌握血糖仪的使用方法。了解糖尿病的控制目标。

(3)用药及饮食指导:向患者讲解降糖药物的种类及作用、给药方法和时间,使用胰岛素的患者应教会患者或其亲属掌握正确的注射方法。强调饮食治疗的重要性,指导患者通过营养师制订切实可行的饮食计划。

(4)指导患者定期复查,以了解病情控制情况。每3~6个月门诊定期复查,每年全身检查一次,以便及早防治慢性并发症。

(5)指导患者外出时携带识别卡,以便发生紧急情况时及时处理。

(李国梅)

第七章

神经外科护理

第一节 脑 疝

当颅腔内某分腔有占位性病变时,该分腔的压力大于邻近分腔,脑组织由高压力区向低压力区移位,导致脑组织、血管及脑神经等重要结构受压或移位,产生相应的临床症状和体征,称为脑疝。

根据移位的脑组织及其通过的硬脑膜间隙和孔道,可将脑疝分为以下常见的三类。①小脑幕切迹疝:又称颞叶疝,为颞叶的海马回、钩回通过小脑幕切迹被推移至幕下。②枕骨大孔疝:又称小脑扁桃体疝,为小脑扁桃体及延髓经枕骨大孔被推挤向椎管内。③大脑镰下疝:又称扣带回疝,一侧半球的扣带回经镰下孔被挤入对侧分腔(图 7-1)。

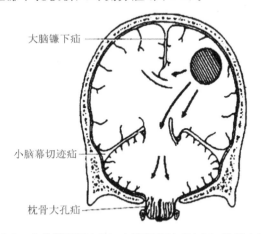

图 7-1 大脑镰下疝(上)、小脑幕切迹疝(中)、枕骨大孔疝(下)

脑疝是颅内压增高的危象和引起死亡的主要原因,常见的有小脑幕切迹疝和枕骨大孔疝。

一、病因与发病机制

(1)外伤所致各种颅内血肿,如硬膜外血肿、硬膜下血肿及脑内血肿。

(2)颅内脓肿。

（3）颅内肿瘤尤其是颅后窝、中线部位及大脑半球的肿瘤。

（4）颅内寄生虫病及各种肉芽肿性病变。

（5）医源性因素,对于颅内压增高患者,进行不适当的操作如腰椎穿刺,放出脑脊液过多过快,使各分腔间的压力差增大,可促使脑疝形成。

发生脑疝时,移位的脑组织在小脑幕切迹或枕骨大孔处挤压脑干,使脑干受压移位导致其实质内血管受到牵拉,严重时基底动脉进入脑干的中央支可被拉断而致脑干内部出血,出血常为斑片状,有时出血可沿神经纤维走行方向达内囊水平。同侧的大脑脚受到挤压会造成病变对侧偏瘫,同侧动眼神经受到挤压可产生动眼神经麻痹症状。钩回、海马回移位可将大脑后动脉挤压于小脑幕切迹缘上致枕叶皮层缺血坏死。移位的脑组织可致小脑幕切迹裂孔及枕骨大孔堵塞,使脑脊液循环通路受阻,颅内压增高进一步加重,形成恶性循环,使病情迅速恶化。

二、临床表现

（一）小脑幕切迹疝

（1）颅内压增高:剧烈头痛,进行性加重,伴躁动不安,频繁呕吐。

（2）进行性意识障碍:由于阻断了脑干内网状结构上行激活系统的通路,随脑疝的进展,患者出现嗜睡、浅昏迷、深昏迷。

（3）瞳孔改变:脑疝初期由于患侧动眼神经受刺激导致患侧瞳孔变小,对光反射迟钝;随病情进展,患侧动眼神经麻痹,患侧瞳孔逐渐散大,直接和间接对光反射均消失,并伴上睑下垂及眼球外斜;晚期,对侧动眼神经因脑干移位也受到推挤时,则出现双侧瞳孔散大,对光反射消失,患者多处于濒死状态（图 7-2）。

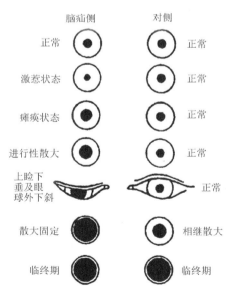

图 7-2 一侧颞叶钩回疝引起的典型瞳孔变化

（4）运动障碍:钩回直接压迫大脑脚,锥体束受累后,病变对侧肢体肌力减弱或麻痹,病理征阳性（图 7-3）。脑疝进展时可致双侧肢体自主活动消失,严重时可出现去皮质强直状,这是脑干严重受损的信号。

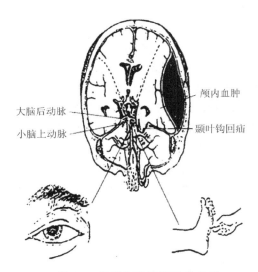

图 7-3 脑疝与临床病症的关系

动眼神经受压导致同侧瞳孔散大,上睑下垂及眼外肌瘫痪;锥体束
受压导致对侧肢体瘫痪,肌张力增加,腱反射活跃,病理反射阳性

(5)生命体征变化:若脑疝不能及时解除,病情进一步发展,则患者出现深昏迷,双侧瞳孔散大固定,血压骤降,脉搏快弱,呼吸浅而不规则,呼吸、心跳相继停止而死亡。

(二)枕骨大孔疝

枕骨大孔疝是小脑扁桃体及延髓经枕骨大孔被挤向椎管中,又称小脑扁桃体疝。由于颅后窝容积较小,对颅内高压的代偿能力也小,病情变化更快。患者常有进行性颅内压增高的临床表现:头痛剧烈,呕吐频繁,颈项强直或强迫头位;生命体征紊乱出现较早,意识障碍、瞳孔改变出现较晚。因脑干缺氧,瞳孔可忽大忽小。由于位于延髓的呼吸中枢受损严重,患者早期即可突发呼吸骤停而死亡。

三、治疗要点

关键在于及时发现和处理。

(一)非手术治疗

患者一旦出现典型的脑疝症状,应立即给予脱水治疗,以缓解病情,争取时间。

(二)手术治疗

确诊后,尽快手术,去除病因,如清除颅内血肿或切除脑肿瘤等;若难以确诊或虽确诊但病变无法切除者,可通过脑脊液分流术、侧脑室外引流术或病变侧颞肌下、枕肌下减压术等降低颅内压。

四、急救护理

(1)快速静脉输入甘露醇、山梨醇、呋塞米等强效脱水剂,并观察脱水效果。

(2)保持呼吸道通畅,吸氧。

(3)准备气管插管盘及呼吸机,对呼吸功能障碍者,行人工辅助呼吸。

(4)密切观察呼吸、心跳、瞳孔的变化。

(5)紧急做好术前特殊检查及术前准备。

（秦真秀）

第二节 慢性硬膜下血肿

一、疾病概述

慢性硬膜下血肿是指脑外伤后 3 周以上出现临床症状者,血肿位于硬脑膜和蛛网膜之间,具有包膜,是小儿和老年颅内血肿中最常见的一种,约占颅内血肿的 10％,硬膜下血肿的 25％。目前认为,慢性硬膜下血肿是因轻微颅脑外伤造成桥静脉撕裂,血液缓慢渗入硬脑膜下腔而成。血肿以单侧多见,双侧者占 20％～25％。男性患者明显多于女性,男、女性之比为 5∶1,当病程长、头颅外伤史不明确时,常被误诊为脑瘤、脑血管病、帕金森综合征等。如果诊断不及时,治疗不当,可造成严重后果。临床表现以颅内高压为主的一组症状。

（一）病因及发病机制

头部外伤是慢性硬膜下血肿最常见的致病原因,50％～84％的患者有明确的头部外伤史。但如果头部外伤轻微,外伤距发病时间较长时,一般容易被患者和家属忽略,部分患者在被追问病史时才被发现。老年人由于脑组织萎缩,硬脑膜与皮质之间的空隙增大,当头部受到突然加速或减速运动时,可引起桥静脉的撕裂或造成皮质与硬脑膜间小交通静脉的损伤渗血。也可因静脉窦、蛛网膜颗粒或硬膜下水瘤受损出血引起。非损伤性硬膜下血肿非常少见,在慢性硬膜下血肿的患者中约有 12.8％的患者伴有高血压。所以,高血压、动脉硬化可能是容易导致出血的原因之一。

此外,一些患有硬膜下血肿的老年患者,常有慢性酒精中毒病史,因长期饮酒可造成肝功能损伤,导致凝血机制障碍,酗酒后又易造成颅脑损伤。还有 12％～38％与应用抗凝治疗有关,如长期服用阿司匹林、双嘧达莫等。

慢性硬膜下血肿的出血来源多为桥静脉或皮质小静脉,血液流至硬脑膜下腔后逐渐凝固,两周左右血肿开始液化,蛋白分解。以后血肿腔逐渐增大,引起颅内压增高,进一步对脑组织造成压迫,使脑循环受阻、脑萎缩及变性。促使血肿不断扩大的原因有以下几种。①血肿被膜反复出血:手术时可见血肿有被膜形成,外壁较厚有时可达数毫米,并富于血管,与硬脑膜粘连紧密,内膜甚薄与蛛网膜易分离。血肿外壁上的小血管不断破裂出血,是造成血肿体积不断增大的原因。②血管活性物质的释放:近期研究表明,在血肿的外被膜(血肿被膜的硬脑膜层)不断释放出组织纤溶酶原激活物质到血肿腔内,作用于纤溶酶原使其转化为纤溶酶,促使纤溶活性增加,造成溶血和小血管的再出血,从而使血肿体积不断增大。

（二）病理

慢性硬膜下血肿多位于顶部,一般较大,血肿可覆盖在大脑半球表面的大部分,即额、顶、颞叶的外侧面。血肿的包膜多在发病后 5～7 d 初步形成,到 2～3 周基本完成,为一层黄褐色或灰色的结缔组织包膜,靠蛛网膜侧包膜较薄,血管少,与蛛网膜粘连,可轻易剥离;靠近硬脑膜一侧的包膜较厚与硬脑膜粘连较紧,该包膜在显微镜下有浆细胞、淋巴细胞和吞噬细胞,有丰富的新生毛细血管,亦有血浆渗出,有时见到毛细血管破裂的新鲜出血。血肿内容:早期为黑褐色半固体黏稠物,晚期为黄色或酱油色液体。已往多数学者认为,脑轻微损伤后出血缓慢,量少,血肿内血液分解渗透压较高,脑脊液和周围脑组织水分不断渗入血肿壁,使血肿逐渐增大,但这种说法已被否定。目前大都认为,包膜外的外层有新生而粗大的毛细血管,血浆由管壁渗出,或毛细血管破裂出血到囊腔内,而使血肿体积不断增大。晚期逐渐出现颅内高压及局灶症状。

(三)临床表现

多数患者在外伤后较长时间内有轻微头痛、头昏等一般症状,亦有部分患者伤后长时间无症状,部分患者外伤史不详。多经 2～3 个月逐渐出现恶心、呕吐、视物模糊、肢体无力、精神失常等全脑症状和局灶症状。症状大体可归纳为以下几类。

1.颅内高压症状

起初为轻微的头痛,当血肿逐渐增大时方出现明显的颅内压增高的症状如头痛、恶心、呕吐、复视、视盘水肿等。临床上常以颅内压增高为主要症状多见。老年人因为脑萎缩,颅内压增高症状出现较晚或不明显。婴幼儿患者颅内压增高,则表现为前囟饱满,头颅增大,可被误诊为先天性脑积水。

2.精神症状

老年人以精神障碍较为突出,常表现为表情淡漠,反应迟钝,记忆力减退,寡言少语,理解力差,进行性痴呆,淡漠,嗜睡,精神失常。痴呆多见于年龄较大者。

3.局灶性症状

患者亦可出现脑神经受损症状,如动眼神经、展神经及面神经损伤的症状;可出现帕金森综合征,表现震颤、动作缓慢、肌力减退而肌张力增高,也可出现步态不稳及神经功能障碍,如偏瘫、失语、同向偏盲、偏身感觉障碍等,但均较轻。部分患者可出现局灶性癫痫。

(四)辅助检查

1.腰穿

除腰穿脑脊液压力增高外,常规检查可完全正常,病程越长,血肿包膜越厚,脑脊液化验变化越不明显。

2.颅骨平片

颅骨平片可显示脑回压迹,蝶鞍扩大,骨质吸收,患病多年患者局部骨板变薄、外突,血肿壁可有圆弧形钙化。婴幼儿可有前囟扩大、颅缝分离和头颅增大等。

3.头部 CT 扫描

头部 CT 扫描是目前诊断慢性硬膜下血肿的最有效方法,早期(伤后 3 周至 1 个月)血肿呈高、低混合密度,新月形或半月形肿块,高密度系点片状新鲜出血,部分可见液平面;中期(1～2 个月)血肿双凸形低密度;后期(2 个月以上)呈低密度区,主要表现颅骨内板与脑表面之间出现新月形、双凸形、单凸形的低密度、高密度或混杂密度区,患侧脑室受压,中线移位,额角向下移位,枕角向内上移位。慢性硬膜下血肿有 17%～25% 表现为等密度,诊断较难。增强扫描更能清楚显示血肿内缘与脑组织交界面呈条状密度增高带,可见血肿包膜强化影,血肿区内无脑沟、脑回。

4.MRI 检查

慢性硬膜下血肿有时在 CT 上因呈等密度而显影不清,但在 MR 上却相当清晰,既可定性,又可定位,对 CT 难以诊断的等密度慢性硬膜下血肿,其诊断准确率高达 100%。早期在 T_1、T_2 加权像上均为高信号,后期血肿在 T_1 加权像上为高于脑脊液的低信号,T_2 加权像上为高信号。例如,发病 3 周左右的硬膜下血肿,在 CT 上可能呈等密度,在 T_1 加权像上积血因 T_1 值短于脑脊液而呈高信号,在 T_2 加权像上因长 T_2 而呈高信号。冠状面在显示占位效应方面更明显优于 CT。

5.其他检查

ECT 扫描,显示脑表现的新月形低密度区;脑电图显示局限性病灶;脑超声检查可显示中线波移位。婴幼儿可行前囟穿刺。

(五)诊断及鉴别诊断

1.诊断依据

(1)轻度头部外伤 3 周以后,逐渐出现头痛、头昏、视盘水肿、偏瘫、癫痫等症状。

(2)腰穿脑脊液压力高,常规变化不明显。

(3)脑血管造影可见颅内板下方新月形"无血管区"。

(4)CT 扫描可确定诊断。

(5)婴幼儿可在前囟外角进行穿刺,可明确诊断。

2.鉴别诊断

(1)外伤性硬膜下积液:外伤性硬膜下积液或称外伤性硬膜下水瘤,系外伤后大量脑脊液积聚硬脑膜下,临床表现与硬膜下血肿相似,半数病例位于双额区,常深入到纵裂前部,占位表现较硬膜下血肿轻。在 CT 上显示为新月形低密度影,CT 值在 7 Hu 左右,近脑脊液密度。无论是急性还是慢性硬膜下积液在 MRI 上均成新月形长 T_1 与长 T_2。信号强度接近脑脊液。慢性硬膜下血肿在 CT 上显示早期为高、低混合密度,部分可见液面;中、晚期呈低密度区。其在 MRI 上可有明显信号变化。

(2)脑蛛网膜囊肿:本病变多位于颅中窝,外侧裂表面,临床表现与慢性硬膜下血肿相似,脑血管造影为脑底或脑表面无血管区,CT 扫描亦为密度减低区,但其形状呈方形或不规则,这点与慢性硬膜下血肿相区别。

(3)其他:脑肿瘤、先天性脑积水,往往与慢性硬膜下血肿在临床上有时难以区别,但行 CT 扫描及 MRI,多可明确诊断。

(六)治疗

1.非手术疗法

对个别轻度病例或缓慢性进行性颅内高压,可试用中药或大量脱水药物治疗,但疗效尚需长期观察。未经治疗的慢性硬膜下血肿由于高颅内压脑疝而死亡,自然吸收的慢性硬膜下血肿少见。

2.手术治疗

手术治疗是公认的最有效的治疗方法。大多数患者需要手术治疗,部分非手术治疗效果不满意,病情继续发展的可行手术治疗,手术治疗包括以下几种。

(1)血肿引流:为近年来盛行的方法,在血肿较厚部位钻孔引流并冲洗血肿后,置入一引流管与脑表面平行,行闭式引流 48～72 h。该方法多能顺利治愈,而且简单,损伤小,治愈率高,故多列为首选。近年来因 YL-1 型硬通道微刺针微创穿刺引流术简便易行在临床广泛应用,根据头部 CT 检查定位,选择最后层面中心作为穿刺点。对于 CT 显示血肿腔内有明显分隔者,可采用颅骨钻孔神经内镜辅助血肿清除术。

（2）血肿切除：适应证有以下几种。①血肿引流不能治愈者；②血肿内容为大量凝血块；③血肿壁厚，引流后脑不膨起者。该方法损伤较大，采用骨瓣开颅，连同血肿囊壁一并切除。

（3）前囟穿刺：适用于婴幼儿血肿，可在两侧前囟外角反复多次穿刺，多数患者可治愈。

二、护理

（一）入院护理

1.急诊入院常规护理

（1）立即通知医师接诊，为患者测量体温、脉搏、呼吸、血压；观察患者的意识、瞳孔变化及肢体活动等情况，如有异常及时通知医师。

（2）了解患者既往史、有无家族史、过敏史、吸烟史等。

（3）根据医嘱正确采集标本，进行相关检查。了解相关化验、检查报告的情况，如有异常及时与医师沟通。

（4）了解患者的心理状态，向患者讲解疾病的相关知识，增强患者治疗信心，减轻焦虑、恐惧心理。

（5）待患者病情稳定后向患者介绍病房环境（医师办公室、护士站、卫生间、换药室、配餐室的位置）、护理用具的使用方法（床单位、呼叫器等）、物品的放置、作息时间及餐卡的办理等；介绍科主任、护士长、负责医师及责任护士。病房应保持安静、舒适，减少人员流动，避免外界刺激和情绪激动。

2.安全防护教育

对于有癫痫发作史的患者，应保持病室内环境安静，减少人员探视，室内光线柔和，避免强光刺激。病室内的热水壶、锐器等危险物品应远离患者，避免癫痫发作时，伤及他人或患者自伤。若出现癫痫发作前兆时，立即卧床休息。癫痫发作时，在患者紧闭口唇之前，立即把缠有纱布的压舌板、勺子或牙刷把等垫在上、下牙齿之间，防止患者咬伤自己的舌头。松开衣领，头偏向一侧，保持呼吸道通畅，通知医师。发作期间口中不可塞任何东西，不可强行灌药，防止窒息。不可暴力制动，防止肌肉拉伤、关节脱臼或骨折，并加床档保护，避免坠床摔伤。有癫痫病史的患者，必须长期坚持服药，不可增减、漏服和停服药物。癫痫发作后，要及时清除患者口腔分泌物，保持呼吸道通畅，并检查患者有无肢体损伤，保证患者良好的休息。

（二）手术护理

1.送手术前

（1）为患者测量体温、脉搏、呼吸、血压及体重；如有发热、血压过高、女性月经来潮等情况均应及时报告医师。

（2）告知患者手术的时间，术前禁食水等准备事项。

（3）修剪指（趾）甲、剃胡须，勿化妆及涂染指（趾）甲等。协助患者取下义齿、项链、耳钉、手链、发夹等物品，并交给家属妥善保管。

（4）根据医嘱正确行药物过敏试验、备血（复查血型）、术区皮肤准备（剃除全部头发及颈部毛发，保留眉毛）后，更换清洁病员服，术区皮肤异常及时通知医师。

（5）遵医嘱术前用药。

（6）携带病历、相关影像资料等物品，平车护送患者入手术室。

2.术后回病房

(1)每15～30 min巡视患者1次,注意观察患者的生命体征、意识、瞳孔、肢体活动等,如异常,及时通知医师。

(2)注意观察切口敷料有无渗血。

(3)密切观察引流液的颜色、性状、量等情况并记录,妥善固定引流管,引流袋置于头旁枕上或枕边,高度与头部创腔保持一致,保持引流管引流通畅;活动时注意引流管不要扭曲、受压,防止脱管。

(4)术后6 h内给予去枕平卧位,头偏向一侧,防止呕吐物误吸引起窒息;头部放置引流管的患者6 h后需平卧位,利于引流;麻醉清醒的患者可以协助床上活动,保证患者的舒适度。

(5)若患者出现不能耐受的头痛,及时通知医师,遵医嘱给予止痛药物,并密切观察患者的生命体征、意识、瞳孔等变化。

(6)术后6 h如无恶心、呕吐等麻醉反应,可遵医嘱进食;对于意识障碍的患者可遵医嘱鼻饲管注食。

(7)对于未留置导尿管的患者,指导床上大小便,24 h内每4～6 h嘱患者排尿1次。避免因手术、麻醉刺激、疼痛等原因造成术后的尿潴留。若术后8 h仍未排尿且有下腹胀痛感、隆起时,可行诱导排尿、针刺或导尿等方法。

(8)麻醉清醒可以语言沟通的患者,向其讲解疾病术后的相关知识,增强患者恢复健康的信心,利于早日康复。带有气管插管或语言障碍的患者,可进行肢体语言和书面卡片的沟通,疏导患者紧张、恐惧的情绪。

(9)结合患者的个体情况,每1～2 h协助患者翻身,保护受压部位皮肤;如局部皮肤有压红,可缩短翻身的间隔时间,受压部位应予软枕垫高减压。

(三)术后护理

1.术后第1～3天

(1)每1～2 h巡视患者1次,注意观察患者的生命体征、意识、瞳孔、肢体活动等,如发现有头痛、恶心、呕吐等颅内压增高症状,及时通知医师。

(2)注意观察切口敷料有无渗血。

(3)密切观察引流液的颜色、性状、量等情况并记录,妥善固定引流管,并保持引流管引流通畅,勿打折、扭曲、受压,防止脱管,不可随意调整引流袋的高度。

(4)加强呼吸道的管理,鼓励深呼吸及有效咳嗽、咳痰,如痰液黏稠不易咳出可遵医嘱予雾化吸入,必要时吸痰。

(5)结合患者的个体情况,每1～2 h协助患者翻身,保护受压部位皮肤;如局部皮肤有压红,可缩短翻身的间隔时间,受压部位应予软枕垫高减压。

(6)指导肢体和语言功能锻炼。

2.术后第4天至出院日

(1)每1～2 h巡视患者1次,注意观察患者的生命体征、意识、瞳孔、肢体活动等,如发现异常,及时通知医师。

(2)拔除引流管后注意观察切口敷料有无渗血、渗液及皮下积液等,如有异常及时通知医师。

(3)加强呼吸道的管理,鼓励深呼吸及有效咳嗽。

(4)指导患者注意休息,引流管拔除后指导患者床头摇高,逐渐坐起,再过渡到床边,病室、病区活动时以不疲劳为宜。

(5)指导患者进行肢体和语言功能锻炼。

(四)出院指导

(1)家属应陪伴在患者身边,减轻患者的恐惧心理。

(2)给予患者高热量、高蛋白、高维生素、易消化吸收的饮食。

(3)患者出院后定期复查血压,遵医嘱用药,保持情绪稳定,保持大便通畅,坚持功能锻炼。

(4)1个月后门诊影像学复查。

(秦真秀)

第三节 脑 出 血

脑出血是指原发于脑实质内的出血,主要发生于高血压和动脉硬化的患者。脑出血多发生于55岁以上的老年人,多数患者有高血压史,常在情绪激动或活动用力时突然发病,出现头痛、呕吐、偏瘫及不同程度昏迷等。

一、护理措施

(一)术前护理

(1)密切监测病情变化,包括意识、瞳孔、生命体征变化及肢体活动情况,定时监测呼吸、体温、脉搏、血压等,发现异常(瞳孔不等大、呼吸不规则、血压高、脉搏缓慢),及时报告医师立即抢救。

(2)绝对卧床休息,取头高位15°~30°,头置冰袋可控制脑水肿,降低颅内压,有利于静脉回流。吸氧可改善脑缺氧,减轻脑水肿。翻身时动作要轻,尽量减少搬动,加床档以防坠床。

(3)神志清楚的患者谢绝探视,以免情绪激动。

(4)脑出血昏迷的患者24~48 h禁食,以防止呕吐物反流至气管造成窒息或吸入性肺炎,以后按医嘱进行鼻饲。

(5)加强排泄护理:若患者有尿潴留或不能自行排尿,应进行导尿并留置导尿管,定时更换尿袋,注意无菌操作,每天会阴冲洗1~2次,便秘时定期给予通便药或食用一些粗纤维的食物,嘱患者排便时勿用力过猛,以防再出血。

(6)遵医嘱静脉快速输注脱水药物,降低颅内压,适当使用降压药,使血压保持在正常水平,防止高血压引起再出血。

(7)预防并发症:①加强皮肤护理,每天小擦澡1~2次,定时翻身,每2小时翻身1次,床铺干净平整,对骨隆突处的皮肤要经常检查和按摩,防止发生压力性损伤。②加强呼吸道管理,保持口腔清洁,口腔护理每天1~2次;患者有咳痰困难,要勤吸痰,保持呼吸道通畅;若患者呕吐,应使其头偏向一侧,以防发生误吸。③急性期应保持偏瘫肢体的生理功能位。恢复期应鼓励患者早期进行被动活动和按摩,每天2~3次,防止瘫痪肢体的挛缩畸形和关节的强直疼痛,以促进神经功能的恢复,对失语的患者应进行语言方面的锻炼。

(二)术后护理

1.卧位

患者清醒后抬高床头 15°～30°,以利于静脉回流,减轻脑水肿,降低颅内压。

2.病情观察

严密监测生命体征,特别是意识及瞳孔的变化。术后 24 h 内易再次脑出血,如患者意识障碍继续加重、同时脉搏缓慢、血压升高,要考虑再次脑出血可能,应及时通知医师。

3.应用脱水剂的注意事项

临床常用的脱水剂一般是 20% 甘露醇,滴注时注意速度。一般 20% 甘露醇 250 mL 应在 20～30 min 输完,防止药液渗漏于血管外,以免造成皮下组织坏死;不可与其他药液混用;当血压过低时禁止使用。

4.血肿腔引流的护理

注意引流液量的变化,若引流量突然增多,应考虑再次脑出血。

5.保持出入量平衡

术后注意补液速度不宜过快,根据出量补充入量,以免入量过多,加重脑水肿。

6.功能锻炼

术后患者常出现偏瘫和失语,加强患者的肢体功能锻炼和语言训练。协助患者进行肢体的被动活动,进行肌肉按摩,防止肌肉萎缩。

(三)健康指导

1.清醒患者

(1)应避免情绪激动,去除不安、恐惧、愤怒、忧虑等不利因素,保持心情舒畅。

(2)饮食清淡,多吃含水分、含纤维素多的食物;多食蔬菜、水果。忌烟、酒及辛辣、刺激性强的食物。

(3)定期测量血压,复查病情,及时治疗可能并存的动脉粥样硬化、高脂血症、冠心病等。

(4)康复活动。应规律生活,避免劳累、熬夜、暴饮暴食等不利因素,保持心情舒畅,注意劳逸结合。坚持适当锻炼。康复训练过程艰苦而漫长(一般为 1～3 年,长者需终身训练),需要信心、耐心、恒心,在康复医师指导下,循序渐进、持之以恒。

2.昏迷患者

(1)昏迷患者注意保持皮肤清洁、干燥,每天床上擦浴,定时翻身,防止压力性损伤形成。

(2)每天坚持被动活动,保持肢体功能位置。

(3)防止气管切开患者出现呼吸道感染。

(4)不能经口进食者,应注意营养液的温度、保质期以及每天的出入量是否平衡。

(5)保持大小便通畅。

(6)定期高压氧治疗。

二、主要护理问题

(1)疼痛:与颅内血肿压迫有关。

(2)生活自理能力缺陷:与长期卧床有关。

(3)脑组织灌注异常:与术后脑水肿有关。

(4)有皮肤完整性受损的危险:与昏迷、术后长期卧床有关。

(5)躯体移动障碍：与出血所致脑损伤有关。

(6)清理呼吸道无效：与长期卧床所致的机体抵抗力下降有关。

(7)有受伤的危险：与术后癫痫发作有关。

（易景鸿）

第四节　颅内压增高症

颅内压增高症是由于颅内任何一种主要内容物(血液、脑脊液、脑组织)容积增加或者有占位性病变时，其所增加的容积超过代偿限度所致。正常人侧卧位时，测定颅内压(ICP)为 0.8～1.8 kPa(6～13.5 mmHg)，>2.0 kPa(15 mmHg)为颅内压增高，2.0～2.6 kPa(15～20 mmHg)为轻度增高，2.6～5.3 kPa(20～40 mmHg)为中度增高，>5.3 kPa(>40 mmHg)为重度增高。

一、病因与发病机制

引起颅内压增高的疾病很多，但发生颅内压增高的主要因素如下。

(一)脑脊液增多

(1)分泌过多，如脉络丛乳头状瘤。

(2)吸收减少：如交通性脑积水，蛛网膜下腔出血后引起蛛网膜粘连。

(3)循环交通受阻：如脑室及脑中线部位的肿瘤引起的梗阻性脑积水或先天性脑畸形。

(二)脑血液增多

(1)脑外伤后<24 h 的脑血管扩张、充血，以及呼吸道梗阻，呼吸中枢衰竭引起的二氧化碳蓄积，高碳酸血症和丘脑下部、鞍区或脑干部位手术，使自主神经中枢或血管运动中枢受刺激引起的脑血管扩张充血。

(2)颅内静脉回流受阻。

(3)出血。

(三)脑容积增加

正常情况下颅内容积除颅内容物体积外有 8%～10%的缓冲体积即代偿容积。因此颅内容积很大，但代偿调节作用很小。常见脑水肿如下。①血管源性脑水肿：多见于颅脑损伤、脑肿瘤、脑手术后。②细胞毒性脑水肿：多见于低氧血症、高碳酸血症、脑缺血和缺氧。③渗透性脑水肿：常见于严重电解质紊乱(Na^+丢失)，渗透压降低，水中毒。

(四)颅内占位病变

常见于颅内血肿、颅内肿瘤、脑脓肿和脑寄生虫等。

二、临床表现

(一)头痛

头痛是颅内压增高最常见的症状，有时是唯一的症状。可呈持续性或间歇性，当用力、咳嗽、负重，早晨清醒时和较剧烈活动时加重，其是由颅内压增高使脑膜、血管或神经受挤压、牵扯或炎症变化的刺激所致。急性和重度的颅内压增高可引起剧烈的头痛并常伴喷射性呕吐。

(二)恶心呕吐

多数颅内压增高患者都伴有恶心、不思饮食,重度颅内压增高可引起喷射性呕吐,呕吐之后头痛随之缓解,小儿较成人多见,其原因是迷走神经中枢和神经受刺激所引起。

(三)视力障碍和眼底变化

长期颅内压增高,使视神经受压,眼底静脉回流受阻。引起视神经萎缩造成视力下降、模糊和复视,眼底视盘水肿,严重者出现失明和眼底出血。

头痛、恶心呕吐、视盘水肿为颅内压增高的三大主要症状。

(四)意识障碍

意识障碍是反映脑受压的可靠及敏感指标,当大脑皮质、脑干网状结构广泛受压和损害即可出现意识障碍。颅内压增高早期患者可出现烦躁、嗜睡和定向障碍等意识不清的表现,晚期则出现朦胧和昏迷。末期出现深昏迷。梗阻性脑积水所引起的颅内压增高一般无意识障碍。

(五)瞳孔变化

由于颅内压不断增高而引起脑移位,中脑和脑干移位压迫和牵拉动眼神经可引起瞳孔对光反射迟钝。瞳孔不圆,瞳孔忽大忽小,一侧瞳孔逐渐散大,光反射消失;末期出现双侧瞳孔散大、固定。

(六)生命体征变化

颅内压增高,早期一般不会出现生命体征变化,急性或重度的颅内压增高可引起血压增高,脉压增大,呼吸、脉搏减慢综合征。随时有呼吸骤停及生命危险。常见于急性脑损伤患者,而脑肿瘤患者则很少出现血压升高。

(七)癫痫发作

约有 20% 的颅内压增高患者发生癫痫,为局限性癫痫小发作,如口角、单侧上、下肢抽搐,或癫痫大发作,大发作时可引起呼吸道梗阻,加重脑缺氧、脑水肿而加剧颅内压增高。

(八)颅内高压危象(脑疝形成)

1.颞叶钩回疝

幕上肿瘤、水肿、血肿引起急剧的颅内压力增高,挤压颞叶向小脑幕裂孔或下方移位,同时压迫动眼神经、大脑后动脉和中脑,使脑干移位,产生剧烈的头痛、呕吐,血压升高,呼吸、脉搏减慢、不规则。很快进入昏迷,一侧瞳孔散大,光反射消失,对侧肢体偏瘫,去脑强直。此时如未进行及时的降颅内压处理则会出现呼吸停止,双侧瞳孔散大、固定、血压下降、心跳停止。

2.枕骨大孔疝

枕骨大孔疝又称小脑扁桃体疝,主要是幕下肿瘤、血肿、水肿致颅内压力增高,挤压小脑扁桃体进入压力偏低的枕骨大孔,压迫延脑和颈 1～2 颈髓,患者出现剧烈头痛、呕吐、呼吸不规则、血压升高、心跳缓慢,随之很快出现昏迷、瞳孔缩小或散大、固定、呼吸停止。

三、护理

(一)护理目标

(1)了解引起颅内压增高的原因,及时对症处理。

(2)通过监测及早发现病情变化,避免意识障碍发生。

(3)颅内压得到控制,脑疝危象得以解除。

(4)患者主诉头痛减轻,自觉舒适,头脑清醒,睡眠改善。

(5)体液恢复平衡,尿比重在正常范围,无脱水症状和体征。

(二)护理措施

(1)观察神志、瞳孔变化1次/小时。如出现神志不清及瞳孔改变,预示颅内压力增高,需及时报告医师进行降颅内压处理。

(2)观察头痛的程度,有无伴随呕吐对剧烈头痛应及时对症降颅内压处理。

(3)1~2 h监测血压、脉搏、呼吸1次,观察有无呼吸、脉搏慢,血压高即"两慢一高"征。

(4)保持呼吸道通畅:呼吸道梗阻时,因患者呼吸困难,可致胸腔内压力增高、$PaCO_2$ 增高,致脑血管扩张、脑血流量增多进而使颅内压增高。护理时应及时清除呼吸道分泌物和呕吐物。抬高床头15°~30°,持续或间断吸氧,改善脑缺氧,减轻脑水肿。

(5)如脱水治疗的护理:应用高渗性脱水剂,使脑组织间的水分通过渗透作用进入血循环再由肾脏排出,可达到降低颅内压的目的。常用20%甘露醇250 mL,15~30 min内滴完,2~4次/天;呋塞米20~40 mg,静脉或肌内注射,2~4次/天。脱水治疗期间,应准确记录24 h出入液量,观察尿量、色,监测尿素氮和肌酐含量,注意有无水、电解质紊乱和肝肾功能损害。脱水药物应严格按医嘱执行,并根据病情及时调整脱水药物的用量。

(6)激素治疗的护理:肾上腺皮质激素通过稳定血-脑屏障,预防和缓解脑水肿,改善患者症状。常用地塞米松5~10 mg,静脉注射;或氢化可的松100 mg静脉注射,1~2次/天;由于激素有引起消化道应激性溃疡出血、增加感染机会等不良反应,故用药的同时应加强观察,预防感染,避免发生并发症。

(7)颅内压监护。①监护方法。颅内压监护有植入法和导管法两种。植入法:将微型传感器植入颅内,传感器直接与颅内组织(硬脑膜外、硬脑膜下、蛛网膜下腔、脑实质等)接触而测压。导管法:以引流出的脑脊液或生理盐水充填导管,将传感器(体外传感器)与导管相连接,借导管内的液体与传感器接触而测压。两种方法的测压原理均是利用压力传感器将压力转换为与颅内压力大小成正比的电信号,再经信号处理装置将信号放大后记录下来。植入法中的硬脑膜外法及导管法中的脑室法优点较多,使用较广泛。②颅内压监护的注意事项。监护的零点参照点一般位于外耳道的位置,患者需平卧或头抬高10°~15°;监护前注意记录仪与传感器的零点核正,并注意大气压改变而引起的"零点飘移";脑室法时在脑脊液引流期间每4~6 h关闭引流管测压,了解颅内压真实情况;避免非颅内情况而引起的颅内压增高,如出现呼吸不畅、躁动、高热或体位不舒适、尿潴留时应及时对症处理;监护过程严格无菌操作,监护时间以72~96 h为宜,防止颅内感染。③颅内压监护的优点。颅内压增高早期,由于颅内容积代偿作用,患者无明显颅内压增高的临床表现,而颅内压监护时可发现颅内压提高和基线不平稳;较重的颅内压升高时,颅内压监护基线水平与临床症状出现及其严重程度一致;有些患者临床症状好转,但颅内压逐渐上升,预示迟发性(继发性)颅内血肿的形成;根据颅内压监护使用脱水剂,可以避免盲目使用脱水剂及减少脱水剂的用量,减少急性肾衰竭及电解质紊乱等并发症的发生。

(8)降低耗氧量:对严重脑挫裂伤、轴索损伤、脑干损伤的患者进行头部降温,降低脑耗氧量。有条件者行冬眠低温治疗。①冬眠低温的目的:降低脑耗氧量,维持脑血流和脑细胞能量代谢,减轻乳酸堆积,降低颅内压;保护血-脑屏障功能,抑制白三烯 B_4 生成及内源性有害因子的生成,减轻脑水肿反应;调节脑损伤后钙调蛋白酶Ⅱ活性和蛋白激酶活力,保护脑功能;当体温降至30 ℃,脑的耗氧量约为正常的55%,颅内压力较降温前低56%。②降温方法:根据医嘱首先给予足量冬眠药物,如冬眠Ⅰ号合剂(包括氯丙嗪、异丙嗪及哌替啶)或冬眠Ⅱ号合剂(哌替啶、异丙嗪、双氢麦角碱），待自主神经充分阻滞，御寒反应消失，进入昏睡状态后，方可加用物理降温措施。物理降温方法可采用头部戴冰帽，在颈动脉、腋动脉、肱动脉、股动脉等主干动脉表浅部放置冰袋，此外还可采用降低室温、减少被盖、体表覆盖冰毯等方法。降温速度以每小时下降 1 ℃ 为宜，体温降至肛温 33～34 ℃，腋温 31～33 ℃ 较为理想。体温过低易诱发心律失常、低血压、凝血障碍等并发症；体温＞35 ℃，则疗效不佳。③缓慢复温：冬眠低温治疗一般为 3～5 d，复温应先停物理降温，再逐步减少药物剂量或延长相同剂量的药物维持时间直至停用；加盖被毯，必要时用热水袋复温，严防烫伤；复温不可过快，以免出现颅内压"反跳"、体温过高或中毒等。④预防并发症：定时翻身拍背、吸痰、雾化吸入，防止肺部感染；低温使心排血量减少，冬眠药物使外周血管阻力降低，在搬动患者或为其翻身时，动作应轻稳，以防发生直立性低血压；观察皮肤及肢体末端，冰袋外加用布套，并定时更换部位，定时局部按摩，以防冻伤。

（9）防止颅内压骤然升高：对烦躁不安的患者查明原因，对症处理，必要时给予镇静剂，避免剧烈咳嗽和用力排便；控制液体摄入量，成人每天补液量＜2 000 mL，输液速度应控制在 30～40 滴/分钟；保持病室安静，避免情绪紧张，以免血压骤升而增加颅内压。

（秦真秀）

第五节　颅 脑 损 伤

颅脑损伤在战时和平时都比较常见，占全身各部位伤的 10%～20%，仅次于四肢伤，居第 2 位。但颅脑伤所造成的病死率则居第 1 位。重型颅脑伤患者病死率高至 30%～60%。颅脑火器伤的阵亡率占全部阵亡率的 40%～50%，居各部位伤的首位。及早诊治和加强护理是提高颅脑伤救治效果的关键。

一、颅脑损伤的分类

（一）开放性颅脑损伤
1.火器性颅脑损伤

头皮伤、颅脑非穿透伤、颅脑穿透伤（非贯通伤、贯通伤、切线伤）。

2.非火器性颅脑损伤

锐器伤、钝器伤（头皮开放伤、颅骨开放伤、颅脑开放伤）。

（二）闭合性颅脑损伤
1.头皮伤

头皮挫伤、头皮血肿（头皮下血肿、帽状腱膜下血肿、骨膜下血肿）。

2.颅骨骨折

颅盖骨骨折（线形骨折、凹陷性骨折、粉碎性骨折）、颅底骨折（颅前窝、颅中窝、颅后窝骨折）。

3.脑损伤

原发性（脑震荡、脑挫裂伤、脑干伤）、继发性（颅内血肿、硬膜外血肿、硬膜下血肿、脑内血肿、多发性血肿）、脑疝。

二、头皮损伤

(一)头皮的解剖特点

(1)头皮分为 5 层:即表皮层、皮下层、帽状腱膜层、帽状腱膜下层及颅骨外膜层。①表皮层:含有汗腺、皮脂腺和毛囊,并长满头发,易藏污纳垢,易造成创口感染。②皮下层:具有大量纵形纤维隔,紧密牵拉皮层与帽状腱膜层,使头皮缺乏收缩能力。③帽状腱膜层:坚韧并有一定张力,断裂时可使创口移开。④帽状腱膜下层:为疏松结缔组织,没有间隔,损伤时头皮撕脱,出血易感染,沿血管侵犯颅内。⑤颅骨外膜层:在骨缝处与骨缝相连,并嵌入缝内。

(2)头皮血供丰富,伤口愈合及抗感染能力较强,但伤时出血多,皮肤收缩力差,不易自止,出血过多,易发生出血性休克,年幼儿童更应提高警惕。

(二)临床表现

1.擦伤

擦伤是表皮层的损伤,仅为表皮受损脱落,有少量渗血或渗液,疼痛明显。

2.挫伤

除表皮局限擦伤外,损伤延及皮下层,可见皮下血肿、肿胀或有淤血,并发血肿。

3.裂伤

头皮组织断裂,帽状腱膜完整者,皮肤裂口小而浅;帽状腱膜损伤者,裂口可深达骨膜,多伴有挫伤。

4.头皮血肿

头皮血肿分为 3 种。①皮下血肿:一般局限于头皮伤,质地硬,波动感不明显。②帽状腱膜下血肿:可以蔓延整个头部,不受颅缝限制,有波动感,严重出血可致休克。③骨膜下血肿:血肿边缘不超过颅缝,张力大,有波动感,常伴有颅骨骨折。

5.撕脱伤

大片头皮自帽状腱膜下撕脱,头皮自帽状腱膜下部分甚至整个头皮连同额肌、颞肌、骨膜一并撕脱,多为头皮强烈暴力牵拉所致。此撕脱伤伤情重,可因大量出血而发生休克。可缺血、感染、坏死,后果严重。

(三)治疗原则

(1)头皮损伤:出血不易自止,极小的裂伤,多需缝合。

(2)头皮表皮层损伤:易隐匿细菌,清创要彻底。

(3)头皮血肿:除非过大,一般加压包扎,自行吸收;血肿巨大,时间长不吸收,可在严密消毒下做穿刺,吸除血液,并加压包扎,一旦感染应切开引流。

(4)大片缺损者:①可酌情采用成形手术修复。②止痛、止血、加压包扎。③必要时给予输血,补液抗休克。④防治感染。

三、颅骨骨折

颅骨骨折分为颅盖和颅底骨折。其分界线为眉间、眶上缘、颧弓、外耳孔、上项线及枕外隆凸。分界线以上为颅盖,以下为颅底。颅骨骨折常反映脑损伤部位和程度。按解剖分类为颅盖骨折、颅底骨折和颅缝分离。按骨折形态分为线性骨折、粉碎性骨折、凹陷骨折和洞形骨折。

（一）颅盖骨折

1.临床表现

（1）线形骨折：骨折线长短不一，单发或多发，需 X 线摄片明确诊断，无并发损害时，常无特殊临床表现。

（2）凹陷骨折：颅骨内板或全颅板陷入颅内，成人的凹陷骨折片周围有环形骨折线，中心向颅内陷入。

（3）粉碎性骨折：由两条以上骨折线及骨折线相互交叉，将颅骨分裂为数块。

2.治疗原则

（1）骨折本身不需特殊处理。

（2）发生于婴幼儿，骨板薄而有弹性，无骨折线，在生长发育过程中可自行复位。

（3）一般凹陷骨折均需手术治疗，而骨片无错位或无凹陷者不需手术。

（二）颅底骨折

单纯颅底骨折比较少见，常由颅盖骨折延续而来。颅底骨折的诊断主要依靠临床表现。根据解剖部位分为颅前窝骨折、颅中窝骨折和颅后窝骨折。

1.临床表现

（1）颅前窝骨折：眼睑青紫肿胀，呈"熊猫眼"，可有脑脊液鼻漏，常伴有额叶损伤和第Ⅰ、Ⅱ对颅神经损伤。

（2）颅中窝骨折：颞肌下出血压痛、耳道流血，可有脑脊液耳漏或脑脊液鼻漏，常伴有颞叶损伤和第Ⅲ～Ⅶ对颅神经损伤。

（3）颅后窝骨折：乳突皮下出血（Bottle 斑），咽后壁黏膜下出血，常伴有脑干损伤和第Ⅸ～Ⅻ对颅神经损伤。

2.治疗原则

（1）脑脊液漏，一般在伤后 3～7 d 自行停止。若 2 周后仍不停止或伴颅内积气经久不消失时，应行硬膜修补术。脑脊液漏患者注意事项：严禁堵塞，冲洗鼻腔、外耳道。避免擤鼻等动作，以防逆行感染；保持鼻部与耳部清洁卫生；应用适量抗生素预防感染；禁忌腰穿。

（2）颅底骨折本身无须特殊处理，重点是预防感染。

（3）口鼻大出血，应及时行气管切开，置入带气囊的气管导管。鼻出血可行鼻腔填塞暂时压迫止血，有条件可行急症颈内外动脉血管造影及血管内栓塞治疗，闭塞破裂血管。

（4）颅神经损伤：视神经管骨折压迫视神经时，应争取在伤后 4～5 d 开颅行视神经管减压术；大部分颅神经损伤为神经挫伤，属部分性损伤，应用促神经功能恢复药物如 B 族维生素、地巴唑、神经节苷脂等，配合针灸理疗，可以逐步恢复。完全性神经断裂恢复困难，常留有神经功能缺损症状。严重面神经损伤，可暂时缝合眼睑以防止角膜溃疡发生。吞咽困难及饮水呛咳者，置鼻饲管，长期不恢复时可做胃造瘘。

3.治愈标准

（1）软组织肿胀、淤血已消退。

（2）脑脊液漏停止，无颅内感染征象。

（3）脑局灶症状和颅神经功能障碍基本消失。

四、脑损伤

(一)脑震荡

头部受伤后,脑功能发生的短暂性障碍,称为脑震荡。

1.临床表现

(1)意识障碍:一般不超过 30 min。

(2)近事遗忘:清醒后不能叙述受伤经过,伤前不久之事也失去记忆,但往事仍能清楚回忆。

(3)全身症状:醒后有头痛、耳鸣、失眠、健忘等症状,多于数天逐渐消失。

(4)生命体征:无明显改变。

(5)神经系统检查:无阳性体征,腰穿脑脊液正常。

2.治疗原则

(1)多数经过严格休息 7~14 d 即可恢复正常工作,完全康复,无须特殊治疗处理。

(2)对症治疗:诉头痛者,可给罗通定、索米痛片等。有恶心呕吐可给异丙嗪,每次 12.5 mg,每天 3 次;维生素 C 10 mg,每天 3 次。心情烦躁忧虑失眠者可服镇静剂,如阿普唑仑(佳静安定),每次 0.4 mg,每天 3 次。

(二)脑挫裂伤

脑挫裂伤为脑实质损伤,发生在着力部位称冲击伤,发生在对冲部位称对冲伤,两者可单独发生,也可同时存在。肉眼可见脑组织点状、片状出血及脑组织挫裂等。显微镜下皮层失去正常结构,神经元轴突碎裂,胶质细胞变性坏死及有点状或片状出血灶等。脑挫裂伤昏迷时间不超过 12 h,有轻度生命体征改变和神经系统阳性体征,而无脑受压症状者属中度脑损伤。广泛脑挫裂伤昏迷时间超过 12 h,有较明显生命体征改变或脑受压症状者属重型脑损伤。

1.临床表现

(1)意识障碍:持续时间较长,甚至持续昏迷。

(2)生命体征改变:轻中度局灶性脑挫裂伤患者生命体征基本平稳,重度脑挫裂伤患者可发生明显的生命体征改变,急性颅内压增高的典型生命体征变化特点是"两慢一高",即呼吸慢、脉搏慢、血压升高。

(3)定位症状:伤灶位于脑功能区会出现偏瘫、失语及感觉障碍等。

(4)精神症状:多见于双侧额颞叶挫裂伤,表现为情绪不稳定、烦躁、易怒、骂人或淡漠、痴呆等。

(5)癫痫发作:多见于运动区挫裂伤。

(6)脑膜刺激征:由于蛛网膜下腔出血所致,表现为颈项强直、克氏征阳性,腰穿为血性脑脊液。

(7)颅内压增高症状:意识恢复后仍有头痛、恶心、呕吐及定向力障碍等。

(8)CT 扫描:挫裂伤区呈点状、片状高密度区,常伴有脑水肿或脑肿胀、脑池和脑室受压、变形、移位等。

2.治疗原则

(1)保持呼吸道通畅,防治呼吸道感染。

(2)严密观察意识、瞳孔、颅内压、生命体征变化,有条件时对重症患者进行监护。

(3)伤后早期行 CT 扫描,病情严重时应该行动态 CT 扫描。

(4)头部抬高 15°～30°。

(5)维持水、电解质平衡。

(6)给予脱水利尿剂,目前最常用的药物包括 20%甘露醇、呋塞米、人体清蛋白。用法是 20%甘露醇每次 0.5～1.0 g/kg,静脉滴注,2～3 次/天;呋塞米每次 20～40 mg,静脉注射 2～3 次/天;人体清蛋白每次 5～10 g,静脉滴注,1～2 次/天。

(7)应用抗自由基及钙通道阻滞剂,如大剂量维生素 C 10～20 mg/d,25%硫酸镁 10～20 mL/d,尼莫地平 10～20 mg/d 等。

(8)防治癫痫,应用地西泮、苯妥英钠、苯巴比妥等药物。

(9)脑细胞活化剂,主要包括 ATP、辅酶 A、脑活素及胞磷胆碱。

(10)亚低温疗法,对于严重挫裂伤、脑水肿、脑肿胀患者宜采用正规亚低温疗法,使体温维持在32～34 ℃,持续 1 周左右,在降温治疗过程中,可给予适量冬眠药物和肌松剂。

(11)病情平稳后及时腰穿,放出蛛网膜下腔积血,必要时椎管内注入氧气。

3.治愈标准

(1)神志清楚,症状基本消失,颅内压正常。

(2)无神经功能缺失征象,能恢复正常生活和从事工作。

4.好转标准

(1)意识清醒,但言语或智能仍较差。

(2)尚存在某些神经损害,如部分性瘫痪症状和体征,或尚存在某些精神症状。

(3)生活基本自理或部分自理。

(三)脑干损伤

脑干损伤是指中脑、脑桥、延髓部分的挫裂伤。脑干伤分原发性和继发性两种。原发性脑干伤是指外力直接损伤脑干,伤后立即发生,常由于脑干与天幕裂孔疝或斜坡相撞或脑干移位扭转牵拉所造成的损伤,也可能是直接贯通伤所致。继发性脑干伤是指伤后因继发性颅内血肿或脑水肿引起的颅内压增高致脑疝形成压迫脑干所致,临床主要表现为长时间昏迷和双侧锥体束征阳性。伤后立即出现明显脑干损伤症状或脑疝晚期,脑干损伤严重者,属于特重型脑损伤。

1.临床表现

(1)意识障碍:通常表现为伤后立即昏迷,昏迷持续长短不一,可长达数月或数年,甚至植物生存状态。

(2)眼球和瞳孔变化:可表现为瞳孔大小不一,形态多变且不规则,眼球偏斜或眼球分离。

(3)生命体征改变:伤后出现呼吸循环功能紊乱或呼吸循环衰竭,中枢性高热或体温不升。

(4)双侧锥体束征阳性:表现为双侧肌张力增高,腱反射亢进及病理征阳性,严重者呈弛缓状态。

(5)出现去皮层或去大脑强直。

(6)各部分脑干损伤可出现以下不同特点:中脑损伤见瞳孔大小,形态多变且不规则,对光反射减弱或消失,眼球固定、四肢肌张力增高。损伤在红核以上呈上肢屈曲、下肢伸直的去皮层强直;脑桥损伤见双瞳孔极度缩小,光反应消失,眼球同向偏斜或眼球不在同一轴线上,损伤累及红核和前庭核间,则四肢张力均增高,呈伸直的去脑强直痉挛;延髓损伤突出表现为呼吸循环功能障碍。如呼吸不规则、潮式呼吸或呼吸停止;血压下降、心律不齐或心搏骤停。

(7)CT 扫描:基底池、环池、四叠体池、第四脑室受压变小或闭塞,可见脑干点状、片状密度增高区。

(8)MRI 扫描:可见脑干肿胀,点状或片状出血等改变。

2.治疗

(1)严密观察意识、生命体征及瞳孔变化,有条件时在重症监护病房监护。

(2)保持呼吸道通畅,尽早行气管插管或气管切开。气管切开指征如下:有颌面部伤、颅底骨折、合并上消化道出血、脑脊液漏较多;合并有严重胸部伤,尤其是多发性肋骨骨折和反常呼吸;昏迷较深,术后短时间内不能清醒;有慢性呼吸道疾病,呼吸道分泌物多不易咳出;术前有呕吐物或血液等气管内返流误吸。

(3)下列情况下应该行人工控制呼吸:$PaO_2 < 8.0$ kPa;$PaCO_2 > 6.0$ kPa;无自主呼吸或呼吸节律不规则,呼吸频率慢(<10 次/分钟)或呼吸浅快(>40 次/分钟);弥漫性脑损伤,颅内压 >5.3 kPa,呈去脑或去皮层强直。

(4)维持水、电解质平衡,适当控制输入液体量和速度,防止高血糖,尽量少用含糖液体并加用胰岛素。

(5)脱水利尿,激素治疗,抗自由基和钙超载等处理方法同脑挫裂伤。

(6)预防消化道出血,早期行胃肠道减压,应用奥美拉唑、雷尼替丁等药物。

(7)亚低温治疗,体温宜控制在 32~34 ℃,维持 3~10 d,应用亚低温治疗时应该使用适量镇静剂和肌松剂。

(8)预防肺部并发症:雾化吸入;注意翻身、拍背及吸痰;加强气管切开后的呼吸道护理,应用生理盐水、庆大霉素和糜蛋白酶等气管冲洗液定时适量冲洗,也可根据痰细菌培养和药敏试验配制气管冲洗液;根据痰细菌培养和药敏试验选用敏感抗生素治疗。

(9)中枢性高热处理:冰袋、冰帽降温;50%乙醇擦浴;退热剂,复方阿司匹林及吲哚美辛等;冬眠合剂,氯丙嗪 25 mg+异丙嗪 25 mg,6~8 h 肌内注射 1 次;采用全身冰毯机降温,通常能收到肯定的退热效果。

(10)长期昏迷处理,目前常用的催醒和神经营养药物包括吡硫醇、吡拉西坦、脑活素、胞磷胆碱及纳洛酮等,通常同时使用两种以上药物。另外高压氧是促进患者苏醒的行之有效的措施,一旦生命体征稳定,应该尽早采用高压氧治疗,疗程一般为 30 d。

3.治愈标准

同脑挫裂伤。

4.好转标准

(1)神志清醒,可存有智力障碍。

(2)尚遗有某些脑损害征象。

(3)生活尚不能自理。

(四)颅内血肿

颅脑损伤致使颅内出血,使血液在颅腔内聚集达到一定体积称为颅内血肿。一般幕上血肿量在20 mL以上,幕下血肿量 10 mL 以上,即可引起急性脑受压症状。颅内血肿引起脑受压的程度主要与血肿量、出血速度及出血部位有关。

1.分类

根据血肿在颅腔内的解剖部位可分为以下 6 种。

(1)硬脑膜外血肿:是指血肿位于颅骨与硬脑膜之间,出血来源包括脑膜中动脉、板障血管、静脉窦及蛛网膜颗粒等,以脑膜中动脉出血最常见,多为加速伤,常伴有颅盖骨骨折。可出现中间清醒期。

(2)硬脑膜下血肿:是指硬脑膜与蛛网膜之间的血肿,出血来源于脑挫裂伤血管破裂、皮层血管、桥静脉、静脉窦撕裂,多为减速伤,血肿常发生于对冲部位。通常伴有脑挫裂伤。

(3)脑内血肿:是指脑伤后在脑实质内形成的血肿,常与对冲性脑挫裂伤和急性硬膜下血肿并存。多为减速伤,血肿常发生在对冲部位,均伴有不同程度脑挫裂伤。脑内血肿是一种较为常见的致命的,却又是可逆的继发性病变,血肿压迫脑组织引起颅内占位和颅内高压,若得不到及时处理,可导致脑疝,危及生命。

(4)多发性血肿:指颅内同一部位或不同部位形成两个或两个以上血肿。

(5)颅后窝血肿:由于颅后窝代偿容积很小,易发生危及生命的枕骨大孔疝。

(6)迟发性外伤性颅内血肿:是指伤后首次 CT 扫描未发现血肿,再次 CT 扫描出现的颅内血肿,随着 CT 扫描的普及,迟发性外伤性颅内血肿检出率明显增加。

根据血肿在伤后形成的时间可分为以下 4 种:特急性颅内血肿,伤后 3 h 形成;急性颅内血肿,伤后3 h 至 3 d 形成;亚急性颅内血肿,伤后 3 d 至 3 周形成;慢性颅内血肿,伤后 3 周以上形成。

2.临床表现

(1)了解伤后意识障碍变化情况,昏迷程度和时间,有无中间清醒或好转期。

(2)颅内压增高症状:头痛、恶心、呕吐、视盘水肿等;生命体征变化,典型患者出现"二慢一高",即脉搏慢,呼吸慢,血压升高;意识障碍进行性加重。

(3)局灶症状:可出现偏瘫、失语、局灶性癫痫等,通常在伤后逐渐出现,与脑挫裂伤伤后立即出现上述症状有所区别。

(4)脑疝症状:一侧瞳孔散大,直接和间接对光反射消失,对侧偏瘫,腱反射亢进及病理征阳性等,通常提示小脑幕切迹疝;双侧瞳孔散大,光反射消失及双侧锥体束征阳性,提示双侧小脑幕切迹疝晚期,病情危重;突然出现病理性呼吸困难,很快出现呼吸心搏停止,提示枕骨大孔疝。

3.诊断

(1)了解病史,详细了解受伤时间、原因及头部着力部位等。

(2)了解伤后意识变化情况,是否有中间清醒期。

(3)症状:头痛呕吐,典型"二慢一高"。

(4)局灶症状:可出现偏瘫、失语、局灶性癫痫等。通常在伤后逐渐出现,与脑挫裂伤伤后立即出现上述症状有所区别。

(5)X线检查:颅骨平片,为常规检查,颅骨骨折对诊断颅内血肿有较大的参考价值。CT 扫描是诊断颅内血肿的首要措施,它具有准确率高、速度快及无损伤等优点,已成为颅脑损伤诊断的常规方法,对于选择治疗方案有重要意义。急性硬脑膜外血肿主要表现为颅骨下方梭形高密度影,常伴有颅骨骨折或颅内积气;急性硬膜下血肿常表现为颅骨下方新月形高密度影,伴有点状或片状脑挫裂伤灶;急性脑内血肿表现为脑高密度区,周围常伴有点状、片状高密度出血灶及低密度水肿区;亚急性颅内血肿常表现为等密度或混合密度影;慢性颅内血肿通常表现为低密度影。

(6)MRI 扫描:对于急性颅内血肿诊断价值不如 CT 扫描。对亚急性和慢性颅内血肿特别是高密度血肿诊断价值较大。

4.治疗

(1)非手术治疗:适应证主要包括无意识进行性恶化;无新的神经系统阳性体征出现或原有神经系统阳性体征无进行性加重;无进行性加重的颅内压增高征;CT 扫描显示除颞区外大脑凸面血肿量<30 mL,无明显占位效应(中线结构移位<5 mm),环池和侧裂池>4 mm,颅后窝血肿量<10 mL;颅腔容积压力反应良好。非手术治疗基本同脑挫裂伤,但需特别注意观察患者意识、瞳孔和生命体征变化,做动态头颅 CT 扫描观察。若病情恶化或血肿增大,应立即行手术治疗。

(2)手术治疗:适应证主要包括有明显临床症状和体征的颅内血肿;CT 扫描提示明显脑受压的颅内血肿;幕上血肿量>30 mL,颞区血肿>20 mL,幕下血肿>10 mL;患者意识障碍进行性加重或出现再昏迷;颅内血肿诊断一旦明确应尽快手术,解除脑受压,并彻底止血;脑水肿严重者,可同时进行减压手术或去除骨瓣。

五、颅脑损伤的分型

目前国际上通用的是格拉斯哥昏迷评分量表(Glasgow-Coma Scale,GCS)是英国 Glasgow 市一些学者设计的一种脑外伤昏迷评分法,经改进后被推广,现成为国际上公认评判脑外伤严重程度的准绳,统一了对脑外伤严重程度的目标标准(表 7-1)。根据 GCS 对昏迷患者检查睁眼、言语和运动反应进行综合评分。正常总分为 15 分,病情越重,积分越低,最低 3 分。总分越低表明意识障碍越重,伤情越重。总分在 8 分以下表明已达昏迷阶段。

表 7-1　脑外伤严重程度目标标准

项目	记分	项目	记分	项目	记分
睁眼反应		言语反应		运动反应	
正常睁眼	4	回答正确	5	按吩咐动作	6
呼唤睁眼	3	回答错乱	4	刺痛时能定位	5
刺痛时睁眼	2	词句不清	3	刺痛时躲避	4
无反应	1	只能发音	2	刺痛时肢体屈曲	3
		无反应	1	刺痛时肢体伸直	2
				无反应	1

我国的颅脑损伤分型大致划分为轻型、中型、重型(其中包括特重型)。轻型 13～15 分,意识障碍时间在 30 min 内;中型 9～12 分,意识模糊至浅昏迷状态,意识障碍时间在 12 h 以内;重型 5～8 分,意识呈昏迷状态,意识障碍时间大于 12 h;特重型 3～5 分,伤后持续深昏迷。

(一)轻型(单纯脑震荡)

(1)原发意识障碍时间在 30 min 以内。

(2)只有轻度头痛、头晕等自觉症状。

(3)神经系统和脑脊液检查无明显改变。

(4)可无或有颅骨骨折。

(二)中型(轻的脑挫裂伤)

(1)原发意识障碍时间不超过 12 h。

(2)生命体征可有轻度改变。

(3)有轻度神经系统阳性体征,可有或无颅骨骨折。

(三)重型(广泛脑挫伤和颅内血肿)

(1)昏迷时间在12 h以上,意识障碍逐渐加重或有再昏迷的表现。

(2)生命体征有明显变化,即出现急性颅内压增高症状。

(3)有明显神经系统阳性体征。

(4)可有广泛颅骨骨折。

(四)特重型(有严重脑干损伤和脑干衰竭现象)

(1)伤后持续深昏迷。

(2)生命体征严重紊乱或呼吸已停止。

(3)出现去大脑强直,双侧瞳孔散大等体征。

六、重型颅脑损伤的急救和治疗原则

(一)急救

及时有效的急救,不仅能使当时的某些致命威胁得到缓解,而且是抢救颅脑损伤患者是否能取得效果的关键。急救处置须视患者所在地点,所需救治器材及伤情而定。

1.维持呼吸道通畅

如患者受伤即来就诊或在现场急救,在重点了解受伤过程后,即刻观察呼吸情况,清除呼吸道梗阻,使呼吸道畅通,对颅脑伤严重者,在救治时应早做气管切开。

2.抗休克

在清理呼吸道同时,测量脉搏和血压,观察有无休克情况,如出现休克,应立即检查头部有无创伤、胸腹脏器及四肢有无大出血,及时静脉补液。

3.止血

对活动性出血能及时止血者如头皮软组织出血,表浅可见,可即刻钳夹缝扎。

4.早期诊断治疗

患者昏迷加深,脉搏慢而有力,血压升高,则提示有颅内压增高,应尽早脱水治疗,限制摄入液量每天1 500～2 000 mL,以葡萄糖水和半张(0.5%)盐水为主,不可过多,以免脑水肿加重。有CT的医院宜行CT扫描,确定有无颅内血肿,如有颅内血肿,应尽早手术治疗。

5.正确及时记录

正确记录内容包括受伤经过,初步检查所见,急救处理及伤员的意识、瞳孔、生命体征、肢体活动等,为进一步抢救治疗提供依据。意识状态记录。①清醒:回答问题正确,判断力和定向力正确。②模糊:意识朦胧,可回答简单问话但不一定确切,判断和定向力差。③浅昏迷:意识丧失,对痛刺激尚有反应,角膜反射、吞咽反射和病理反射均尚存在。④深昏迷:对痛的刺激已无反应,生理反射和病理反射均消失,可出现去脑强直,尿潴留或充溢性尿失禁。

如发现伤者由清醒转为嗜睡或躁动不安,或有进行性意识障碍加重时,应考虑可能有颅内血肿形成,要及时采取措施。

(二)治疗原则

1.最初阶段

(1)急救必须争分夺秒。

(2)解除呼吸道梗阻。

（3）及早清创，紧急开颅清除血肿。

（4）及早防治急性脑水肿。

（5）及时纠正水、电解质平衡紊乱，防治感染。

2.第2阶段

第2阶段即过渡期，经过血肿清除，减压术与脱水疗法等治疗，脑部伤情初步趋向稳定，这个阶段，多数患者可能仍处于昏迷状态。

（1）加强支持疗法，如鼻饲营养，包括多种维生素及高蛋白食品；酌用促进神经营养与代谢的药物如脑活素等及中药。

（2）积极防治并发症，如肺炎、胃肠道出血、水与电解质平衡失调、肾衰竭等。

（3）在过渡期患者出现谵妄、躁动，精神症状明显者，酌情用冬眠、镇静药，保持患者安静。

3.第3阶段

第3阶段即恢复阶段，患者可能遗留精神障碍，神经功能缺损如失语、瘫痪等或处于长期昏睡状态，可采用体疗、理疗、新针、中西药等综合治疗，以促进康复。

七、重型颅脑损伤的护理

（一）卧位

依患者伤情取不同卧位。

（1）低颅内压患者适取平卧位，如头高位时则头痛加重。

（2）颅内压增高时，宜取头高位，以利颈静脉回流，减轻颅内压。

（3）脑脊液漏时，取平卧位或头高位。

（4）重伤昏迷患者取平卧、侧卧与侧俯卧位，以利口腔与呼吸道分泌物向外引流，保持呼吸道通畅。

（5）休克时取平卧或头低卧位，时间不宜过长，避免增加颅内淤血。

（二）营养的维持与补液

重型颅脑损伤的患者由于创伤修复、感染和高热等原因，机体消耗量增加，维持营养及水、电解质平衡极为重要。

（1）伤后2～3 d一般予以禁食，每天静脉输液量为1 500～2 000 mL，不宜过多或过快，以免加重脑水肿与肺水肿。

（2）应用脱水剂甘露醇时应快速输入。

（3）出血性休克的患者宜先输血。严重脑水肿患者先用脱水剂后酌情输液，补液须缓慢，限制入液量，以免脑水肿加重。

（4）脑损伤患者输浓缩人血清蛋白与血浆，既能增高血浆蛋白，也有利于减轻脑水肿。

（5）长期昏迷，营养与水分摄入不足，可输氨基酸、脂肪乳剂、间断小量输血。

（6）准确记录出入量。

（7）颅脑伤可致消化吸收功能减退，肠鸣音恢复后，可用鼻饲给予高蛋白、高热量、高维生素和易于消化的流食，常用混合奶（每1 000 mL所含热量约4.6 kJ）或要素饮食用输液泵维持。

（8）患者吞咽反射恢复后，即可试行喂食，开始少量饮水，确定吞咽功能正常后，可喂少量流质饮食，逐渐增加，使胃肠功能逐渐适应，防止发生消化不良或腹泻。

(三)呼吸系统护理

(1)保持呼吸道通畅,防止缺氧、窒息及预防肺部感染。

(2)氧疗:术后(或入监护室后)常规持续吸氧 3～7 d,中等浓度吸氧(氧流量 2～4 L/min)。

(3)观察呼吸音和呼吸频率、节律并准确描述记录。

(4)深昏迷或长期昏迷、舌后坠影响呼吸道通畅者,早期行气管切开术。

(5)做好切开后护理,监护室做好空气消毒隔离,保持一定温度和湿度(温度 22～25 ℃,相对湿度约 60%)。

(6)吸痰要及时,按无菌操作,吸痰要充分和有效,动作要轻,防止损伤支气管黏膜,一次性吸痰管可防止交叉感染。一人一盘,每吸一次戴无菌手套,气管内滴入稀释的糜蛋白酶＋生理盐水＋庆大霉素有利于黏稠痰液的排出。

(7)做好给氧,辅助呼吸:呼吸异常,可给氧或进行辅助呼吸,呼吸频率每分钟少于 9 次或超过 30 次,血气分析氧分压过低,二氧化碳分压过高,呼吸无力及呼吸不整等都是呼吸异常的征象。通过吸氧及浓度调整,使 PaO_2 维持在 1.3 kPa 以上,$PaCO_2$ 保持在 3.3～4.0 kPa。代谢性酸中毒者静脉补充碳酸氢钠,代谢性碱中毒者可静脉补生理盐水给予纠正。

(四)颅内伤情监护

重点是防治继发病理变化,在颅内血肿清除后脑水肿是颅脑损伤后最突出的继发变化,伤后 48～72 h 达到高峰,采用甘露醇或呋塞米＋血清蛋白 1/6 h 交替使用。

1.意识的判断

(1)清醒:回答问题正确,判断力和定向力正确。

(2)模糊:意识朦胧,可回答简单话但不一定确切,判断力和定向力差,伤员呈嗜睡状。

(3)浅昏迷:意识丧失,对痛刺激尚有反应,角膜反射、吞咽反射和病理反射均尚存在。

(4)深昏迷:对痛的刺激已无反应,生理反射和病理反射均消失,可出现去脑强直、尿潴留或充溢性失禁。如发现伤员由清醒转为嗜睡或躁动不安,或有进行性意识障碍时,可考虑有颅内压增高表现,可能有颅内血肿形成,要及时采取措施。尽早行 CT 扫描确定有否颅内血肿,对原发损伤的程度和继发性损伤的发生、发展均是最可靠的指标。避免过度刺激和连续护理操作,以免引起颅内压持续升高。

2.严密观察瞳孔(大小、对称、对光反射)变化

病情变化往往在瞳孔细微变化中发现,如瞳孔对称性缩小并有颈项强直、头剧痛等脑膜刺激征,常为伤后出现的蛛网膜下腔出血,可作腰椎穿刺放出 1～2 mL 脑脊液证实。如双侧瞳孔针尖样缩小、光反应迟钝,伴有中枢性高热、深昏迷则多为脑桥损害。如瞳孔光反应消失、眼球固定,伴深昏迷和颈项强直,多为原发性脑干伤。伤后伤侧瞳孔先短暂缩小继之散大,伴对侧肢体运动障碍,则往往提示伤侧颅内血肿。如一侧瞳孔进行性散大,光反射逐渐消失,伴意识障碍加重、生命体征紊乱和对侧肢体瘫痪,是脑疝的典型改变。如瞳孔对称性扩大、对光反射消失,则伤员已濒危。

3.生命体征对颅内继发伤的反映

颅脑损伤对呼吸功能的影响如下:①脑损伤直接导致中枢性呼吸障碍。②间接影响呼吸道发生支气管黏膜下水肿出血。意识障碍者,呼吸道分泌物不能主动排出、咳嗽和吞咽功能降低,引起呼吸道梗阻性通气障碍。③可引起肺部充血、淤血、水肿和神经源性肺水肿致换气障碍,伤后脑细胞脆弱,血氧供给不足将加重脑细胞损害。呼吸功能障碍是颅脑外伤最常见的死亡原因,

加强呼吸功能的监护对脑保护是至关重要的。

4.护理操作时避免引起颅内压变化

头部抬高 30°,保持中位,避免前屈、过伸、侧转(均影响脑部静脉回流),避免胸腹腔压升高,如咳嗽、吸痰、抽搐(胸腹腔内压增高可致脑血流量增高)。

5.掌握和准确执行脱水治疗

颅脑外伤的患者在抢救治疗中,常用的脱水剂有甘露醇,该药静脉快速注射后,血中浓度迅速增高,产生一时性血中高渗压,将组织间隙中水分吸入血管中,由于脱水剂在体内不易代谢,仍以原形经肾脏排泄而利尿能使组织脱水。颅脑外伤使用脱水剂后,可明显降低颅内压力,一般注射后 10 min 可产生利尿,2～3 h 血中达到高峰,维持 4～6 h。甘露醇脱水静脉滴注时要求 15～30 min 内滴完,必要时进行静脉推注,及时准确收集记录尿量。

(五)消化系统护理

重型颅脑损伤对消化系统的影响,一般认为可能有两个方面:一是由于交感神经麻痹使胃肠血管扩张、淤血,同时又由于迷走神经兴奋使胃酸分泌增加,损害胃黏膜屏障,导致黏膜缺血,局部糜烂。二是重型颅脑损伤均有不同程度缺氧,胃肠道黏膜也受累,缺氧水肿,影响胃肠道正常消化功能。对消化道功能监护主要是观察和防治胃肠道出血和腹泻,尤其是亚低温状态下,伤员胃肠道蠕动恢复慢。伤后几天内应放置胃管,待肠鸣音恢复后给予胃肠道营养。

重型颅脑损伤,特别是丘脑下部损伤的患者,可并发神经源性应激性胃肠道出血。出血之前患者多有呼吸异常、缺氧或并发肺炎、呃逆,随之出现咖啡色胃液及柏油样便,多次大量柏油样便可导致休克和衰竭。在处理上,要改善缺氧,稳定生命体征,记录出血情况,禁食,药物止血,如给予西咪替丁、酚磺乙胺、氯甲苯酸、云南白药等。必要时胃内注入少量去甲肾上腺素稀释液,对止血有帮助。同时采取抗休克措施、输血或血浆,注意水、电解质平衡,对于便秘 3 d 以上者可给缓泻剂,润肠剂或开塞露,必要时戴手套掏出干结大便块。

(六)五官护理

(1)注意保护角膜,由于外伤造成眼睑闭合不全,故要防止角膜干燥坏死。一般可戴眼罩,眼部涂眼药膏,必要时暂时缝合上下眼睑。

(2)脑脊液漏及耳漏,宜将鼻、耳血迹擦净,禁用水冲洗,禁用纱条、棉球填塞。患者取半卧位或平卧位多能自愈。

(3)及时做好口腔护理,清除鼻咽与口腔内分泌物与血液。用 3% 过氧化氢或生理盐水或0.1% 呋喃西林清洗口腔 4 次/天,长期应用多种抗生素者,可并发口腔真菌,发现后宜用制霉菌素液每天清洗 3～4 次。

(七)皮肤护理

昏迷及长期卧床,尤其是衰竭患者易发生压疮,预防要点如下。

(1)勤翻身,至少 1 次/2 h,避免皮肤连续受压,采用气垫床、海绵垫床。

(2)保持皮肤清洁干燥,床单平整,大小便浸湿后随时更换。

(3)交接班时,要检查患者皮肤,如发现皮肤发红,只要避免再受压即可消退。

(4)昏迷患者如需应用热水袋,一定按常规温度 50 ℃,避免烫伤。

(八)泌尿系统护理

(1)留置导尿,每天冲洗膀胱 1～2 次,每周更换导尿管。

(2)注意会阴护理,防止泌尿系统感染,观察有无尿液含血,重型颅脑伤者每天记尿量。

(九)血糖监测

高血糖在脑损伤 24 h 后发生较为常见,它可进一步破坏脑细胞功能,因此对高血糖的监测防治也是必需的。监测方法应每天采血查血糖,应用床边血糖监测仪和尿糖试纸监测血糖和尿糖 4 次/天,脑外伤术后预防性应用胰岛素 12~24 U 静脉滴注,每天 1 次。

护理要点:①正确掌握血糖、尿糖测量方法。②掌握胰岛素静脉滴注的浓度,每 500 mL 液体中不超过 12 U,滴速<60 滴/分钟。

(十)伤口观察与护理

(1)开放伤或开颅术后,观察敷料有无血性浸透情况,及时更换,头下垫无菌巾。

(2)注意是否有脑脊液漏。

(3)避免患侧伤口受压。

(十一)躁动护理

颅脑伤急性期因颅内出血,血肿形成,颅内压急剧增高,常引起躁动。此外,缺氧、休克兴奋期、尿潴留、膀胱过度膨胀、脑外伤恢复期也可有躁动。对躁动患者应适当将四肢加以约束,防止自伤、坠床,分析躁动原因针对原因加以处理。

(十二)高热护理

颅脑损伤患者出现高热时,急性期体温可至 38~39 ℃,经过 5~7 d 逐渐下降。

(1)如体温持续不退或下降后又高热,要考虑伤口、颅内、肺部或泌尿系统并发感染。

(2)颅内出血,尤其脑室出血也常引起高热。

(3)因丘脑下部损伤发生的高热可以持续较长时间,体温可高达 41 ℃,部分患者因高热不退而死亡。

高热处理:①一般头部枕冰袋或冰帽,酌用冬眠药。②小儿及老年人应着重预防肺部并发症。③长期高热要注意补液。④冬眠低温是治疗重型颅脑伤、防治脑水肿的措施,也用于高热时。⑤目前我们采用亚低温,使患者体温降至 34 ℃ 左右,一般 3~5 d 可自然复温。⑥冰袋降温时要外加包布,避免发生局部冻伤。⑦在降温时,观察患者需注意区别药物的作用与伤情变化引起的昏迷。

(十三)癫痫护理

颅骨凹陷骨折、急性脑水肿、蛛网膜下腔出血、颅内血肿、颅内压增高、高热等均可引起癫痫发作,应注意以下几点。

(1)防止误吸与窒息,有专人守护,将患者头转向一侧,上下牙之间加牙垫防舌咬伤。

(2)自动呼吸停止时,应立即行辅助呼吸。

(3)大发作频繁,连续不止,称为癫痫持续状态,可造成脑缺氧而加重脑损伤,一旦发现应及时通知医师作有效的处理。

(4)详细记录癫痫发作的形式与频度及用药剂量。

(5)癫痫持续状态用药,常用地西泮、冬眠药、苯妥英钠。

(6)癫痫发作和发作后不安的患者,要倍加防范,避免坠床而发生意外。

(十四)亚低温治疗的护理

亚低温治疗重型颅脑伤是近几年临床开展的有效新方法。大量动物实验研究和临床应用结果都表明,亚低温对脑缺血和脑外伤具有肯定的治疗效果,但亚低温保护的确切机制尚不十分清楚,可能包括以下几个方面。①降低脑组织氧耗量,减少脑组织乳酸堆积;②保护血-脑屏障,减轻脑水肿;③抑制内源性毒性产物对脑细胞的损害作用;④减少钙离子内流,阻断钙对神经元的毒性作用;⑤减少脑细胞结构蛋白破坏,促进脑细胞结构和功能修复;⑥减轻弥漫性轴索损伤,弥漫性轴索损伤是导致颅脑伤死残的主要病理基础,尤其是脑干网状上行激活系统轴索损伤是导致长期昏迷的确切因素。

亚低温能显著地控制脑水肿,降低颅内压,减少脑组织细胞耗能,减轻神经毒性产物过度释放等。目前临床常用半导体冰毯制冷与药物降温相结合方法,使患者肛温一般维持在 30～34 ℃,持续3～10天。

亚低温治疗状态下护理要点如下所示。①生命体征监测:亚低温状态下会引起血压降低和心率缓慢,护理工作中应该严密观察伤员心率、心律、血压等,尤其是儿童和老年患者及心脏病、高血压伤员应该重视,采用床边监护仪连续监测。②降温毯置于患者躯干部,背部和臀部皮肤温度较低,血循环减慢,容易发生压疮,每小时翻身一次,避免长时间压迫,血运减慢而发生压疮。③防治肺部感染。亚低温状态下,患者自身抵抗力降低,气管切开后较易发生肺部感染。加强翻身叩背、吸痰,呼吸道冲洗时将冲洗液吸净是关键护理措施。

(十五)精神与心理护理

不论伤情轻重,患者都可能对脑损伤存在一定的忧虑,担心今后的工作能否适应、生活是否受影响。护士对患者从机体的代偿功能和可逆性多作解释,给患者安慰和鼓励,以增强其自信心。对饮食、看书、学习等不宜过分限制,早期锻炼有利康复。因器质性损伤引起失语、瘫痪者,宜早期进行训练与功能锻炼。

(十六)康复催醒治疗的护理

目前认为颅脑伤患者伤后持续昏迷1个月以上为长期昏迷。长期昏迷催醒治疗应包括:预防各种并发症、使用催醒药物,减少或停用苯妥英钠和巴比妥类药物,交通性脑积水外科治疗等。

高压氧是目前用于长期昏迷患者催醒的行之有效的方法之一,颅脑伤昏迷患者一旦伤情平稳,应该尽早接受高压氧治疗,疗程通常为 30 d 左右。对于高热、高血压、心脏病和活动性出血的昏迷患者应该慎用此类治疗以防发生意外。

长期昏迷的正规康复治疗包括早期和后期康复治疗。早期康复治疗是指患者在伤后住院期间由医护人员所进行的康复治疗;后期康复治疗是指患者出院后转至康复中心,在康复体疗、心理等方面的医护人员指导下进行的康复训练和治疗。康复治疗的原则包括以下几点。

(1)从简单基本功能训练开始循序渐进。

(2)放大效应:如收录机音量适当放大,选用大屏幕电视机、放大康复训练器材和生活用具,选择患者喜爱的音像带等。

(3)反馈效应:在整个训练康复过程中,医护人员要经常给患者鼓励、称赞和指导性批评。有条件时将患者整个康复治疗过程进行录像定期放给患者看,使其感到康复的过程中,神经功能较前逐渐恢复,增强自信心。

(4)替代方法:若患者不能行走则教会患者如何使用各种辅助工具行走。

(5)重复训练:在相当长的康复训练过程中,既要让患者反复训练以促进运动功能重建,又要不断改进训练方法和器材,才能不使患者产生厌倦情绪。迄今已经有大量随机双盲前瞻性临床观察结果表明,正规康复治疗对重型颅脑伤患者运动神经功能恢复较未接受正规康复治疗患者明显。早期(＜35 d)较晚期(＞35 d)开始正规康复治疗的患者神经功能恢复快一倍以上。对正规康复治疗伤后 7 d 内开始与7 d 以上开始者进行评分,前者明显高于后者。一般情况下,早期康复治疗疗程为 1～3 个月,重残颅脑伤患者需要 1～2 年。

目前临床治疗颅脑伤患者智能障碍的主要药物包括三大类:儿茶酚胺类、胆碱能类和智能增强剂。近年来发现神经节苷脂和促甲状腺释放激素对颅脑伤患者智能的恢复也有促进作用。

颅脑伤患者伤后智能障碍主要临床表现为记忆力障碍、语言障碍和计数能力障碍。记忆力障碍主要包括视觉记忆力障碍、听觉记忆力障碍、空间记忆力障碍和颞叶定向障碍;语言障碍主要包括阅读理解障碍、失认症、失写症、语言理解障碍、发音和拼音障碍等。近年来采用智能训练和药物结合治疗颅脑伤患者智能障碍已受到人们重视。智能康复训练加药物治疗有助于颅脑伤患者的智能恢复。然而,智能康复训练应与体能康复训练同期进行。目前我们的智能康复训练主要包括仪器工具训练、反复操作程度训练及帮助记忆力的技巧训练等。

康复期伤病员需加强心理护理:对于轻型伤员应鼓励尽早自理生活、防止过度依赖医务人员。要鼓励他们树立战胜伤病的信心,清除"脑外伤后综合征"的顾虑。脑外伤后综合征是指脑外伤后患者所出现的临床精神神经症或主诉,主要包括头痛、眩晕、记忆力减退、软弱无力、四肢麻木、恶心、复视和听力障碍等。应该向伤员做适当解释,让伤员知道有些症状属于功能性的,可以恢复。对于遗留神经功能残疾伤员的今后生活工作问题,偏瘫失语的锻炼等问题,应该积极向伤员及家属提出合理建议和正确指导,帮助伤员恢复,鼓励伤员面对现实、树立争取完全康复的信心。

（秦真秀）

第八章

神经内科护理

第一节　癫　痫

癫痫是多种原因导致的脑部神经元高度同步化异常放电所引起的临床综合征,临床表现具有发作性、短暂性、重复性和刻板性的特点。临床上每次发作或每种发作的过程称为痫性发作。

一、临床表现

(一)痫性发作

1.部分性发作

部分性发作包括以下几种。①单纯部分性发作:常以发作性一侧肢体、局部肌肉节律性抽动或感觉障碍为特征,发作时程短。②复杂部分性发作:表现为意识障碍,多有精神症状和自动症。③部分性发作继发全面性发作:上述部分性发作后出现全身性发作。

2.全面性发作

这类发作起源于双侧脑部,发作初期即有意识丧失,根据其临床表现的不同,分类如下。

(1)全面强直-阵挛发作:以意识丧失、全身抽搐为主要临床特征。早期出现意识丧失、跌倒,随后的发作过程分为三期:强直期、阵挛期和发作后期。发作过程可有喉部痉挛、尖叫、心率增快、血压升高、瞳孔散大、呼吸暂停等症状,发作后各项体征逐渐恢复正常。

(2)失神发作:典型表现为正常活动中突然发生短暂的意识丧失,两眼凝视且呼之不应,发作停止后立即清醒,继续原来的活动,对发作没有丝毫记忆。

(3)强直性发作:多在睡眠中发作,表现为全身骨骼肌强直性阵挛,常伴有面色潮红或苍白、瞳孔散大等症状。

(4)阵挛性发作:表现为全身骨骼肌阵挛伴意识丧失,见于婴幼儿。

(5)肌阵挛发作:表现为短暂、快速、触电样肌肉收缩,一般无意识障碍。

(6)失张力发作:表现为全身或部分肌肉张力突然下降,造成张口、垂颈、肢体下垂甚至跌倒。

3.癫痫持续状态

癫痫持续状态指一次癫痫发作持续 30 min 以上,或连续多次发作致发作间期意识或神经功能未恢复至通常水平。可见于各种类型的癫痫,但通常是指全面强直-阵挛发作持续状态。可因不适当地停用抗癫痫药物或治疗不规范、感染、精神刺激、过度劳累、饮酒等诱发。

(二)癫痫综合征

特定病因引发的由特定症状和体征组成的癫痫。

二、治疗要点

目前癫痫治疗仍以药物治疗为主,药物治疗应达到 3 个目的:①控制发作或最大限度地减少发作次数;②长期治疗无明显不良反应;③使患者保持或恢复其原有的生理、心理和社会功能状态。

(一)病因治疗

去除病因,避免诱因。如全身代谢性疾病导致癫痫的应先纠正代谢紊乱,睡眠不足诱发癫痫的要保证充足的睡眠,对于颅内占位性病变引起者首先考虑手术治疗,对于脑寄生虫病行驱虫治疗。

(二)发作时治疗

立即让患者就地平卧,保持呼吸道通畅,及时给氧;防止外伤,预防并发症;应用药物预防再次发作,如地西泮、苯妥英钠等。

(三)发作间歇期治疗

合理应用抗癫痫药物,常用的抗癫痫药物有地西泮、氯硝西泮、卡马西平、丙戊酸、苯妥英钠、苯巴比妥、扑痫酮、拉莫三嗪、奥卡西平、左乙拉西坦、加巴喷丁等。强直性发作、部分性发作和部分性发作继发全面性发作首选卡马西平;全面强直-阵挛发作、典型失神、肌阵挛发作、阵挛性发作首选丙戊酸。

(四)癫痫持续状态的治疗

保持稳定的生命体征和进行性心肺功能支持;终止呈持续状态的癫痫发作,减少癫痫发作对脑部神经元的损害;寻找并尽可能根除病因及诱因;处理并发症。可依次选用地西泮、异戊巴比妥钠、苯妥英钠和水合氯醛等药物。及时纠正血液酸碱度和电解质失衡,发生脑水肿时给予甘露醇和呋塞米注射,注意预防和控制感染。

(五)其他治疗

对于药物难治性、有确定癫痫灶的癫痫可采用手术治疗,中医学针灸治疗对某些癫痫也有一定疗效。

三、护理措施

(一)一般护理

(1)饮食:为患者提供充足的营养,癫痫持续状态的患者可给予鼻饲,嘱发作间歇期的患者进食清淡、无刺激、富于营养的食物。

(2)休息与运动:癫痫发作后宜卧床休息,平时应劳逸结合,保证充足的睡眠,生活规律,避免不良刺激。

(3)纠正水、电解质及酸碱平衡紊乱,预防并发症。

(二)病情观察

密切观察生命体征、意识状态、瞳孔变化、大小便等情况;观察并记录发作的类型、频率和持续时间;观察发作停止后意识恢复的时间,有无疲乏、头痛及行为异常。

（三）安全护理

告知患者有发作先兆时立即平卧。活动中发作时，立即将患者置于平卧位，避免摔伤。摘下眼镜、手表、义齿等硬物，用软垫保护患者关节及头部，必要时用约束带适当约束，避免外伤。用牙垫或厚纱布置于患者口腔一侧上下磨牙间，防止口、舌咬伤。发作间歇期，应为患者创造安静、安全的休养环境，避免或减少诱因，防止意外的发生。

（四）保持呼吸道通畅

发作时立即解开患者领扣、腰带以减少呼吸道受压，及时清除口腔内食物、呕吐物和分泌物，防止呼吸道阻塞。让患者平卧、头偏向一侧，必要时用舌钳拉出舌头，避免舌后坠阻塞呼吸道。必要时可行床旁吸引和气管切开。

（五）用药护理

有效的抗癫痫药物治疗可使 80% 的患者发作得到控制。告诉患者抗癫痫药物治疗的原则以及药物疗效与不良反应的观察，指导患者遵医嘱坚持长期正确服药。

1.服药注意事项

服药注意事项包括：①根据发作类型选择药物。②药物一般从小剂量开始，逐渐加量，以尽可能控制发作、又不致引起毒性反应的最小有效剂量为宜。③坚持长期有规律服药，完全不发作后还需根据发作类型、频率，再继续服药 2～3 年，然后逐渐减量至停药，切忌服药控制发作后就自行停药。④间断不规则服药不利于癫痫控制，易导致癫痫持续状态发生。

2.常用抗癫痫药物不良反应

每种抗癫痫药物均有多种不良反应。不良反应轻者一般不需停药，从小剂量开始逐渐加量或与食物同服可以减轻，严重反应时应减量或停药、换药。服药前应做血、尿常规和肝、肾功能检查，服药期间定期监测血药浓度，复查血常规和生化检查。

（六）避免促发因素

1.癫痫的诱因

疲劳、饥饿、缺睡、便秘、经期、饮酒、感情冲动、一过性代谢紊乱和变态反应。过度换气对于失神发作、过度饮水对于强直性阵挛发作、闪光对于肌阵挛发作也有诱发作用。有些反射性癫痫还应避免如声光刺激、惊吓、心算、阅读、书写、下棋、玩牌、刷牙、起步、外耳道刺激等特定因素。

2.癫痫持续状态的诱发因素

癫痫持续状态的诱发因素常为突然停药、减药、漏服药及换药不当；其次为发热、感冒、劳累、饮酒、妊娠与分娩；使用异烟肼、利多卡因、氨茶碱或抗抑郁药亦可诱发。

（七）手术的护理

对于手术治疗癫痫的患者，术前应做好心理护理以减少恐惧和紧张。密切观察意识、瞳孔、肢体活动和生命体征等情况，并按医嘱做好术前检查和准备；术后麻醉清醒后应采取头高脚低位，以减轻脑水肿的发生。严密监测病情，做好术后常规护理、用药护理和安全护理。

（八）心理护理

病情反复发作、长期服药常会给患者带来沉重的精神负担，易产生焦虑、恐惧、抑郁等不良心理状态。护士应多关心患者，随时关注其心理状态并给予安慰和疏导，缓解患者的心理负担，使其更好地配合治疗。

（九）健康指导

（1）向患者及其家属介绍疾病治疗和预防的相关知识，教会其癫痫的基本护理方法，安静的环境、规律的生活、合理的饮食、充足的睡眠、远离不良刺激等均有利于患者的康复。

（2）告知患者及家属遵医嘱长期、规律用药,不可突然减药甚至停药,定期复查,病情变化立即就诊。

（3）应尽量避免患者单独外出,不参与蹦极、游泳等可能危及生命的活动,避免紧张、劳累。

（4）特发性癫痫且有家族史的女性患者,婚后不宜生育,双方均有癫痫,或一方患病,另一方有家族史者不宜婚配。

（刘紫韵）

第二节　面神经炎

面神经炎又称 Bell 麻痹,是面神经在茎乳孔以上面神经管内段的急性非化脓性炎症。

一、病因

病因不明,一般认为面部受冷风吹袭、病毒感染、自主神经功能紊乱造成面神经的营养微血管痉挛,引起局部组织缺血、缺氧所致。近年来也有认为可能是一种免疫反应。膝状神经节综合征则系带状疱疹病毒感染,使膝状神经节及面神经发生炎症所致。

二、临床表现

无年龄和性别差异,多为单侧,偶见双侧,多为吉兰-巴雷综合征。发病与季节无关,通常急性起病,数小时至 3 d 达到高峰。病前 1～3 天患侧乳突区可有疼痛。同侧额纹消失,眼裂增大,闭眼时,眼睑闭合不全,眼球向外上方转动并露出白色巩膜,称 Bell 现象。病侧鼻唇沟变浅,口角下垂。不能做噘嘴和吹口哨动作,鼓腮时病侧口角漏气,食物常滞留于齿颊之间。

若病变波及鼓索神经,尚可有同侧舌前 2/3 味觉减退或消失。镫骨肌支以上部位受累时,出现同侧听觉过敏。膝状神经节受累时除面瘫、味觉障碍和听觉过敏外,还有同侧唾液、泪腺分泌障碍,耳内及耳后疼痛,外耳道及耳郭部位带状疱疹,称膝状神经节综合征。一般预后良好,通常于起病 1～2 周开始恢复,2～3 个月痊愈。发病时伴有乳突疼痛、老年、患有糖尿病和动脉硬化者预后差。可遗有面肌痉挛或面肌抽搐。可根据肌电图检查及面神经传导功能测定判断面神经受损的程度和预后。

三、诊断与鉴别诊断

根据急性起病的周围性面瘫即可诊断。但需与以下疾病鉴别。

（1）吉兰-巴雷综合征:可有周围面瘫,多为双侧性,并伴有对称性肢体瘫痪和脑脊液蛋白-细胞分离。

（2）中耳炎迷路炎乳突炎等并发的耳源性面神经麻痹,以及腮腺炎肿瘤下颌化脓性淋巴结炎等所致者多有原发病的特殊症状及病史。

（3）颅后窝肿瘤或脑膜炎引起的周围性面瘫:起病较慢,且有原发病及其他脑神经受损表现。

四、治疗

(一)急性期治疗

以改善局部血液循环,消除面神经的炎症和水肿为主。如为带状疱疹所致的亨特综合征,可口服阿昔洛韦 5 mg/(kg·d),每天 3 次,连服 7～10 d。①类固醇皮质激素:泼尼松(20～30 mg)每天 1 次,口服,连续 7～10 d。②改善微循环,减轻水肿:706 代血浆(羟乙基淀粉)或右旋糖酐-40 250～500 mL,静脉滴注,每天 1 次,连续 7～10 d,亦可加用脱水利尿药。③神经营养代谢药物的应用:维生素 B_1 50～100 mg,维生素 B_{12} 500 μg,胞磷胆碱 250 mg,辅酶 Q_{10} 5～10 mg等,肌内注射,每天 1 次。④理疗:茎乳孔附近超短波透热疗法,红外线照射。

(二)恢复期治疗

以促进神经功能恢复为主:①口服维生素 B_1、维生素 B_{12} 各 1 至 2 片,每天 3 次;地巴唑10～20 mg,每天 3 次。亦可用加兰他敏 2.5～5 mg,肌内注射,每天 1 次。②中药,针灸,理疗。③采用眼罩,滴眼药水,涂眼药膏等方法保护暴露的角膜。④病后 2 年仍不恢复者,可考虑行神经移植治疗。

五、护理

(一)一般护理

(1)病后两周内应注意休息,减少外出。

(2)本病一般预后良好,约 80% 患者可在 3～6 周痊愈,因此应向患者说明病情,使其积极配合治疗,解除心理压力,尤其年轻患者,应保持健康心态。

(3)给予易消化、高热能的半流饮食,保证机体足够营养代谢,增加身体抵抗力。

(二)观察要点

面神经炎是神经科常见病之一,在护理观察中主要注意以下两个方面的鉴别。

1.分清面瘫属中枢性还是周围性瘫痪

中枢性面瘫系由对侧皮质延髓束受损引起的,故只产生对侧下部面肌瘫痪,表现为鼻唇沟浅、口角下坠、露齿、鼓腮、吹口哨时出现肌肉瘫痪,而皱额、闭眼仍正常或稍差。哭笑等情感运动时,面肌仍能收缩。周围性面瘫所有表情肌均瘫痪,不论随意或情感活动,肌肉均无收缩。

2.正确判断患病一侧

面肌挛缩时病侧鼻唇沟加深,眼裂缩小,易误认健侧为病侧。如让患者露齿时可见挛缩侧面肌不收缩,而健侧面肌收缩正常。

(三)保护暴露的角膜及防止结膜炎

由于患者不能闭眼,因此必须注意眼的清洁卫生:①外出必须戴眼罩,避免尘沙进入眼内。②每天抗生素眼药水滴眼,入睡前用眼药膏,以防止角膜炎或暴露性角结膜炎。③擦拭眼泪的正确方法是向上,以防止加重外翻。④注意用眼卫生,养成良好习惯,不能用脏手、脏手帕擦泪。

(四)保持口腔清洁防止牙周炎

由于患侧面肌瘫痪,进食时食物残渣常停留在患侧颊齿间,故应注意口腔卫生:①经常漱口,必要时使用消毒漱口液;②正确使用刷牙方法,应采用"短横法或竖转动法"两种方法,以去除菌斑及食物残片;③牙齿的邻面与间隙容易堆积菌斑而发生牙周炎,可用牙线紧贴牙齿颈部,然后在邻面做上下移动,每个牙齿 4～6 次,直至刮净;④牙龈乳头萎缩和齿间空隙大的情况下可用牙签沿着牙龈的形态线平行插入,不宜垂直插入,以免影响美观和功能。

(五)家庭护理

1.注意面部保暖

夏天避免在窗下睡觉,冬天迎风乘车要戴口罩,在野外作业时注意面部及耳后的保护。耳后及病侧面部给予温热敷。

2.平时加强身体锻炼

增强抗风寒侵袭的能力,积极治疗其他炎性疾病。

3.瘫痪面肌锻炼

因面肌瘫痪后常松弛无力,患者自己可对着镜用手掌贴于瘫痪的面肌上做环形按摩,每天3～4次,每次15 min,以促进血液循环,并可减轻患者面肌受健侧的过度牵拉。当神经功能开始恢复时,鼓励患者练习病侧的各单个面肌的随意运动,以促进瘫痪肌的早日康复。

(刘紫韵)

第三节 缺血性脑卒中

缺血性脑卒中又称脑梗死,是指由于脑供血障碍引起脑缺血、缺氧,使局部脑组织发生不可逆性损害,导致脑组织缺血、缺氧性坏死。临床常按发病机制,将脑梗死分为脑血栓形成、脑栓塞、脑分水岭梗死、脑腔隙性梗死等。下面重点介绍脑血栓形成和脑栓塞。

一、脑血栓形成

脑血栓形成是脑梗死中最常见的类型,是指由于脑动脉粥样硬化等原因导致动脉管腔狭窄、闭塞或血栓形成,引起急性脑血流中断,脑组织缺血、缺氧、软化、坏死;又称为动脉粥样硬化血栓形成性脑梗死。

(一)病因和发病机制

最常见的病因是动脉粥样硬化,其次为高血压、糖尿病、高血脂等。血黏度增高、血液高凝状态也可以是脑血栓形成的原因。

神经细胞在完全缺血、缺氧后十几秒即出现电位变化,随后大脑皮质、小脑、延髓的生物电活动也相继消失。脑动脉血流中断持续5 min,神经细胞就会发生不可逆性损害,出现脑梗死。急性脑梗死病灶由缺血中心区及其周围的缺血半暗带组成。其中,缺血中心区由于严重缺血、细胞能量衰竭而发生不可逆性损害;缺血半暗带由于局部脑组织还存在大动脉残留血液和/或侧支循环,缺血程度较轻,仅功能缺损,具有可逆性,故在治疗和神经功能恢复上具有重要作用。

(二)临床表现

好发于中老年人。多数患者有脑血管病的危险因素,如冠心病、高血压、糖尿病、血脂异常等。部分患者有前驱症状,如肢体麻木、头痛、眩晕、短暂性脑缺血(TIA)反复发作等。多在安静状态下或睡眠中起病,如晨起时发现半身不遂。症状和体征多在数小时至1～2 d达高峰。患者一般意识清楚,但当发生基底动脉血栓或大面积脑梗死时,病情严重,可出现意识障碍,甚至有脑疝形成,最终导致死亡。

临床症状复杂多样,取决于病变部位、血栓形成速度及大小、侧支循环状况等,可表现为运动障碍、感觉障碍、语言障碍、视觉障碍等。

1.颈内动脉系统受累

可出现三偏征(对侧偏瘫、偏身感觉障碍、同向性偏盲),优势半球受累可有失语,非优势半球病变可有体像障碍;还可出现中枢性面舌瘫、尿潴留或尿失禁。

2.椎-基底动脉系统受累

常出现眩晕、眼球震颤、复视、交叉性瘫痪、构音障碍、吞咽困难、共济失调等,还可出现延髓背外侧综合征、闭锁综合征等各种临床综合征。如基底动脉主干严重闭塞导致脑桥广泛梗死,可表现为四肢瘫、双侧瞳孔缩小、意识障碍、高热,常迅速死亡。

(三)实验室及其他检查

(1)头颅 CT 扫描:发病 24 h 内图像多无改变,24 h 后梗死区出现低密度灶。对超早期缺血性病变、脑干、小脑梗死及小灶梗死显示不佳。

(2)头颅 MRI 扫描:发病数小时后,即可显示 T_1 低信号、T_2 长信号的病变区域。与 CT 相比,还可以发现脑干、小脑梗死及小灶梗死。功能性 MRI[弥散加权成像(DWI)及灌注加权成像(PWI)]可更早发现梗死灶,为超早期溶栓治疗提供了科学依据。目前认为弥散-灌注不匹配区域为半暗带。

(3)DSA、磁共振血管成像(MRA)、CT 血管成像(CTA)、血管彩超及经颅多普勒超声等检查,有助于发现血管狭窄、闭塞、痉挛的情况。

(4)血液化验、心电图及经食管超声心动图等常规检查,有助于发现病因和危险因素。

(5)脑脊液检查一般正常。大面积脑梗死时,脑脊液压力可升高,细胞数和蛋白可增加;出血性梗死时可见红细胞。目前由于头颅 CT 扫描等手段的广泛应用,脑脊液已不再作为脑卒中的常规检查。

(四)诊断要点

中老年患者,有动脉粥样硬化等危险因素,病前可有反复的 TIA 发作;安静状态下起病,出现局灶性神经功能缺损,数小时至 1～2 d 达高峰;头颅 CT 在 24～48 h 出现低密度灶;一般意识清楚,脑脊液正常。

(五)治疗要点

1.急性期治疗

重视超早期(发病 6 h 以内)和急性期的处理,溶解血栓和脑保护治疗最为关键。但出血性脑梗死时,禁忌溶栓、抗凝、抗血小板治疗。

(1)一般治疗:①早期卧床休息,保证营养供给,保持呼吸道通畅,维持水、电解质平衡,防治肺炎、尿路感染、压疮、深静脉血栓、上消化道出血等并发症。②调控血压:急性期患者会出现不同程度的血压升高,处理取决于血压升高的程度和患者的整体状况。但血压过低对脑梗死不利,会加重脑缺血。因此,当收缩压低于 24.0 kPa(180 mmHg)或舒张压低于 14.7 kPa(110 mmHg)时,可不需降压治疗。以下情况应当平稳降压:收缩压大于 29.3 kPa(220 mmHg)或舒张压大于 16.0 kPa(120 mmHg),梗死后出血,合并心肌缺血、心力衰竭、肾衰和高血压脑病等。

(2)超早期溶栓:目的是通过溶栓使闭塞的动脉恢复血液供应,挽救缺血半暗带的脑组织,防止发生不可逆性损伤。治疗的时机是影响疗效的关键,多在发病 6 h 内进行,并应严格掌握禁忌证:①有明显出血倾向者。②近期有脑出血、心肌梗死、大型手术病史者。③血压高于 24.0/14.7 kPa

(180/110 mmHg)；④有严重的心、肝、肾功能障碍者。溶栓的并发症可能有梗死后出血、身体其他部位出血、溶栓后再灌注损伤、脑组织水肿、溶栓后再闭塞。FDA 及欧洲国家均已批准缺血性脑卒中发病 3 h 内应用重组组织型纤溶酶原激活剂(rt-PA)静脉溶栓治疗,不仅显著减少患者死亡及严重残疾的危险性,而且还大大改善了生存者的生活质量。我国采用尿激酶(UK)对发病 6 h 内,脑 CT 扫描无明显低密度改变且意识清楚的急性脑卒中患者进行静脉溶栓治疗是比较安全、有效的。现有资料不支持临床采用链激酶溶栓治疗。动脉溶栓较静脉溶栓治疗有较高的血管再通率,但其优点被耽误的时间所抵消。

(3)抗血小板、抗凝治疗:阻止血栓的进展,防止脑卒中复发,改善患者预后。主要应用阿司匹林 50～150 mg/d 或氯吡格雷(波立维)75 mg/d。

(4)降纤治疗:降解血中纤维蛋白原,增强纤溶系统活性,抑制血栓形成。主要药物有巴曲酶、降纤酶、安克洛酶和蚓激酶。

(5)抗凝治疗:急性期抗凝治疗虽已广泛应用多年,但一直存在争议。常用普通肝素及低分子肝素等。

(6)脑保护剂:胞二磷胆碱、钙通道阻滞剂、自由基清除剂、亚低温治疗等。

(7)脱水降颅内压:大面积脑梗死时,脑水肿严重,颅内压会明显升高,应进行脱水降颅内压治疗。常用药物有甘露醇、呋塞米、甘油果糖,方法参见脑出血治疗。

(8)中医中药:可以降低血小板聚集、抗凝、改善脑血流、降低血黏度、保护神经。常用药物有丹参、三七、川芎、葛根素及银杏叶制剂等,还可以针灸治疗。

(9)介入治疗:包括颅内外血管经皮腔内血管成形术及血管内支架置入术等。

2.恢复期治疗

(1)康复治疗:患者意识清楚、生命体征平稳、病情不再进展 48 h 后,即可进行系统康复治疗。包括运动、语言、认知、心理、职业与社会康复等内容。

(2)二级预防:积极寻找并去除脑血管病的危险因素,适当应用抗血小板聚集药物,降低脑卒中复发的危险性。

(六)护理评估

1.病史

(1)病因和危险因素:了解患者有无颈动脉狭窄、高血压、糖尿病、高脂血症、TIA 病史,有无脑血管疾病的家族史,有无长期高盐、高脂饮食和烟酒嗜好,是否进行体育锻炼等。详细询问 TIA 发作的频率与表现形式,是否进行正规、系统的治疗。是否遵医嘱正确服用降压、降糖、降脂、抗凝及抗血小板聚集药物,治疗效果及目前用药情况等。

(2)起病情况和临床表现:了解患者发病的时间、急缓及发病时所处状态,有无头晕、肢体麻木等前驱症状。是否存在肢体瘫痪、失语、感觉和吞咽障碍等局灶定位症状和体征,有无剧烈头痛、喷射性呕吐、意识障碍等全脑症状和体征及其严重程度。

(3)心理-社会状况:观察患者是否存在因疾病所致焦虑等心理问题;了解患者和家属对疾病发生的相关因素、治疗和护理方法、预后、如何预防复发等知识的认知程度;患者家庭条件与经济状况及家属对患者的关心和支持度。

2.身体评估

(1)生命体征:监测血压、脉搏、呼吸、体温。大脑半球大面积脑梗死患者因脑水肿导致高颅内压,可出现血压和体温升高、脉搏和呼吸减慢等生命体征异常。

（2）意识状态:有无意识障碍及其类型和严重程度。脑血栓形成患者多无意识障碍,如发病时或病后很快出现意识障碍,应考虑椎-基底动脉系统梗死或大脑半球大面积梗死。

（3）头颈部检查:双侧瞳孔大小、是否等大及对光反射是否正常;视野有无缺损;有无眼球震颤、运动受限及眼睑闭合障碍;有无面部表情异常、口角㖞斜和鼻唇沟变浅;有无听力下降或耳鸣;有无饮水呛咳、吞咽困难或咀嚼无力;有无失语及其类型;颈动脉搏动强度、有无杂音。优势半球病变时常出现不同程度的失语,大脑后动脉血栓形成可致对侧同向偏盲,椎-基底动脉系统血栓形成可致眩晕、眼球震颤、复视、眼肌麻痹、发音不清、吞咽困难等。

（4）四肢脊柱检查:有无肢体运动和感觉障碍;有无步态不稳或不自主运动。四肢肌力、肌张力,有无肌萎缩或关节活动受限;皮肤有无水肿、多汗、脱屑或破损;括约肌功能有无障碍。大脑前动脉血栓形成可引起对侧下肢瘫痪,颈动脉系统血栓形成主要表现为病变对侧肢体瘫痪或感觉障碍。如为大脑中动脉血栓形成,瘫痪和感觉障碍限于面部和上肢;后循环血栓形成可表现为小脑功能障碍。

3.实验室及其他检查

（1）血液检查:血糖、血脂、血液流变学和凝血功能检查是否正常。

（2）影像学检查:头部 CT 和 MRI 扫描有无异常及其出现时间和表现形式;DSA 和 MRA 是否显示有血管狭窄、闭塞、动脉瘤和动静脉畸形等。

（3）经颅多普勒超声(TCD):有无血管狭窄、闭塞、痉挛或侧支循环建立情况。

（七）常用护理诊断合作性问题

（1）躯体活动障碍:与运动中枢损害致肢体瘫痪有关。

（2）语言沟通障碍:与语言中枢损害有关。

（3）吞咽障碍与意识障碍:或延髓麻痹有关。

（八）护理目标

（1）患者能掌握肢体功能锻炼的方法并主动配合进行肢体功能的康复训练,躯体活动能力逐步增强。

（2）能采取有效的沟通方式表达自己的需求,能掌握语言功能训练的方法并主动配合康复活动,语言表达能力逐步增强。

（3）能掌握恰当的进食方法,并主动配合进行吞咽功能训练,营养需要得到满足,吞咽功能逐渐恢复。

（九）护理措施

1.加强基础护理

保持环境安静、舒适。加强巡视,及时满足日常生活需求。指导和协助患者洗漱、进食、如厕或使用便器、更衣及沐浴等,更衣时注意先穿患侧、先脱健侧。做好皮肤护理,帮助患者每 2 小时翻身一次,瘫痪一侧受压时间间隔应更短,保持床单位整洁,防止压疮和泌尿系统感染。做好口腔护理,防止肺部感染。

2.饮食护理

根据患者具体情况,给予低盐、低脂、糖尿病饮食。吞咽困难、饮水呛咳者,进食前应注意休息。稀薄液体容易导致误吸,故可给予软食、糊状的黏稠食物,放在舌根处喂食。为预防食管反流,进食后应保持坐立位半小时以上。有营养障碍者,必要时可给予鼻饲。

3.药物护理

使用溶栓、抗凝药物时应严格注意药物剂量,监测凝血功能,注意有无出血倾向等不良反应;口服阿司匹林患者应注意有无黑便情况;应用甘露醇时警惕肾脏损害;使用血管扩张药尤其是尼莫地平时,监测血压变化。同时,应积极治疗原发病,如冠心病、高血压、糖尿病等,尤其要重视对TIA 的处理。

4.康复护理

康复应与治疗并进,目标是减轻脑卒中引起的功能缺损,提高患者的生活质量。在急性期,康复主要是抑制异常的原始反射活动,重建正常运动模式,其次才是加强肌肉力量的训练。

(1)指导体位正确摆放:上肢应注意肩外展、肘伸直、腕背伸、手指伸展;下肢应注意用沙袋抵住大腿外侧以免髋外展、外旋,膝关节稍屈曲,足背屈与小腿成直角。可交替采用患侧卧位、健侧卧位、仰卧位。

(2)保持关节处于功能位置,加强关节被动和主动活动,防止关节挛缩变形而影响正常功能。注意先活动大关节,后活动小关节,在无疼痛状况下,应进行关节最大活动范围的运动。

(3)指导患者床上翻身、移动、桥式运动的技巧,训练患者的平衡和协调能力,及进行自理活动和患肢锻炼的方法,并教会家属如何配合协助患者。

(4)康复过程中要注意因人而异、循序渐进的原则,逐渐增加肢体活动量,并预防废用综合征和误用综合征。

5.安全护理

为患者提供安全的环境,床边要有护栏;走廊、厕所要装扶手;地面要保持平整干燥,防湿、防滑,去除门槛或其他障碍物。呼叫器应放于床头患者随手可及处;穿着防滑的软橡胶底鞋;护理人员行走时不要在其身旁擦过或在其面前穿过,同时避免突然呼唤患者,以免分散其注意力;步态不稳者,可选用三角手杖等合适的辅助工具,并保证有人陪伴,防止受伤。夜间起床时要注意三个半分钟,即"平躺半分钟、床上静坐半分钟、双腿下垂床沿静坐半分钟",再下床活动。

6.心理护理

脑血栓形成的患者,因偏瘫致生活不能自理、病情恢复较慢、后遗症较多等问题,常易产生自卑、消极、急躁等心理。护理人员应主动关心和了解患者的感受,鼓励患者做力所能及的事情,并组织病友之间进行交流,使之积极配合治疗和康复。

(十)护理评价

(1)患者掌握肢体功能锻炼的方法并在医护人员和家属协助下主动活动,肌力增强,生活自理能力提高,无压疮和坠积性肺炎等并发症。

(2)能通过非语言沟通表达自己的需求,主动进行语言康复训练,语言表达能力增强。

(3)掌握正确的进食或鼻饲方法,吞咽功能逐渐恢复,未发生营养不良、误吸、窒息等并发症。

(十一)健康指导

1.疾病预防指导

对有发病危险因素或病史者,指导进食高蛋白、高维生素、低盐、低脂、低热量清淡饮食,多食新鲜蔬菜、水果、谷类、鱼类和豆类,保持能量供需平衡,戒烟、限酒;应遵医嘱规则用药,控制血压、血糖、血脂和抗血小板聚集;告知改变不良生活方式,坚持每天进行 30 min 以上的慢跑、散步等运动,合理休息和娱乐;对有 TIA 发作史的患者,指导在改变体位时应缓慢,避免突然转动颈部,洗澡时间不宜过长,水温不宜过高,外出时有人陪伴,气候变化时注意保暖,防止感冒。

2.疾病知识指导

告知患者和家属疾病发生的基本病因和主要危险因素、早期症状和及时就诊的指征;指导患者遵医嘱正确服用降压、降糖和降脂药物,定期复查。

3.康复指导

告知患者和家属康复治疗的知识和功能锻炼的方法,帮助分析和消除不利于疾病康复的因素,落实康复计划,并与康复治疗师保持联系,以便根据康复情况及时调整康复训练方案。如吞咽障碍的康复方法包括唇、舌、颜面肌和颈部屈肌的主动运动和肌力训练;先进食糊状或胶冻状食物,少量多餐,逐步过渡到普通食物;进食时取坐位,颈部稍前屈(易引起咽反射);软腭冰刺激;咽下食物练习呼气或咳嗽(预防误咽);构音器官的运动训练(有助于改善吞咽功能)。

4.鼓励生活自理

鼓励患者从事力所能及的家务劳动,日常生活不过度依赖他人;告知患者和家属功能恢复需经历的过程,使患者和家属克服急于求成的心理,做到坚持锻炼,循序渐进。嘱家属在物质和精神上对患者提供帮助和支持,使患者体会到来自多方面的温暖,树立战胜疾病的信心。同时,也要避免患者产生依赖心理,增强自我照顾能力。

(十二)预后

脑血栓形成的急性期病死率为 5%～15%,存活者中致残率约为 50%。影响预后的最主要因素是神经功能缺损程度,其他还包括年龄、病因等。

二、脑栓塞

脑栓塞是指血液中的各种栓子,随血液流入脑动脉而阻塞血管,引起相应供血区脑组织缺血坏死,导致局灶性神经功能缺损。

(一)病因和发病机制

脑栓塞按栓子来源分为 3 类。

(1)心源性栓子:心源性栓子为脑栓塞最常见病因,约占 95%。引起脑栓塞的心脏疾病有房颤、风湿性心脏病、心肌梗死、心肌病、感染性心内膜炎、先天性心脏病、心脏手术等,其中房颤是引起心源性脑栓塞最常见的原因。

(2)非心源性栓子:可见于主动脉弓和颅外动脉的粥样硬化斑块及附壁血栓的脱落,还可见脂肪滴、空气、寄生虫卵、肿瘤细胞等栓子或脓栓。

(3)来源不明。

(二)临床表现

任何年龄均可发病,风湿性心脏病、先天性心脏病等以中、青年为主,冠心病及大动脉病变以老年为主。一般无明显诱因,也很少有前驱症状。脑栓塞是起病速度最快的脑卒中类型,症状常在数秒或数分钟内达高峰,多为完全性卒中。起病后多数患者有意识障碍,但持续时间常较短。临床症状取决于栓塞部位、大小及侧支循环的建立情况,表现为局灶性神经功能缺损。发生在颈内动脉系统的脑栓塞约占 80%。脑栓塞发生出血性梗死的机会较脑血栓形成多见。

(三)辅助检查

(1)头颅 CT、MRI:可显示脑栓塞的部位和范围。

(2)常规进行超声心动图、心电图、胸部 X 线片等检查,以确定栓子来源。

(3)脑血管造影、MRA、CTA、血管彩超、经颅多普勒超声等检查,有助于发现颅内外动脉的狭窄程度和动脉斑块。

（4）脑脊液检查：压力正常或升高，蛋白质常升高。感染性栓塞时白细胞增加；出血性栓塞时可见红细胞。

（四）诊断要点

任何年龄均可发病，以青壮年较多见；病前有房颤、风湿性心脏病、动脉粥样硬化等病史；突发偏瘫、失语等局灶性神经功能缺损症状，数秒或数分钟内症状达高峰；头颅 CT、MRI 等检查有助于明确诊断。

（五）治疗要点

1.脑部病变的治疗

与脑血栓形成的治疗大致相同。尤其主张抗凝、抗血小板聚集治疗，防止形成新的血栓，预防复发。但出血性梗死、感染性栓塞时，应禁用溶栓、抗血小板、抗凝治疗。

2.原发病治疗

目的是根除栓子来源，防止复发。如心源性脑栓塞容易再发，急性期应卧床休息数周，避免活动，并积极治疗房颤等原发心脏疾病。感染性栓塞时应积极应用抗生素。脂肪栓塞时可用 5% 碳酸氢钠等脂溶剂。

（六）护理评估/诊断/目标及措施

参见本节"脑血栓形成"部分。

（七）健康指导

告知患者和家属本病的常见病因和控制原发病的重要性；指导患者遵医嘱长期抗凝治疗，预防复发；在抗凝治疗中定期门诊复诊，监测凝血功能，及时在医护员指导下调整药物剂量。其他详见本节"脑血栓形成"。

（八）预后

脑栓塞急性期病死率为 5%～15%，多死于严重脑水肿引起的脑疝、肺部感染和心力衰竭。栓子来源不能消除者容易复发，复发者病死率更高。

三、急性缺血性脑卒中溶栓技术的护理配合

（一）急性脑卒中患者的溶栓绿色通道的建立

急性缺血性脑卒中（AIS）是最常见的脑卒中类型，占全部脑卒中的 60%～80%。脑卒中已成为我国城市和农村人口第一位致残和死亡原因，严重威胁着人们的健康和生命。超早期的溶栓治疗已经成为急性缺血性脑卒中患者最重要和最关键的治疗方法，是能够改善患者临床结局，降低病死率和致残率的有效手段。目前，早期血管再通的治疗方法有静脉溶栓、动脉内溶栓、非支架机械取栓治疗、支架机械取栓治疗等。但目前急性缺血性脑卒中溶栓治疗的比例仍然很低，近期研究显示约 20% 的患者于发病 3 h 之内到达急诊室，12.6% 的患者适合溶栓治疗，只有 2.4% 的患者进行了溶栓治疗，其中使用 rt-PA 静脉溶栓治疗为 1.6%。开展急性缺血性脑卒中超早期溶栓治疗的一个主要难点是，大多数患者没有及时送达医院或各种原因的院内延迟。减少院内延迟，在溶栓时间窗内尽可能缩短患者到达医院后至开始溶栓治疗的时间（DNT，Door to Nedle Time）是国内外指南的共识。美国《急性缺血性脑卒中患者早期处理指南》中指出，DNT 的时间应小于等于 60 min，小于 1 h 的静脉溶栓患者病死率较大于 1 h 的患者降低 20%，溶栓后颅内出血率也显著低于后者。

1.急性缺血性脑卒中溶栓绿色通道建设的背景

为给予患者行超早期溶栓治疗,美国、西方发达国家已经进行了医疗改革,包括完善院外急救网络,组建院内脑卒中急救小组,开通绿色通道,建立卒中中心和建立卒中中心认证体系等,目的是使患者快速送达有能力的卒中中心,缩短患者DNT,获得有效规范的静脉溶栓治疗。为建立科学的急性心脑血管疾病区域协同医疗救治体系,最大限度地缩短早期救治时间,提高急性心脑血管疾病救治成功率,降低病死率、致残率,有效降低疾病负担,国家卫生健康委员会办公厅下发了关于提升急性心脑血管疾病医疗救治能力的通知,通知中明确指出应加强急诊急救体系建设,为急性心脑血管疾病患者开通急诊绿色通道。

2.急性缺血性脑卒中溶栓绿色通道的建设

(1)跨学科合作:由于急性缺血性脑卒中患者溶栓治疗的时间窗很短,应秉承"时间就是大脑"的理念,对医院内的延误严格控制,缩短患者从入院到进行溶栓治疗的时间。为保证患者在时间窗内接受规范而有效的溶栓治疗,应整合急诊科、检验科、影像科、神经科溶栓专业医师、神经介入团队、卒中专业护理团队以及神经重症医护团队等组成多专业、跨学科的救护队伍,开通"脑卒中溶栓绿色通道",使急诊溶栓患者可优先检查、优先化验、优先缴费、优先办理入院等,有效缩短患者从入院到进行溶栓治疗的时间,从而减少患者的病死率和致残率。

(2)人员设备配置:①急诊预检分诊护士,急诊预检分诊护士由经脑卒中早期识别相关知识培训的护士负责,要求护士可使用辛辛那提院前卒中量表(CPSS)或者"FAST"原则对患者进行初筛,并询问患者发病时间(如为醒后卒中以最后正常时间为发病时间)。②急诊医师,急诊医师由熟练掌握溶栓适应证、禁忌证及溶栓流程的神经科专业医师负责,要求其对患者进行进一步初筛并完成病史采集、NISS评分及开具相关检查,并第一时间联系病房溶栓医师。③溶栓医师,24 h设置溶栓医师岗位,溶栓医师应经过严格的培训及考核,具备相关部门的资格认证。④急诊护士,急诊护士均接受过溶栓绿色通道相关培训,能够第一时间为患者建立静脉通路并完善相关检查。⑤溶栓护士,卒中单元设置24 h溶栓护士岗位,密切配合溶栓治疗。⑥其他辅助人员,其他科室的辅助人员,均经过溶栓绿色通道相关配合的培训,能够按照要求积极配合溶栓患者检查、化验、转运及办理入院手续等。⑦设备,备有溶栓治疗车,包括溶栓药物、静推泵、监护仪、静脉输液及静脉采血用物等,以及抢救设备和药物。

(3)各医护工作流程及职责。①急诊预检分诊护士:急诊预检分诊护士对入院就诊患者使用辛辛那提院前卒中量表(CPSS)或者"FAST"原则进行初筛,并询问患者发病时间(如为醒后卒中,以最后正常时间为发病时间),初步确认为卒中疑似患者,并将其立即带入神经内科诊室进行进一步评估。②急诊医师:初筛可疑卒中发病;NISS评分4~25分;发病时间<3 h。若符合上述初筛,立即开具头CT、心电图检查;准备"溶栓检查套餐",包括肌钙蛋白、血常规、凝血常规、血生化。开具上述检查的同时,电话联系溶栓医师,并告知患者家属流程。③溶栓医师:接到急诊电话尽快到达急诊室;到达急诊室后首先确认患者发病时间及NISS评分,如符合溶栓标准则进入"绿色通道"给予发放"卒中溶栓绿色通道卡",便于其优先诊疗或检查等。确认患者一般信息及检查化验是否开全;全程陪同患者完成各项检查、化验等;评估检查化验结果,确认为溶栓适应证,根据患者病情及家属意向选择适合的溶栓治疗方式,与家属签署溶栓治疗知情同意单,电话通知卒中单元病区备床,并陪同办理入院手续,协助患者转运至卒中单元;根据患者千克体重计算药物需要量,指导护士用药,给予溶栓治疗;溶栓结束评估溶栓NIHSS评分,并严密观察患者病情变化,警惕出血的发生;溶栓后小时内行脑彩、颈彩检查,必要时复查头CT及给予抗凝辅

助治疗。④急诊护士:对进入"溶栓绿色通道"第一时间的患者建立静脉通路并完善相关检查。
⑤溶栓护士:接到溶栓医师电话后备床,并陪同家属办理相关手续。根据医嘱准备溶栓用物,以
静脉溶栓为例:监护仪 1 台、静推泵 2 个、10 mL 注射器 2 支、50 mL 注射器 3 支、延长管 2 支、套
管针 1 枚、输液器 1 个、0.9%氯化钠 250 mL 1 袋、采血管(红、紫各 1 个)、采血针、血糖仪、溶栓
药物及胰岛素(若为动脉溶栓或取栓则做好术前准备);连接监护仪测量血压、测指尖血糖;另备
静脉通路,选择非瘫痪侧肢体泵入溶栓药物,不可与其他药物同一通路输注;溶栓前留取遵医嘱
留取血标本;血压监测:一般情况下血压控制在 16.0～24.0/8.0～13.3 kPa(120～180/60～
100 mmHg),在溶栓 3 h 内,每 15 min 监测血压,然后每 30 min 一次,持续监测 6 h,之后每小时
1 次直至 24 h。任何降压治疗,均需调整血压监测每 15 min 一次;溶栓 24 h 内尽量避免留置胃
管、尿管等有创性操作;溶栓 24 h 遵医嘱复查血常规、凝血常规等。

(4)溶栓绿色通道流程时间:①急诊预检分诊护士在 1 min 内进行预检分诊。②急诊医师需
要在 8 min 内完成初始评估,包括病史、NIHSS 评分及相关的实验室检查。③10 min 内通知相
关卒中治疗的医护人员,溶栓医师到达急诊室。④20 min 内完成 CT 扫描。⑤40 min 内 CT 及
实验室检查报告完成。⑥60 min 内符合溶栓指征的患者要给予爱通立溶栓治疗。

通过多学科、跨专业团队的紧密配合,开通急性缺血性脑卒中溶栓绿色通道,以"一站式"服
务,使进入绿色通道的患者优先检查、优先化验、优先缴费、优先办理入院等,最大限度地优化了
工作流程,避免了各种原因造成的时间浪费,提高了工作效率,使患者能尽快明确诊断并接受专
科最佳、最及时的治疗。此外,通过绿色通道的建设规范了医师行为,提高医疗护理。同时也促
进了相关科室改进工作流程,提高了医院整体服务质量,尤其是对相关辅助科室的工作流程起到
了有效的监督督导作用。充分体现了"时间就是生命,时间就是脑细胞",真正地为患者提供了
一条生命的通道。

(二)静脉溶栓技术

1.静脉溶栓依据

脑卒中又称脑中风或者脑血管意外,是一组由脑部血液循环障碍引起的,以局灶性神经功能
缺失为共同特征的脑血管疾病。临床上按照病理过程的后果区分为缺血性卒中及出血性卒中,
其中缺血性卒中占卒中分类的 80%,是临床常见的急症。缺血性卒中每小时丢失 1.2 亿神经元、
8 300 亿突触和 447 英里髓鞘。急性缺血性卒中发生后,在中心坏死区的周围形成缺血半暗带,
半暗带内仍有大量尚可存活的神经元,如果血流迅速恢复,损伤是可逆的,脑代谢障碍可恢复,
神经细胞仍可存活并恢复功能,保护缺血半暗带区的神经元是急性缺血性卒中治疗成功的关
键。溶栓治疗是建立再灌注的有效治疗手段,自美国食品药品管理局(FDA)批准以来,静脉
溶栓治疗已成为缺血性卒中的常规治疗,是各大急性缺血性卒中指南及治疗规范推荐的首选
治疗方式。

2.静脉溶栓的方法

静脉溶栓是通过静脉通道应用纤溶酶原激活剂一类的溶栓药物,直接或间接地使血栓中的
纤维蛋白溶解,从而使被阻塞的血管再通,这种治疗方法称为静脉溶栓疗法。静脉溶栓是溶栓疗
法中最常用的一种,溶栓方案应根据患者的病情而定,通常使用的药物是尿激酶(UK)及 rt-PA。

3.静脉溶栓的步骤

(1)溶栓前医师准备:①快速判断脑卒中。②确定起病时间。③体查(OCSP 分型、NIHSS
评分、生命体征)。④化验检查(血常规、血型、出凝血功能、生化检查、ECG、CT 检查等)。⑤与

家属谈话,签署知情同意书。⑥通知病房准备,确定溶栓方案。

(2)溶栓前护士准备:①病情评估(意识、生命体征),心电监护,吸氧。②留取血标本送检,建立两条静脉通道(尽量选择肢体功能较好的上肢血管,血管充盈,弹性好)。③对患者及家属进行宣教及心理护理。④物品准备:监护仪、注射泵、溶栓药物、抢救用物等。

(3)用药护理:①发病 4.5 h 内选择全身静脉溶栓,推荐使用 rt-PA。发病 4.5～6 h 可选尿激酶(UK)静脉溶栓治疗。②rt-PA:静脉剂量为 0.9 mg/kg(最大剂量 90 mg),静脉推注 10%(时长 1 min),其余 90%的剂量溶于生理盐水 100 mL 中持续静脉泵注(时长 60 min)。③尿激酶(UK):100 万～150 万 U,加入生理盐水 100 mL,静脉泵注 30 min。④药物现配现用,保证药物在规定时间内使用。

(4)溶栓过程中及溶栓后的护理:①生命体征监护,溶栓 2 h 内,15 分/次。溶栓 2～6 h,30 分/次。溶栓 6～24 h,60 分/次。②NIHSS 评分,溶栓 1 h 内 30 分/次。溶栓 1～24 h,1 h/次。③观察患者有无出血情况,皮肤黏膜、注射部位、消化道出血、血尿、颅内出血可表现为意识障碍加重。④血常规、出凝血功能的监测,监测溶栓后 1 h、溶栓后 2 h、溶栓后 4 h、次日进行抽血化验。⑤防止损伤与出血,24 h 避免留置胃管,用药 30 min 内避免留置尿管。⑥加强基础护理及心理护理。

4.评估

(1)静脉溶栓适应证:①年龄<75 岁。②无意识障碍。但对于基底动脉血栓形成者,由于预后极差,即便昏迷较深也不禁忌。③脑 CT 排除颅内出血,且无明显神经系统功能缺损相对应的低密度阴影。④溶栓治疗在发病 6 h 内进行。若为进展性脑卒中,可延长至 12 h。⑤患者或家属签字同意者。

(2)静脉溶栓的禁忌证:①患者有颅内出血的证据。②怀疑患者有蛛网膜下腔出血。③近期的(3 个月内)颅内或脊柱内的手术、严重的头部外伤或曾有脑卒中病史。④颅内出血的病史。⑤血压不能得到控制[SBP>24.0 kPa(180 mmHg)或 DBP>14.7 kPa(110 mmHg)]。⑥脑卒中发生时伴癫痫发作。⑦活动性的内出血。⑧颅内新生物、动静脉畸形、动脉瘤。⑨已知有出血体质。

(3)护理评估:①评估患者生命体征、神志、配合情况,如患者不能完全配合视情况给予镇静药物及肢体约束。②评估患者排尿情况,尽量采取假性导尿;如需留置尿管,视患者溶栓效果,溶栓 30 min 后进行操作。

5.注意事项

(1)静脉溶栓时间窗:①急性缺血性卒中血管内治疗指南仍推荐:符合静脉 rt-PA 溶栓的患者应接受静脉 rt-PA,即使是正在考虑血管内治疗。②多个临床试验研究结果认为有效抢救半暗带组织的时间窗为 4.5～6 小时,rt-PA 的有效时间窗为 4.5 h 内,发病 6 小时内的如考虑不能使用 rt-PA 可以使用尿激酶。

(2)溶栓药物及剂量:①理想的溶栓药物应具备以下特点:对血栓选择性高,血浆半衰期短,作用迅速,快速清除,不持续产生代谢毒性产物,无免疫反应性,引起颅内出血并发症的作用轻微。②目前国内常使用的溶栓药物有 rt-PA、UK(尿激酶),推荐使用 UK 100 万～150 万 U,rt-PA 0.9 mg/kg,总剂量不超过 90 mg,最佳剂量及灌注率仍需进一步研究论证。

(3)溶栓前的护理:①缩短发病至溶栓的时间是溶栓成功的关键,做好溶栓的护理观察是确保患者安全的前提条件。②尽可能将患者送至神经重症监护病房或者卒中单元进行监护。

（4）溶栓过程中的护理：①静脉输液过程中应有专人守护,保持静脉通路绝对通畅,持续匀速泵注,保证药物在规定时间滴注完毕。②部分患者溶栓过程中肢体功能明显恢复,安抚患者,嘱患者绝对卧床休息,情绪稳定有利于更好的恢复。③溶栓治疗过程中严密观察并记录病情变化,有无寒战、发热、皮疹等变态反应,牙龈黏膜皮肤有无出血倾向,大、小便色泽,呕吐物颜色;特别注意头痛呕吐,出现时需立即停药,告知医师,如出现严重头痛、高血压、恶心或呕吐,应立即停用溶栓药物并行头颅 CT 检查。

（5）溶栓后的护理：①病情变化及疗效观察,护士应密切观察并记录患者的意识、瞳孔、生命体征及肢体活动的变化情况;在最初的 6 h 内每 15～30 min 观察一次瞳孔和意识;血压一般控制在(18.7～21.3)/(10.0～12.0)kPa[(140～160)/(75～90)mmHg]较为适宜;进行持续全功能心电监护,配合医师进行神经功能评分。②主要并发症的观察,溶栓的主要并发症有出血,主要是脑出血、再灌注损伤和血管再闭塞;在静脉溶栓术后第一个 24 h 内,禁止做动脉穿刺,以减少局部继发出血的风险,溶栓结束后 30 min 内不放置导尿管,溶栓治疗第一个 24 h 内尽可能不下胃管,以减少胃肠道、泌尿道的损伤;溶栓后过度灌注造成脑水肿,可形成颅内高压,神经功能损伤加重,密切观察患者血压、呼吸、意识水平、理解能力、语言功能、面部运动、肢体肌力变化,以及时发现患者是否有再灌注脑损伤和血管再闭塞的症状,如发现神经功能障碍症状有加重,而头颅监察未见出血灶时,应考虑为再灌注损伤,应给予脱水治疗;溶栓治疗后应加强对溶栓再闭塞的预防及观察,若发现患者意识水平变化,再次出现偏瘫,或者原有症状加重,应立即报告医师,及时脱水降低颅内压。

（6）心理和康复护理：急性期的心理护理要点是尽可能使患者稳定情绪,平安渡过急性期,患者均存在不同程度对溶栓治疗的顾虑,担心不成功及并发症,应向患者或家属耐心解释,同时讲明可能出现的不良反应和预防措施,使其以最佳状态配合治疗与护理;溶栓 2 h 内绝对卧床休息,24 h 内在医护人员指导下以床上活动为主,不宜过早离床,做好卫生宣教;协助患者康复训练。

（三）动脉溶栓技术

1.动脉溶栓依据

动脉溶栓技术是治疗急性缺血性卒中的重要方法。随着人口老龄化的进程,急性缺血性卒中已成为我国国民的第一死因,存活患者 75% 存在不同程度的残疾;2012 年卫生部调查结果显示:我国 40 岁以上的脑卒中人口超过 1 000 万人,并呈现年轻化趋势,其中缺血性卒中占 80%。目前静脉使用 rt-PA 是治疗急性缺血性卒中的有效方法,但是治疗时间窗窄,仅为 4.5 h,另外静脉溶栓对大血管闭塞的治疗效果欠佳,近年来随着介入材料和技术的进步及发展,动脉溶栓技术显著提高了大血管闭塞的再通率,延长了治疗时间窗。《美国心脏协会/美国卒中协会急性缺血性卒中血管内治疗早期管理指南》及《中国缺血性卒中血管内治疗指导规范》均依据关于急性缺血性卒中血管内治疗的高质量证据推荐动脉溶栓技术。

2.动脉溶栓的方法

动脉溶栓技术依靠介入技术通过微导管在血栓附近或者穿过血栓直接给予溶栓药物,提高局部血液的药物浓度,减少药物用量,降低颅内及全身出血的风险。

3.动脉溶栓的步骤

（1）术前准备：①术前谈话签手术同意书,通知病房和急诊室以及造影室紧急准备。②留取血标本急查血常规、凝血,心电图,备皮,术前 30 min 肌内注射苯巴比妥(鲁米那)注射液 0.1 g。

（2）手术操作及配合：①建立静脉通道，监测生命体征，吸氧，导尿，控制血压，必要时使用镇静药物。②物品准备：手术单、器械包、碘伏消毒液、导管鞘包、造影导管、鞘管、加压输液装置、肝素注射液、鱼精蛋白注射液、造影剂等。③腹股沟消毒铺巾，股动脉穿刺，置鞘管，连接加压输液装置。④全身肝素化。⑤连接造影导管，经鞘管送入股动脉达主动脉弓行弓上造影，更换造影导管进行全脑血管造影，对病变部位作出诊断，进行治疗评估。⑥选定目标动脉，将导管送至梗死部位，如目标部位有困难或危险则尽量靠近。⑦进行溶栓治疗，溶栓过程中做好病情观察，溶栓过程中进行造影评估溶栓效果。⑧溶栓治疗结束，拔除鞘管，局部按压 10 min，加压固定穿刺点部位，送患者至监护病房。

（3）术后处理：①抗凝、抗血小板药物治疗。②扩容、提高脑灌注，促进造影剂排出。③溶栓后 24 h 需进行 CT 或 DSA 复查。④观察穿刺部位有无活动性出血，右下肢（或穿刺肢体）制动 6 h 以上，每小时观察足背动脉搏动情况。

4.评估

（1）动脉溶栓适应证：①年龄 18～85 岁。②前循环动脉溶栓在发病 6 h 内，后循环可延长至发病 24 h 内。③临床诊断急诊缺血性卒中，存在与疑似闭塞血管支配区域相应的临床症状和局灶伸进功能缺损，且神经功能损害症状及体征超过 60 min 不缓解。④NIHSS 评分在 8～25 分，后循环进展性卒中可不受此限。⑤影像学评估：CT 排除颅内出血，脑实质低密度改变，或者脑沟消失范围＜1/3 大脑中动脉供血区域，或后循环低密度范围未超过整个脑干及单侧小脑半球的 1/3，有条件的医院建议行头颈部 CTA 或 MRA 检查，证实闭塞的责任血管。有条件的医院建议性头颅 CTP 检查，证实存在缺血半暗带。⑥患者或患者家属理解并签署知情同意书。

（2）动脉溶栓的禁忌证：①最近 3 周内有颅内出血病史，既往发现脑动静脉畸形，或动脉瘤未行介入或手术治疗。②药物无法控制的顽固性高血压（收缩压≥24.0 kPa(185 mmHg)或者舒张压持续≥14.7 kPa(110 mmHg)）。③已知造影剂过敏。④血糖＜2.8 mmol/L 或＞22 mmol/L。⑤急性出血体质，包括患有凝血因子缺陷病，国际标准化比值(INR)＞1.7 或血小板计数＜100×10⁹/L。⑥最近 7 d 内有不可压迫的动脉穿刺史，最近 14 d 内有大手术或者严重创伤病史，最近 21 d 内有胃肠道或者尿道出血，最近 3 个月内存在增加出血风险的疾病，如严重颅脑外伤、严重肝脏疾病、溃疡性胃肠道疾病等，既往 1 个月内有手术、实质性器官活检、活动性出血。⑦可疑脓毒性栓子或细菌性心内膜炎。⑧生存预期寿命＜90 d。⑨严重肾功能异常。

（3）护理评估：①评估患者生命体征、神志、配合情况，如患者不能完全配合视情况给予镇静药物及肢体约束。②评估患者排尿情况，及时留置尿管或进行假性导尿。

5.注意事项

（1）动脉溶栓时间窗：①多项研究证实前循环动脉溶栓时间应在 6 h 内开展，可获得较好的效果，但是单纯根据时间窗过于武断，应遵循个体化原则，结合患者的病变部位、侧支循环、影像学结果，特别是 MRI 上缺血半暗带的情况来决定是否进行动脉溶栓治疗。②后循环的动脉溶栓治疗，不同研究报道的时间窗差异很大，目前普遍认为椎基底动脉系统比颈内动脉系统治疗的时间窗可相对延长。③动脉溶栓还可用于静脉溶栓无效的患者，也可用于重症脑卒中不适合静脉溶栓的患者，但尚无大量的临床证据。

（2）溶栓药物及剂量：①理想的溶栓药物应具备以下特点：对血栓选择性高，血浆半衰期短，作用迅速，快速清除，不持续产生代谢毒性产物，无免疫反应性，引起颅内出血并发症的作用轻微。②目前国内常使用的溶栓药物有 rt-PA、UK(尿激酶)，推荐使用 UK 1 万～3 万 U/min，总剂量不超过 100 万 U;rt-PA 1 mg/min,总剂量不超过 40 mg,最佳剂量及灌注率仍需进一步研究论证。

(3)术后的监护及处理:①尽可能将患者送至神经重症监护病房或者卒中单元进行监护。②观察动脉穿刺局部敷料是否清洁干燥,同侧动脉搏动是否正常,溶栓 12 h 内观察记录,每 2 小时 1 次;12～24 h 内,每 3 小时 1 次。③定期进行神经功能评估;术后 12 h 内,NIHSS 评分每 30 分钟 1 次;术后 12～24 h,NIHSS 评分每 2 小时 1 次;如果出现严重的头痛、高血压、恶心、呕吐,应随时行 NIHSS 评分,行头颅 CT 检查。④血压的监测及控制,目前临床应用多参数监护仪对患者进行生命体征连续动态的监护;溶栓前收缩压<24.0 kPa(180 mmHg),舒张压<13.3 kPa(100 mmHg),对于溶栓后血管再通较好(脑梗死溶栓分级 TICI>2b 级),为预防过度灌注综合征,血压应控制<18.7/12.0 kPa(140/90 mmHg),高危患者<16.0/10.7 kPa(120/80 mmHg);同时血压过低会影响血流灌注,导致脑缺血或溶栓后血管再闭塞以及其他重要脏器缺血的症状,因此,要避免血压过低。对于溶栓后低血压的患者要积极寻找病因,必要时可采取扩容升压措施。⑤血糖的控制:约有 40% 的脑卒中患者存在高血糖,对预后不利,应对患者进行高血糖控制;卒中后低血糖的发生率较低,但是低血糖可导致脑缺血损伤和水肿加重,要尽快纠正低血糖;推荐血糖超过 11.1 mmol/L 进行胰岛素治疗,血糖低于 2.8 mmol/L 时给予葡萄糖口服或者注射治疗。⑥抗凝药、抗血小板治疗前应复查头颅 CT;阿司匹林等抗血小板药物应在溶栓 24 h 后开始使用,对阿司匹林耐受者,可以考虑选用氯吡格雷等抗血小板药物治疗。溶栓后的抗凝治疗尚无定论,不推荐无选择的早期进行抗凝治疗,少数特殊患者,在谨慎评估风险、效益比后慎重选择,并且应在 24 h 后使用抗凝剂。⑦对于术后脑灌注不足的患者,建议扩容治疗。⑧神经保护药物的疗效与安全尚需开展更高质量临床试验进一步证实;亚低温作为神经保护治疗可能是有效的手段,需进一步临床研究证实。

(4)并发症及处理。①再灌注损伤:建议术后 TCD 监测,严格控制血压,严重再灌注损伤,脑水肿明显者,建议行去骨瓣减压术。②穿刺部位相关并发症:依据神经介入诊疗常规执行。③颅内出血:依据神经外科相应指南执行。

(张洪芳)

第九章

呼吸内科护理

第一节 急性上呼吸道感染

一、概述

(一)疾病概述

急性上呼吸道感染简称上感,为外鼻孔至环状软骨下缘包括鼻腔、咽或喉部急性炎症的概称。主要病原体是病毒,少数是细菌,免疫功能低下者易感。通常病情较轻、病程短、可自愈,预后良好。但由于发病率高,不仅影响工作和生活,有时还可伴有严重并发症,并具有一定的传染性,应积极防治。

多发于冬春季节,多为散发,且可在气候突变时小规模流行。主要通过患者喷嚏和含有病毒的飞沫经空气传播,或经污染的手和用具接触传播。可引起上感的病原体大多为自然界中广泛存在的多种类型病毒,同时健康人群亦可携带,且人体对其感染后产生的免疫力较弱、短暂,病毒间也无交叉免疫,故可反复发病。

(二)相关病理生理

组织学上可无明显病理改变,亦可出现上皮细胞的破坏。可有炎症因子参与发病,使上呼吸道黏膜血管充血和分泌物增多,伴单核细胞浸润,浆液性及黏液性炎性渗出。继发细菌感染者可有中性粒细胞浸润及脓性分泌物。

(三)急性上呼吸道感染的病因与诱因

1.基本病因

急性上感有 70%～80% 由病毒引起,包括鼻病毒、冠状病毒、腺病毒、流感和副流感病毒,以及呼吸道合胞病毒、埃可病毒和柯萨奇病毒等。另有 20%～30% 的上感为细菌引起,可单纯发生或继发于病毒感染之后发生,以口腔定植菌溶血性链球菌为多见,其次为流感嗜血杆菌、肺炎链球菌和葡萄球菌等,偶见革兰氏阴性杆菌。

2.常见诱因

淋雨、受凉、气候突变、过度劳累等可降低呼吸道局部防御功能,致使原存的病毒或细菌迅速繁殖,或者直接接触含有病原体的患者喷嚏、空气、污染的手和用具诱发本病。老幼体弱,免疫功能低下或有慢性呼吸道疾病如鼻窦炎、扁桃体炎者更易发病。

(四)临床表现

临床表现有以下几种类型。

1.普通感冒

普通感冒俗称"伤风",又称急性鼻炎或上呼吸道卡他,为病毒感染引起。起病较急,主要表现为鼻部症状,如打喷嚏、鼻塞、流清水样鼻涕,也可表现为咳嗽、咽干、咽痒或烧灼感甚至鼻后滴漏感。咽干、咳嗽和鼻后滴漏与病毒诱发的炎症介质导致的上呼吸道传入神经高敏状态有关。经2～3 d鼻涕变稠,可伴咽痛、头痛、流泪、味觉迟钝、呼吸不畅、声嘶等,有时由于咽鼓管炎致听力减退。严重者有发热、轻度畏寒和头痛等。体检可见鼻腔黏膜充血、水肿、有分泌物,咽部可为轻度充血。一般经5～7 d痊愈,伴并发症者可致病程迁延。

2.急性病毒性咽炎和喉炎

急性病毒性咽炎和喉炎由鼻病毒、腺病毒、流感病毒、副流感病毒以及肠病毒、呼吸道合胞病毒等引起。临床表现为咽痒和灼热感,咽痛不明显,咳嗽少见。急性喉炎多为流感病毒、副流感病毒及腺病毒等引起,临床表现为明显声嘶、讲话困难,可有发热、咽痛或咳嗽,咳嗽时咽喉疼痛加重。体检可见喉部充血、水肿,局部淋巴结轻度肿大和触痛,有时可闻及喉部的喘息声。

3.急性疱疹性咽峡炎

急性疱疹性咽峡炎多由柯萨奇病毒A引起,表现为明显咽痛、发热,病程约为一周。查体可见咽部充血,软腭、腭垂、咽及扁桃体表面有灰白色疱疹及浅表溃疡,周围伴红晕。多发于夏季,多见于儿童,偶见于成人。

4.急性咽结膜炎

急性咽结膜炎主要由腺病毒、柯萨奇病毒等引起。表现为发热、咽痛、畏光、流泪、咽及结膜明显充血。病程4～6 d,多发于夏季,由游泳传播,儿童多见。

5.急性咽扁桃体炎

病原体多为溶血性链球菌,其次为流感嗜血杆菌、肺炎链球菌、葡萄球菌等。起病急,咽痛明显,伴发热、畏寒,体温可达39 ℃。查体可发现咽部明显充血,扁桃体肿大、充血,表面有黄色脓性分泌物。有时伴有颌下淋巴结肿大、压痛,而肺部查体无异常体征。

(五)辅助检查

1.血液学检查

因多为病毒性感染,白细胞计数常正常或偏低,伴淋巴细胞比例升高。细菌感染者可有白细胞计数与中性粒细胞增多和核左移现象。

2.病原学检查

因病毒类型繁多,且明确类型对治疗无明显帮助,一般无须明确病原学检查。需要时可用免疫荧光法、酶联免疫吸附法、血清学诊断或病毒分离鉴定等方法确定病毒的类型。细菌培养可判断细菌类型并做药物敏感试验以指导临床用药。

(六)主要治疗原则

由于目前尚无特效抗病毒药物,以对症处理为主,同时戒烟、注意休息、多饮水、保持室内空气流通和防治继发细菌感染。对有急性咳嗽、鼻后滴漏和咽干的患者应给予伪麻黄碱治疗以减轻鼻部充血,亦可局部滴鼻应用。必要时适当加用解热镇痛类药物。

(七)药物治疗

1.抗菌药物治疗

目前已明确普通感冒无须使用抗菌药物。除非有白细胞计数升高、咽部脓苔、咯黄痰和流鼻涕等细菌感染证据,可根据当地流行病学史和经验用药,可选口服青霉素、第一代头孢菌素、大环内酯类或喹诺酮类。

2.抗病毒药物治疗

由于目前有滥用造成流感病毒耐药现象,所以如无发热,免疫功能正常,发病超过 2 d 一般无须应用。对于免疫缺陷患者,可早期常规使用。利巴韦林和奥司他韦有较广的抗病毒谱,对流感病毒、副流感病毒和呼吸道合胞病毒等有较强的抑制作用,可缩短病程。

二、护理评估

(一)病因评估

主要评估患者健康史和发病史,是否有受凉感冒史。对流行性感冒者,应详细询问患者及家属的流行病史,以有效控制疾病进展。

(二)一般评估

1.生命体征

患者体温可正常或发热;有无呼吸频率加快或节律异常。

2.患者主诉

有无鼻塞、流涕、咽干、咽痒、咽痛、畏寒、发热、咳嗽、咳痰、声嘶、畏光、流泪、眼痛等症状。

3.相关记录

体温,痰液颜色、性状和量等记录结果。

(三)身体评估

1.视诊

咽喉部有无充血;鼻腔黏膜有无充血、水肿及分泌物情况;扁桃体有无充血、肿大(肿大扁桃体的分度),有无黄色脓性分泌物;眼结膜有无充血等情况。

2.触诊

有无颌下、耳后等头颈部部位浅表淋巴结肿大,肿大淋巴结有无触痛。

3.听诊

有无异常呼吸音;双肺有无干、湿啰音。

(四)心理-社会评估

患者在疾病治疗过程中的心理反应与需求,家庭及社会支持情况,引导患者正确配合疾病的治疗与护理。

(五)辅助检查结果评估

1.血常规检查

有无白细胞计数降低或升高、有无淋巴细胞比值升高、有无中性粒细胞增多及核左移等。

2.胸部 X 线检查

有无肺纹理增粗、炎性浸润影等。

3.痰培养

有无细菌生长,药敏试验结果如何。

(六)治疗常用药效果的评估

对于呼吸道病毒感染,尚无特异的治疗药物。一般以对症处理为主,辅以中医治疗,并防治继发细菌感染。

三、主要护理诊断/问题

(一)舒适受损

鼻塞、流涕、咽痛、头痛与病毒、细菌感染有关。

(二)体温过高

体温过高与病毒、细菌感染有关。

四、护理措施

(一)病情观察

观察生命体征及主要症状,尤其是体温、咽痛、咳嗽等的变化。高热者联合使用物理降温与药物降温,并及时更换汗湿衣物。

(二)环境与休息

保持室内温、湿度适宜和空气流通,症状轻者应适当休息,病情重者或年老者卧床休息为主。

(三)饮食

选择清淡、富含维生素、易消化的食物,并保证足够热量。发热者应适当增加饮水量。

(四)口腔护理

进食后漱口或按时给予口腔护理,防止口腔感染。

(五)防止交叉感染

注意隔离患者,减少探视,以避免交叉感染。指导患者咳嗽时应避免对着他人。患者使用过的餐具、痰盂等用品应按规定及时消毒。

(六)用药护理

遵医嘱用药且注意观察药物的不良反应。为减轻马来酸氯苯那敏或苯海拉明等抗过敏药的头晕、嗜睡等不良反应,宜指导患者在临睡前服用,并告知驾驶员和高空作业者应避免使用。

(七)健康教育

1.疾病预防指导

生活规律、劳逸结合、坚持规律且适当的体育运动,以增强体质,提高抗寒能力和机体的抵抗力。保持室内空气流通,避免受凉、过度疲劳等感染的诱发因素。在高发季节少去人群密集的公共场所。

2.疾病知识指导

指导患者采取适当的措施避免疾病传播,防止交叉感染。患病期间注意休息,多饮水并遵医嘱用药。

3.预防感染的措施

注意保暖,防止受凉,尤其是要避免呼吸道感染。

4.就诊的指标

告诉患者如果出现下列情况应及时到医院就诊。

(1)经药物治疗症状不缓解。

（2）出现耳鸣、耳痛、外耳道流脓等中耳炎症状。

（3）恢复期出现胸闷、心悸、眼睑水肿、腰酸或关节疼痛。

五、护理效果评估

（1）患者自觉症状好转（鼻塞、流涕、咽部不适感、发热、咳嗽咳痰等症状减轻）。

（2）患者体温恢复正常。

（3）身体评估：①视诊，患者咽喉部充血减轻；鼻腔黏膜充血、水肿减轻情况；扁桃体无充血、肿大程度减轻，无脓性分泌物；眼结膜无充血等情况。②听诊，患者无异常呼吸音；双肺无干、湿啰音。

（李凤芝）

第二节　急性气管支气管炎

一、概述

（一）疾病概述

急性气管支气管炎是由生物、物理、化学刺激或过敏等因素引起的急性气管支气管黏膜炎症。多为散发，无流行倾向，年老体弱者易感。临床症状主要为咳嗽和咳痰。常发生于寒冷季节或气候突变时，也可由急性上呼吸道感染迁延不愈所致。

（二）相关病理生理

由病原体、吸入冷空气、粉尘、刺激性气体或因吸入致敏原引起气管支气管急性炎症反应。其共同的病理表现为气管、支气管黏膜充血水肿，淋巴细胞和中性粒细胞浸润；同时可伴纤毛上皮细胞损伤，脱落，黏液腺体肥大增生。合并细菌感染时，分泌物呈脓性。

（三）急性气管支气管炎的病因与诱因

病原体导致的感染是最主要病因，过度劳累、受凉、年老体弱是常见诱因。

1.病原体

病原体与上呼吸道感染类似。常见病毒为腺病毒、流感病毒（甲、乙）、冠状病毒、鼻病毒、单纯疱疹病毒、呼吸道合胞病毒和副流感病毒。常见细菌为流感嗜血杆菌、肺炎链球菌、卡他莫拉菌等，近年来衣原体和支原体感染明显增加，在病毒感染的基础上继发细菌感染亦较多见。

2.物理、化学因素

冷空气、粉尘、刺激性气体或烟雾（如二氧化硫、二氧化氮、氨气、氯气等）的吸入，均可刺激气管支气管黏膜引起急性损伤和炎症反应。

3.变态反应

常见的吸入致敏原包括花粉、有机粉尘、真菌孢子、动物毛皮排泄物；或对细菌蛋白质的过敏，钩虫、蛔虫的幼虫在肺内的移行均可引起气管支气管急性炎症反应。

（四）临床表现

临床主要表现为咳嗽咳痰。一般起病较急，通常全身症状较轻，可有发热。初为干咳或少量黏液痰,随后痰量增多,咳嗽加剧,偶伴血痰。咳嗽、咳痰可延续 2～3 周,如迁延不愈,可演变成慢性支气管炎。伴支气管痉挛时,可出现程度不等的胸闷气促。

(五)辅助检查

1.血液检查

病毒感染时,血常规检查白细胞计数多正常;细菌感染较重时,白细胞计数和中性粒细胞计数增高。血沉检查可有血沉快。

2.胸部 X 线检查

多无异常,或仅有肺纹理的增粗。

3.痰培养

细菌或支原体衣原体感染时,可明确病原体;药物敏感试验可指导临床用药。

(六)治疗要点

1.对症治疗

咳嗽无痰或少痰,可用右美沙芬、喷托维林(咳必清)镇咳。咳嗽有痰而不易咳出,可选用盐酸氨溴索、溴己新(必嗽平),桃金娘油提取物化痰,也可雾化帮助祛痰。较为常用的为兼顾止咳和化痰的棕色合剂,也可选用中成药止咳祛痰。发生支气管痉挛时,可用平喘药如茶碱类、β_2受体激动剂等。发热可用解热镇痛药对症处理。

2.抗菌药物治疗

有细菌感染证据时应及时使用。可以首选新大环内酯类、青霉素类,亦可选用头孢菌素类或喹诺酮类等药物。多数患者口服抗菌药物即可,症状较重者可经肌内注射或静脉滴注给药,少数患者需要根据病原体培养结果指导用药。

3.一般治疗

多休息,多饮水,避免劳累。

二、护理评估

(一)病因评估

主要评估患者健康史和发病史,近期是否有受凉、劳累,是否有粉尘过敏史,是否有吸入冷空气或刺激性气体史。

(二)一般评估

1.生命体征

患者体温可正常或发热;有无呼吸频率加快或节律异常。

2.患者主诉

有无发热、咳嗽、咳痰、喘息等症状。

3.相关记录

体温,痰液颜色、性状和量等情况。

(三)身体评估

听诊有无异常呼吸音;有无双肺呼吸音变粗,两肺可否闻及散在的干、湿啰音,湿啰音部位是否固定,咳嗽后湿啰音是否减少或消失。有无闻及哮鸣音。

(四)心理-社会评估

患者在疾病治疗过程中的心理反应与需求,家庭及社会支持情况,引导患者正确配合疾病的治疗与护理。

(五)辅助检查结果评估

1.血液检查

有无白细胞总数和中性粒细胞百分比升高,有无血沉加快。

2.胸部 X 线检查

有无肺纹理增粗。

3.痰培养

有无致病菌生长,药敏试验结果如何。

(六)治疗常用药效果的评估

1.应用抗生素的评估要点

(1)记录每次给药的时间与次数,评估有无按时,按量给药,是否足疗程。

(2)评估用药后患者发热、咳嗽、咳痰等症状有否缓解。

(3)评估用药后患者是否出现皮疹、呼吸困难等变态反应。

(4)评估用药后患者有无较明显的恶心、呕吐、腹泻等不良反应。

2.应用止咳祛痰剂效果的评估

(1)记录每次给药的时间与药量。

(2)评估用祛痰剂后患者痰液是否变稀,是否较易咳出。

(3)评估用止咳药后,患者咳嗽频繁是否减轻,夜间睡眠是否改善。

3.应用平喘药后效果的评估

(1)记录每次给药的时间与量。

(2)评估用药后,患者呼吸困难是否减轻,听诊哮鸣音有否消失。

(3)如应用氨茶碱时间较长,需评估有无茶碱中毒表现。

三、主要护理诊断/问题

(一)清理呼吸道无效

清理呼吸道无效与呼吸道感染、痰液黏稠有关。

(二)气体交换受损

气体交换受损与过敏、炎症引起支气管痉挛有关。

四、护理措施

(一)病情观察

观察生命体征及主要症状,尤其咳嗽,痰液的颜色、性质、量等的变化;有无呼吸困难与喘息等表现;监测体温情况。

(二)休息与保暖

急性期应减少活动,增加休息时间,室内空气新鲜,保持适宜的温度和湿度。

(三)保证充足的水分及营养

鼓励患者多饮水,必要时由静脉补充。给予易消化营养丰富的饮食,发热期间进食流质或半流质食物为宜。

（四）保持口腔清洁

由于患者发热、咳嗽、痰多且黏稠,咳嗽剧烈时可引起呕吐,故要保持口腔卫生,以增加舒适感,增进食欲,促进毒素的排泄。

（五）发热护理

热度不高不需特殊处理,高热时要采取物理降温或药物降温措施。

（六）保持呼吸道通畅

观察呼吸道分泌物的性质及能否有效地咳出痰液,指导并鼓励患者有效咳嗽;若为细菌感染所致,按医嘱使用敏感的抗生素。若痰液黏稠,可采用超声雾化吸入或蒸气吸入稀释分泌物;对于咳嗽无力的患者,宜经常更换体位,拍背,使呼吸道分泌物易于排出,促进炎症消散。

（七）给氧与解痉平喘

有咳喘症状者可给予氧气吸入或按医嘱采用雾化吸入平喘解痉剂,严重者可口服。

（八）健康教育

1.疾病预防指导

预防急性上呼吸道感染的诱发因素。增强体质,可选择合适的体育活动,如做健康操、打太极拳、跑步等,可进行耐寒训练,如冷水洗脸、冬泳等。

2.疾病知识指导

患病期间增加休息时间,避免劳累;饮食宜清淡、富含营养;按医嘱用药。

3.就诊指标

如 2 周后症状仍持续应及时就诊。

五、护理效果评估

（1）患者自觉症状好转(咳嗽咳痰、喘息、发热等症状减轻)。

（2）患者体温恢复正常。

（3）患者听诊时双肺有无闻及干、湿啰音。

（张雅昕）

第三节　慢性支气管炎

慢性支气管炎是由于感染或非感染因素引起气管、支气管黏膜及其周围组织的慢性非特异性炎症。临床以咳嗽、咳痰或伴有喘息反复发作为特征,每年持续 3 个月以上且连续 2 年以上。

一、病因和发病机制

慢性支气管炎的病因极为复杂,迄今尚有许多因素还不够明确,往往是多种因素长期相互作用的综合结果。

（一）感染

病毒、支原体和细菌感染是本病急性发作的主要原因。病毒感染以流感病毒、鼻病毒、腺病毒和呼吸道合胞病毒常见;细菌感染以肺炎链球菌、流感嗜血杆菌和卡他莫拉菌及葡萄球菌常见。

(二)大气污染

化学气体如氯气、二氧化氮、二氧化硫等刺激性烟雾,空气中的粉尘等均可刺激支气管黏膜,使呼吸道清除功能受损,为细菌入侵创造条件。

(三)吸烟

吸烟为本病发病的主要因素。吸烟时间的长短与吸烟量决定发病率的高低,吸烟者的患病率较不吸烟者高 2～8 倍。

(四)过敏因素

喘息型支气管患者多有过敏史。患者痰中嗜酸性粒细胞和组胺的含量及血中 IgE 明显高于正常。此类患者实际上应属慢性支气管炎合并哮喘。

(五)其他因素

气候变化,特别是寒冷空气对慢性支气管炎的病情加重有密切关系。自主神经功能失调,副交感神经功能亢进,老年人肾上腺皮质功能减退,慢性支气管炎的发病率增加。维生素 C 缺乏,维生素 A 缺乏,易患慢性支气管炎。

二、临床表现

(一)症状

患者常在寒冷季节发病,出现咳嗽、咳痰,尤以晨起显著,白天多于夜间。病毒感染痰液为白色黏液泡沫状,继发细菌感染,痰液转为黄色或黄绿色黏液脓性,偶可带血。慢性支气管炎反复发作后,支气管黏膜的迷走神经感受器反应性增高,副交感神经功能亢进,可出现过敏现象而发生喘息。

(二)体征

早期多无体征。急性发作期可有肺底部闻及干、湿啰音。喘息型支气管炎在咳嗽或深吸气后可闻及哮鸣音,发作时,有广泛哮鸣音。

(三)并发症

(1)阻塞性肺气肿:为慢性支气管炎最常见的并发症。

(2)支气管肺炎:慢性支气管炎蔓延至支气管周围肺组织中,患者表现寒战、发热、咳嗽加剧、痰量增多且呈脓性;白细胞总数及中性粒细胞增多;胸部 X 线片显示双下肺野有斑点状或小片阴影。

(3)支气管扩张症。

三、诊断

(一)辅助检查

1.血常规

白细胞总数及中性粒细胞数可升高。

2.胸部 X 线

单纯型慢性支气管炎,X 线片检查阴性或仅见双下肺纹理增多、增粗、模糊、呈条索状或网状。继发感染时为支气管周围炎症改变,表现为不规则斑点状阴影,重叠于肺纹理之上。

3.肺功能检查

早期病变多在小气道,常规肺功能检查多无异常。

(二)诊断要点

凡咳嗽、咳痰或伴有喘息,每年发作持续 3 个月,连续 2 年或 2 年以上者,并排除其他心、肺疾病(如肺结核、肺尘埃沉着病、支气管哮喘、支气管扩张症、肺癌、肺脓肿、心脏病、心功能不全等)、慢性鼻咽疾病后,即可诊断。如每年发病不足 3 个月,但有明确的客观检查依据(如胸部 X 线片、肺功能等)亦可诊断。

(三)鉴别诊断

1.支气管扩张症

多于儿童或青年期发病,常继发于麻疹、肺炎或百日咳后,并有咳嗽、咳痰反复发作的病史,合并感染时痰量增多,并呈脓性或伴有发热,病程中常反复咯血。在肺下部周围可闻及不易消散的湿性啰音。晚期重症患者可出现杵状指(趾)。胸部 X 线片上可见双肺下野纹理粗乱或呈卷发状。薄层高分辨 CT(HRCT)检查有助于确诊。

2.肺结核

活动性肺结核患者多有午后低热、消瘦、乏力、盗汗等中毒症状。咳嗽痰量不多,常有咯血。老年肺结核的中毒症状多不明显,常被慢性支气管炎的症状所掩盖而误诊。胸部 X 线片上可发现结核病灶,部分患者痰结核菌检查可获阳性。

3.支气管哮喘

支气管哮喘常为特质性患者或有过敏性疾病家族史,多于幼年发病。一般无慢性咳嗽、咳痰史。哮喘多突然发作,且有季节性,血和痰中嗜酸性粒细胞常增多,治疗后可迅速缓解。发作时双肺布满哮鸣音,呼气延长,缓解后可消失,且无症状,但气道反应性仍增高。慢性支气管炎合并哮喘的患者,病史中咳嗽、咳痰多发生在喘息之前,迁延不愈较长时间后伴有喘息,且咳嗽、咳痰的症状多较喘息更为突出,平喘药物疗效不如哮喘等可资鉴别。

4.肺癌

肺癌多发生于 40 岁以上男性,并有多年吸烟史的患者,刺激性咳嗽常伴痰中带血和胸痛。胸部 X 线片检查肺部常有块影或反复发作的阻塞性肺炎。痰脱落细胞及支气管镜等检查,可明确诊断。

5.慢性肺间质纤维化

慢性咳嗽,咳少量黏液性非脓性痰,进行性呼吸困难,双肺底可闻及爆裂音(Velcro 啰音),严重者发绀并有杵状指。胸部 X 线片见中下肺野及肺周边部纹理增多紊乱呈网状结构,其间见弥漫性细小斑点阴影。肺功能检查呈限制性通气功能障碍,弥散功能减低,动脉血氧分压(PaO_2)下降。肺活检是确诊的手段。

四、治疗

(一)急性发作期及慢性迁延期的治疗

以控制感染、祛痰、镇咳为主,同时解痉平喘。

1.抗感染药物

及时、有效、足量,感染控制后及时停用,以免产生细菌耐药或二重感染。一般患者可按常见致病菌用药。可选用青霉素 G 80×10^4 U 肌内注射;复方磺胺甲噁唑,每次 2 片,2 次/天;阿莫西林 2～4 g/d,3～4 次口服;氨苄西林 2～4 g/d,分 4 次口服;头孢氨苄 2～4 g/d 或头孢拉定 1～2 g/d,分 4 次口服;头孢呋辛 2 g/d 或头孢克洛 0.5～1 g/d,分 2～3 次口服。亦可选择新一代大环内酯类抗生素,如罗红霉素,0.3 g/d,2 次口服。抗菌治疗疗程一般为 7～10 d,反复感染病例可适当延长。严重感染时,可选用氨苄西林、环丙沙星、氧氟沙星、阿米卡星、奈替米星或头孢菌素类联合静脉滴注给药。

2.祛痰镇咳药

刺激性干咳者不宜单用镇咳药物,否则痰液不易咳出。可给盐酸溴环己胺醇 30 mg 或羧甲基半胱氨酸 500 mg,3 次/天,口服。乙酰半胱氨酸(富露施)及氯化铵甘草合剂均有一定的疗效。α-糜蛋白酶雾化吸入亦有消炎祛痰的作用。

3.解痉平喘

解痉平喘主要为解除支气管痉挛,利于痰液排出。常用药物为氨茶碱 0.1～0.2 g,8 次/小时口服;丙卡特罗 50 mg,2 次/天;特布他林 2.5 mg,2～3 次/天。慢性支气管炎有可逆性气道阻塞者应常规应用支气管舒张剂,如异丙托溴铵(异丙阿托品)气雾剂、特布他林等吸入治疗。阵发性咳嗽常伴不同程度的支气管痉挛,应用支气管扩张症药后可改善症状,并有利于痰液的排出。

(二)缓解期的治疗

应以增强体质,提高机体抗病能力和预防发作为主。

(三)中药治疗

采取扶正固本原则,按肺、脾、肾的虚实辨证施治。

五、护理措施

(一)常规护理

1.环境

保持室内空气新鲜、流通,安静,舒适,温湿度适宜。

2.休息

急性发作期应卧床休息,取半卧位。

3.给氧

持续低流量吸氧。

4.饮食

给予高热量、高蛋白、高维生素易消化饮食。

(二)专科护理

(1)解除气道阻塞,改善肺泡通气:及时清除痰液,神志清醒患者应鼓励咳嗽,痰稠不易咯出时,给予雾化吸入或雾化泵药物喷入,减少局部淤血水肿,以利痰液排出。危重体弱患者,定时更换体位,叩击背部,使痰易于咳出,餐前应给予胸部叩击或胸壁震荡。方法:患者取侧卧位,护士两手手指并拢,手背隆起,指关节微屈,自肺底由下向上,由外向内叩拍胸壁,震动气管,边拍边鼓励患者咳嗽,以促进痰液的排出,每侧肺叶叩击 3～5 min。对神志不清者,可进行机械吸痰,需注意无菌操作,抽吸压力要适当,动作轻柔,每次抽吸时间不超过 15 s,以免加重缺氧。

(2)合理用氧,减轻呼吸困难:根据缺氧和二氧化碳潴留的程度不同,合理用氧,一般给予低流量、低浓度、持续吸氧,如病情需要提高氧浓度,应辅以呼吸兴奋剂刺激通气或使用呼吸机改善通气,吸氧后如呼吸困难缓解、呼吸频率减慢、节律正常、血压上升、心率减慢、心律正常、发绀减轻、皮肤转暖、神志转清、尿量增加等,表示氧疗有效。若呼吸过缓,意识障碍加深,需考虑二氧化碳潴留加重,必要时采取增加通气量措施。

(柳绍芳)

第四节 支气管哮喘

支气管哮喘是由多种细胞(如嗜酸性粒细胞、肥大细胞、T淋巴细胞、中性粒细胞等)和细胞组分参与的气道慢性炎症性疾病,这种慢性炎症与气道高反应性相关,通常出现广泛而多变的可逆性气流受限,并引起反复发作的喘息、气急、胸闷或咳嗽等症状,多数患者可自行缓解或经治疗缓解。

典型表现为发作性呼气性呼吸困难或发作性胸闷和咳嗽,伴哮鸣音,症状可在数分钟内发生,并持续数小时至数天,夜间及凌晨发作或加重是哮喘的重要临床特征。目前尚无特效的根治办法,糖皮质激素可以有效控制气道炎症,β_2肾上腺素受体激动剂是控制哮喘急性发作的首选药物。经过长期规范化治疗和管理,80%以上的患者可以达到哮喘的临床控制。

一、一般护理

(1)执行内科一般护理常规。

(2)室内环境舒适、安静、冷暖适宜。保持室内空气流通,避免患者接触变应原,如花草、尘螨、花露水、香水等,扫地和整理床单位时可请患者室外等候,或采取湿式清洁方法,避免尘埃飞扬。病室避免使用皮毛、羽绒或蚕丝织物等。

(3)卧位与休息:急性发作时协助患者取坐位或半卧位,以增加舒适度,利于膈肌的运动,缓解呼气性呼吸困难。端坐呼吸的患者为其提供床旁桌支撑,以减少体力消耗。

二、饮食护理

大约20%的成年患者和50%的患儿是因不适当饮食而诱发或加重哮喘,因此应给予患者营养丰富、清淡、易消化、无刺激的食物。若能找出与哮喘发作有关的食物,如鱼、虾、蟹、蛋类、牛奶等应避免食用。某些食物添加剂如酒石黄和亚硝酸盐可诱发哮喘发作,应引起注意。

三、用药护理

治疗哮喘的药物分为控制性药物和缓解性药物。控制性药物是指需要长期每天规律使用,主要用于治疗气道慢性炎症,达到哮喘临床控制目的;缓解性药物指按需使用的药物,能迅速解除支气管痉挛,从而缓解哮喘症状。哮喘发作时禁用吗啡和大量镇静剂,以免抑制呼吸。

(一)糖皮质激素

糖皮质激素简称激素,是目前控制哮喘最有效的药物。激素给药途径包括吸入、口服、静脉应用等。吸入性糖皮质激素由于其局部抗感染作用强、起效快、全身不良反应少(黏膜吸收、少量进入血液),是目前哮喘长期治疗的首选药物。常用药物有布地奈德、倍氯米松等。通常需规律吸入1~2周方能控制。吸药后嘱患者清水含漱口咽部,可减少不良反应的发生。长期吸入较大

163

剂量激素者,应注意预防全身性不良反应。布地奈德雾化用混悬液制剂,经压缩空气泵雾化吸入,起效快,适用于轻、中度哮喘急性发作的治疗。吸入激素无效或需要短期加强治疗的患者可采用泼尼松和泼尼松龙等口服制剂,症状缓解后逐渐减量,然后停用或改用吸入剂。不主张长期口服激素用于维持哮喘控制的治疗。口服用药宜在饭后服用,以减少对胃肠道黏膜的刺激。重度或严重哮喘发作时应及早静脉给予激素,可选择琥珀酸氢化可的松或甲泼尼龙。无激素依赖倾向者,可在 3～5 d 停药;有激素依赖倾向者应适当延长给药时间,症状缓解后逐渐减量,然后改口服或吸入剂维持。

(二)β₂肾上腺素受体激动剂

短效 β_2 肾上腺素受体激动剂为治疗哮喘急性发作的首选药物。有吸入、口服和静脉三种制剂,首选吸入给药。常用药物有沙丁胺醇和特布他林。吸入剂包括定量气雾剂、干粉剂和雾化溶液。短效 β_2 肾上腺素受体激动剂应按需间歇使用,不宜长期、单一大剂量使用,因为长期应用可引起 β_2 受体功能下降和气道反应性增高,出现耐药性。主要不良反应有心悸、骨骼肌震颤、低钾血症等。长效 β_2 肾上腺素受体激动剂与吸入性糖皮质激素(ICS)联合是目前最常用的哮喘控制性药物。常用的有布地奈德粉吸入剂、舒利迭(氟替卡松/沙美特罗干粉吸入剂)。

(三)茶碱类

具有增强呼吸肌的力量以及增强气道纤毛清除功能等,从而起到舒张支气管和气道抗感染作用,并具有强心、利尿、扩张冠状动脉、兴奋呼吸中枢等作用,是目前治疗哮喘的有效药物之一。氨茶碱和缓释茶碱是常用的口服制剂,尤其后者适用于夜间哮喘症状的控制。静脉给药主要用于重症和危重症哮喘。注射茶碱类药物应限制注射浓度,速度不超过 0.25 mg/(kg·min),以防不良反应发生。其主要不良反应包括恶心、呕吐、心律失常、血压下降及尿多,偶可兴奋呼吸中枢,严重者可引起抽搐乃至死亡。由于茶碱的"治疗窗"窄以及茶碱代谢存在较大个体差异,有条件的应在用药期间监测其血药浓度。发热、妊娠、小儿或老年,患有肝、心、肾功能障碍及甲状腺功能亢进者尤须慎用。合用西咪替丁、喹诺酮类、大环内酯类药物等可影响茶碱代谢而使其排泄减慢,尤应观察其不良反应的发生。

(四)胆碱 M 受体拮抗剂

胆碱 M 受体拮抗剂分为短效(维持 4～6 h)和长效(维持 24 h)两种制剂。异丙托溴铵是常用的短效制剂,常与 β_2 受体激动剂联合雾化应用,代表药可比特(异丙托溴铵/沙丁胺醇)。少数患者可有口苦或口干等不良反应。噻托溴铵是长效选择性 M_1、M_2 受体拮抗剂,目前主要用于哮喘合并慢性阻塞性肺疾病以及慢性阻塞性肺疾病患者的长期治疗。

(五)白三烯拮抗剂

通过调节白三烯的生物活性而发挥抗感染作用,同时舒张支气管平滑肌,是目前除吸入性糖皮质激素外唯一可单独应用的哮喘控制性药物,尤其适用于阿司匹林哮喘、运动性哮喘和伴有过敏性鼻炎哮喘患者的治疗。常用药物为孟鲁司特和扎鲁司特。不良反应通常较轻微,主要是胃肠道症状,少数有皮疹、血管性水肿、转氨酶升高,停药后可恢复正常。

四、病情观察

(1)哮喘发作时,协助取舒适卧位,监测生命体征、呼吸频率、血氧饱和度等指标,观察患者喘息、气急、胸闷或咳嗽等症状,是否出现三凹征,辅助呼吸肌参与呼吸运动,语言沟通困难,大汗淋漓等中重度哮喘的表现。当患者不能讲话,嗜睡或意识模糊,胸腹矛盾运动,哮鸣音减弱甚至消失,脉率变慢或不规则,严重低氧血症和高碳酸血症时,需转入重症加强护理病房(重症监护室)行机械通气治疗。

(2)注意患者有无鼻咽痒、咳嗽、打喷嚏、流涕、胸闷等哮喘早期发作症状,对于夜间或凌晨反复发作的哮喘患者,应注意是否存在睡眠低氧表现,睡眠低氧可以诱发喘息、胸闷等症状。

五、健康指导

(1)对哮喘患者进行哮喘知识教育,寻找变应原,有效改变环境,避免诱发因素,要贯穿整个哮喘治疗全过程。

(2)指导患者定期复诊、检测肺功能,做好病情自我监测,掌握峰流速仪的使用方法,记哮喘日记。与医师、护士共同制订防止复发、保持长期稳定的方案。

(3)掌握正确吸入技术,如沙丁胺醇气雾剂、信必可都保(布地奈德/福莫特罗粉吸入剂)、舒利迭的使用方法。知晓药物的作用和不良反应的预防。

(4)帮助患者养成规律生活习惯,保持乐观情绪,避免精神紧张、剧烈运动、持续的喊叫等过度换气动作。

(5)熟悉哮喘发作的先兆表现,如打喷嚏、咳嗽、胸闷、喉结发痒等,学会在家中自行监测病情变化并进行评定。以及哮喘急性发作时进行简单的紧急自我处理方法,例如吸入沙丁胺醇气雾剂 1~2 喷、布地奈德 1~2 吸,缓解喘憋症状,尽快到医院就诊。

(张　雪)

第五节　肺　　炎

一、概述

(一)疾病概述

肺炎是指终末气道、肺泡和肺间质的炎症,可由病原微生物、理化因素、免疫损伤、过敏及药物所致。细菌性肺炎是最常见的肺炎,也是最常见的感染性疾病之一。在抗菌药物应用以前,细菌性肺炎对儿童及老年人的健康威胁极大,抗菌药物的出现及发展曾一度使肺炎病死率明显下降。但近年来,尽管应用强力的抗菌药物和有效的疫苗,肺炎总的病死率却不再降低,甚至有所上升。

(二)肺炎分类

肺炎可按解剖、病因或患病环境加以分类。

1.解剖分类

(1)大叶性(肺泡性):肺炎病原体先在肺泡引起炎症,经肺泡间孔(Cohn孔)向其他肺泡扩散,致使部分肺段或整个肺段、肺叶发生炎症改变。典型者表现为肺实质炎症,通常并不累及支气管。致病菌多为肺炎链球菌。胸部 X 线片显示肺叶或肺段的实变阴影。

(2)小叶性(支气管性):肺炎病原体经支气管入侵,引起细支气管、终末细支气管及肺泡的炎症,常继发于其他疾病,如支气管炎、支气管扩张症、上呼吸道病毒感染以及长期卧床的危重患者。其病原体有肺炎链球菌、葡萄球菌、病毒、肺炎支原体以及军团菌等。支气管腔内有分泌物，故常可闻及湿啰音，无实变的体征。胸部 X 线片显示为沿肺纹理分布的不规则斑片状阴影，边缘密度浅而模糊，无实变征象，肺下叶常受累。

（3）间质性肺炎：以肺间质为主的炎症，可由细菌、支原体、衣原体、病毒或肺孢子菌等引起。累及支气管壁以及支气管周围，有肺泡壁增生及间质水肿，因病变仅在肺间质，故呼吸道症状较轻，异常体征较少。胸部 X 线片通常表现为一侧或双侧肺下部的不规则条索状阴影，从肺门向外伸展，可呈网状，其间可有小片肺不张阴影。

2.病因分类

（1）细菌性肺炎：如肺炎链球菌、金黄色葡萄球菌、甲型溶血性链球菌、肺炎克雷伯菌、流感嗜血杆菌、铜绿假单胞菌肺炎等。

（2）非典型病原体所致肺炎：如军团菌、支原体和衣原体肺炎等。

（3）病毒性肺炎：如冠状病毒、腺病毒、呼吸道合胞病毒、流感病毒、麻疹病毒、巨细胞病毒、单纯疱疹病毒肺炎等。

（4）肺真菌病：如白念珠菌、曲霉菌、隐球菌、肺孢子菌肺炎等。

（5）其他病原体所致肺炎：如立克次体（如 Q 热立克次体）、弓形虫（如鼠弓形虫）、寄生虫（如肺包虫、肺吸虫、肺血吸虫）肺炎等。

（6）理化因素所致的肺炎：如放射性损伤引起的放射性肺炎，胃酸吸入引起的化学性肺炎，或对吸入或内源性脂类物质产生炎症反应的类脂性肺炎等。

3.患病环境分类

由于细菌学检查阳性率低，培养结果滞后，病因分类在临床上应用较为困难，目前多按肺炎的获得环境分成两类，有利于指导经验治疗。

（1）社区获得性肺炎（community acquired pneumonia，CAP）是指在医院外罹患的感染性肺实质炎症，包括具有明确潜伏期的病原体感染而在入院后平均潜伏期内发病的肺炎。其临床诊断依据如下：①新近出现的咳嗽、咳痰或原有呼吸道疾病症状加重，并出现脓性痰，伴或不伴胸痛。②发热。③肺实变体征和/或闻及湿啰音。④白细胞 $>10\times10^9/L$ 或 $<4\times10^9/L$，伴或不伴中性粒细胞核左移。⑤胸部 X 线片检查显示片状、斑片状浸润性阴影或间质性改变，伴或不伴胸腔积液。以上①～④项中任何 1 项加第⑤项，除外非感染性疾病可做出诊断。CAP 常见病原体为肺炎链球菌、支原体、衣原体、流感嗜血杆菌和呼吸道病毒（甲、乙型流感病毒，腺病毒、呼吸合胞病毒和副流感病毒）等。

（2）医院获得性肺炎（hospital acquired pneumonia，HAP）亦称医院内肺炎，是指患者入院时不存在，也不处于潜伏期，而于入院 48 h 后在医院（包括老年护理院、康复院等）内发生的肺炎。HAP 还包括呼吸机相关性肺炎（ventilator associated pneumonia，VAP）和卫生保健相关性肺炎（healthcare associated pneumonia，HCAP）。其临床诊断依据是 X 线检查出现新的或进展的肺部浸润影加上下列三个临床征候中的两个或以上即可诊断为肺炎：①发热超过 38 ℃。②血白细胞计数增多或减少。③脓性气道分泌物。但 HAP 的临床表现、实验室和影像学检查特异性低，应注意与肺不张、心力衰竭和肺水肿、基础疾病肺侵犯、药物性肺损伤、肺栓塞和急性呼吸窘迫综合征等相鉴别。无感染高危因素患者的常见病原体依次为肺炎链球菌、流感嗜血杆菌、金黄色葡萄球菌、大肠埃希菌、肺炎克雷伯菌、不动杆菌属等；有感染高危因素患者为铜绿假单胞菌、肠杆菌属、肺炎克雷伯菌等，金黄色葡萄球菌的感染有明显增加的趋势。

(三)肺炎发病机制

正常的呼吸道免疫防御机制(支气管内黏液-纤毛运载系统、肺泡巨噬细胞等细胞防御的完整性等)使气管隆凸以下的呼吸道保持无菌。是否发生肺炎取决于两个因素:病原体和宿主因素。如果病原体数量多,毒力强和/或宿主呼吸道局部和全身免疫防御系统损害,即可发生肺炎。病原体可通过下列途径引起肺炎:①空气吸入;②血行播散;③邻近感染部位蔓延;④上呼吸道定植菌的误吸。肺炎还可通过误吸胃肠道的定植菌(胃食管反流)和通过人工气道吸入环境中的致病菌引起。病原体直接抵达下呼吸道后,滋生繁殖,引起肺泡毛细血管充血、水肿,肺泡内纤维蛋白渗出及细胞浸润。除了金黄色葡萄球菌、铜绿假单胞菌和肺炎克雷伯菌等可引起肺组织的坏死性病变易形成空洞外,肺炎治愈后多不遗留瘢痕,肺的结构与功能均可恢复。

二、几种常见病原体所致肺炎

不同病原体所致肺炎在临床表现、辅助检查及治疗要点等方面均有差异。

(一)肺炎链球菌肺炎

肺炎链球菌肺炎是由肺炎链球菌或称肺炎球菌所引起的肺炎,约占社区获得性肺炎的半数。

1.临床表现

(1)症状:发病前常有受凉、淋雨、疲劳、醉酒、病毒感染史,多有上呼吸道感染的前驱症状。起病多急骤,高热、寒战,全身肌肉酸痛,体温通常在数小时内升至 39～40 ℃,高峰在下午或傍晚,或呈稽留热,脉率随之增速。可有患侧胸部疼痛,放射到肩部或腹部,咳嗽或深呼吸时加剧。痰少,可带血或呈铁锈色,胃纳锐减,偶有恶心、呕吐、腹痛或腹泻,易被误诊为急腹症。

(2)体征:患者呈急性热病容,面颊绯红,鼻翼翕动,皮肤灼热、干燥,口角及鼻周有单纯疱疹;病变广泛时可出现发绀。有败血症者,可出现皮肤、黏膜出血点,巩膜黄染。早期肺部体征无明显异常,仅有胸廓呼吸运动幅度减小,叩诊稍浊,听诊可有呼吸音减低及胸膜摩擦音。肺实变时叩诊浊音、触觉语颤增强并可闻及支气管呼吸音。消散期可闻及湿啰音。心率增快,有时心律不齐。重症患者有肠胀气,上腹部压痛多与炎症累及膈胸膜有关。重症感染时可伴休克、急性呼吸窘迫综合征及神经精神症状,表现为神志模糊、烦躁、呼吸困难、嗜睡、谵妄、昏迷等。累及脑膜时,有颈抵抗及出现病理性反射。

本病自然病程为 1～2 周。发病 5～10 d,体温可自行骤降或逐渐消退;使用有效的抗菌药物后可使体温在 1～3 d 恢复正常。患者的其他症状与体征亦随之逐渐消失。

(3)并发症:肺炎链球菌肺炎的并发症近年来已很少见。严重败血症或毒血症患者易发生感染性休克,尤其是老年人。表现为血压降低、四肢厥冷、多汗、发热、心动过速、心律失常等,而高热、胸痛、咳嗽等症状并不突出。其他并发症有胸膜炎、脓胸、心包炎、脑膜炎和关节炎等。

2.辅助检查

(1)血液检查:血白细胞计数(10～20)×10⁹/L,中性粒细胞多在 80% 以上,并有核左移,细胞内可见中毒颗粒。年老体弱、酗酒、免疫功能低下者的白细胞计数可不增高,但中性粒细胞的百分比仍增高。

(2)细菌学检查:痰直接涂片做革兰氏染色及荚膜染色镜检,如发现典型的革兰氏染色阳性、带荚膜的双球菌或链球菌,即可初步做出病原诊断。痰培养 24～48 h 可以确定病原体。聚合酶链反应检测及荧光标记抗体检测可提高病原学诊断率。痰标本送检应注意器皿洁净无菌,在抗菌药物应用之前漱口后采集,取深部咳出的脓性或铁锈色痰。10%～20% 的患者合并菌血症,故重症肺炎应做血培养。

（3）X线检查：早期仅见肺纹理增粗，或受累的肺段、肺叶稍模糊。随着病情进展，肺泡内充满炎性渗出物，表现为大片炎症浸润阴影或实变影，在实变阴影中可见支气管充气征，肋膈角可有少量胸腔积液。在消散期，X线显示炎性浸润逐渐吸收，可有片状区域吸收较快，呈现"假空洞"征，多数病例在起病经3～4周才完全消散。老年患者肺炎病灶消散较慢，容易出现吸收不完全而成为机化性肺炎。

3.治疗要点

（1）抗菌药物治疗：一经诊断即应给予抗菌药物治疗，不必等待细菌培养结果。首选青霉素G，用药途径及剂量视病情轻重及有无并发症而定：对于成年轻症患者，可用 24×10^5 U/d，分3次肌内注射，或用普鲁卡因青霉素每12 h肌内注射 60×10^4 U。病情稍重者，宜用青霉素G $24 \times 10^5 \sim 48 \times 10^5$ U/d，分次静脉滴注，每6～8 h 1次；重症及并发脑膜炎者，可增至 $10 \times 10^6 \sim 30 \times 10^6$ U/d，分4次静脉滴注。对青霉素过敏者，或耐青霉素或多重耐药菌株感染者，可用呼吸氟喹诺酮类、头孢噻肟或头孢曲松等药物，多重耐药菌株感染者可用万古霉素、替考拉宁等。

（2）支持疗法：患者应卧床休息，注意补充足够蛋白质、热量及维生素。密切监测病情变化，注意防止休克。剧烈胸痛者，可酌用少量镇痛药，如可待因15 mg。不用阿司匹林或其他解热药，以免过度出汗、脱水及干扰真实热型，导致临床判断错误。鼓励饮水每天1～2 L，轻症患者不需常规静脉输液，确有失水者可输液，保持尿比重在1.020以下，血清钠保持在145 mmol/L以下。中等或重症患者[$PaO_2 < 8.0$ kPa(60 mmHg)或有发绀]应给氧。若有明显麻痹性肠梗阻或胃扩张，应暂时禁食、禁饮和胃肠减压，直至肠蠕动恢复。烦躁不安、谵妄、失眠者酌用地西泮5 mg或水合氯醛1～1.5 g，禁用抑制呼吸的镇静药。

（3）并发症的处理：经抗菌药物治疗后，高热常在24 h内消退，或数天内逐渐下降。若体温降而复升或3 d后仍不降者，应考虑肺炎链球菌的肺外感染，如脓胸、心包炎或关节炎等。持续发热的其他原因尚有耐青霉素的肺炎链球菌(PRSP)或混合细菌感染、药物热或并存其他疾病。肿瘤或异物阻塞支气管时，经治疗后肺炎虽可消散，但阻塞因素未除，肺炎可再次出现。10%～20%肺炎链球菌肺炎伴发胸腔积液者，应酌情取胸液检查及培养以确定其性质。若治疗不当，约5%并发脓胸，应积极排脓引流。

（二）葡萄球菌肺炎

葡萄球菌肺炎是由葡萄球菌引起的急性肺化脓性炎症。常发生于有基础疾病如糖尿病、血液病、艾滋病、肝病、营养不良、酒精中毒、静脉吸毒或原有支气管肺疾病者。儿童患流感或麻疹时也易罹患。多急骤起病，高热、寒战、胸痛，痰脓性，可早期出现循环衰竭。X线表现为坏死性肺炎，如肺脓肿、肺气囊肿和脓胸。若治疗不及时或不当，病死率甚高。

1.临床表现

（1）症状：本病起病多急骤，寒战、高热，体温多为39～40 ℃，胸痛，痰脓性，量多，带血丝或呈脓血状。毒血症状明显，全身肌肉、关节酸痛，体质衰弱，精神萎靡，病情严重者可早期出现周围循环衰竭。院内感染者通常起病较隐袭，体温逐渐上升。老年人症状可不典型。血源性葡萄球菌肺炎常有皮肤伤口、疖痈和中心静脉导管置入等，或静脉吸毒史，咳脓性痰较少见。

（2）体征：早期可无体征，常与严重的中毒症状和呼吸道症状不平行，其后可出现两肺散在性湿啰音。病变较大或融合时可有肺实变体征，气胸或脓气胸则有相应体征。血源性葡萄球菌肺炎应注意肺外病灶,静脉吸毒者多有皮肤针口和三尖瓣赘生物,可闻及心脏杂音。

2.辅助检查

(1)血液检查:外周血白细胞计数明显升高,中性粒细胞比例增加,核左移。

(2)X线检查:胸部 X 线片显示肺段或肺叶实变,可形成空洞,或呈小叶状浸润,其中有单个或多发的液气囊腔。另一特征是 X 线阴影的易变性,表现为一处炎性浸润消失而在另一处出现新的病灶,或很小的单一病灶发展为大片阴影。治疗有效时,病变消散,阴影密度逐渐减低,2～4 周后病变完全消失,偶可遗留少许条索状阴影或肺纹理增多等。

3.治疗要点

强调应早期清除引流原发病灶,选用敏感的抗菌药物。近年来,金黄色葡萄球菌对青霉素 G 的耐药率已高达 90%,因此可选用耐青霉素酶的半合成青霉素或头孢菌素,如苯唑西林钠、氯唑西林、头孢呋辛钠等,联合氨基糖苷类如阿米卡星等,亦有较好疗效。阿莫西林、氨苄西林与酶抑制剂组成的复方制剂对产酶金黄色葡萄球菌有效,亦可选用。对于抗甲氧西林金黄色葡萄球菌,则应选用万古霉素、替考拉宁等,近年国外还应用链阳霉素和噁唑烷酮类药物(如利奈唑胺)。万古霉素 1～2 g/d 静脉滴注,或替考拉宁首日 0.8 g 静脉滴注,以后 0.4 g/d,偶有药物热、皮疹、静脉炎等不良反应。临床选择抗菌药物时可参考细菌培养的药物敏感试验。

(三)肺炎支原体肺炎

肺炎支原体肺炎是由肺炎支原体引起的呼吸道和肺部的急性炎症改变,常同时有咽炎、支气管炎和肺炎。支原体肺炎占非细菌性肺炎的 1/3 以上,或各种原因引起的肺炎的 10%。秋冬季节发病较多,但季节性差异并不显著。

1.临床表现

潜伏期 2～3 周,通常起病较缓慢。症状主要为乏力、咽痛、头痛、咳嗽、发热、食欲缺乏、腹泻、肌痛、耳痛等。咳嗽多为阵发性刺激性呛咳,咳少量黏液。发热可持续 2～3 周,体温恢复正常后可能仍有咳嗽。偶伴有胸骨后疼痛。肺外表现更为常见,如皮炎(斑丘疹和多形红斑)等。体格检查可见咽部充血,儿童偶可并发鼓膜炎或中耳炎,颈淋巴结肿大。胸部体格检查与肺部病变程度常不相称,可无明显体征。

2.辅助检查

(1)X线检查:胸部 X 线片显示肺部多种形态的浸润影,呈节段性分布,以肺下野多见,有的从肺门附近向外伸展。病变常经 3～4 周后自行消散。部分患者出现少量胸腔积液。

(2)血常规检查:血白细胞总数正常或略增高,以中性粒细胞为主。

(3)病原体检查:起病 2 周后,约 2/3 的患者冷凝集试验阳性,滴度＞1∶32,如果滴度逐步升高,更有诊断价值。约半数患者对链球菌 MG 凝集试验阳性。凝集试验为诊断肺炎支原体感染的传统实验方法,但其敏感性与特异性均不理想。血清支原体 IgM 抗体的测定(酶联免疫吸附试验最敏感,免疫荧光法特异性强,间接血凝法较实用)可进一步确诊。直接检测标本中肺炎支原体抗原,可用于临床早期快速诊断。单克隆抗体免疫印迹法、核酸杂交技术及聚合酶链反应技术等具有高效、特异而敏感等优点,易于推广,对诊断肺炎支原体感染有重要价值。

3.治疗要点

早期使用适当抗菌药物可减轻症状及缩短病程。本病有自限性,多数病例不经治疗可自愈。大环内酯类抗菌药物为首选,如红霉素、罗红霉素和阿奇霉素。氟喹诺酮类如左氧氟沙星、加替沙星和莫西沙星等,四环素类也用于肺炎支原体肺炎的治疗。疗程一般 2～3 周。因肺炎支原体无细胞壁,青霉素或头孢菌素类等抗菌药物无效。对剧烈呛咳者,应适当给予镇咳药。若继发细菌感染,可根据痰病原学检查,选用针对性的抗菌药物治疗。

(四)肺炎衣原体肺炎

肺炎衣原体肺炎是由肺炎衣原体引起的急性肺部炎症,常累及上下呼吸道,可引起咽炎、喉炎、扁桃体炎,鼻窦炎、支气管炎和肺炎。常在聚居场所的人群中流行,如军队、学校、家庭,通常感染所有的家庭成员,但3岁以下的儿童患病较少。

1.临床表现

起病多隐袭,早期表现为上呼吸道感染症状。临床上与支原体肺炎颇为相似。通常症状较轻,发热、寒战、肌痛、干咳,非胸膜炎性胸痛,头痛、不适和乏力。少有咯血。发生咽喉炎者表现为咽喉痛、声音嘶哑,有些患者可表现为双阶段病程:开始表现为咽炎,经对症处理好转,1~3周后又发生肺炎或支气管炎,咳嗽加重。少数患者可无症状。肺炎衣原体感染时也可伴有肺外表现,如中耳炎,关节炎,甲状腺炎,脑炎,吉兰-巴雷综合征等。体格检查肺部偶闻湿啰音,随肺炎病变加重湿啰音可变得明显。

2.辅助检查

(1)血常规检查:血白细胞计数正常或稍高,血沉加快。

(2)病原体检查:可从痰、咽拭子、咽喉分泌物、支气管肺泡灌洗液中直接分离肺炎衣原体。也可用聚合酶链反应方法对呼吸道标本进行DNA扩增。原发感染者,早期可检测血清IgM,急性期血清标本如IgM抗体滴度多1:16或急性期和恢复期的双份血清IgM或IgG抗体有4倍以上的升高。再感染者IgG滴度1:512或4倍增高,或恢复期IgM有较大的升高。咽拭子分离出肺炎衣原体是诊断的金标准。

(3)X线检查:胸部X线片表现以单侧、下叶肺泡渗出为主。可有少到中量的胸腔积液,多在疾病的早期出现。肺炎衣原体肺炎常可发展成双侧,表现为肺间质和肺泡渗出混合存在,病变可持续几周。原发感染的患者胸片表现多为肺泡渗出,再感染者则为肺泡渗出和间质病变混合型。

3.治疗要点

肺炎衣原体肺炎首选红霉素,亦可选用多西环素或克拉霉素,疗程为14~21 d。阿奇霉素0.5 g/d,连用5 d。氟喹诺酮类也可选用。对发热、干咳、头痛等可对症治疗。

(五)病毒性肺炎

病毒性肺炎是由上呼吸道病毒感染,向下蔓延所致的肺部炎症。可发生在免疫功能正常或抑制的儿童和成人。本病大多发生于冬春季节,暴发或散发流行。密切接触的人群或有心肺疾病者容易罹患。社区获得性肺炎住院患者约8%为病毒性肺炎。婴幼儿、老人、原有慢性心肺疾病者或妊娠妇女,病情较重,甚至导致死亡。

1.临床表现

好发于病毒疾病流行季节,临床症状通常较轻,与支原体肺炎的症状相似,但起病较急,发热、头痛、全身酸痛、倦息等较突出,常在急性流感症状尚未消退时,即出现咳嗽、少痰或白色黏液痰、咽痛等呼吸道症状。小儿或老年人易发生重症病毒性肺炎,表现为呼吸困难、发绀、嗜睡、精神萎靡,甚至发生休克、心力衰竭和呼吸衰竭等并发症,也可发生急性呼吸窘迫综合征。本病常无显著的胸部体征,病情严重者有呼吸浅速,心率增快,发绀,肺部干、湿啰音。

2.辅助检查

(1)血常规检查:白细胞计数正常、稍高或偏低,血沉通常在正常范围。

(2)病原体检查:痰涂片所见的白细胞以单核细胞居多,痰培养常无致病细菌生长。

(3)X线检查:胸部X线片检查可见肺纹理增多,小片状浸润或广泛浸润,病情严重者显示双肺弥漫性结节性浸润,但大叶实变及胸腔积液者均不多见。病毒性肺炎的致病源不同,其X线征象亦有不同的特征。

3.治疗要点

以对症为主,卧床休息,居室保持空气流通,注意隔离消毒,预防交叉感染。给予足量维生素及蛋白质,多饮水及少量多次进软食,酌情静脉输液及吸氧。保持呼吸道通畅,及时消除上呼吸道分泌物等。

原则上不宜应用抗菌药物预防继发性细菌感染,一旦明确已合并细菌感染,应及时选用敏感的抗菌药物。

目前已证实较有效的病毒抑制药物如下:①利巴韦林具有广谱抗病毒活性,包括呼吸道合胞病毒、腺病毒、副流感病毒和流感病毒。0.8~1.0 g/d,分3次或4次服用;静脉滴注或肌内注射每天10~15 mg/kg,分2次。亦可用雾化吸入,每次10~30 mg,加蒸馏水30 mL,每天2次,连续5~7 d。②阿昔洛韦具有广谱、强效和起效快的特点。临床用于疱疹病毒、水痘病毒感染。尤其对免疫缺陷或应用免疫抑制剂者应尽早应用。每次5 mg/kg,静脉滴注,一天3次,连续给药7 d。③更昔洛韦可抑制DNA合成。主要用于巨细胞病毒感染,7.5~15 mg/(kg·d),连用10~15 d。④奥司他韦为神经氨酸酶抑制剂,对甲、乙型流感病毒均有很好作用,耐药发生率低,75 mg,每天2次,连用5 d。⑤阿糖腺苷具有广泛的抗病毒作用。多用于治疗免疫缺陷患者的疱疹病毒与水痘病毒感染,5~15 mg/(kg·d),静脉滴注,每10~14 d为1个疗程。⑥金刚烷胺有阻止某些病毒进入人体细胞及退热作用。临床用于流感病毒等感染。成人量每次100 mg,晨晚各1次,连用3~5 d。

(六)肺真菌病

肺真菌病是最常见的深部真菌病。近年来由于广谱抗菌药物、糖皮质激素、细胞毒药物及免疫抑制剂的广泛使用,器官移植的开展,以及免疫缺陷病如艾滋病增多,肺真菌病有增多的趋势。真菌多在土壤中生长,孢子飞扬于空气中,被吸入到肺部引起肺真菌病(外源性)。有些真菌为寄生菌,当机体免疫力下降时可引起感染。体内其他部位真菌感染亦可沿淋巴或血液到肺部,为继发性肺真菌病。

1.临床表现

临床上表现为持续发热、咳嗽、咳痰(黏液痰或乳白色、棕黄色痰,也可有血痰)、胸痛、消瘦、乏力等症状。肺部体征无特异性改变。

2.辅助检查

肺真菌病的病理改变可有过敏、化脓性炎症反应或形成慢性肉芽肿。X线表现无特征性可为支气管肺炎、大叶性肺炎、单发或多发结节,乃至肿块状阴影和空洞。病理学诊断仍是肺真菌病的金标准。

3.治疗要点

轻症患者经去除诱因后病情常能逐渐好转,念珠菌感染常使用氟康唑、氟胞嘧啶治疗,肺曲霉素病首选两性霉素B。肺真菌病重在预防,合理使用抗生素、糖皮质激素,改善营养状况加强口鼻腔的清洁护理,是减少肺真菌病的主要措施。

三、护理评估

(一)病因评估

主要评估患者的发病史与健康史,询问与本病发生相关的因素。比如:有无受凉、淋雨、劳累等诱因;有无上呼吸道感染史;有无性阻塞性肺疾病、糖尿病等慢性基础疾病;是否吸烟及吸烟量;是否长期使用激素、免疫抑制剂等。

(二)一般评估

1.生命体征

有无心率加快、脉搏细速、血压下降、脉压变小、体温不升、高热、呼吸困难等。

2.患者主诉

有无畏寒、发热、咳嗽、咳痰、胸痛、呼吸困难等症状。

3.精神和意识状态

有无精神萎靡、表情淡漠、烦躁不安、神志模糊等。

4.皮肤黏膜

有无发绀、肢端湿冷。

5.尿量

疑有休克者,测每小时尿量。

6.相关记录

体温、呼吸、血压、心率、意识、尿量(必要时记录出入量),痰液颜色、性状和量等情况。

(三)身体评估

1.视诊

观察患者有无急性面容和鼻翼翕动等表现;有无面颊绯红、口唇发绀、有无唇周疱疹、有无皮肤黏膜出血判断患者意识是否清楚,有无烦躁、嗜睡、惊厥和表情淡漠等意识障碍;患者呼吸时双侧呼吸运动是否对称,有无一侧胸式呼吸运动的增强或减弱;有无三凹征,有无呼吸频率加快或节律异常。

2.触诊

有无头颈部浅表淋巴结肿大与压痛,气管是否居中,双肺触觉语颤是否对称;有无胸膜摩擦感。

3.听诊

有无闻及肺泡呼吸音减弱或消失,异常支气管呼吸音,胸膜摩擦音和干、湿啰音等。

(四)心理-社会评估

患者在疾病治疗过程中的心理反应与需求,家庭及社会支持情况,引导患者正确配合疾病的治疗与护理。

(五)辅助检查结果评估

1.血常规检查

有无白细胞计数和中性粒细胞比例增高及核左移、淋巴细胞增多。

2.胸部 X 线检查

有无肺纹理增粗、炎性浸润影等。

3.痰培养

有无致病菌生长,药敏试验结果如何。

4.血气分析

是否有 PaO_2 减低和/或动脉血二氧化碳分压($PaCO_2$)升高。

(六)治疗常用药效果的评估

(1)应用抗生素的评估要点:①记录每次给药的时间与次数,评估有无按时、按量给药,是否足疗程。②评估用药后患者症状有否缓解。③评估用药后患者是否出现皮疹、呼吸困难等变态反应。④评估用药后患者有无胃肠道不适,使用氨基糖苷类抗生素注意有无肾、耳等不良反应。老年人或肾功能减退者应特别注意有无耳鸣、头晕、唇舌发麻不良反应。⑤使用抗真菌药后,评估患者有无肝功能受损。

(2)使用血管活性药时,需密切监测与评估患者血压、心率情况及外周循环改善情况。评估药液有无外渗等。

四、主要护理诊断/问题

(一)体温过高

体温过高与肺部感染有关。

(二)清理呼吸道无效

清理呼吸道无效与气道分泌物多、痰液黏稠、胸痛、咳嗽无力等有关。

(三)潜在并发症

感染性休克。

五、护理措施

(一)体温过高

1.休息和环境

患者应卧床休息。环境应保持安静、阳光充足、空气清新,室温为 18～20 ℃,湿度 55%～60%。

2.饮食

提供足够热量、蛋白质和维生素的流质或半流质饮食,以补充高热引起的营养物质消耗。鼓励患者足量饮水(2～3 L/d)。

3.口腔护理

做好口腔护理,鼓励患者经常漱口;口唇疱疹者局部涂液体石蜡或抗病毒软膏。

4.病情观察

监测患者神志、体温、呼吸、脉搏、血压和尿量,做好记录,观察热型。重症肺炎不一定有高热,应重点观察儿童、老年人、久病体弱者的病情变化。

5.高热护理

寒战时注意保暖,及时添加被褥,给予热水袋时防止烫伤。高热时采用温水擦浴、冰袋、冰帽等物理降温措施,以逐渐降温为宜,防止虚脱。患者大汗时,及时协助擦汗和更换衣物,避免受凉。必要时遵医嘱使用退烧药。必要时遵医嘱静脉补液,补充因发热丢失的水分和盐,加快毒素排泄的热量散发。心脏病或老年人应注意补液速度,避免过快导致急性肺水肿。

6.用药护理

遵医嘱及时使用抗生素,观察疗效和不良反应。如头孢唑啉钠(先锋Ⅴ)可有发热、皮疹、胃肠道不适,偶见白细胞减少和丙氨酸氨基转移酶增高。喹诺酮类药(氧氟沙星、环丙沙星)偶见皮疹、恶心等。注意氨基糖苷类抗生素有肾、耳毒性的不良反应,老年人或肾功能减退者应慎用或适当减量。

(二)清理呼吸道无效

1.痰液观察

观察痰液颜色、性质、气味和量,如肺炎球菌肺炎呈铁锈色痰,克雷伯菌肺炎典型痰液为砖红色胶冻状,厌氧菌感染者痰液多有恶臭味等。最好在用抗生素前留取痰标本,痰液采集后应在10 min内接种培养。

2.鼓励患者有效咳嗽,清除呼吸道分泌物

痰液黏稠不易咳出、年老体弱者,可给予翻身、拍背、雾化吸入、机械吸痰等协助排痰。

(三)潜在并发症(感染性休克)

1.密切观察病情

一旦出现休克先兆,应及时通知医师,准备药品,配合抢救。

2.体位

将患者安置在监护室,仰卧中凹位,抬高头胸部20°、抬高下肢约30°,有利于呼吸和静脉血回流,尽量减少搬动。

3.吸氧

迅速给予高流量吸氧。

4.尽快建立两条静脉通道

遵医嘱补液,以维持有效血容量,输液速度个体化,以中心静脉压作为调整补液速度的指标,中心静脉压<0.5 kPa(5 cmH_2O)可适当加快输液速度,中心静脉压≥1.0 kPa(10 cmH_2O)时,输液速度则不宜过快,以免诱发急性左心衰竭。

5.纠正水、电解质和酸碱失衡

监测和纠正钾、钠、氯和酸碱失衡。纠正酸中毒常用5%的碳酸氢钠静脉滴注,但输液不宜过多过快。

6.血管活性药物

在输入多巴胺、间羟胺(阿拉明)等血管活性药物时,应根据血压随时调整滴速,维持收缩压在12.0~13.3 kPa(90~100 mmHg),保证重要器官的血液供应,改善微循环。注意防止液体溢出血管外引起局部组织坏死。

7.糖皮质激素应用

激素有抗炎抗休克,增强人体对有害刺激的耐受力的作用,有利于缓解症状,改善病情,及回升血压,可在有效抗生素使用的情况下短期应用,如氢化可的松100~200 mg或地塞米松5~10 mg静脉滴注,重症休克可加大剂量。

8.控制感染

联合使用广谱抗生素时,注意观察药物疗效和不良反应。

9.健康指导

(1)疾病预防指导:避免上呼吸道感染、受凉、淋雨、吸烟、酗酒,防止过度疲劳。尤其是免疫功能低下者(糖尿病、血液病、艾滋病、肝病、营养不良等)和慢性支气管炎、支气管扩张症者。易感染人群如年老体弱者,慢性病患者可接种流感疫苗、肺炎疫苗等,以预防发病。

(2)疾病知识指导:对患者与家属进行有关肺炎知识的教育,使其了解肺炎的病因和诱因。指导患者遵医嘱按疗程用药,出院后定期随访。慢性病、长期卧床、年老体弱者,应注意经常改变体位、翻身、拍背、咳出气道痰液。

(3)就诊指标:出现高热、心率增快、咳嗽、咳痰、胸痛等症状及时就诊。

(李凤芝)

第六节　肺　栓　塞

一、概述

肺栓塞(pulmonary embolism,PE)是由内源性或外源性栓子堵塞肺动脉或其分支引起肺循环和右心功能障碍的一组临床和病理生理综合征,包括肺血栓栓塞症(pulmonary thromboembolism,PTE)、脂肪栓塞综合征、羊水栓塞、空气栓塞、肿瘤栓塞等。

来自静脉系统或右心的血栓堵塞肺动脉或其分支引起肺循环和呼吸功能障碍的临床和病理综合征称为PTE,临床上95%以上的PE是由于PTE所致,是最常见的PE类型,因此,临床上所说的PE通常指的是PTE。PE中80%～90%的栓子来源于下肢或骨盆深静脉血栓,临床上又把PE和深静脉血栓形成(deep venous thrombosis,DVT)划归于静脉血栓栓塞症(venous thromboembolism,VTE),并认为PE和DVT具有相同的易患因素,大多数情况下二者伴随发生,为VTE的两种不同临床表现形式。PE可单发或多发,但常发生于右肺和下叶。当栓子堵塞肺动脉,如果其支配区的肺组织因血流受阻或中断而发生坏死,称之为肺梗死(pulmonary infarction,PI)。由于肺组织同时接受肺动脉、支气管动脉和肺泡内气体三重供氧,因此肺动脉阻塞时临床上较少发生肺梗死。如存在基础心肺疾病或病情严重,影响到肺组织的多重氧供,才有可能导致PI。

经济舱综合征(economy class syndrome,ECS)是指由于长时间空中飞行,静坐在狭窄而活动受限的空间内,双下肢静脉回流减慢,血液淤滞,从而发生DVT和/或PTE,又称为机舱性血栓形成。长时间坐车(火车、汽车、马车等)旅行也可以引起DVT和/或PTE,故广义的ECS又称为旅行者血栓形成。

"e栓塞"是指上网时间比较长而导致的下肢静脉血栓形成并栓塞的事件,与现代工作中电脑普及以及相应工作习惯有关。

二、病因与发病机制

PE的栓子99%是属血栓性质的,因此,导致血栓形成的危险因素均为PE的病因。这些危险因素包括自身因素(多为永久性因素)和获得性因素(多为暂时性因素)。自身因素一般指的是血液中一些抗凝物质及纤溶物质先天性缺损,如蛋白C缺乏、蛋白S缺乏、抗凝血酶Ⅲ(ATⅢ)缺乏,以及凝血因子Ⅴ Leiden突变和凝血酶原(PTG)20210A突变等,为明确的VTE危险因素,常以反复静脉血栓形成和栓塞为主要临床表现,称为遗传性血栓形成倾向或遗传性易栓症。若 40 岁以下的年轻患者无明显诱因反复发生 DVT 和 PTE,或发病呈家族聚集倾向,应注意检测这些患者的遗传缺陷。获得性因素临床常见包括高龄、长期卧床、长时间旅行、动脉疾病(含颈动脉及冠状动脉病变)、近期手术史、创伤或活动受限(如卒中、肥胖、真性红细胞增多症、管状石膏固定患肢)、VTE 病史、急性感染、抗磷脂抗体综合征、恶性肿瘤、妊娠、口服避孕药或激素替代治疗等。另外随着医学科学技术的发展,心导管、有创性检查及治疗技术(如 ICD 植入和中心静脉置管等)的广泛开展,也大大增加了 DVT-PE 的发生,因此,充分重视上述危险因素将有助于对 PE 的早期识别。

引起 PTE 的血栓可以来源于下腔静脉径路、上腔静脉径路或右心腔,其中大部分来源于下肢深静脉,尤其是从腘静脉上端到髂静脉段的下肢近端深静脉(占 50%～90%)。盆腔静脉丛亦是血栓的重要来源。

由于 PE 致肺动脉管腔阻塞,栓塞部位肺血流量减少或中断,机械性肺毛细血管前动脉高压,加之肺动脉、冠状动脉反射性痉挛,使肺毛细血管床减少,肺循环阻力增加,肺动脉压力上升,使右心负荷加重,心排血量下降。由于右心负荷加重致右心压力升高,右心室扩张致室间隔左移,导致左心室舒张末期容积减少和充盈减少,使主动脉与右心室压力阶差缩小及左心室功能下降,进而心排血量减少,体循环血压下降,冠状动脉供血减少及心肌缺血,致脑动脉及冠状动脉供血不足,患者可发生脑供血不足、脑梗死、心绞痛、急性冠状动脉综合征、心功能不全等。肺动脉压力升高程度与血管阻塞程度有关。由于肺血管床具备强大的储备能力,对于原无心肺异常的患者,肺血管床面积减少 25%～30% 时,肺动脉平均压轻度升高;肺血管床面积减少 30%～40% 时,肺动脉平均压可达 4.0 kPa(30 mmHg),右心室平均压可升高;肺血管床面积减少 40%～50% 时,肺动脉平均压可达 5.3 kPa(40 mmHg),右心室充盈压升高,心排血指数下降;肺血管床面积减少 50%～70% 时,可出现持续性肺动脉高压;肺血管床面积减少达 85% 时,则可发生猝死。PE 时由于低氧血症及肺血管内皮功能损伤,释放内皮素、血管紧张素 II,加之血栓中的血小板活化脱颗粒释放 5-羟色胺、缓激肽、血栓素 A、二磷酸腺苷、血小板活化因子等大量血管活性物质,均进一步使肺动脉血管收缩,致肺动脉高压等病理生理改变。PE 后堵塞部位肺仍保持通气,但无血流,肺泡不能充分地进行气体交换,致肺泡无效腔增大,导致肺通气/血流比例失调,低氧血症发生。由于右心房与左心房之间压差倒转,约 1/3 的患者超声可检测到经卵圆孔的右向左分流,加重低氧血症,同时也增加反常栓塞和卒中的风险。较小的和远端的栓子虽不影响血流动力学,但可使肺泡出血致咯血、胸膜炎和轻度的胸膜渗出,临床表现为"肺梗死"。

若急性 PE 后肺动脉内血栓未完全溶解,或反复发生 PTE,则可能形成慢性血栓栓塞性肺动脉高压(chronic thromboembolic pulmonary hypertension,CTEPH),继而出现慢性肺心病,右心代偿性肥厚和右心衰竭。

三、临床表现

PE 发生后临床表现多种多样,可涉及呼吸、循环及神经系统等多个系统,但是缺乏特异性。其表现主要取决于栓子的大小、数量,与肺动脉堵塞的部位、程度、范围,也取决于过去有无心肺疾病、血流动力学状态、基础心肺功能状态、患者的年龄及全身健康状况等。较小栓子可能无任何临床症状。小范围的 PE(面积小于肺循环 50% 的 PE)一般没有症状或仅有气促,以活动后尤为明显。当肺循环>50% 突然发生栓塞时,就会出现严重的呼吸功能和心功能障碍。

多数患者因呼吸困难、胸痛、先兆晕厥、晕厥和/或咯血而疑诊为急性肺栓塞。常见症状如下：①不明原因的呼吸困难及气促，尤以活动后明显，为 PE 最重要、最常见症状，发生率为 80%～90%。②胸痛为 PE 常见的症状，发生率为 40%～70%，可分为胸膜炎性胸痛（40%～70%）及心绞痛样胸痛（4%～12%）。胸膜炎性胸痛常为较小栓子栓塞周边的肺小动脉，局部肺组织中的血管活性物质及炎性介质释放累及胸膜所致。胸痛多与呼吸有关，吸气时加重，并随炎症反应消退或胸腔积液量的增加而消失。心绞痛样胸痛常为较大栓子栓塞大的肺动脉所致，是梗死面积较大致血流动力学变化，引起冠状动脉血流减少，患者发生典型心绞痛样发作，发生时间较早，往往在栓塞后迅速出现。③晕厥发生率为 11%～20%，为大面积 PE 所致心排血量降低致脑缺血，值得重视的是临床上晕厥可见于 PE 首发或唯一临床症状。出现晕厥往往提示预后不良，有晕厥症状的 PTE 病死率高达 40%，其中部分患者可猝死。④咯血占 10%～30%，多于梗死后 24 h 内发生，常为少量咯血，大咯血少见，多示肺梗死发生。⑤烦躁不安、惊恐甚至濒死感，多提示梗死面积较大，与严重呼吸困难或胸痛有关。⑥咳嗽、心悸等。各病例可出现以上症状的不同组合。临床上有时出现所谓"三联征"，即同时出现呼吸困难、胸痛及咯血，但仅见于 20% 的患者，常常提示肺梗死患者。急性肺栓塞也可完全无症状，仅在诊断其他疾病或尸检时意外发现。

（一）症状

常见体征如下。①呼吸系统：呼吸频率增加（＞20 次/分钟）最常见；发绀；肺部有时可闻及哮鸣音和/或细湿啰音；合并肺不张和胸腔积液时出现相应的体征。②循环系统：心率加快（＞90 次/分钟），主要表现为窦性心动过速，也可发生房性心动过速、心房颤动、心房扑动或室性心律失常；多数患者血压可无明显变化，低血压和休克罕见，但一旦发生常提示中央型急性肺栓塞和/或血流动力学受损；颈静脉充盈、怒张或搏动增强；肺动脉瓣区第二心音亢进或分裂，三尖瓣可闻及收缩期杂音。③其他：可伴发热，多为低热，提示肺梗死。

（二）体征

下肢 DVT 的主要表现为患肢肿胀、周径增大、疼痛或压痛、皮肤色素沉着，行走后患肢易疲劳或肿胀加重。但半数以上的下肢 DVT 患者无自觉症状和明显体征。应测量双侧下肢的周径来评价其差别。

（三）DVT 的症状与体征

周径的测量点分别为髌骨上缘以上 15 cm 处，髌骨下缘以下 10 cm 处。双侧相差＞1 cm 即考虑有临床意义。

四、辅助检查

尽管血气分析的检测指标不具有特异性，但有助于对 PE 的筛选。为提高血气分析对 PE 诊断的准确率，应以患者就诊时卧位、未吸氧、首次动脉血气分析的测量值为准。由于动脉血氧分压随着年龄的增长而下降，所以血氧分压的正常预计值应该按照公式 $PaO_2 (mmHg) = 106 - 0.14 \times 年龄（岁）$ 进行计算。70%～86% 的患者示低氧血症及呼吸性碱中毒，93% 的患者有低碳酸血症，86%～95% 的患者肺泡-动脉血氧分压差 $P_{(A-a)}O_2$ 增加[＞2.0 kPa（15 mmHg）]。

（一）动脉血气分析

为目前诊断 PE 及 DVT 的常规实验室检查方法。急性血栓形成时，凝血和纤溶系统同时激活，引起血浆 D-二聚体水平升高，如＞500 $\mu g/L$ 对诊断 PE 有指导意义。D-二聚体水平与血栓大小、堵塞范围无明显关系。由于血浆中 2%～3% 的血浆纤维蛋白原转变为血浆蛋白,故正常人血浆中可检测到微量 D-二聚体,正常时 D-二聚体<250 $\mu g/L$。D-二聚体测定敏感性高而特异性差,阴性预测价值很高,水平正常多可以排除急性 PE 和 DVT。在某些病理情况下也可以出现 D-二聚体水平升高,如肿瘤、炎症、出血、创伤、外科手术以及急性心肌梗死和主动脉夹层,所以 D-二聚体水平升高的阳性预测价值很低。本项检查的主要价值在于急诊室排除急性肺栓塞,尤其是低度可疑的患者,而对确诊无益。中度急性肺栓塞可疑的患者,即使检测 D-二聚体水平正常,仍需要进一步检查。高度急性肺栓塞可疑的患者,不主张检测 D-二聚体水平,此类患者不论检测的结果如何,均不能排除急性肺栓塞,需行超声或 CT 肺动脉造影进行评价。

(二)血浆 D-二聚体测定

心电图改变是非特异性的,常为一过性和多变性,需动态比较观察有助于诊断。窦性心动过速是最常见的心电图改变,其他包括电轴右偏,右心前导联及 Ⅱ、Ⅲ、aVF 导联 T 波倒置(此时应注意与非 ST 段抬高性急性冠脉综合征进行鉴别),完全性或不完全性右束支传导阻滞等;最典型的心电图表现是 $S_I Q_{III} T_{III}$(Ⅰ 导联 S 波变深,S 波>1.5 mm,Ⅲ 导联有 Q 波和 T 波倒置),但比较少见。房性心律失常,尤其是心房颤动也比较多见。

(三)心电图

心电图在提示诊断、预后评估及除外其他心血管疾病方面有重要价值。超声心动图具有快捷、方便和适合床旁检查等优点,尤其适用于急诊,可提供急性肺栓塞的直接和间接征象,直接征象为发现肺动脉近端或右心腔(包括右心房和右心室)的血栓,如同时患者临床表现符合 PTE,可明确诊断。间接征象多是右心负荷过重的表现,如右心室壁局部运动幅度降低;右心室和/或右心房扩大;室间隔左移和运动异常;近端肺动脉扩张;三尖瓣反流速度增快等。既往无心肺疾病的患者发生急性肺栓塞,右心室壁一般无增厚,肺动脉收缩压很少超过 5.3 kPa(40 mmHg)。因此在临床表现的基础上,结合超声心动图的特点,有助于鉴别急、慢性肺栓塞。

(四)超声心动图

PE 时 X 线检查可有以下征象。

(1)肺动脉阻塞征:区域性肺血管纹理纤细、稀疏或消失,肺野透亮度增加。

(2)肺动脉高压征及右心扩大征:右下肺动脉干增宽或伴截断征,肺动脉段膨隆以及右心室扩大。

(3)肺组织继发改变:肺野局部片段阴影,尖端指向肺门的楔形阴影,肺不张

(五)胸部 X 线检查

胸部 X 线检查或膨胀不全,肺不张侧可见膈肌抬高,有时合并胸腔积液。CT 肺动脉造影具有无创、快速、图像清晰和较高的性价比等特点,同时由于可以直观的判断肺动脉阻塞的程度和形态,以及累及的部位和范围,因此是目前急诊确诊 PE 最主要确诊手段之一。CT 肺动脉造影可显示主肺动脉、左右肺动脉及其分支的血栓或栓子,不仅能够发现段以上肺动脉内的栓子,对亚段或以上的 PE 的诊断价值较高,其诊断敏感度为 83%,特异度为 78%～100%,但对亚段以下的肺动脉内血栓的诊断敏感性较差。PE 的直接征象为肺动脉内的低密度充盈缺损,部分或完全包围在不透光的血流之间(轨道征),或者呈完全充盈缺损,远端血管不显影。间接征象包括肺野楔形密度增高影,条带状的高密度区或盘状肺不张,中心肺动脉扩张及远端血管分支减少或消失等。同时也可以对右心室的形态和室壁厚度等右心室改变的征象进行分析。

(六)CT 肺动脉造影

本项检查是二线诊断手段,在急诊的应用价值有限,通常禁用于肾功能不全、造影剂过敏或者妊娠妇女。严重肺动脉高压,中度以上心脏内右向左分流及肺内分流者禁用此诊断方法。典型征象是与通气显像不匹配的肺段分布灌注缺损。其诊断肺栓塞的敏感性为 92%,特异性为87%,且不受肺动脉直径的影响,尤其在诊断亚段以下肺动脉血栓栓塞中具有特殊意义。

(七)放射性核素肺通气灌注扫描

放射性核素肺通气灌注扫描是公认诊断 PE 的金指标,属有创性检查,不作为 PTE 诊断的常规检查方法。肺动脉造影可显示直径 1.5 mm 的血管栓塞,其敏感性为 98%,特异性为95%~98%。肺动脉造影影像特点如下:直接征象为血管腔内造影剂充盈缺损,伴或不伴轨道征的血流阻断;间接征象为栓塞区域血流减少及肺动脉分支充盈及排空延迟。多在患者需要介入治疗如导管抽吸栓子、直接肺动脉内溶栓时应用。

(八)肺动脉造影

单次屏气 20 s 内完成磁共振肺动脉造影扫描,可直接显示肺动脉内栓子及肺栓塞所致的低灌注区。与 CT 肺动脉造影相比,磁共振肺动脉造影的一个重要优势在于可同时评价患者的右心功能,对于无法进行造影的碘过敏患者也适用,缺点在于不能作为独立排除急性肺栓塞的检查。

(九)磁共振肺动脉造影

对于 PE 来讲这项检查十分重要,可寻找 PE 栓子的来源。血管超声多普勒检查为首选方法,可对血管腔大小、管壁厚度及管腔内异常回声均可直接显示。除下肢静脉超声外,对可疑的患者应推荐加压静脉超声成像(compression venous ultrasonography,CUS)检查,即通过探头压迫静脉等技术诊断 DVT,静脉不能被压陷或静脉腔内无血流信号为 DVT 的特定征象。CUS 诊断近端血栓的敏感度为 90%,特异度为 95%。

五、病情观察与评估

(1)监测生命体征,观察患者有无呼吸、脉搏增快,血压下降。

(2)观察有无剧烈胸痛、晕厥、咯血"肺梗死三联征"。

(3)观察有无口唇及肢端发绀、鼻翼翕动、三凹征、辅助呼吸肌参与呼吸等呼吸困难的表现。

(4)观察患者有无下肢肿胀、疼痛或压痛,皮肤发红或色素沉着等深静脉血栓的表现。

(5)评估辅助检查结果 D-二聚体在肺血栓栓塞症急性期升高;动脉血气分析表现为低氧血症、低碳酸血症、肺泡-动脉血氧分压差增大;深静脉超声检查发现血栓。

(6)评估有无活动性出血、近期自发颅内出血等溶栓禁忌证。

六、护理措施

(一)体位与活动

抬高床头,绝对卧床休息。

(二)氧疗

根据缺氧严重程度选择鼻导管或面罩给氧。如患者有意识改变,氧分压(PaO_2)<8.0 kPa(60 mmHg),二氧化碳分压($PaCO_2$)>6.7 kPa(50 mmHg)时行机械通气。

(三)用药护理

1.溶栓药

常用尿激酶、链激酶、重组纤溶酶原激活物静脉输注。

2.抗凝药物

常用普通肝素输注、低分子肝素皮下注射、华法林口服。

3.镇静止痛药物

常用吗啡或哌替啶止痛。

4.用药注意事项

溶栓、抗凝治疗期间观察大小便颜色,有无皮下、口腔黏膜、牙龈、鼻腔、穿刺点出血等。观察患者神志,警惕颅内出血征象。使用吗啡者观察有无呼吸抑制。定时测定国际标准化比值(INR)、活化部分凝血活酶时间(APTT)、凝血酶原时间(PT)及血小板。

七、健康指导

(1)告知患者避免挖鼻、剔牙及肌内注射,禁用硬毛牙刷,以免引起出血。

(2)禁食辛辣、坚硬、多渣饮食,服用华法林期间,避免食用萝卜、菠菜、咖啡等食物。

(3)告知患者戒烟,控制体重、血压、血脂、血糖。

(4)告知下肢静脉血栓患者患肢禁止按摩及冷热敷。

(5)定期随访,定时复查 INR、APTT、PT 及血小板。

(乔继华)

第七节　急性呼吸窘迫综合征

急性呼吸窘迫综合征(acute respiratory distress syndrome,ARDS)是指严重感染、创伤、休克等非心源性疾病过程中,肺毛细血管内皮细胞和肺泡上皮细胞损伤造成弥漫性肺间质及肺泡水肿,导致的急性低氧性呼吸功能不全或衰竭,属于急性肺损伤(acute lung injury,ALI)的严重阶段。以肺容积减少、肺顺应性降低、严重的通气/血流比例失调为病理生理特征。临床上表现为进行性低氧血症和呼吸窘迫,肺部影像学表现为非均一性的渗出性病变。本病起病急、进展快、病死率高。

ALI 和 ARDS 是同一疾病过程中的两个不同阶段,ALI 代表早期和病情相对较轻的阶段,而 ARDS 代表后期病情较为严重的阶段。发生 ARDS 时患者必然经历过 ALI,但并非所有的ALI 都要发展为 ARDS。引起 ALI 和 ARDS 的原因和危险因素很多,根据肺部直接和间接损伤对危险因素进行分类,可分为肺内因素和肺外因素。肺内因素是指致病因素对肺的直接损伤,包括以下因素。①化学性因素,如吸入毒气、烟尘、胃内容物及氧中毒等。②物理性因素,如肺挫伤、放射性损伤等。③生物性因素,如重症肺炎。肺外因素是指致病因素通过神经体液因素间接引起肺损伤,包括严重休克、感染中毒症、严重非胸部创伤、大面积烧伤、大量输血、急性胰腺炎、药物或麻醉品中毒等。ALI 和 ARDS 的发生机制非常复杂,目前尚不完全清楚。多数学者认为,ALI 和 ARDS 是由多种炎性细胞、细胞因子和炎性介质共同参与引起的广泛肺毛细血管急性炎症性损伤过程。

一、临床特点

ARDS 的临床表现可以有很大差别,取决于潜在疾病和受累器官的数目和类型。

(一)症状体征

(1)发病迅速:ARDS 多发病迅速,通常在发病因素攻击(如严重创伤、休克、败血症、误吸)后 12~48 h发病,偶尔有长达 5 d 者。

(2)呼吸窘迫:是 ARDS 最常见的症状,主要表现为气急和呼吸频率增快,呼吸频率大多在 25~50 次/分钟。其严重程度与基础呼吸频率和肺损伤的严重程度有关。

(3)咳嗽、咳痰、烦躁和神志变化:ARDS 可有不同程度的咳嗽、咳痰,可咳出典型的血水样痰,可出现烦躁、神志恍惚。

(4)发绀:是未经治疗 ARDS 的常见体征。

(5)ARDS 患者也常出现呼吸类型的改变,主要为呼吸浅快或潮气量的变化。病变越严重,这一改变越明显,甚至伴有吸气时鼻翼翕动及三凹征。在早期自主呼吸能力强时,常表现为深快呼吸,当呼吸肌疲劳后,则表现为浅快呼吸。

(6)早期可无异常体征,或仅有少许湿啰音;后期多有水泡音,也可出现管状呼吸音。

(二)影像学表现

1.X 线胸片检查

早期病变以间质性为主,胸部 X 线片常无明显异常或仅见血管纹理增多,边缘模糊,双肺散在分布的小斑片状阴影。随着病情进展,上述的斑片状阴影进一步扩展,融合成大片状,或两肺均匀一致增加的毛玻璃样改变,伴有支气管充气征,心脏边缘不清或消失,称为"白肺"。

2.胸部 CT 检查

与 X 线胸片相比,胸部 CT 尤其是高分辨 CT(HRCT)可更为清晰地显示出肺部病变分布、范围和形态,为早期诊断提供帮助。由于肺毛细血管膜通透性一致性增高,引起血管内液体渗出,两肺斑片状阴影呈现重力依赖性现象,还可出现变换体位后的重力依赖性变化。在 CT 上表现为病变分布不均匀:①非重力依赖区(仰卧时主要在前胸部)正常或接近正常。②前部和中间区域呈毛玻璃样阴影。③重力依赖区呈现实变影。这些提示肺实质的实变出现在受重力影响最明显的区域。无肺泡毛细血管膜损伤时,两肺斑片状阴影均匀分布,既不出现重力依赖现象,也无变换体位后的重力依赖性变化。这一特点有助于与感染性疾病鉴别。

(三)实验室检查

1.动脉血气分析

$PaO_2 < 8.0$ kPa(60 mmHg),有进行性下降趋势,在早期 $PaCO_2$ 多不升高,甚至可因过度通气而低于正常;早期多为单纯呼吸性碱中毒;随病情进展可合并代谢性酸中毒,晚期可出现呼吸性酸中毒。氧合指数较动脉氧分压更能反映吸氧时呼吸功能的障碍,而且与肺内分流量有良好的相关性,计算简便。氧合指数参照范围为 53.2~66.5 kPa(400~500 mmHg),在 ALI 时 ≤40.0 kPa(300 mmHg),ARDS 时≤26.7 kPa(200 mmHg)。

2.血流动力学监测

通过漂浮导管,可同时测定并计算肺动脉压(PAP)、肺动脉楔压(PAWP)等,不仅对诊断、鉴别诊断有价值,而且对机械通气治疗也为重要的监测指标。肺动脉楔压一般<1.6 kPa(12 mmHg),

若＞2.4 kPa(18 mmHg)，则支持左心衰竭的诊断。

3.肺功能检查

ARDS发生后呼吸力学发生明显改变，包括肺顺应性降低和气道阻力增高，肺无效腔/潮气量是不断增加的，肺无效腔/潮气量增加是早期ARDS的一种特征。

二、诊断及鉴别诊断

中华医学会呼吸病学分会制定的诊断标准如下。

(1)有ALI和/或ARDS的高危因素。

(2)急性起病、呼吸频数和/或呼吸窘迫。

(3)低氧血症：ALI时，氧合指数≤40.0 kPa(300 mmHg)；ARDS时，氧合指数≤26.7 kPa(200 mmHg)。

(4)胸部X线检查显示两肺浸润阴影。

(5)肺动脉楔压≤2.4 kPa(18 mmHg)或临床上能除外心源性肺水肿。

符合以上5项条件者，可以诊断ALI或ARDS。必须指出，ARDS的诊断标准并不具有特异性，诊断时必须排除大片肺不张、自发性气胸、重症肺炎、急性肺栓塞和心源性肺水肿(表9-1)。

表 9-1 ARDS 与心源性肺水肿的鉴别

类别	ARDS	心源性肺水肿
特点	高渗透性	高静水压
病史	创伤、感染等	心脏疾病
双肺浸润阴影	＋	＋
重力依赖性分布现象	＋	＋
发热	＋	可能
白细胞计数增多	＋	可能
胸腔积液	－	＋
吸纯氧后分流	较高	可较高
肺动脉楔压	正常	高
肺泡液体蛋白	高	低

三、急诊处理

ARDS是呼吸系统的一个急症，必须在严密监护下进行合理治疗。治疗目标是改善肺的氧合功能，纠正缺氧，维护脏器功能和防治并发症。治疗措施如下。

(一)氧疗

应采取一切有效措施尽快提高PaO_2，纠正缺氧。可给高浓度吸氧，使PaO_2≥8.0 kPa(60 mmHg)或SaO_2≥90%。轻症患者可使用面罩给氧，但多数患者需采用机械通气。

(二)去除病因

病因治疗在ARDS的防治中占有重要地位，主要是针对涉及的基础疾病。感染是ALI和ARDS常见原因也是首位高危因素，而ALI和ARDS又易并发感染。如果ARDS的基础疾病是脓毒症，除了清除感染灶外，还应选择敏感抗生素，同时收集痰液或血液标本分离培养病原菌和进行药敏试验,指导下一步抗生素的选择。一旦建立人工气道并进行机械通气,即应给予广谱抗生素,以预防呼吸道感染。

(三)机械通气

机械通气是最重要的支持手段。如果没有机械通气,许多 ARDS 患者会因呼吸衰竭在数小时至数天内死亡。机械通气的指征目前尚无统一标准,多数学者认为一旦诊断为 ARDS,就应进行机械通气。在 ALI 阶段可试用无创正压通气,使用无创机械通气治疗时应严密监测患者的生命体征及治疗反应。神志不清、休克、气道自洁能力障碍的 ALI 和 ARDS 患者不宜应用无创机械通气。如无创机械通气治疗无效或病情继续加重,应尽快建立人工气道,行有创机械通气。

为了防止肺泡萎陷,保持肺泡开放,改善氧合功能,避免机械通气所致的肺损伤,目前常采用肺保护性通气策略,主要措施包括以下两方面。

1.呼气末正压

适当加用呼气末正压可使呼气末肺泡内压增大,肺泡保持开放状态,从而达到防止肺泡萎陷,减轻肺泡水肿,改善氧合功能和提高肺顺应性的目的。应用呼气末正压应首先保证有效循环血容量足够,以免因胸内正压增加而降低心排血量,而减少实际的组织氧运输;呼气末正压先从低水平 0.3～0.5 kPa(3～5 cmH_2O)开始,逐渐增加,直到 PaO_2 > 8.0 kPa(60 mmHg)、SaO_2 > 90% 时的呼气末正压水平,一般呼气末正压水平为 0.5～1.8 kPa(5～18 cmH_2O)。

2.小潮气量通气和允许性高碳酸血症

ARDS 患者采用小潮气量(6～8 mL/kg)通气,使吸气平台压控制在 3.0～3.4 kPa(30～35 cmH_2O)以下,可有效防止因肺泡过度充气而引起的肺损伤。为保证小潮气量通气的进行,可允许一定程度的 CO_2 潴留[$PaCO_2$ 一般不宜高于 10.7～13.3 kPa(80～100 mmHg)]和呼吸性酸中毒(pH 7.25～7.30)。

(四)控制液体入量

在维持血压稳定的前提下,适当限制液体入量,配合利尿药,使出入量保持轻度负平衡(每天500 mL 左右),使肺脏处于相对"干燥"状态,有利于肺水肿的消除。液体管理的目标是在最低[0.7～1.1 kPa(5～8 mmHg)]的肺动脉楔压下维持足够的心排血量及氧运输量。在早期可给予高渗晶体液,一般不推荐使用胶体液。存在低蛋白血症的 ARDS 患者,可通过补充清蛋白等胶体溶液和应用利尿药,有助于实现液体负平衡,并改善氧合。若限液后血压偏低,可使用多巴胺和多巴酚丁胺等血管活性药物。

(五)加强营养支持

营养支持的目的在于不但纠正现有的患者的营养不良,还应预防患者营养不良的恶化。营养支持可经胃肠道或胃肠外途径实施。如有可能应尽早经胃肠补充部分营养,不但可以减少补液量,而且可获得经胃肠营养的有益效果。

(六)加强护理、防治并发症

有条件时应在 ICU 中动态监测患者的呼吸、心律、血压、尿量及动脉血气分析等,及时纠正酸碱失衡和电解质紊乱。注意预防呼吸机相关性肺炎的发生,尽量缩短病程和机械通气时间,加强物理治疗,包括体位、翻身、拍背、排痰和气道湿化等。积极防治应激性溃疡和多器官功能障碍综合征。

(七)其他治疗

糖皮质激素、肺泡表面活性物质替代治疗、吸入一氧化氮在 ALI 和 ARDS 的治疗中可能有一定价值,但疗效尚不肯定。不推荐常规应用糖皮质激素预防和治疗 ARDS。糖皮质激素既不能预防 ARDS 的发生,对早期 ARDS 也没有治疗作用。ARDS 发病>14 d 应用糖皮质激素会明显增加病死率。感染性休克并发 ARDS 的患者,如合并肾上腺皮质功能不全,可考虑应用替代剂量的糖皮质激素。肺表面活性物质有助于改善氧合,但是还不能将其作为 ARDS 的常规治疗手段。

四、急救护理

在救治 ARDS 过程中,精心护理是抢救成功的重要环节。护士应做到及早发现病情,迅速协助医师采取有力的抢救措施。密切观察患者生命体征,做好各项记录,准确完成各种治疗,备齐抢救器械和药品,防止机械通气和气管切开的并发症。

(一)护理目标

(1)及早发现 ARDS 的迹象,及早有效地协助抢救。维持生命体征稳定,挽救患者生命。

(2)做好人工气道的管理,维持患者最佳气体交换,改善低氧血症,减少机械通气并发症。

(3)采取俯卧位通气护理,缓解肺部压迫,改善心脏的灌注。

(4)积极预防感染等各种并发症,提高救治成功率。

(5)加强基础护理,增加患者舒适感。

(6)减轻患者心理不适,使其合作、平静。

(二)护理措施

1.及早发现病情变化

ARDS 通常在疾病或严重损伤的最初 24～48 h 发生。首先出现呼吸困难,通常呼吸浅快。吸气时可存在肋间隙和胸骨上窝凹陷。皮肤可出现发绀和斑纹,吸氧不能使之改善。

护士发现上述情况要高度警惕,及时报告医师,进行动脉血气和胸部 X 线等相关检查。一旦诊断考虑 ARDS,立即积极治疗。若没有机械通气的相应措施,应尽早转至有条件的医院。患者转运过程中应有专职医师和护士陪同,并准备必要的抢救设备,氧气必不可少。若有指征行机械通气治疗,可以先行气管插管后转运。

2.密切监护

迅速连接监测仪,密切监护心率、心律、血压等生命体征,尤其是呼吸的频率、节律、深度及血氧饱和度等。观察患者意识、发绀情况、末梢温度等。注意有无呕血、黑便等消化道出血的表现。

3.氧疗和机械通气的护理治疗

ARDS 最紧迫问题在于纠正顽固性低氧,改善呼吸困难,为治疗基础疾病赢得时间。需要对患者实施氧疗甚至机械通气。

(1)严密监测患者呼吸情况及缺氧症状。若单纯面罩吸氧不能维持满意的血氧饱和度,应予辅助通气。首先可尝试采用经面罩持续气道正压吸氧等无创通气,但大多需要机械通气吸入氧气。遵医嘱给予高浓度氧气吸入或使用呼气末正压呼吸(positive end expiratory pressure, PEEP)并根据动脉血气分析值的变化调节氧浓度。

(2)使用 PEEP 时应严密观察,防止患者出现气压伤。PEEP 是在呼气终末时给予气道以一恒定正压使之不能回复到大气压的水平。可以增加肺泡内压和功能残气量改善氧合,防止呼气使肺泡萎陷,增加气体分布和交换,减少肺内分流,从而提高 PaO_2。由于 PEEP 使胸腔内压升高,静脉回流受阻,致心搏减少,血压下降,严重时可引起循环衰竭,另外正压过高,肺泡过度膨胀、破裂有导致气胸的危险。所以在监护过程中,注意 PEEP 观察有无心率增快、突然胸痛、呼吸困难加重等相关症状,发现异常立即调节 PEEP 压力并报告医师处理。

(3)帮助患者采取有利于呼吸的体位,如端坐位或高枕卧位。

(4)人工气道的管理有以下几方面。①妥善固定气管插管,观察气道是否通畅,定时对比听诊双肺呼吸音。经口插管者要固定好牙垫,防止阻塞气道。每班检查并记录导管刻度,观察有无脱出或误入一侧主支气管。套管固定松紧适宜,以能放入一指为准。②气囊充气适量;充气过少易产生漏气,充气过多可压迫气管黏膜导致气管食管瘘,可以采用最小漏气技术,用来减少并发症发生。用 10 mL 注射器将气体缓慢注入,直至在喉及气管部位听不到漏气声,向外抽出气体每次 0.25～0.5 mL,至吸气压力到达峰值时出现少量漏气为止,再注入 0.25～0.5 mL 气体,此时气囊容积为最小封闭容积,气囊压力为最小封闭压力,记录注气量。观察呼吸机上气道峰压是否下降及患者能否发音说话,长期机械通气患者要观察气囊有无破损、漏气现象。③保持气道通畅;严格无菌操作,按需适时吸痰。过多反复抽吸会刺激黏膜,使分泌物增加。先吸气道再吸口、鼻腔,吸痰前给予充分气道湿化、翻身叩背、吸纯氧 3 min,吸痰管最大外径不超过气管导管内径的 1/2,迅速插吸痰管至气管插管,感到阻力后撤回吸痰管 1～2 cm,打开负压边后退边旋转吸痰管,吸痰时间不应超过 15 s。吸痰后密切观察痰液的颜色、性状、量及患者心率、心律、血压和血氧饱和度的变化,一旦出现心律失常和呼吸窘迫,立即停止吸痰,给予吸氧。④用加温湿化器对吸入气体进行湿化,根据病情需要加入盐酸氨溴索、异丙托溴铵等,每天 3 次雾化吸入。湿化满意标准为痰液稀薄、无泡沫、不附壁能顺利吸出。⑤呼吸机使用过程中注意电源插头要牢固,不要与其他仪器共用一个插座;机器外部要保持清洁,上端不可放置液体;开机使用期间定时倒掉管道及集水瓶内的积水,集水瓶安装要牢固;定时检查管道是否漏气、有无打折、压缩机工作是否正常。

4.维持有效循环,维持出入液量轻度负平衡

循环支持治疗的目的是恢复和提供充分的全身灌注,保证组织的灌流和氧供,促进受损组织的恢复。在能保持酸碱平衡和肾功能前提下达到最低水平的血管内容量。①护士应迅速帮助完成该治疗目标。选择大血管,建立 2 个以上的静脉通道,正确补液,改善循环血容量不足。②严格记录出入量、每小时尿量。出入量管理的目标是在保证血容量、血压稳定前提下,24 h 出量大于入量 500～1 000 mL,利于肺内水肿液的消退。充分补充血容量后,护士遵医嘱给予利尿剂,消除肺水肿。观察患者对治疗的反应。

5.俯卧位通气护理

由仰卧位改变为俯卧位,可使 75% ARDS 患者的氧合改善。可能与血流重新分布,改善背侧肺泡的通气,使部分萎陷肺泡再膨胀达到"开放肺"的效果有关。随着通气/血流比例的改善进而改善了氧合。但存在血流动力学不稳定、颅内压增高、脊柱外伤、急性出血、骨科手术、近期腹部手术、妊娠等为禁忌实施俯卧位。①患者发病经 24～36 h 取俯卧位,翻身前给予纯氧吸入 3 min。预留足够的管路长度,注意防止气管插管过度牵拉致脱出。②为减少特殊体位给患者带来的不适,用软枕垫高头部 15°～30°,嘱患者双手放在枕上,并在髋、膝、踝部放软枕,每 1～2 h 更换 1 次软枕的位置,每 4 小时更换 1 次体位,同时考虑患者的耐受程度。③注意血压变化,因俯卧位时支撑物放置不当,可使腹压增加,下腔静脉回流受阻而引起低血压,必要时在翻身前提高吸氧浓度。④注意安全、防坠床。

6.预防感染的护理

护理方法如下:①注意严格无菌操作,每天更换气管插管切口敷料,保持局部清洁干燥,预防或消除继发感染。②加强口腔及皮肤护理,以防护理不当而加重呼吸道感染及发生压疮。③密切观察体温变化,注意呼吸道分泌物的情况。

7.心理护理

减轻恐惧,增加心理舒适度:①评估患者的焦虑程度,指导患者学会自我调整心理状态,调控不良情绪。主动向患者介绍环境,解释治疗原则,解释机械通气、监测及呼吸机的报警系统,尽量消除患者的紧张感。②耐心向患者解释病情,对患者提出的问题要给予明确、有效和积极的信息,消除心理紧张和顾虑。③护理患者时保持冷静和耐心,表现出自信和镇静。④如果患者由于呼吸困难或人工通气不能讲话,可提供纸笔或以手势与患者交流。⑤加强巡视,了解患者的需要,帮助患者解决问题。⑥帮助并指导患者及家属应用松弛疗法、按摩等。

8.营养护理

ARDS 患者处于高代谢状态,应及时补充热量和高蛋白、高脂肪营养物质。能量的摄取既应满足代谢的需要,又应避免糖类的摄取过多,蛋白摄取量一般为每天 $1.2\sim1.5$ g/kg。

尽早采用肠内营养,协助患者取半卧位,充盈气囊,证实胃管在胃内后,用加温器和输液泵匀速泵入营养液。若有肠鸣音消失或胃潴留,暂停鼻饲,给予胃肠减压。一般留置 $5\sim7$ d 拔除,更换到对侧鼻孔,以减少鼻窦炎的发生。

(三)健康指导

在疾病的不同阶段,根据患者的文化程度做好有关知识的宣传和教育,让患者了解病情的变化过程。

(1)提供舒适安静的环境以利于患者休息,指导患者正确卧位休息,讲解由仰卧位改变为俯卧位的意义,尽可能减少特殊体位给患者带来的不适。

(2)向患者解释咳嗽、咳痰的重要性,指导患者掌握有效咳痰的方法,鼓励并协助患者咳嗽,排痰。

(3)指导患者自己观察病情变化,如有不适及时通知医护人员。

(4)嘱患者严格按医嘱用药,按时服药,不要随意增减药物剂量及种类。服药过程中,需密切观察患者用药后反应,以指导用药剂量。

(5)出院指导:指导患者出院后仍以休息为主,活动量要循序渐进,注意劳逸结合。此外,患者病后生活方式的改变需要家人的积极配合和支持,应指导患者家属给患者创造一个良好的身心休养环境。出院后 1 个月内来院复查 $1\sim2$ 次,出现情况随时来院复查。

(李凤芝)

第十章

五官科护理

第一节　外 耳 道 炎

外耳道炎是外耳道皮肤或皮下组织广泛的急、慢性炎症。由于在潮湿的热带地区发病率高，因而又被称为"热耳病"。根据病程可将外耳道炎分为急性弥漫性外耳道炎和慢性外耳道炎，较为常见的是急性弥漫性外耳道炎。

一、病因

(一)温度与湿度
温度升高，空气湿度大，影响腺体分泌，降低局部防御能力。

(二)外耳道局部环境改变
外耳道局部环境的改变，如游泳、洗头或沐浴时水进入外耳道，浸泡皮肤，角质层被破坏，微生物侵入。同时改变了外耳道酸性环境使外耳道抵抗力下降。

(三)外耳道皮肤损伤
挖耳时损伤外耳道皮肤，引起感染。

(四)中耳炎
中耳炎分泌物的持续刺激使皮肤损伤感染。

(五)全身性疾病
全身性疾病使身体抵抗力下降，引起外耳道感染，如糖尿病、慢性肾炎、内分泌紊乱、贫血等。

二、治疗原则

清洁外耳道，使局部干燥和引流通畅，并使外耳道处于酸性环境；合理使用敏感抗生素；外耳道红肿严重时，可用消炎消肿纱条置于外耳道；耳痛剧烈时可适当予以止痛剂。

三、护理评估

(一)健康史
(1)评估患者耳部不适及疼痛、分泌物流出发生和持续的时间。

(2)有无明显诱因如挖耳损伤皮肤,游泳、洗头时污水进入外耳道等。

(3)有无全身性疾病史,如糖尿病、慢性肾炎、内分泌紊乱、贫血等。

(二)身体状况

1.急性外耳道炎

(1)发病初期耳内有灼热感,随后疼痛剧烈,甚至坐卧不宁,咀嚼、说话、牵拉耳郭、按压耳屏时加重,伴有外耳道分泌物。

(2)外耳道皮肤弥漫性肿胀、充血。

(3)可伴发热,耳周淋巴结肿大。

2.慢性外耳道炎

(1)自觉耳痒不适,可有少量分泌物流出。游泳、洗头或耳道损伤可使之转为急性。

(2)检查可见外耳道皮肤增厚,有痂皮附着,去除后皮肤呈渗血状。耳道内可有少量稠厚或豆腐渣样分泌物。

(三)辅助检查

(1)耳窥镜检查,了解外耳道皮肤肿胀及鼓膜情况。

(2)分泌物细菌培养和药敏试验。

(四)心理-社会状况

评估患者的文化层次、职业、卫生习惯、居住环境等。

四、护理措施

(一)心理护理

向患者简单说明发病的原因和治疗的情况,并告知患者不要担心,密切配合医师治疗,使病情得到控制。

(二)用药护理

根据医嘱使用敏感抗生素,全身或局部使用,控制炎症。外耳道红肿可根据医嘱局部覆用鱼石脂甘油,消炎消肿。耳痛剧烈影响睡眠时,按医嘱给予止痛药和镇静剂。进食流质或半流质食物,减少咀嚼引起的疼痛。

(三)耳道清洁

仔细清除耳道内分泌物,可用无菌棉签蘸生理盐水擦拭,并教会患者或家属正确擦拭的方法,以保持局部清洁干燥,减少刺激,又不会损伤外耳道。

(四)健康指导

(1)教会患者或家属正确滴耳药的方法。

(2)用药后如有耳部症状加重,应及时就医,确定是否局部药物过敏。

(3)无论慢性或急性外耳道炎,均应坚持治疗至完全治愈,防止复发或迁延不愈。

(4)加强个人卫生,经常修剪指甲,避免挖耳损伤皮肤。

(5)炎症期间不要从事水上运动。

(6)游泳、洗头、沐浴时不要让水进入外耳道,如有水进入外耳道内,可用无菌棉签或柔软纸巾放在外耳道口将水吸出。或患耳向下,蹦跳几下,让水流出后擦干。保持外耳道清洁干燥。

(7)如有中耳疾病,应积极治疗。

(8)积极治疗全身性疾病。

（李凤芝）

第二节　化脓性中耳炎

一、急性化脓性中耳炎

急性化脓性中耳炎是中耳黏膜的急性化脓性炎症。

(一)病因

主要致病菌为肺炎链球菌、流感嗜血杆菌、乙型溶血性链球菌、葡萄球菌及铜绿假单胞菌等。感染途径以咽鼓管途径为最常见,也可经外耳道鼓膜途径感染,血行感染者极少见。

(二)治疗原则

控制感染、通畅引流、去除病因。

(三)护理评估

1.健康史

评估患者是否有上呼吸道感染和传染病史。近期是否接受过鼓膜穿刺或置管、咽鼓管吹张等治疗。了解擤鼻习惯、婴幼儿吮乳姿势以及是否有污水入耳等情况。

2.身体状况

(1)耳痛:早期患者感耳深部锐痛或搏动性跳痛,疼痛可向同侧头部或牙齿放射。鼓膜穿孔流脓后疼痛减轻。

(2)耳鸣及听力减退:患耳可有搏动性耳鸣,听力逐渐下降。耳痛剧烈者,轻度的耳聋可不被察觉。鼓膜穿孔后听力反而提高。

(3)耳漏:鼓膜穿孔后耳内有液体流出,初为血水脓样,以后变为脓性分泌物。

(4)全身症状:轻重不一,可有畏寒、发热、怠倦、食欲减退。小儿症状较成人严重,可有高热、惊厥,常伴有呕吐,腹泻等消化道症状。鼓膜穿孔后,体温逐渐下降,全身症状亦明显减轻。

3.辅助检查

(1)耳镜检查:可见鼓膜充血、肿胀,鼓膜穿孔后可见穿孔处有搏动亮点,为脓液从该处涌出。

(2)耳部触诊:乳突部可有轻压痛,鼓窦区较明显。

(3)听力检查:多为传导性聋。

(4)血常规检查:显示白细胞总数和多形核白细胞数量增加,鼓膜穿孔后血常规结果恢复正常。

(5)乳突 X 线检查:乳突部呈云雾状模糊,但无骨质破坏。

4.心理-社会状况

注意评估患者的年龄、文化层次、生活习惯、心理状态及对疾病的认知程度。

(四)护理措施

1.用药护理

(1)遵医嘱给予足量广谱抗生素控制感染,同时观察药物的疗效及不良反应。

(2)耳痛剧烈者,遵医嘱酌情应用镇静、止痛药物。

(3)观察体温变化,高热者给予物理降温或遵医嘱使用退热药。

2.滴耳护理

正确使用滴耳药。禁止使用粉剂滴耳,以免其与脓液结块而影响引流。

3.滴鼻护理

并发上呼吸道感染或有鼻炎鼻窦炎者给予血管收缩药滴鼻,以利咽鼓管引流通畅。

4.病情观察

注意观察耳道分泌物性质、量和伴随症状,注意耳后是否有红肿、压痛。如出现恶心、呕吐、剧烈头痛、烦躁不安等症状时,应警惕并发症的发生。必要时配合医师做鼓膜切开术,以利排脓。

5.饮食护理

注意休息,多饮水,进食易消化营养丰富的软食,保持大便通畅。

6.健康教育

(1)告知正确的擤鼻方法,指导母亲采取正确的哺乳姿势。

(2)及时清理外耳道脓液,指导正确的滴耳药方法。嘱患者坚持治疗,按期随访。

(3)有鼓膜穿孔或鼓室置管者避免游泳等可能导致鼓室进水的活动。禁滴酚甘油。

(4)加强体育锻炼,增强抗病能力,做好各种传染病的预防接种工作。患上呼吸道感染等疾病时积极治疗。

二、慢性化脓性中耳炎

急性化脓性中耳炎病程超过 6 周时,病变侵犯中耳黏膜、骨膜或深达骨质,造成不可逆损伤,常合并存在慢性乳突炎,此谓慢性化脓性中耳炎。

(一)病因

与急性化脓性中耳炎治疗不及时或用药不当,全身或局部抵抗力下降,致病菌毒力过强,鼻、咽部存在慢性病灶致中耳炎反复发作等有关。

(二)治疗原则

去除病因、控制感染、通畅引流、消除病灶、提高听力。

(三)护理评估

1.健康史

认真评估患者是否曾患急性化脓性中耳炎,是否有鼻咽部慢性疾病,是否有免疫力低下等情况。

2.身体状况

可分为三型,即单纯型、骨疡型、胆脂瘤型。

(1)单纯型:间歇性耳流脓,量多少不等。脓液呈黏液性或黏脓性,一般不臭,鼓膜穿孔常呈中央性。听觉损伤为轻度传导性耳聋。

(2)骨疡型:耳持续性流脓,脓液黏稠,常有臭味,可有血丝或耳内出血。鼓膜边缘性穿孔、紧张部大穿孔或完全缺失。患者多有较重的传导性耳聋。

(3)胆脂瘤型:长期耳流脓,脓量多少不等,有特殊臭味。鼓膜松弛部穿孔或紧张部后上方边缘性穿孔。听力检查一般为不同程度的传导性耳聋。

(4)颅内并发症:患者可有头痛、恶心、呕吐、发热等症状,表示炎症已由骨质破坏向颅内扩散。胆脂瘤型慢性化脓性中耳炎最易出现颅内并发症。

3.辅助检查

(1)耳镜检查:可见鼓膜穿孔大小不等,可分为中央性和边缘性两种。穿孔处可见鼓室内壁黏膜充血、肿胀或有肉芽、息肉循穿孔伸展于外耳道。鼓室内或肉芽周围及外耳道有脓性分泌物。

(2)听力检查:显示传导性或混合性耳聋,程度轻重不一,少数可为重度感音性听力丧失。

(3)乳突X线或颞骨CT检查:单纯型无骨质破坏征,骨疡型有骨质破坏征象,胆脂瘤型可见圆形或椭圆形透亮区。

4.心理-社会状况

注意评估患者的文化层次、性格特征、对疾病的认知程度等。

(四)护理措施

1.滴耳、滴鼻护理

按医嘱指导患者正确使用滴耳液,用药前先用3%过氧化氢溶液彻底清洗外耳道内脓液,然后再滴用抗生素耳剂。正确使用1%麻黄碱液滴鼻,保持咽鼓管通畅。

2.病情观察

密切观察病情变化,注意有无头痛、恶心、呕吐、发热及耳后红肿、明显压痛等症状,防止发生颅内、外并发症。对疑有颅内并发症者,禁止使用止痛、镇静类药物,以免掩盖症状。应密切观察生命体征变化,及时、准确使用降压药物,全身使用足量抗生素,保持大便通畅,以防止发生脑疝。

3.健康教育

(1)向患者及家属讲解慢性化脓性中耳炎的危害,特别是引起颅内、外并发症的严重性,引起患者对疾病治疗的重视。嘱患者积极配合治疗,按期随访,病情变化时及时就医。

(2)教会患者正确的滴耳和洗耳方法及注意事项。忌用氨基糖苷类抗生素滴耳液(如新霉素、庆大霉素等)滴耳,以防耳中毒。脓液多或穿孔小者,忌用粉剂,以免影响引流。

(3)加强锻炼,增强机体抵抗力,积极治疗鼻咽部慢性疾病。

(李凤芝)

第三节 鼻 窦 炎

鼻窦炎是鼻窦黏膜的炎症性疾病,多与鼻炎同时存在,所以也称为鼻-鼻窦炎,发病率为15%左右,是鼻科最常见的疾病之一。

一、急性鼻窦炎

(一)病因

1.局部因素

鼻腔疾病(如急或慢性鼻炎、鼻中隔偏曲、异物及肿瘤等)、邻近器官的感染病灶(如扁桃体炎、上列第2双前磨牙和第1、第2磨牙的根尖感染、拔牙损伤上颌窦等)、直接感染(鼻窦外伤骨折、异物进入窦腔、跳水不当或游泳后用力擤鼻导致污水进入窦腔)、鼻腔填塞物留置过久、气压骤变(航空性鼻窦炎)等。

2.全身因素

全身因素如过度疲劳、营养不良、维生素缺乏、变应性体质、贫血及糖尿病、内分泌疾病(甲状腺、脑垂体或性腺功能不足)等。

(二)治疗原则

消除病因,清除鼻腔、鼻窦分泌物,促进鼻腔和鼻窦的通气引流,控制感染,防止并发症或病变迁延成慢性鼻窦炎。

1.全身治疗

全身治疗包括对症处理、抗感染治疗、中医治疗等。

2.局部治疗

局部治疗包括鼻内用药、上颌窦穿刺冲洗、物理疗法等。

(三)护理评估

1.健康史

(1)评估患者有无上呼吸道感染史,有无鼻部疾病。

(2)了解患者以往健康状况,有无全身其他疾病。

(3)了解患者最近有无乘坐飞机、潜水或跳水等。

2.身体状况

(1)全身症状:畏寒、发热、食欲减退、周身不适等,儿童可出现咳嗽、呕吐、腹泻等。

(2)局部症状:①持续性鼻塞,常有闭塞性鼻音。②大量黏液脓性或脓性涕,牙源性上颌窦炎有恶臭脓涕。③涕中带血或自觉有腥臭味。④局部疼痛和头痛。不同鼻窦炎疼痛的程度、位置和规律不同。急性上颌窦炎疼痛部位在颌面部或上列牙,晨起时不明显,后逐渐加重,至午后最明显;急性额窦炎为前额部疼痛,晨起后明显,渐加重,中午最明显,午后渐减轻;筛窦炎为内眦或鼻根处疼痛,程度较轻,晨起明显,午后减轻;蝶窦炎表现为枕后痛或眼深部痛,晨起轻,午后重。

(3)体征:鼻镜检查可见鼻黏膜充血肿胀,中鼻道或嗅裂有脓性分泌物。局部压痛,额窦炎压痛点在眶内上壁,筛窦压痛点在内眦,上颌窦压痛点在犬齿窝。

3.辅助检查

(1)实验室检查。

(2)鼻内镜检查、鼻窦X线或CT检查了解炎症程度和范围。

4.心理社会评估

评估患者的年龄、性别、文化层次、对疾病认知程度、职业、情绪状态、生活方式、饮食习惯等。

(四)护理措施

1.用药护理

向患者解释疼痛的原因和缓解方法,遵医嘱指导患者正确用药,尤其是抗生素使用要及时、足量、足够时间,不可随意停药,并教会患者正确的点鼻和擤鼻的方法,同时告知患者不宜长期使用鼻内血管收缩剂类药物。

2.饮食护理

嘱患者注意休息,多饮水,多食柔软易消化、富含维生素的食物,避免辛辣刺激性食物。

3.健康指导

(1)嘱患者注意生活环境的卫生,保持适宜的温度和湿度,要多开窗通风。

(2)治疗期间要定期随访至痊愈。

（3）对于抵抗力低下或者年老、体弱、婴幼儿，应当注意预防上呼吸道感染，增强体质。

（4）养成良好的生活和饮食习惯，不熬夜，不过度疲劳，饮食均衡，保证营养全面摄入。

（5）对于有鼻部或全身疾病的患者，应嘱其积极治疗原发病。

（6）飞行员、乘务员、潜水员应指导其及时保持鼻窦内外压力平衡的方法。

二、慢性鼻窦炎

急性鼻窦炎反复发作或急性鼻窦炎、鼻炎治疗不当，病程超过 2 个月，即为慢性鼻窦炎，以筛窦和上颌窦最为多见。

（一）病因

主要发病因素有细菌感染、变态反应、鼻腔和鼻窦的解剖变异、全身抵抗力差、鼻外伤、异物、肿瘤等。

（二）治疗原则

控制感染和变态反应导致的鼻腔鼻窦黏膜炎症。改善鼻腔鼻窦的通气、引流。病变轻者及不伴有解剖畸形者，采用药物治疗（包括全身和局部药物治疗）即可取得较好疗效；否则应采取综合治疗手段，包括内科和外科治疗。

1.全身用药

抗生素、糖皮质激素、黏液稀释及改善黏膜纤毛活性药、抗组胺药物。

2.局部用药

鼻腔减充血剂、局部糖皮质激素、生理盐水冲洗。

3.局部治疗

上颌窦穿刺冲洗、额窦环钻引流、鼻窦置换治疗、鼻内镜下吸引。

4.手术治疗

手术治疗以解除鼻腔鼻窦解剖学异常造成的机械性阻塞、结构重建、通畅鼻窦的通气和引流、黏膜保留为主要原则。

（三）护理评估

1.健康史

（1）了解患者有无急性鼻窦炎反复发作史，了解其治疗过程。

（2）了解患者有无鼻部其他疾病或全身病。

2.身体状况

（1）全身症状：可有头昏、易倦、精神抑郁、记忆力减退、注意力不集中等现象。

（2）局部症状：鼻塞；流脓涕，牙源性鼻窦炎时，脓涕多带腐臭味；嗅觉障碍；局部疼痛及头痛，多在低头、咳嗽、用力或情绪激动时症状加重。

（3）后组筛窦炎和蝶窦炎偶可引起视力减退、视野缺损或复视等。

（4）检查可见鼻黏膜充血、肿胀，中鼻道、嗅裂及鼻咽部有脓。

3.辅助检查

（1）鼻内镜检查和鼻窦 CT 扫描可帮助了解鼻腔解剖学结构异常、病变累积的位置和范围。

（2）细菌培养或免疫学检查可进一步确定鼻窦炎的主要致病因素和特征。

4.心理社会评估

评估患者年龄、性别、文化层次、对疾病的认知程度、职业、性格特点、生活方式、情绪反应等。

(四)护理措施

1.鼻腔冲洗指导

向患者解释鼻腔冲洗的目的及操作方法,协助并指导患者进行鼻腔冲洗,使患者熟练掌握正确的冲洗方法。

2.病情观察

注意观察患者体温变化,有无剧烈头痛、恶性、呕吐等,鼻腔内有无清水样分泌物流出,如发现应及时报告医师处理。

3.饮食护理

饮食要清淡易消化,禁烟酒,禁辛辣刺激性食物。

4.健康指导

(1)告知患者尽量克制打喷嚏,如果克制不住,打喷嚏时一定把嘴张大。

(2)告知患者不用手挖鼻,防止损伤鼻黏膜。

(3)防止感冒,避免与患感冒的人接触。冬春季外出时应戴口罩,减少花粉、冷空气对鼻黏膜的刺激。

(4)保持大便通畅,勿用力排便。

(5)定期门诊随访鼻腔黏膜情况,清理痂皮。

(李凤芝)

第四节　鼻　息　肉

鼻息肉是鼻、鼻窦黏膜的慢性炎性疾病,以极度水肿的鼻黏膜在中鼻道形成息肉为临床特征。

一、病因

病因尚未完全清楚。由鼻部黏膜长期水肿所致,以变态反应和慢性炎症为主要原因。

二、治疗原则

现多主张以手术为主的综合治疗,使用糖皮质激素及功能性鼻内镜手术。

三、护理评估

(一)健康史

评估患者以往健康状况,是否有过敏性鼻炎、慢性鼻炎、哮喘史。有无慢性炎症刺激及诱发因素。

(二)身体状况

(1)进行性鼻塞,逐渐转为持续性鼻塞、流涕。有鼻塞性鼻音。

(2)嗅觉障碍及头痛。

(3)外鼻可形成"蛙鼻"。

（4）前鼻镜检查可见鼻腔内有一个或多个表面光滑呈灰白色或淡红色、半透明的新生物，触之柔软，可移动，不易出血，不感疼痛。

（三）辅助检查

（1）鼻内镜检查。

（2）X线鼻窦摄片，明确病变的部位和范围。

（3）病理学检查。

（四）心理社会评估

评估患者的年龄、性别、对疾病的认知程度、文化层次、生活习惯、饮食习惯等。观察患者对疾病的情绪反应。

四、护理措施

（一）心理护理

向患者及家属介绍疾病的特点，治疗方法和一般预后情况，如何预防复发等，使患者增加对疾病的认识，树立战胜疾病的信心。

（二）用药护理

鼓励患者多喝水，口唇干燥时涂以润唇膏。根据医嘱使用糖皮质激素，减轻鼻塞症状，缓解不适。

（三）术前护理

1.一般准备

（1）术前检查各项检验报告是否正常，包括血尿常规、出凝血试验、肝肾功能、胸片、心电图等，了解患者是否有糖尿病、高血压、心脏病或其他全身疾病，有无手术禁忌证，以保证手术安全。

（2）准备好鼻部CT或X线片。

（3）根据需要完成药物皮肤敏感试验。

（4）预计术中可能输血者，应做好定血型和交叉配血试验。

（5）术前一天沐浴、剪指（趾）甲，做好个人卫生工作。

（6）术前晚可服镇静剂，以便安静休息。

（7）按医嘱予术前用药，并做好宣教工作。

（8）局麻患者术晨可进少量干食。全麻者术前6小时开始禁食、禁水。

（9）术前有上呼吸道感染者、女患者月经来潮者，暂缓手术。

（10）术前禁烟酒及刺激性食物。

2.鼻部准备

（1）剪去术侧鼻毛，男患者需理发，剃净胡须。如果息肉或肿块过大，已长至鼻前庭，则不宜再剪鼻毛。

（2）检查患者有无感冒、鼻黏膜肿胀等急性炎症，如有应待其消失后手术。

（四）术后护理

1.麻醉护理

局麻患者术后给予半卧位，利于鼻腔分泌物渗出物引流，同时减轻头部充血。全麻按全麻护理常规至患者清醒后，改为半卧位。

2.用药护理

按医嘱及时使用抗生素,预防感染。注意保暖,防止感冒。

3.病情观察

注意观察鼻腔渗血情况,嘱患者如后鼻孔有血液流下,一定要吐出,以便观察出血量,并防止血液进入胃内,刺激胃黏膜引起恶心呕吐。24 h 内可用冰袋冷敷鼻部和额部。如出血较多,及时通知医师处理,必要时按医嘱使用止血药,床旁备好鼻止血包和插灯。

4.饮食护理

局麻患者术后 2 h、全麻患者术后 3 h 可进温、凉的流质或半流质饮食,可少量多餐,保证营养,避免辛辣刺激性食物。

5.口腔护理

因鼻腔不能通气,患者需张口呼吸,口唇易干裂,所以要做好口腔护理,保持口腔清洁无异味,防止口腔感染,促进食欲。

6.病情指导

(1)因鼻腔内有填塞物,患者会感觉非常不舒适,如鼻部疼痛、头痛、头胀、流泪、咽痛、咽干等,向患者解释不舒适的原因、可能持续的时间、适当吸氧、雾花吸入等方法减轻不舒适症状。

(2)叮嘱患者不要用力咳嗽或打喷嚏,以免鼻腔内纱条松动或脱出而引起出血。教会患者如果想打喷嚏,可用手指按人中、作深呼吸或用舌尖抵住硬腭以制止。

(3)鼻腔填塞纱条者,第二天开始滴液状石蜡以润滑纱条,便于抽取。纱条抽尽后改用呋麻滴鼻液,防止出血并利于通气。

(五)健康指导

(1)保持良好的心理状态,避免情绪激动,适当参加锻炼。

(2)选择含有丰富维生素、蛋白质的饮食增强机体抵抗力,促进疾病康复。

(3)避免挤压、挖鼻、大力擤鼻等不良习惯。

(4)冬春季外出时可戴口罩,减少花粉、冷空气对鼻黏膜的刺激。

(5)遵医嘱按时正确做鼻腔冲洗,定时服药、滴鼻。

(6)尽量避免上呼吸道感染,减少对鼻腔的强烈刺激。

(7)术后定期进行窥镜检查。

(8)2 个月内避免游泳。

(李凤芝)

第五节 喉 炎

一、急性喉炎

急性喉炎是喉黏膜的急性卡他性炎症,好发于冬春季,是一种常见的急性呼吸道感染性疾病。

（一）病因

主要为感染，常发生于感冒之后，先由病毒入侵，再继发细菌感染；用声过度也可引起急性喉炎；吸入有害气体、粉尘或烟酒过度等；烟酒过度、受凉、疲劳也可诱发。

（二）治疗原则

全身应用抗生素和激素治疗；使声带休息；超声雾化吸入治疗；结合中医治疗。

（三）护理评估

1.健康史

了解患者最近有无感冒史，有无用声过度、吸入有害气体、机体抵抗力下降等诱因。

2.身体状况

声嘶是急性喉炎的主要症状，患者可出现咳嗽、咳痰但不严重，喉部不适或疼痛，不影响吞咽。喉镜下可见喉部黏膜呈弥漫性红肿。

3.辅助检查

间接喉镜检查。

4.心理-社会状况

评估患者的年龄、性别、职业、工作环境、文化层次、有无不良生活习惯，评估患者的心理状态以及对疾病的认知程度。

（四）护理措施

1.心理护理

向患者解释引起声音嘶哑和疼痛的原因、治疗方法和预后，使患者理解并坚持治疗。

2.用药护理

根据医嘱指导患者及时用药或应用超声雾化吸入。

3.健康指导

（1）告知患者多饮水，避免刺激性食物，禁烟酒，保持大便通畅。

（2）保持室内温湿度适中。

（3）养成良好的生活习惯，均衡营养，劳逸结合，不熬夜，避免过度劳累。

（4）嘱尽量少说话或禁声，使声带休息。避免发声不当和过度用声等。

二、慢性喉炎

慢性喉炎是指喉部黏膜慢性非特异性炎症。

（一）病因

（1）继发于鼻、鼻窦、咽部感染、下呼吸道感染和脓性分泌物刺激。

（2）急性喉炎反复发作或迁延不愈。

（3）用声过度，发声不当。

（4）长期吸入有害气体，烟酒刺激。

（5）胃食管咽反流。

（6）全身性疾病，如糖尿病、心脏病、肝硬化等使血管收缩功能紊乱，喉部长期处于充血状态，可继发本病。

（二）治疗原则

去除病因，积极治疗局部或全身疾病；避免过度用声，使用正确发声方法；避免在粉尘或有害气体环境中工作;局部用抗生素和糖皮质激素雾化吸入;中药治疗等。

(三)护理评估

1.健康史

(1)询问患者发病前是否有各种局部和全身慢性病史及长期接触有害气体等。

(2)了解喉部不适发生的时间。

2.身体状况

(1)声音嘶哑,喉部不适、干燥感或喉痛感。

(2)间接喉镜可见喉黏膜弥漫性充血,有黏稠分泌物附着。

3.辅助检查

喉镜检查。

4.心理-社会状况

评估患者的年龄、性别、性格特点,对疾病的认知程度,生活工作环境和职业,有无烟酒嗜好等情况。

(四)护理措施

1.心理护理

耐心向患者介绍疾病的发生、发展以及转归过程,坚持治疗,放松心情,促进康复。

2.用药护理

根据医嘱给予抗生素和糖皮质激素治疗,并注意观察患者的用药效果。

3.健康指导

(1)积极治疗全身及鼻、咽、喉部的慢性疾病,合理用声,避免疲劳。

(2)改善生活和工作环境,避免接触有害气体。

(3)避免辛辣饮食,禁烟酒,进食营养丰富的饮食,增强体质,提高免疫力。

(李凤芝)

第六节 泪 囊 炎

一、新生儿泪囊炎

(一)概述

新生儿泪囊炎也是儿童常见眼病之一。其是由于鼻泪管下端先天残膜未开放造成泪道阻塞,致使泪液滞留于泪囊之内,伴发细菌感染引起的。常见致病菌为葡萄球菌、链球菌、假白喉杆菌等。

(二)诊断

1.症状

出生后数周或数天发现患儿溢泪并伴有黏液脓性分泌物。

2.体征

内眦部有黏液脓性分泌物,局部结膜充血,下睑皮肤浸渍或粗糙,可伴有湿疹。指压泪囊区有脓性分泌物从泪小点返出。

3.辅助检查

分泌物行革兰氏染色,血琼脂培养以确定感染细菌类型。

(三)鉴别诊断

1.累及内眦部眼眶蜂窝织炎

挤压泪囊区无分泌物自泪小点溢出。

2.急性筛窦炎

鼻骨表面疼痛、肿胀,发红区可蔓延至内眦部。

3.急性额窦炎

炎症主要累及上睑,前额部有触痛。

(四)治疗

1.按摩

用示指沿泪囊上方向下方挤压,挤压后滴抗生素滴眼液,2~4次/天。

2.滴眼液或眼膏

有黏液脓性分泌物时,滴抗生素滴眼液或眼膏,2~4次/天。

3.泪道探通术

对于2~4个月患儿可以施行泪道探通手术,探通后滴抗生素眼药1周。

4.泪道插管手术

对于大于5个月或者存在反复泪道探通手术失败的患儿可以考虑行泪道插管手术治疗。

5.抗感染治疗

继发急性泪囊炎或眼眶蜂窝织炎时,须及时全身及局部抗感染治疗。

二、急性泪囊炎

(一)概述

急性泪囊炎是儿童比较少见但十分严重的泪道疾病。其常继发于新生儿泪囊炎、先天性泪囊突出、泪囊憩室及先天性骨性鼻泪管发育异常等。常见致病菌为葡萄球菌、链球菌等。

(二)诊断

1.症状

内眦部红肿,疼痛,患眼流泪并伴有黏液脓性分泌物。

2.体征

内眦部充血肿胀,患眼局部结膜充血,可伴有全身症状如发热等。

3.辅助检查

分泌物行革兰氏染色、血琼脂培养以确定感染细菌类型。

(三)鉴别诊断

1.累及内眦部眼眶蜂窝织炎

挤压泪囊区无分泌物自泪小点溢出。

2.急性筛窦炎

鼻骨表面疼痛、肿胀,发红区可蔓延至内眦部。

3.急性额窦炎

炎症主要累及上睑,前额部有触痛。

(四)治疗

(1)全身及局部应用广谱抗生素治疗。根据眼部分泌物细菌培养加药敏实验结果调整用药。

(2)局部脓肿形成,可以先尝试经上、下泪小点引流脓液。如果上述方法无效,则只能行经皮肤的切开引流。

(3)炎症控制后尽快行进一步影像学检查如 CT 等,明确发病原因。根据不同的发病原因行进一步的病因治疗。

三、护理措施

(一)慢性期护理重点

1.指导正确滴眼药

每次滴眼药前,先用手指按压泪囊区或行泪道冲洗,排空泪囊内的分泌物后,再滴抗生素眼药水,每天 4~6 次。

2.冲洗泪道

选用生理盐水加抗生素行泪道冲洗,每周 1~2 次。

(二)急性期护理重点

(1)指导正确热敷和超短波物理治疗,以缓解疼痛,注意防止烫伤。

(2)按医嘱应用有效抗生素,注意观察药物的不良反应。

(3)急性期切忌泪道冲洗或泪道探通,以免感染扩散,引起眶蜂窝织炎。

(4)脓肿未形成前,切忌挤压,以免脓肿扩散,待脓肿局限后切开排脓或行鼻内镜下开窗引流术。

(三)新生儿泪囊炎护理重点

指导患儿父母泪囊局部按摩方法,置患儿立位或侧卧位,用一手拇指自下睑眶下线内侧与眼球之间向下压迫,压迫数次后滴用抗生素眼水,每天进行 3~4 次,坚持数周,促使鼻泪管下端开放。操作时应注意不能让分泌物进入婴儿气管内。如果保守治疗无效,按医嘱做好泪道探通手术准备。

(四)经皮肤径路泪囊鼻腔吻合术护理

1.术前护理

(1)术前 3 天滴用抗生素眼药水并行泪道冲洗。

(2)术前 1 天用 1%麻黄碱液滴鼻,以收缩鼻黏膜,利于引流及预防感染。

(3)向患儿家属解释手术目的、意义、注意点。泪囊鼻腔吻合术是通过人造骨孔使泪囊和中鼻道吻合,使泪液经吻合孔流入中鼻道。

2.术后护理

(1)术后患儿置半坐卧位;术后 24 h 内可行面颊部冷敷,以减少出血及疼痛。

(2)做好鼻腔护理:术后第 2 天开始给予 1%麻黄碱液、雷诺考特喷雾剂等喷鼻,以收敛鼻腔黏膜,利于引流,达到消炎、止血、改善鼻腔通气功能的目的。注意鼻腔填塞物的正确位置,嘱患儿勿牵拉填塞物、勿用力擤鼻及挖鼻腔,以防止填塞物松动或脱落而引起出血。

(3)做好泪道护理:术后患儿眼部滴用抗生素眼液,滴眼时,患儿面部处于水平稍偏健眼位置,有利于药液聚集在患眼内眦部,从而被虹吸入泪道,增强伤口局部药物浓度,促进局部炎症的消退。

(4)术后嘱患儿注意保暖、防止感冒。术后当天进温凉饮食,多吃水果蔬菜,加强营养,忌食酸辣刺激性食物,禁烟、酒,忌喝浓茶、咖啡。

(五)鼻内镜下泪囊鼻腔吻合术护理

(1)加强并发症的观察和护理:术后短时间内鼻腔或口腔的少许血丝不需处理;若有大量鲜血顺前鼻流出或吐出血性分泌物,色鲜红,则可能为伤口活动性出血,应及时通知医师给予处理。

(2)术后3～5 d起,每天在鼻内镜下对手术侧腔道进行彻底清理,以减少腔道内结痂、黏膜炎症,加快愈合。

(3)术后应用抗菌药物加地塞米松进行泪道冲洗,每天1次,连续1周。冲洗时注意动作轻柔,应顺着泪道方向缓慢进针。如植入人工泪管,嘱患儿不要用力揉眼、牵拉泪管,以免人工泪管脱落。

(4)教会患儿家属正确滴鼻药和眼药方法,嘱家属带患儿定期随访,坚持复诊。在内镜下彻底清理鼻腔凝血块、分泌物和结痂等;按时冲洗泪道,冲刷泪道内分泌物,避免泪道再次堵塞。

(曲京新)

第七节　结　膜　炎

一、概述

结膜炎是指当机体的防御功能减弱或抵抗力下降时,结膜组织发生急性或慢性炎症的统称,是眼科常见病和多发病,大多数结膜炎都具有传染性和流行性。根据发病的快慢可分为超急性、急性或亚急性、慢性。按致病原因分为细菌性、病毒性、衣原体性、变态反应性等。

二、病情观察与评估

(一)生命体征

监测生命体征,观察患者有无体温、脉搏、呼吸、血压异常。

(二)症状体征

(1)观察患者眼部有无红、肿、热、痛等症状。

(2)观察眼部充血情况,判断充血类型。

(3)观察眼部有无分泌物及分泌物性状。

(4)了解患者有无传染性眼病接触史、有无季节性或反复发作病史。

(三)安全评估

评估患者对疾病的认知程度及心理状态。

三、护理措施

（一）眼部护理

（1）眼部有大量分泌物时，可遵医嘱选用 0.9% 氯化钠注射液冲洗结膜囊，冲洗时取患侧卧位，避免冲洗液流入健眼，动作宜轻柔。继发角膜炎者按角膜炎护理常规护理。

（2）养成良好卫生习惯，勤洗手，避免随意揉眼。

（3）一人一盆一巾，流水洗手洗脸，患者洗漱用品、毛巾等必须煮沸消毒。

（4）睡眠时患侧卧位，避免分泌物流入健眼。

（5）提供无强光刺激的病室环境，外出时戴遮光眼镜，避免强光刺激。

（6）勿遮盖患眼，以免导致结膜囊内温度升高，造成结膜囊内细菌繁殖，加重感染。

（二）床旁隔离

（1）禁与内眼手术患者同住一室。

（2）滴眼药时严格无菌操作，先滴健眼，后滴患眼。

（3）为患者检查及治疗操作前后严格执行手卫生，预防交叉感染。

四、健康指导

（一）住院期

（1）告知患者结膜分泌物涂片及结膜刮片检查的目的，积极配合检查治疗。

（2）进食高蛋白、高维生素饮食，禁忌辛辣刺激性食物，戒烟酒；免疫性结膜炎患者禁食鱼、虾、蛋等易致敏食物。

（3）讲解床旁隔离治疗的目的及重要性，提高患者依从性。

（二）居家期

（1）指导患者坚持滴眼药，教会正确滴眼药方法。

（2）注意用眼卫生，生活用品专用，勿进入游泳池等公共场所，以免交叉感染；适当参加体育锻炼，增强体质。

（3）出院后 1 周门诊复查，病情变化及时就诊。

（杨建华）

第八节　角　膜　炎

角膜炎是我国常见的致盲眼病之一。角膜炎的分类尚未统一，根据病因可分为感染性角膜炎、免疫性角膜炎、外伤性角膜炎、营养不良性角膜炎，其中感染性角膜炎最为常见，其病原体包括细菌、真菌、病毒、棘阿米巴、衣原体等，以细菌和真菌感染最为多见。角膜炎最常见的症状是眼痛、畏光、流泪、眼睑痉挛，伴视力下降，甚至摧毁眼球。其典型体征为睫状充血、角膜浸润、角膜溃疡的形成。

角膜炎病理变化过程基本相同，可以分为如下四期。①浸润期：致病因子侵入角膜，引起角膜边缘血管网充血，随即炎性渗出液及炎症细胞进入，导致病变角膜出现水肿和局限性灰白色的浸润灶,如炎症及时得到控制,角膜仍能恢复透明。②溃疡形成期:浸润期的炎症向周围或深层扩张,可导致角膜上皮和基质坏死、脱落形成角膜溃疡,甚至角膜穿孔,房水从角膜穿破口涌出,导致虹膜脱出、角膜瘘、眼内感染、眼球萎缩等严重并发症。③溃疡消退期:炎症控制、患者自身免疫力增加,阻止致病因子对角膜的损害,溃疡边缘浸润减轻,可有新生血管长入。④愈合期:溃疡区上皮再生,由成纤维细胞产生的瘢痕组织修复,留有角膜薄翳、角膜斑翳、角膜白斑。

一、细菌性角膜炎

(一)概述

细菌性角膜炎是由细菌感染引起的角膜炎症的总称,是临床常见的角膜炎之一。

(二)病因与发病机制

本病常由于角膜外伤后被感染所致,常见的致病菌有表皮葡萄球菌、金黄色葡萄球菌、肺炎双球菌、链球菌、铜绿假单胞菌(绿脓杆菌)等。眼局部因素(如慢性泪囊炎、倒睫、戴角膜接触镜等)和导致全身抵抗力低下因素(如长期使用糖皮质激素和免疫抑制剂、营养不良、糖尿病等)也可诱发感染。

(三)护理评估

1.健康史

(1)了解患者有无角膜外伤史、角膜异物剔除史、慢性泪囊炎、眼睑异常、倒睫病史,或长期佩戴角膜接触镜等。

(2)有无营养不良、糖尿病病史,是否长期使用糖皮质激素或免疫抑制剂,以及此次发病以来的用药史。

2.症状与体征

(1)发病急,常在角膜外伤后 24～48 h 发病,有明显的畏光、流泪、疼痛、视力下降等症状,伴有较多的脓性分泌物。

(2)眼睑肿胀,结膜混合充血或睫状充血,球结膜水肿,角膜中央或偏中央有灰白色浸润,逐渐扩大,进而组织坏死脱落形成角膜溃疡。并发虹膜睫状体炎,表现为角膜后沉着物,瞳孔缩小、虹膜后粘连及前房积脓,是因毒素渗入前房所致。

(3)革兰氏阳性球菌角膜感染表现为圆形或椭圆形局灶性脓肿,边界清楚,基质处出现灰白色浸润。革兰氏阴性球菌角膜感染多表现为快速发展的角膜液化坏死,其中铜绿假单胞菌角膜感染者发病迅猛,剧烈眼痛,严重充血水肿,角膜溃疡浸润灶及分泌物略带黄绿色,前房严重积脓,感染如未控制,可导致角膜坏死穿孔、眼球内容物脱出或全眼球炎。

3.心理-社会状况评估

(1)通过与患者及其家属的交流,了解患者及其家属对细菌性角膜炎的认识程度及有无紧张、焦虑、悲哀等心理表现。

(2)评估患者视力对工作、学习、生活等能力的影响。

(3)了解患者的用眼卫生和个人卫生习惯。

4.辅助检查

了解角膜溃疡刮片镜检和细胞培养是否发现相关病原体。

(四)护理诊断

1.疼痛

与角膜炎症刺激有关。

2.感知紊乱

与角膜炎症引起的角膜浑浊导致的视力下降有关。

3.潜在并发症

角膜溃疡、穿孔、眼内炎等。

4.知识缺乏

缺乏细菌性角膜炎相关的防治知识。

(五)护理措施

1.心理护理

向患者介绍角膜炎的病变特点、转归过程及角膜炎的防治知识,鼓励患者表达自己的感受,解释疼痛原因,帮助患者转移注意力,及时给予安慰理解,消除其紧张、焦虑、自卑的心理,正确认识疾病,树立战胜疾病的信心,争取患者对治疗的配合。

2.指导患者用药

根据医嘱积极抗感染治疗,急性期选择高浓度的抗生素滴眼液,每 15～30 min 滴眼一次。严重病例,可在开始 30 min 内每 5 min 滴药一次。同时全身应用抗生素,随着病情的控制逐渐减少滴眼次数,白天使用滴眼液,睡前涂眼药膏。进行球结膜下注射时,先向患者解释清楚,并在充分麻醉后进行,以免加重局部疼痛。

3.保证充分休息、睡眠

要提供安静、舒适、安全的环境,病房要适当遮光,避免强光刺激,减少眼球转动,外出应佩戴有色眼镜或眼垫遮盖。指导促进睡眠的自我护理方法,如睡前热水泡脚、喝热牛奶、听轻音乐等,避免情绪波动。患者活动空间不留障碍物,将常用物品固定摆放方便患者使用,教会患者使用传呼系统,鼓励其寻求帮助。厕所必须安置方便设施,如坐便器、扶手等,并教会患者如何使用,避免跌倒。

4.严格执行消毒隔离制度

换药、上药均要无菌操作,药品及器械应专人专眼专用,避免交叉感染。

5.严密观察

为预防角膜溃疡穿孔,护理时要特别注意如下几点。①治疗操作时。禁翻转眼睑,勿加压眼球。②清淡饮食,多食易消化、富含维生素、粗纤维的食物,保持大便通畅,避免便秘,以防增加腹压。③告知患者勿用手擦眼球,勿用力闭眼、咳嗽及打喷嚏。④球结膜下注射时,避免在同一部位反复注射,尽量避开溃疡面。⑤深部角膜溃疡、后弹力层膨出者,可用绷带加压包扎患眼,配合局部及全身应用降低眼压的药物,嘱患者减少头部活动,避免低头,可蹲位取物。⑥按医嘱使用散瞳剂,防止虹膜后粘连而导致眼压升高。⑦可用眼罩保护患眼,避免外物撞击。⑧严密观察患者的视力、角膜刺激征、结膜充血及角膜病灶和分泌物的变化,注意有无角膜穿孔的症状,例如,角膜穿孔时,房水从穿孔处急剧涌出,虹膜被冲至穿孔处,可出现眼压下降、前房变浅或消失、疼痛减轻等症状。

6.健康教育

(1)帮助患者了解疾病的相关知识,树立治疗信心,保持良好的心理状况。

（2）养成良好的卫生习惯,不用手或不洁手帕揉眼。

（3）注意劳逸结合,生活规律,保持充足的休息和睡眠,戒烟酒,避免摄入刺激性食物(如咖啡、浓茶等)。

（4）注意保护眼睛,避免角膜受伤,外出要戴防护眼镜。

（5）指导患者遵医嘱坚持用药,定期随访。

二、真菌性角膜炎

（一）概述

真菌性角膜炎为致病真菌引起的感染性角膜病。近年来,随着广谱抗生素和糖皮质激素的广泛应用,其发病率有升高趋势,是致盲率极高的角膜疾病。

（二）病因与发病机制

其常见的致病菌有镰刀菌和曲霉菌,还有念珠菌属、青霉菌属、酵母菌等。它常发生于植物引起的角膜外伤后,有的则发生于长期应用广谱抗生素、糖皮质激素和机体抵抗力下降者。

（三）护理评估

1.健康史

（1）多见于青壮年男性农民,有农作物枝叶或谷物皮壳擦伤眼史。

（2）有长期使用抗生素及糖皮质激素史。

2.症状与体征

疼痛、畏光、流泪等刺激性症状均较细菌性角膜炎为轻,病程进展相对缓慢,呈亚急性,有轻度视力下降。体征较重,眼部充血明显,角膜病灶呈灰白色或黄白色,表面微隆起,外观干燥而欠光滑,似牙膏样或苔垢样。溃疡周围抗体与真菌作用,形成灰白色环形浸润即"免疫环"。有时在角膜病灶旁可见"伪足""卫星状"浸润病灶,角膜后可有纤维脓性沉着物。前房积脓为黄白色的黏稠脓液。由于真菌穿透力强,易发生眼内炎。

3.心理-社会状况评估

了解患者职业,评估该病对患者的工作学习及家庭经济有无影响。评估患者对真菌性角膜炎的认识度,有无紧张、焦虑、悲哀等心理表现。

4.辅助检查

（1）角膜刮片革兰氏染色和 Giemsa 染色可发现真菌菌丝,是早期诊断真菌最常见的方法。

（2）共聚焦显微镜检查角膜感染灶,可直接发现真菌病原体(菌体和菌丝)。

（3）病变区角膜组织活检,可提高培养和分离真菌的阳性率。

（四）护理诊断

1.疼痛

慢性眼痛与角膜真菌感染刺激有关。

2.焦虑

与病情反复及担心预后不良有关。

3.感知紊乱

与角膜真菌感染引起的角膜浑浊导致的视力下降有关。

4.潜在并发症

角膜溃疡、穿孔、眼内炎等。

5.知识缺乏

缺乏真菌性角膜炎防治知识。

(五)护理措施

(1)由植物引起的角膜外伤史者,长期应用广谱抗生素及糖皮质激素滴眼液或眼药膏者,应严密观察病情,注意真菌性角膜炎的发生。

(2)遵医嘱应用抗真菌药物,同时要观察药物的不良反应,禁用糖皮质激素。

(3)对于药物不能控制或有角膜溃疡穿孔危险者,可行角膜移植手术。

(4)真菌性角膜炎病程长,易引起患者情绪障碍,应对患者做好解释疏导工作,并告知患者真菌复发的表现,如患眼出现畏光、流泪、眼痛、视力下降等,应立即就诊。

三、单纯疱疹病毒性角膜炎

(一)概述

单纯疱疹病毒性角膜炎是指由单纯疱疹病毒所致的严重的感染性角膜病,其发病率及致盲率均占角膜病首位。其特点是复发性强,角膜知觉减退。

(二)病因与发病机制

本病多为单纯疱疹病毒原发感染后的复发,多发生在上呼吸道感染或发热性疾病以后。原发感染常发生于幼儿,单纯疱疹病毒感染三叉神经末梢和三叉神经支配的区域(头、面部皮肤和黏膜),并在三叉神经节长期潜伏下来。当机体抵抗力下降时,潜伏的病毒被激活,可沿三叉神经至角膜组织,引起单纯疱疹病毒性角膜炎。

(三)护理评估

1.健康史

(1)了解患者有无上呼吸道感染史,全身或局部有无使用糖皮质激素、免疫抑制剂。

(2)评估有无复发诱因存在,如过度疲劳、日光暴晒、月经来潮、发热、熬夜、饮酒、角膜外伤等。

(3)了解有无疾病反复发作史。

2.症状与体征

(1)原发感染常见于幼儿,有发热、耳前淋巴结肿大、唇部皮肤疱疹,呈自限性。眼部表现为急性滤泡性或假膜性结膜炎、眼睑皮肤疱疹,可有树枝状角膜炎。

(2)复发感染常在诱因存在下引起角膜感染复发,多为单侧。患眼可有轻微眼痛、畏光、流泪、眼痉挛,若中央角膜受损,则视力明显下降,并有典型的角膜浸润灶形态。①树枝状和地图状角膜炎:最常见的类型。初起时患眼角膜上皮呈小点状浸润,排列成行或成簇,继而形成小水疱,水疱破裂互相融合,形成树枝状表浅溃疡,称为树枝状角膜炎。随病情进展,炎症逐渐向角膜病灶四周及基质层扩展,可形成不规则的地图状角膜溃疡,称为地图状角膜炎。②盘状角膜炎:炎症浸润角膜中央深部基质层,呈盘状水肿、增厚,边界清楚,后弹力层皱褶。伴发前葡萄膜炎时,可见角膜内皮出现沉积物。③坏死性角膜基质炎:角膜基质层内出现单个或多个黄白色浸润灶、溃疡甚至穿孔,常可诱发基质层新生血管。疱疹病毒在眼前段组织内复制,可引起前葡萄膜炎、小梁网炎。炎症波及角膜内皮时,可诱发角膜内皮炎。

3.心理-社会状况评估

注意评估患者的情绪状况、性别、年龄、职业、经济、文化、教育背景。

4.辅助检查

角膜上皮刮片可见多核巨细胞、病毒包涵体或活化性淋巴细胞,角膜病灶分离培养出单纯疱疹病毒;酶联免疫法发现病毒抗原;分子生物学方法如 PCR 查到病毒核酸,有助于病原学的诊断。

(四)护理诊断

1.疼痛

急性眼痛与角膜炎症反应有关。

2.焦虑

与病程长、病情反复发作、担心预后不良有关。

3.感知紊乱

与角膜透明度受损导致视力下降有关。

4.潜在并发症

角膜溃疡、穿孔、眼内炎等。

5.知识缺乏

缺乏单纯疱疹病毒性角膜炎的防治知识。

(五)护理措施

(1)严密观察患者病情,注意角膜炎症的进展。

(2)指导患者据医嘱正确用药:①急性期每1～2 h 滴眼一次,睡前涂眼药膏。注意观察眼睛局部药物的毒性作用,如出现点状角膜上皮病变和基质水肿。②使用糖皮质激素滴眼液者,要告知患者按医嘱及时用药。停用时要逐渐减量,不能随意增加使用次数和停用,并告知其危害性。注意观察激素的并发症,如出现细菌、真菌的继发感染,出现角膜溶解,出现青光眼等。③用散瞳药的患者,外出可戴有色眼镜,以减少光线刺激,并加强生活护理。④使用阿昔洛韦者要定期检查肝、肾功能。

(3)鼓励患者参加体育锻炼,增强体质,预防感冒,以降低复发率。

(4)药物治疗无效、反复发作、角膜溃疡面积较大者,有穿孔危险,可行治疗性角膜移植术。

(赵怀文)

第十一章

老年科护理

第一节　老年人心绞痛

一、疾病简介

本病是老年人常见的疾病,是由冠状动脉供血不足,心肌急剧和暂时的缺血与缺氧而致阵发性前胸压榨感或疼痛为特点的临床证候。常有劳累或情绪激动诱发,持续数分钟,经休息或使用硝酸酯制剂后完全缓解。

二、主要表现

心绞痛是患者自觉症状,典型病史诊断率达 90%。因此,仔细询问病史是诊断心绞痛的主要手段,任何实验室检查均不能替代。心绞痛症状包括 5 个方面。

(一)疼痛部位

典型部位位于胸骨后或左胸前区,每次发作部位相对固定,手掌大小范围,甚至横贯全胸,界限不很清楚。可放射至左肩、左臂内侧,达无名指和小指,或放射至咽、牙龈、下颌、面颊。

(二)疼痛性质

为一种钝痛,常为压迫、发闷、紧缩、烧灼等不适感,重症发作时常伴出汗。

(三)诱因

劳力性心绞痛发生在劳力时或情绪激动时,包括饱餐、排便均可诱发;卧位心绞痛常在平卧后 1～3 h,严重者平卧数十分钟发生;自发心绞痛发作常无诱因;变异心绞痛常在午间或凌晨睡眠中定时发作。

(四)持续时间

一般 3～5 min,重度可至 10～15 min,极少数＞30 min,超过者需与心肌梗死鉴别。

(五)缓解方式

劳力性心绞痛发作时被迫停止动作或自行停止活动数分钟即可完全缓解;舌下含硝酸甘油 1～3 min 即完全缓解,一般不超过 5 min;卧位心绞痛需立即坐起或站立才可逐渐缓解。

三、治疗要点

心绞痛的治疗原则是降低心肌耗氧量、增加心肌供血、改善侧支循环。

(一)纠正冠心病易患因素

如治疗高血压、高血脂、糖尿病、戒烟、减轻体重等;对贫血、甲状腺功能亢进症、心力衰竭等增加心肌氧耗的因素亦加以纠治。

(二)调整生活方式,减轻或避免心肌缺血的发生

对于心绞痛,应养成良好的生活习惯,消除各种诱发因素,如避免劳累、情绪激动、饱餐、寒冷、大量吸烟等。

(三)药物治疗

1.硝酸酯类

重要的抗心绞痛药物。硝酸酯类药物系静脉和动脉扩张剂,在低剂量下以静脉扩张为主,大剂量时同时扩张动、静脉。

2.β受体阻滞剂

β受体阻滞剂治疗心绞痛的机制是通过降低心率、心肌收缩力和心室壁张力而使心肌耗氧量降低,故适用于劳力性心绞痛。

3.钙通道阻滞剂

其作用机制为:①阻滞钙离子细胞内流,使心肌收缩力降低,血管扩张;②解除冠状动脉痉挛;③减慢心率;④对抗缺血引起的心肌细胞内钙超负荷。

4.抗血小板药物

常用阿司匹林 50~150 mg,每天 1 次;双嘧达莫 25 mg,每天 3 次。

(四)手术和介入性治疗

对于心绞痛,待临床症状控制以后,有条件者应行冠脉造影检查,根据造影结果,视病变的范围、程度、特点分别选择行冠状动脉腔内成形术或冠状动脉搭桥术。

四、护理措施

(一)病情观察

1.症状观察

(1)部位:常见于胸骨中段或上段之后,其次为心前区,可放射至颈、咽部,左肩与左臂内侧,直至环指和小指。

(2)性质:突然发作的胸痛,常呈压榨、紧闷、窒息感,常迫使停止原有动作。

(3)持续时间:多在 1~5 min,很少超过 15 min。

(4)诱因因素:疼痛多发生于体力劳动、情绪激动、饱餐、受寒等情况下。

(5)缓解方式:休息或含服硝酸甘油后几分钟内缓解。

2.体征

发作时面色苍白、冷汗、气短或有濒死恐惧感,有时可出现血压波动或心律、心率的改变。

3.症状的处理

密切观察脉搏、血压、呼吸的变化情况;密切观察疼痛的部位、性质、范围、放射性、持续时间、诱因及缓解方式,以利于及时正确地判断、处理。在有条件情况下应进行心电监护,无条件时,对

心绞痛发作者应定期检测心电图观察其改变。

(二)护理要点

(1)主要表现为疼痛,应即刻给予休息、停止活动、舌下含服硝酸甘油,必要时给予适量镇静剂,如地西泮等,发作期可给予吸氧。休息心绞痛发作时应立即就地休息、停止活动。

(2)饮食:给予高维生素、低热量、低动物脂肪、低胆固醇、适量蛋白质、易消化的清淡饮食,少量多餐,避免过饱及刺激性食物与饮料,禁烟酒,多吃蔬菜、水果。

(3)保持大便通畅。

(4)心理护理。

五、保健

(1)指导合理安排工作和生活,急性发作期间应就地休息,缓解期注意劳逸结合。

(2)消除紧张、焦虑、恐惧情绪,避免各种诱发因素。

(3)指导正确使用心绞痛发作期及预防心绞痛的药物。

(4)宣传饮食保健的重要性让主动配合。

(5)定期随访。

(侯翠翠)

第二节 老年人低血压

一、疾病简介

低血压是由于生理或病理原因造成血压收缩压<13.3 kPa(100 mmHg),平时讨论的低血压大多为慢性低血压。慢性低血压据统计发病率为 4% 左右,老年人群中可高达 10%。慢性低血压一般可分为三类:①体质性低血压,一般认为与遗传和体质瘦弱有关,多见于 20～50 岁的妇女和老年人,轻者可无如何症状,重者出现精神疲惫、头晕、头痛,甚至昏厥。夏季气温较高时更明显。②直立性低血压:直立性低血压是从卧位到坐位或直立位时,或长时间站立出现血压突然下降超 2.7 kPa(20 mmHg),并伴有明显症状。这些症状包括头昏、头晕、视力模糊、乏力、恶心、认识功能障碍、心悸和颈背部疼痛。直立性低血压与多种疾病有关,如多系统萎缩、糖尿病、帕金森病、多发性硬化病、围绝经期障碍、血液透析、手术后遗症、麻醉、降压药、利尿药、催眠药和抗精神抑郁药等,或其他如久病卧床,体质虚弱的老年人。③继发性低血压:由某些疾病或药物引起的低血压,如脊髓空洞症、风湿性心脏病、降压药、抗抑郁药和慢性营养不良症、血液透析患者。

二、主要表现

病情轻微症状可有头晕、头痛、食欲缺乏、疲劳、脸色苍白、消化不良及晕车船等;严重症状包括直立性眩晕、四肢冷、心悸、呼吸困难、共济失调及发音含糊,甚至昏厥,需长期卧床。这些症状主要因血压下降,导致血液循环缓慢,远端毛细血管缺血,以致影响组织细胞氧气和营养的供应,二氧化碳及代谢废物的排泄。尤其影响了大脑和心脏的血液供应。长期如此使机体功能大大下降,主要危害包括视力、听力下降,诱发或加重老年性痴呆,头晕、昏厥、跌倒、骨折发生率大大增加。乏力、精神疲惫、心情压抑、忧郁等情况经常发生,影响了患者生活质量。据国外专家研究显示,低血压可能导致脑梗死和心肌梗死。直立性低血压病情严重后,可出现每当变换体位时血压迅速下降,发生晕厥,以致被迫卧床不起,另外可诱发脑梗死、心肌缺血,给患者、家庭和社会带来严重问题。

三、治疗要点

低血压轻者如无任何症状,无须药物治疗。主要治疗为积极参加体育锻炼,改善体质,增加营养,多喝水,多吃汤,每天食盐略多于常人。重者伴有明显症状,必须给予积极治疗,改善症状,提高生活质量,防止严重危害发生。近年来推出 α 受体激动剂管通,具有血管张力调节功能,可增加外周动、静脉阻力,防止下肢大量血液瘀滞,并能收缩动脉血管,达到提高血压,加大脑、心脏等重要脏器的血液供应,改善低血压的症状,如头晕、乏力、易疲劳等症状。其他药物还有麻黄碱、双氢麦角胺、氟氢可的松等,中药治疗等效果和不良反应有待进一步考察。

四、护理措施

(1)适当增加食盐用量,同时多饮水,较多的水分进入血液后可增加血容量,从而可提高血压。

(2)增加营养,吃些有利于调节血压的滋补品,如人参、黄芪、生脉饮等。此外,适当喝些低度酒也可提高血压。

(3)加强体育锻炼,提高机体调节功能。体育锻炼无论对高血压或低血压都有好处。

(4)为防止晕倒,老年低血压平时应注意动作不可过快过猛,从卧位或坐位起立时,动作应缓慢一点。排尿性低血压还应注意,在排尿时最好用手扶住一样较牢固的东西,以防摔倒。

(5)药物治疗,可选用米多君、哌甲酯、麻黄碱等升压药及三磷腺苷、辅酶 A、B 族维生素及维生素 C,以改善脑组织代谢功能。

五、保健

(1)平时养成运动的习惯,均衡的饮食,培养开朗的个性,及足够的睡眠。所以低血压的,应过规律的生活。

(2)低血压入浴时,要小心防范突然起立而晕倒,泡温泉也尽量缩短时间。

(3)对血管扩张剂、镇静降压药等慎用。

(4)有直立性低血压的人可以穿弹性袜。夜间起床小便或早晨起床之前先宜活动四肢,或伸一下懒腰,这样活动片刻之后再慢慢起床,千万不要一醒来就猛然起床,以预防短暂性大脑缺血。也可以在站立之前,先闭合双眼,颈前屈到最大限度,而后慢慢站立起来,持续 10～15 s 后再走动,即可达到预防直立性低血压的目的。

(侯翠翠)

第三节　老年人贫血

一、疾病简介

贫血是老年人临床常见的症状。随着年龄的增加,贫血发病率也会上升,因为老年人的某些生理特点与贫血的发生也有一定的关系。老年人贫血主要是缺铁性贫血和慢性疾病性贫血,其次为营养性巨幼细胞贫血。在经济条件较差的人群中易发生营养性贫血。老年人贫血的发生较为缓慢、隐蔽,常会被其他系统疾病症状所掩盖。如心悸、气短、下肢水肿及心绞痛等症状在贫血及心血管疾病时均可出现,临床上多考虑为心血管疾病而忽视了贫血的存在。实际上,也可能是贫血加重了心血管的负担,使原有的心脏病症状加重。此外,贫血时神经精神症状常较为突出,如淡漠、无欲、反应迟钝,甚至精神错乱,常被误诊为老年精神病。

贫血是一种症状,造成贫血的原因比较复杂,对老年人贫血应该寻找出造成贫血的真正原因。老年人贫血常见原因是营养不良或继发于其他全身性疾病。再生障碍性贫血及溶血性贫血不多见。营养不良性贫血中以缺铁性贫血最常见。食物缺铁,吸收不良或慢性失血均可造成铁的缺乏。老年人咀嚼困难,限制饮食,胃酸缺乏,吸烟喝酒,饭后饮茶等都可造成铁吸收障碍。慢性失血以胃溃疡出血、十二指肠溃疡出血、消化道肿瘤出血、痔疮、鼻出血及钩虫感染为常见。继发性贫血的常见原因是老年人肿瘤、肾炎和感染。有些药物如某些降糖、氯霉素、抗风湿药、利尿药等,除可直接对骨髓造血功能影响外,还可通过自身免疫机制造成溶血性贫血。

二、主要表现

老年人贫血进展缓慢,其症状、体征与贫血本身及由引起贫血的原发病共同所致,其表现与贫血的程度、发生的进度、循环血量有无改变有关。

(一)皮肤黏膜

皮肤黏膜苍白最为常见,苍白程度受贫血程度、皮内毛细血管的分布、皮肤色泽、表皮厚度以及皮下组织水分多少的影响。苍白比较明显的部位有睑结膜、口唇、甲床、手掌及耳轮。

(二)肌肉

肌肉主要表现为疲乏无力,是由骨骼肌缺氧所致。

(三)循环系统

循环系统表现为活动后心悸、气短,严重贫血可出现心绞痛、贫血性心脏病、心脏扩大乃至心力衰竭。

(四)呼吸系统

呼吸系统表现为气短和呼吸困难。

(五)中枢神经系统

缺氧可致头昏、头痛、耳鸣、眼花、注意力不集中及记忆力减退、困倦、嗜睡乃至意识障碍。

(六)消化系统

消化系统常见食欲减退、腹胀、恶心、腹泻、便秘和消化不良等。

三、治疗要点

老年人贫血的治疗原则与年轻人相同,首先针对病因。一般用药原则是针对性强,尽量单一用药,剂量要充足,切忌盲目混合使用多种抗贫血药。老年人贫血一般多为继发性贫血,当然是要以治疗原发病为主,只有治好了原发病,贫血症状才有可能得到纠正。

四、护理措施

(一)休息

可视贫血的严重程度及发生速度而定,对严重贫血并伴有临床症状的,要采取适当休息,限制下床活动,卧床或绝对卧床休息。对有一定代偿能力的,要给予一定的关照。休息的环境应清洁、安静、舒适、阳光充足,空气流通。温湿度适宜,并与感染隔离。

(二)病情观察

观察体温、脉搏、呼吸、血压情况的变化,及可能合并出现的出血与感染的早期临床表现,及时处理。

(三)营养

应给予高热量、高蛋白、高维生素及含无机盐丰富的饮食。通过适当调整饮食以协助改善胃肠道症状。

(四)症状护理

心悸、气短应尽量减少活动,降低氧的消耗,必要时吸氧。头晕由脑组织缺氧所致,应避免突然变换体位,以免造成晕厥后摔倒受伤。有慢性口腔炎及舌炎时应注意刷牙,用硼酸溶液定时漱口,口腔溃疡时可贴溃疡药膜。

(五)皮肤毛发护理

定期洗澡、擦澡、保持皮肤和毛发清洁。

(六)心理护理

耐心、细致地做好思想工作,关心体贴,解除的各种不良情绪反应及精神负担,增强战胜疾病的信心。心力衰竭或烦躁、易怒、淡漠、失眠,面色、手掌和黏膜苍白。

五、保健

(1)平时应注意膳食的均衡,食物中应有充足的新鲜蔬菜、肉类、奶类及蛋类制品,菠菜、芥蓝菜、黑木耳、桂圆、红枣、海带和猪肝富含铁质食物,经常调配食用,对预防营养不良性贫血有较好的作用。对已查明正在治疗原发病的贫血老人,有辅助配合治疗的效果。

(2)对老年人来讲,许多急性、慢性疾病,特别是常见的感染性疾病都可引起继发性贫血,如肿瘤、慢性支气管炎、结核、胆囊炎、肾盂肾炎、前列腺肥大、尿路感染、糖尿病及慢性肝炎或肝硬化等。因此,积极有效地预防这些疾病,一旦患有疾病应及时进行治疗,不让疾病长期不愈,就可减少继发性贫血的发生率。

(侯翠翠)

第四节　老年人高脂血症

高脂血症是指脂质代谢或运转异常而使血浆中一种或几种脂质高于正常的一类疾病。由于血脂在血液中是以脂蛋白的形式进行运转的,因此,高脂血症实际上也可认为是高脂蛋白血症。老年人高脂血症的发病率明显高于年轻人。LDL、TC、HDL 与临床心血管病事件发生密切相关。

一、健康史

(1)询问患者病史,主要是引起高脂血症的相关疾病,如有无糖尿病、甲状腺功能减退症、肾病综合征、透析、肾移植及胆管阻塞等。

(2)询问患者有无高脂饮食、嗜好油炸食物、酗酒、运动少等不良生活和饮食习惯。

二、临床表现

患者血脂中一项或多项脂质检测指标超过正常值范围。此外,部分患者的临床特征是眼睑黄斑瘤、肌腱黄色瘤及皮下结节状黄色瘤(好发于肘、膝、臀部)。易伴发动脉粥样硬化、肥胖或糖尿病。少数患者有肝、脾大。此外,患者常有眩晕、心悸、胸闷、健忘、肢体麻木等自觉症状。但部分患者虽血脂高而无任何自觉症状。

三、实验室及其他检查

(一)血脂

常规检查血浆 TC 和 TG 的水平。我国血清 TC 的理想范围是<5.20 mmol/L,$5.23\sim5.69$ mmol/L 为边缘升高,>5.72 mmol/L 为升高。TG 的合适范围是<1.70 mmol/L,>1.70 mmol/L 为升高。

(二)脂蛋白

正常值 LDL<3.12 mmol/L,$3.15\sim3.61$ mmol/L 为边缘升高,>3.64 mmol/L 为升高;正常 HDL≥1.04 mmol/L,<0.91 mmol/L 为减低。

四、心理-社会状况

了解老年患者对高脂血症的认识和患病的态度,有无治疗的意愿。

五、主要护理诊断

(一)活动无耐力

活动无耐力与肥胖导致体力下降有关。

(二)知识缺乏

缺乏高脂血症的有关知识。

（三）个人应对无效

个人应对无效与不良饮食习惯有关。

六、护理目标

（1）患者体重接近或恢复正常。

（2）患者血脂指标恢复正常或趋于正常。

（3）患者自觉饮食习惯得到纠正。

七、主要护理措施

（一）建立良好的生活习惯，纠正不良的生活方式

1.饮食

由于降血脂药物的不良反应及考虑治疗费用，并且大部分人经过饮食控制可以使血脂水平有所下降，故提倡首先采用饮食治疗。饮食控制应长期自觉地进行。膳食宜清淡、低脂肪，烹调用植物油，每天低于 25 g。少吃动物脂肪、内脏、甜食、油炸食品及含热量较高的食品，宜多吃新鲜蔬菜和水果，少饮酒、不吸烟。设计饮食治疗方案时应仔细斟酌膳食，尽可能与患者的生活习惯相吻合。以便使患者可接受而又不影响营养需要的最低程度。主食每天不要超过 300 g 可适当饮绿茶，以利降低血脂。

2.休息

生活要有规律，注意劳逸结合，保证充足睡眠。

3.运动

鼓励老年人进行适当的体育锻炼，如散步、慢跑、太极拳、门球等，不仅能增加脂肪的消耗、减轻体重，而且可减轻高脂血症。活动量应根据患者的心脑功能、生活习惯和身体状况而定，提倡循序渐进，不宜剧烈运动。若经过饮食和调节生活方式达半年以上，血脂仍未降至正常水平，则可考虑使用药物治疗。

（二）用药护理

对饮食治疗无效，或有冠心病、动脉粥样硬化等危险因素的患者应考虑药物治疗。治疗前应向患者进行药物治疗目的、药物的作用与不良反应等方面的详细指导，以利长期合作。向患者详述服药的剂量和时间，并定期随诊，监测血脂水平。常用的调节血脂药有以下几种。

1.羟甲基戊二酰辅酶 A（hydroxy-methyl-glutaryl coenzyme A，HMG-CoA）

HMG-CoA 主要能抑制胆固醇的生物合成。

2.贝特类

此类药不良反应较轻微，主要有恶心、呕吐、腹泻等胃肠道症状。肝、肾功能不全者忌用。

3.胆酸螯合树脂质

此类药阻止胆酸或胆固醇从肠道吸收，使其随粪便排出。不良反应有胀气、恶心、呕吐、便秘，并干扰叶酸、地高辛、甲状腺素及脂溶性维生素的吸收。

4.烟酸

烟酸有明显的调脂作用。主要不良反应有面部潮红、瘙痒、胃肠道症状。

（三）心理护理

主动关心患者，耐心解答其各种问题，使患者明了本病经过合理的药物和非药物治疗病情可控制,解除患者思想顾虑,使其保持乐观情绪,树立战胜疾病的信心,并长期坚持治疗,以利控制病情。

(四)健康教育

(1)向患者及其家属讲解老年高脂血症的有关知识,使其明了糖尿病、肾病综合征和甲状腺功能减退症等可引起高脂血症,积极治疗原发病。

(2)引导患者及其家属建立健康的生活方式,坚持低脂肪、低胆固醇、低糖、清淡的饮食原则,控制体重;生活规律,坚持运动,劳逸结合;戒烟、戒酒。

(3)交代患者严格遵医嘱服药,定期监测血脂、肾功能等。

(侯翠翠)

第五节　老年人痛风

痛风是嘌呤代谢紊乱所引起的疾病,其临床特点为高尿酸血症伴痛风性急性关节炎反复发作,痛风石形成和关节畸形,常累及肾脏引起慢性间质性肾炎和尿酸肾结石形成。近年来,我国医学工作者先后在不同地区对老年前期及老年期 2 847 例人群,进行了高尿酸血症发病情况的调查,共检出无症状性高尿酸血症 580 例,检出率为 20.4%。可见,痛风在我国老年人中也不少见。

一、病因

痛风与尿酸增高有关,引起高尿酸血症的原因,可以是尿酸产生过多,也可以是尿酸排泄减少,或生成超过排泄;或生成增多与排泄减少同时存在,均可使尿酸积累而出现血酸尿酸增高。痛风临床上分为原发性和继发性两类,原发性痛风系先天性嘌呤代谢紊乱性疾病,此类患者多有家族史,可能与遗传有关。继发性痛风多是由于其他疾病、药物等引起尿酸产生增加或排出减少,从而导致高尿酸血症。另外,痛风的发病与饮食结构、环境因素有一定关系。老年人运动减少,肥胖者多见,高血压和动脉粥样硬化可促使。肾脏功能逐渐减退。如果服用影响尿酸排泄药物,加之饮酒,进食高蛋白饮食等,可使老年继发性痛风增多。

嘌呤代谢紊乱引起体内尿酸聚积或因肾脏排泄尿酸减少均可引起高尿酸减少症。尿酸达到饱和状态时,尿酸结晶可在中枢神经系统以外的各部分,特别是关节部位和肾脏产生沉积,这种沉积可引起急慢性痛风性关节炎,急慢性尿酸肾病和尿酸肾结石等。

二、临床表现

原发性痛风多见于中年以上男性,随年龄增长而增多,男女之比约为 20:1,脑力劳动者及营养良好的人发病较多。

(1)高尿酸血症患者可以没有任何症状,只是在化验血时,才知道血尿酸增高。

(2)急性痛风性关节炎是原发性痛风最常见的首发症状。常因手术、外伤、饮酒、食物过敏、过度疲劳等诱发。典型发作起病急骤,疼痛剧烈,多数在半夜突感关节剧痛而惊醒,数小时内症状发展至高峰,关节及周围软组织出现明显红、肿、热、痛和活动受限,可有关节腔渗液。常有发热,有时伴畏寒或寒战,白细胞数增高,红细胞沉降率增速。当关节疼痛缓解,肿胀消退时,局部皮肤可出现脱屑和瘙痒。

(3)痛风石及慢性关节炎　进入慢性关节炎期,尿酸盐在关节内沉积增多,炎症反复发作,波及关节增多,最终使关节僵硬、畸形、活动受限。少数可累及肩、髋大关节及脊柱。痛风石是由于尿酸盐沉积于皮下等组织的一种表现,常发生于慢性痛风性关节炎,其出现率决定于高尿酸血症的程度和持续时间。痛风石小如芝麻,大如鸡蛋或更大,初起时质软,以后质硬。可见于身体任何部位。常见于外耳轮,蹞趾,指间,掌指关节附近,作为异物造成慢性炎症、纤维化及组织破坏,其中软骨和骨的破坏明显。

(4)尿酸结石　肾结石中尿酸结石占 $5\%\sim10\%$,原发性痛风患者尿酸结石占 $20\%\sim25\%$,有的甚至是痛风首发症状。

(5)痛风性肾病　尿酸结晶可沉积在肾间质或肾小管中,使肾功能受损,临床常出现蛋白尿、夜尿多、高血压等,严重时发展成尿毒症。

(6)痛风的其他伴发症　嘌呤代谢紊乱常伴有高脂血症及心血管系统疾病。约 71.4% 老年痛风患者体重超重,41% 伴发高血压,62% 伴高脂血症,冠心病和心肌梗死的伴发率也比非痛风的老年患者高。

三、实验室及其他检查

(一)血尿酸测定

血尿酸高,血尿酸 >0.41 mmol/L(7 mg/dL)(尿酸酶法)。

(二)尿液尿酸测定

24 h 尿酸排出量高[正常饮食尿酸 35.4 mmol/L(600 mg)/24 h 尿],对鉴别尿路结石性质有帮助。

(三)滑囊液检查

急性期肿胀关节处滑液可见尿酸盐结晶。

(四)X 线检查

慢性关节炎者 X 线显示邻近关节骨端圆形钻孔样缺损。

(五)痛风石特殊检查

对痛风结节可做活组织检查,或特殊化学试验鉴定。

四、诊断和鉴别诊断

根据病史、临床特点及实验室检查等可做诊断。本病须与化脓性、创伤性关节炎,类风湿关节炎,风湿性关节炎,假性痛风等相鉴别。

五、治疗

原发性痛风目前尚不能根治。防治目标:①控制高尿酸血症,预防发生过饱和的尿酸盐沉积;②迅速终止急性关节炎发作;③处理痛风石疾病,提高生活、生命质量。

(一)急性发作期的治疗

药物治疗越早越好。早期治疗可使症状迅速缓解,而延迟治疗则炎症不易控制。

1.秋水仙碱

秋水仙碱为首选药物,对本病有特效。治疗初剂量为 1 mg 口服,以后每 2 小时 0.5 mg,直至疼痛消失或发生恶心、呕吐、腹痛、腹泻等胃肠道症状时停药,一般需 4～8 mg,症状可在 6～8 h 内减轻,24～36 h 控制,以后可给 0.5 mg,每天 2～3 次,维持数天后停药。如胃肠道反应严重,可将此药 1～2 mg 溶于 20 mg 生理盐水中,于 5～10 min 内缓慢静脉注射,但应注意不能外漏,视病情需要可 6～8 h 后再注射。有肾功能减退者最初 24 h 内不宜超过 2 mg。由于疗效卓著,对诊断困难者可作试验性治疗。治疗中应注意白细胞低下及脱发等反应。

2.苯基丁氮酮或羟苯基丁氮酮

苯基丁氮酮或羟苯基丁氮酮有明显的抗感染作用,且能促进尿酸排出,对发病数天者仍有效。首次剂量 200～400 mg,以后每 4～6 h 100～200 mg,症状好转后减少为 100 mg,每天 3 次,连服 3 d。

3.吲哚美辛

吲哚美辛效果同苯基丁氮酮。剂量 25～50 mg,每天 3～4 次,连服 2 d,一般在 24～48 h 内症状消失。

4.吡罗昔康

剂量 20 mg,每天 1 次,饭后服。

5.布洛芬

每次 0.2～0.4 g,每天 2～3 次。

6.卡洛芬

本品为一非甾体抗炎药,其抗感染、镇痛、解热作用,主要是通过抑制前列腺素合成而产生。痛风急性发作:开始每天 600 mg,病情好转后应减少到合适剂量,疗程 3～6 d。

7.芬布芬

本品为一长效非甾体消炎镇痛药物。临床试验表明,本品消炎镇痛作用弱于吲哚美辛,但比乙酰水杨酸强,毒性比吲哚美辛小,胃肠道不良反应小于乙酰水杨酸及其他非甾体消炎镇痛药。每天 600～900 mg,1 次或分次服,多数患者晚上服 600 mg 即可。分次服时每天总量不得超过 900 mg。孕妇及哺乳期妇女,消化道溃疡者慎用。

8.ACTH 或糖皮质激素

上述药物无效或禁忌时用,一般以不用为好(易反跳)。ACTH 25 U 静脉滴注或 40～80 U 肌内注射,泼尼松每天 30 mg 等。曲安西龙(去炎松)5～20 mg 关节腔注射,一般在 24～36 h 缓解。

(二)发作间歇期和慢性期的治疗

1.排尿酸药

排尿酸药常用苯溴马隆,每天 25～100 mg,能抑制肾小管对尿酸重吸收,增加尿酸排泄而降低血尿酸水平,使血尿酸浓度维持在 0.36 mmol/L 或以上。已有尿酸结石形成和/或每天尿排出尿酸 3.57 mmol 以上时不宜使用,肾功能不全者疗效降低。服药期间尤需注意大量饮水及碱化尿液,使尿液 pH 维持在 6.0～6.5,晨尿酸性时可以晚上加服乙酰唑胺 250 mg,以增加尿酸的溶解度,避免结石形成。

2.抑制尿酸合成药

抑制尿酸合成药适用于尿酸生成过多,又不宜使用排尿酸药的患者。常用别嘌醇,每次 100 mg,每天 2～4 次,极量为每天 600 mg,待血尿酸降至理想水平时,逐渐减至维持量。肾功能不全者剂量应减半。

(三)对症处理

1.尿酸性肾病

尿酸性肾病先予乙酰唑胺 500 mg,继而每天 3 次,每次 250 mg;在静脉滴注 1.25%碳酸氢钠及补充足够水分的同时,静脉注射呋塞米 40～100 mg,以增加尿流量;立即使用别嘌醇,开始剂量为每天每公斤体重 8 mg,3～4 d 后减至每天 100～300 mg;严重者可予血液透析。

2.肾盂或输尿管尿酸结石致急性肾衰竭

肾盂或输尿管尿酸结石致急性肾衰竭除碱化尿液及使用别嘌醇外,可先行经皮肾造口术,以缓解肾外梗阻,再进一步处理肾结石。

3.关节活动障碍

关节活动障碍可进行理疗和体疗。

4.痛风石较大或经皮溃破

痛风石较大或经皮溃破可用手术将痛风石剔除。

六、常见护理问题

(1)疼痛:与关节炎性反应有关。

(2)预感性悲哀:与关节疼痛、影响生活质量有关。

(3)营养失调,高于机体需要量:与进食高嘌呤饮食、饮酒、进食不节制、知识缺乏等有关。

七、护理目标

(1)患者疼痛减轻或消失。

(2)患者精神状况良好,了解痛风的相关知识,掌握合理进食原则,积极配合治疗。

八、护理措施

(一)一般护理

(1)注意休息,关节炎严重或急性发作时,应绝对卧床休息。抬高患肢,避免受累关节负重。休息至关节疼痛缓解 72 h 后可恢复活动。

(2)鼓励患者多饮水,每天保持在 2 000 mL 以上,同时口服碳酸氢钠以碱化尿液,增加尿酸的溶解度,避免结石形成。

(二)病情观察与护理

注意观察病情变化,观察秋水仙碱的疗效及不良反应,发现异常及时报告医师。注意使用时以相当于5～10 倍容积的生理盐水稀释,宜缓慢,注射的时间不少于 5 min。

(三)健康教育

首先应去除有无引起继发性尿酸血症的原因,如调整合理的膳食、控制体重、治疗高血压和高脂血症以及避免利尿剂的长期应用等。平时应避免精神紧张、寒冷、过度劳累尤其应注意少进富含嘌呤中等含量的鸡、血、肉类、豌豆、扁豆、干豆类、蘑菇、龙须菜、芹菜、菠菜、菜花等。可采用的食品:乳类、蛋类及其他蔬菜,可鼓励患者多吃水果、痛风间歇期在免嘌呤普食范围内,可采用少量瘦肉、鸡肉、鱼肉等。

(侯翠翠)

第六节 老年人骨质疏松症

骨质疏松症(osteoporosis,OP)是一种以低骨量、骨组织细微结构衰退为特征,骨质脆性增加和易于骨折的一种全身性代谢性骨病。骨质疏松症分为原发性和继发性两类。老年骨质疏松症属于原发性骨质疏松症(POP)。其显著特点是易发生病理性骨折,患骨质疏松症(OP)的老年人较易发生股骨颈骨折、脊椎骨折,尤以髋部骨折及其并发症对老年人的威胁最严重,一年内可有15%死亡,致残率达50%。

原发性骨质疏松症(POP)可分为Ⅰ型和Ⅱ型两种亚型。

(1)Ⅰ型即绝经后骨质疏松症,发生于绝经后女性,其中多数患者的骨转换率增高,也称为高转换型骨质疏松症。

(2)Ⅱ型骨质疏松症多见于60岁以上的老年人,总体女性发病率显著高于男性。

一、病因

30～40岁时骨量的积累达到一生中的高峰。40岁之后,骨量开始丢失。随年龄增长,骨代谢中骨重建处在负平衡状态。老年性骨质疏松,女性多发生在绝经后20年左右,男性大多在60岁以上发生。发病率女性高于男性,女、男性之比约为2∶1。老年骨质疏松的发生与多种因素相关。

(一)遗传因素

多种基因的表达水平和基因多态性可影响骨代谢,如雌激素受体的基因、维生素D受体的基因等。另外,骨质疏松性骨折的发生与骨基质胶原和其他结构成分的遗传差异有关。

(二)内分泌因素

与老年性骨质疏松发生密切相关的内分泌因素包括以下两种。

1.雌激素

雌激素在骨重建的平衡中起着重要作用,女性绝经后雌激素水平的下降,易出现骨质丢失,引起骨质疏松。

2.甲状旁腺素(PTH)

随着年龄的增长,老年人因胃肠功能衰退,导致钙摄入不足或肠道对钙的吸收下降,则PTH分泌增加,维护血钙水平。而PTH可促进破骨细胞的作用,导致骨的吸收大于形成,引起骨质减少。

(三)饮食因素

钙是骨矿物中最主要的成分,维生素D有促进肠钙吸收、促进骨细胞的活性作用,磷、蛋白质及微量元素对于骨基质形成密切相关,这些物质的缺乏都可使骨的形成减少。

(四)生活方式

体力活动是刺激骨形成的基本方式,活动过少或长期卧床易使骨量减少发生骨质疏松。此外,光照减少、吸烟、酗酒等均是骨质疏松的诱发因素。

二、身体评估

(一)骨痛和肌无力

骨质疏松症较早出现的症状是骨痛，以腰背部疼痛为主，由脊柱向两侧扩散，久坐或久立疼痛加重，仰卧或坐位疼痛减轻，负重能力下降或不能负重。

(二)身高缩短和脊柱变形(驼背)

骨质疏松严重时，可因椎体骨密度减少导致脊椎椎体压缩变形。每个椎体缩短约 2 mm，身高平均缩短 3～6 cm。严重者因椎体压缩呈前、后高度不等的楔形，形成驼背。

(三)骨折

骨折是导致老年骨质疏松症患者活动受限，甚至引起寿命缩短的最常见、最严重的并发症。骨折的好发部位是脊椎的胸腰段、髋部和桡骨远端。常因轻微活动或创伤诱发，如打喷嚏、弯腰、负重、挤压或摔倒等。老年前期以桡骨远端骨折常见，老年期以后以腰椎和股骨上端多见。脊柱压缩性骨折可引起胸廓畸形，使肺功能受损、心血管功能障碍，引起胸闷、气促、呼吸困难等表现。

三、辅助检查

(一)生化检查

主要有以下检查。

1.尿羟赖氨酸糖苷(HOLG)

尿羟赖氨酸糖苷是骨吸收的敏感指标，可升高。

2.骨钙素(BGP)

BGP 是骨更新的敏感指标，可出现轻度升高。

(二)X 线检查

当骨量丢失超过 30%时 X 线摄片上才能显示出骨质疏松，因此，不利于早期诊断。主要表现为皮质变薄、骨小梁减少变细、骨密度降低、透明度增大。晚期出现骨变形及骨折。

(三)骨密度测定

采用单光子骨密度吸收仪(SPA)、双能 X 线吸收仪(DEXA)、定量 CT(QCT)等方法可测出骨密度。按 WHO 的诊断标准，骨密度低于同性别峰值骨量的 2.5 个标准差及以上时可诊断为骨质疏松。

四、心理-社会因素

身体外形的改变会引起老年人的心理负担，不愿进入公共场所，也会因身体活动不便或担心骨折而拒绝锻炼，因身体不适加上外形变化的影响，可能使老年人的自尊心受到挫伤，从而不利于身体功能的改善。

五、常见护理问题

(1)慢性疼痛：与骨质疏松、肌肉疲劳、骨折等有关。

(2)躯体活动障碍：与疼痛、骨折引起的活动受限有关。

(3)潜在并发症：骨折与骨质疏松、过度运动有关。

(4)情境性自尊低下：与身长缩短或驼背有关。

六、护理实施

治疗和护理目标:①按照饮食与运动原则,合理进餐和运动,维持机体的功能。②老年患者能正确使用药物或非药物的方法减轻或解除疼痛增加舒适感。③骨折老年人在限制活动期间未发生有关的并发症。④老年人能正视自身形象的改变,情绪稳定,无社交障碍。

(一)一般护理

1.营养与饮食

鼓励老年人多摄入含钙和维生素 D 丰富的食物,含钙高的食品有牛奶、豆制品、海带、虾米等,富含维生素 D 的食品有禽、蛋、肝、鱼肝油等。每天营养素的供应量:蛋白质 60～70 g,蔬菜 350～500 g,钙 800 mg,维生素 D 10 μg(400 U),食盐＜6 g,维生素 C 60 mg。

2.活动与休息

根据每个人的身体情况,制订不同的活动计划。对能运动的老年人,每天进行 30 min 左右的体育活动以增加和保持骨量;对因疼痛而活动受限的老年人,指导老年人维持关节的功能位,每天进行关节的活动训练。对因为骨折而固定或牵引的老年人,要求每小时尽可能活动身体数分钟,如甩动臂膀、扭动足趾等。

(二)减轻或缓解疼痛

通过卧床休息,使腰部软组织和脊柱肌群得到松弛可减轻疼痛,也可通过洗热水浴、按摩、擦背以促进肌肉放松。对疼痛严重者,可遵医嘱使用止痛药、肌肉松弛剂等药物。

(三)预防并发症

为老年人提供安全的生活环境或装束,防止跌倒和损伤。对已发生骨折的老年人,应每 2 小时翻身一次,保护和按摩受压部位,指导老年人进行呼吸和咳嗽训练,做被动和主动的关节活动训练,定期检查防止并发症的发生。

(四)用药护理

1.钙制剂

注意不可同绿叶蔬菜一起服用,以免因钙螯合物形成降低钙的吸收,使用过程中应增加饮水量,增加尿量以减少泌尿系统结石的形成,并防止便秘。

2.钙调节剂

钙调节剂包括降钙素、维生素 D 和雌激素。使用降钙素时要观察有无低血钙和甲状腺功能亢进的表现。服用维生素 D 的过程中,要监测血清钙和肌酐的变化。对使用雌激素的老年女性患者,应详细了解是否有乳腺癌等家族史和心血管方面的病史,注意阴道出血情况,定期做乳房检查。

3.二磷酸盐

如依替磷酸二钠、阿仑磷酸钠等,此类药物的消化道反应较常见,应晨起空腹服用,同时饮水 200～300 mL。至少半小时内不能进食或喝饮料,也不宜平卧,以减轻对消化道的刺激。静脉注射要注意血栓性疾病的发生。

(五)心理护理

通过与老年人倾心交谈,鼓励其表达内心的感受,明确忧虑的根源。指导老年人穿宽松的上衣掩饰形体的改变,强调老年人资历、学识或人格方面的优势,增强其自信心,逐渐适应形象的改变。

（六）健康指导

1.基础知识指导

通过书籍、图片和影像资料,讲解骨质疏松发生的原因、表现、辅助检查结果的解释及治疗方法。

2.日常生活指导

坚持适度的运动(每次半小时,每周3～5次)和户外日光照晒,对预防骨质疏松有重要意义。在日常活动中,防止跌倒,避免用力过度,也可通过辅助工具协助完成各种活动。

3.饮食指导

提供老年人每天的饮食计划单,学会各种营养素的合理搭配,尤其是多摄入含钙及维生素D丰富的食物。

4.用药指导

指导老年人服用可咀嚼的片状钙剂,应在饭前1小时及睡前服用,应与维生素D同时服用,教会老年人观察各种药物的不良反应,明确各种不同药物的使用方法及疗程。

七、护理评价

老年人的疼痛症状减轻或消失;每天能合理地进食、活动和用药,躯体功能有所改善;无骨折发生或骨折后未出现并发症;情绪稳定,能正确对待疾病造成的影响。

（侯翠翠）

第十二章

肿瘤科护理

第一节 颅内肿瘤

一、概述

颅内肿瘤即各种脑肿瘤,是常见的神经系统疾病之一。一般分为原发和继发两大类。原发性颅内肿瘤可发生于脑组织、脑膜、脑神经、垂体、血管残余胚胎组织等;继发性颅内肿瘤由身体其他部位如肺、子宫、乳腺、消化道、肝脏等的恶性肿瘤转移至脑部,或由邻近器官的恶性肿瘤由颅底侵入颅内。

据统计,就全身肿瘤的发病率而论,颅内肿瘤居第五位(6.31%),仅低于胃、子宫、乳腺、食管肿瘤。颅内肿瘤可发生于任何年龄,以成人多见,其发病年龄、好发部位与肿瘤类型存在相互关联。少儿多发生在幕下及脑的中线部位,主要为髓母细胞瘤、颅咽管瘤及室管膜瘤;成人以大脑半球胶质瘤为最多见,如星形细胞瘤、胶质母细胞瘤、室管膜瘤等,其次为脑膜瘤、垂体瘤及颅咽管瘤、神经纤维瘤、海绵状血管瘤等;老年人以多形性胶质母细胞瘤、脑膜瘤、转移瘤等居多。

(一)病因

颅内肿瘤和其他肿瘤一样,病因尚不完全清楚,可能与以下几种因素有关。

1.遗传因素

据报道,神经纤维瘤、血管网状细胞瘤和视网膜母细胞瘤等有明显家庭发病倾向,这些肿瘤常在一个家庭中的几代人出现。胚胎原始细胞在颅内残留和异位生长也是颅内肿瘤形成的一个重要原因,如颅咽管瘤、脊索瘤、皮样囊肿、表皮样囊肿及畸胎瘤。

2.电离辐射

目前已经肯定,X线及非离子射线的电离辐射能增加颅内肿瘤发病率。颅脑放射(即使是小剂量)可使脑膜瘤发病率增加 10%,胶质瘤发病率增加 3%~7%;潜伏期长,可达放射后 10 年以上。

3.外伤

创伤一直被认为是脑膜瘤或胶质细胞瘤发生的可能因素。文献报道在头颅外伤的局部骨折或瘢痕处出现脑膜瘤的生长。

4.化学因素

亚硝胺类化合物、致瘤病毒、甲基胆蒽、二苯蒽等都能诱发脑瘤。

（二）临床表现

1.一般的症状和体征

脑瘤患者颅内压增高症状占90%以上。

（1）头痛、恶心、呕吐：头痛多位于前额及颞部，开始为阵发性头痛渐进性加重，后期为持续性头痛阵发性加剧，早晨头痛更重，间歇期正常。颅后窝肿瘤可致枕颈部疼痛并向眼眶放射。幼儿因颅缝未闭或颅缝分离可没有头痛只有头昏。呕吐呈喷射性，多伴有恶心，在头痛剧烈时出现。由于延髓呕吐中枢、前庭、迷走神经受到刺激，故幕下肿瘤出现呕吐要比幕上肿瘤较早而且严重。

（2）视神经盘水肿及视力减退：是颅内高压的重要客观体征。颅内压增高到一定时期后可出现视神经盘水肿。它的出现和发展与脑肿瘤的部位、性质、病程缓急有关，如颅后窝肿瘤出现较早且严重，大脑半球肿瘤较颅后窝者出现较晚而相对要轻，而恶性肿瘤一般出现较早，发展迅速并较严重。早期无视力障碍，随着时间的延长，病情的发展，出现视野向心性缩小，晚期视神经继发性萎缩则视力迅速下降，这也是与视神经炎所致的假性视神经盘水肿相区分的要点。

（3）精神及意识障碍及其他症状：可出现头晕、复视、一过性黑矇、猝倒、意识模糊、精神不安或淡漠等症状，甚至可发生癫痫、昏迷。

（4）生命体征变化：颅内压呈缓慢增高者，生命体征多无变化。中度与重度急性颅内压增高时，常引起呼吸、脉搏减慢，血压升高。

2.局灶性症状和体征

局灶性症状是指脑肿瘤引起的局部神经功能紊乱。主要取决于肿瘤生长的部位，因此可以根据患者特有的症状和体征作出肿瘤的定位诊断。

（1）大脑半球肿瘤的临床症状：肿瘤位于半球的不同部位可产生不同定位症状和体征。①精神症状：常见于额叶肿瘤，多表现为反应迟钝，生活懒散，近期记忆力减退，甚至丧失，严重时丧失自知力及判断力，亦可表现为脾气暴躁，易激动或欣快。②癫痫发作：额叶肿瘤较易出现，其次为颞叶、顶叶肿瘤多见。包括全身大发作和局限性发作，有的病例抽搐前有先兆，如颞叶肿瘤，癫痫发作前常有幻想、眩晕等先兆，顶叶肿瘤发作前可有肢体麻木等异常感觉。

（2）锥体束损害症状：表现为肿瘤对侧半身或单一肢体力弱或瘫痪病理征阳性。

（3）感觉障碍：为顶叶的常见症状，表现为肿瘤对侧肢体的位置觉、两点分辨觉、图形觉、质料觉、失算、失明、左右不分、手指失认，实体觉的障碍。

（4）失语症：见于优势大脑半球肿瘤，分为运动性和感觉性失语。

（5）视野改变：枕叶及颞叶深部肿瘤因累及视辐射，表现为视野缺损，同向性偏盲及闪光、颜色等幻视。

3.蝶鞍区肿瘤的临床症状

早期就出现视力、视野改变及内分泌功能紊乱等症状，颅内压增高症状较少见。

（1）视觉障碍：肿瘤向蝶鞍区上发展压迫视交叉引起视力减退及视野缺损，蝶鞍肿瘤患者常因此原因前来就诊，眼底检查可发现原发性视神经萎缩和不同类型的视野缺损。

（2）内分泌功能紊乱：如性腺功能低下，女性表现为月经期延长或闭经，男性表现为阳痿、性欲减退及发育迟缓。生长激素分泌过盛在发育成熟前可导致巨人症，如相应激素分泌过多，则发育成熟后表现为肢端肥大症。

4.颅后窝肿瘤的临床症状

(1)小脑半球肿瘤:主要表现为患侧肢体协调动作障碍,可出现患侧肌张力减弱或无张力,膝腱反射迟钝,眼球水平震颤,有时也可出现垂直或旋转性震颤。

(2)小脑蚓部肿瘤:主要表现为躯干性和下肢远端的共济失调,行走时步态不稳,步态蹒跚,或左右摇晃如醉汉,站立时向后倾倒。

(3)脑干肿瘤:临床表现为出现交叉性麻痹,如中脑病变,表现为病变侧动眼神经麻痹;脑桥病变,可表现为病变侧眼球外展及面肌麻痹,同侧面部感觉障碍以及听觉障碍;延髓病变,可出现同侧舌肌麻痹、咽喉麻痹、舌后 1/3 味觉消失等。

(4)小脑脑桥角肿瘤:表现为耳鸣、眩晕、进行性听力减退、颜面麻木、面肌抽搐、面肌麻痹以及声音嘶哑、食水呛咳、病侧共济失调及眼球震颤。

5.松果体区肿瘤临床症状

(1)四叠体受压征:即瞳孔反应障碍、垂直凝视麻痹和耳鸣、耳聋是其特征性体征。

(2)两侧锥体束征:即尿崩症、嗜睡、肥胖、全身发育停顿,男性可见性早熟。

(三)诊断

1.病史与临床检查

这是正确诊断的基础。

(1)需要详细了解发病时间,首发症状和以后症状出现的次序,这些对定位诊断具有重要意义。

(2)临床检查:包括全身与神经系统等方面。神经系统检查注意意识、精神状态、脑神经、运动、感觉和反射的改变。需常规检查眼底,怀疑颅后凹肿瘤,需作前庭功能与听力检查。全身检查按常规进行。

2.辅助检查

原则上应选用对患者痛苦较轻、损伤较少、反应较小、意义较大与操作简便的方法。

(1)X 线检查:神经系统的 X 线检查包括头颅平片、脑脊髓血管造影、脑室、脑池及椎管造影等。脑血管造影可了解颅内肿瘤的供血情况,对血管性肿瘤价值较大。

(2)腰椎穿刺与脑脊液检查:仅作参考,颅内肿瘤常引起一定程度颅内压增高,但压力正常时,不能排除脑瘤。需要注意,已有显著颅内压增高,或疑为脑室内或幕下肿瘤时,腰穿应特别谨慎或禁忌,以免因腰穿特别是不适当的放出脑脊液,打破颅内与椎管内上下压力平衡状态,促使发生脑疝危象。

(3)CT 脑扫描与磁共振扫描:是当前对颅内瘤诊断最有价值的诊断方法。一般可发现直径 3 mm 以上的肿瘤。肿瘤 CT 异常密度和 MRI 信号变化、脑室受压和脑组织移位、瘤周脑水肿范围,可反映瘤组织及其继发改变如坏死、出血、囊变和钙化等情况,并确定肿瘤部位、大小、数目、血供和与周围重要结构的解剖关系,结合增强扫描对绝大部分肿瘤作出定性诊断。

(4)放射性核素扫描:目前主要有单光子发射计算机断层显像(SPECT)与正电子发射计算机断层显像(PET)两项技术。PET 可显示肿瘤影像和局部脑细胞功能活力情况。

(5)内分泌检查:对诊断垂体腺瘤很有价值,此外酶的改变、免疫学诊断亦有一定参考价值,但多属非特异性的。

(6)活检:肿瘤定性诊断困难,影响选择治疗方法时,可利用立体定向和神经导航技术取活检行组织学检查确诊,指导治疗。

（四）治疗

颅内肿瘤治疗可通过手术治疗、化疗、放疗、分子靶向治疗及免疫治疗等方法。目前，综合治疗对大部分中枢神经系统肿瘤来讲，是较为合适的治疗方案。

1.手术治疗

原则是凡良性肿瘤应力争全切除以达到治愈的效果；凡恶性肿瘤或位于重要功能区的良性肿瘤，应根据患者情况和技术条件予以大部切除或部分切除，以达到减压的目的。

2.放疗

凡恶性肿瘤或未能全切除而对放射线敏感的良性肿瘤，术后均应进行放疗。目前包括常规放疗、立体定位放射外科治疗及放射性核素内放疗。如肿瘤位于要害部位，无法施行手术切除，而药物治疗效果不好时，可行脑脊液分流术、颞肌下减压术、枕肌下减压术或去骨瓣减压术等姑息性手术。

3.化疗

恶性肿瘤，特别是胶质瘤和转移瘤，术后除放疗外，尚可通过不同途径和方式给予化学药物治疗。但是由于血-脑屏障的存在，颅内肿瘤不同于其他部位的肿瘤，某些化疗药物难以到达颅内肿瘤细胞而起到杀伤作用。故化疗药物应与减弱血-脑屏障的药物联合应用。

4.免疫治疗

颅内肿瘤抗原的免疫原性弱，不易引起强烈的免疫反应，又由于血-脑屏障的存在，抗癌免疫反应不易落实至脑内。这方面有一些实验研究与药物临床试验，如应用免疫核糖核酸治疗胶质瘤取得一定效果，但尚需进一步观察、总结与发展。

5.对症治疗

（1）抗癫痫治疗：幕上脑膜瘤、转移瘤等开颅手术后发生癫痫的概率较高。术前有癫痫史或术后出现癫痫者，应连续服用抗癫痫药，癫痫停止发作6个月后可以缓慢停药。

（2）降低颅内压：对于发生颅内高压的患者，应使用脱水药、糖皮质激素、冬眠疗法等手段减轻脑组织损伤。

颅内肿瘤患者的预后与肿瘤的性质及生长部位有关。良性肿瘤如能彻底摘除可得到根治；恶性肿瘤预后较差，绝大多数肿瘤在经过综合治疗后仍有可能复发。

二、护理

（一）心理护理

面对肿瘤的威胁，患者通常要经过一个对疾病理解并接受治疗的复杂心理适应过程。护士通过为患者提供关于肿瘤和治疗信息，运用交流技巧，给患者以心理支持，可以促进患者对这一紧张状态的调整适应过程。同时，护士一定要在精神上经常地给予其安慰和鼓励，耐心解释治疗的安全性和有效性，以解除患者的焦虑和不安，这种心理上的支持，会使患者情绪稳定、乐观，有助于减轻治疗反应，使治疗顺利完成。

（二）头痛的护理

（1）密切观察患者病情，包括神志、瞳孔、生命体征的变化。对于躁动的患者需加床栏保护。

（2）给予脱水等对症治疗。

（3）环境要安静，室内光线要柔和。

（4）心理护理：多与患者交流，了解思想状况，进行细致的解释和安慰，同时与家属共同体贴关心患者,减轻患者的精神压力,以利患者积极配合治疗。

(5)指导患者卧床休息,可通过看报纸、听轻柔的音乐等方式分散注意力以减轻疼痛。

(6)饮食护理:指导患者进食清淡、宜消化的软食,可食新鲜的蔬菜、水果,保持大便的通畅,若便秘应指导患者勿用力解大便,以免腹压增高引起颅内压增高。

(三)癫痫的护理

(1)应尽量为其创造安静环境,以避免任何不良刺激,如疼痛、紧张、高热、外伤、过度疲劳、强烈的情绪波动(急躁、发怒)等。另外饮酒、食用刺激和油腻食物等也可诱发癫痫发作,应尽量避免其接触。

(2)仔细观察了解癫痫发作的诱因,及时发现发作前的预兆。当患者出现前驱症状时,预示其可能在数小时或数天内出现癫痫发作,这时要做好患者的心理护理,帮助其稳定情绪,同时与医师联系,在医师指导下调整癫痫药物的剂量和/或种类,预防癫痫发作。

(3)癫痫发作时的护理,及时移开身边硬物迅速让患者平卧,如来不及上述安排,发现患者有摔倒危险时应迅速扶住患者让其顺势倒下,严防患者忽然倒地摔伤头部或肢体造成骨折。如果癫痫发作时患者的口是张开的,应迅速用缠裹无菌纱布的压舌板或筷子等物品垫在患者嘴巴一侧的上、下牙之间,以防其咬伤舌头。如患者已经咬紧牙关,则使用开口器从臼齿处插入,避免使用坚硬物品,以免其牙齿脱落,阻塞呼吸道。发作时呼吸道的分泌物较多,可造成呼吸道的阻塞或误吸窒息而危及生命,应让其头侧向一方使分泌物流出,同时解开衣领及腰带保持呼吸通畅。通知医师,给予对症处理。

(四)预防跌倒的护理

评估患者易致跌倒的因素,创造良好的病室安全环境,地面保持干净无水迹,走廊整洁、畅通、无障碍物、光线明亮。定时巡视患者,严密观察患者的生命体征及病情变化,使用床栏并合理安排陪护。加强与患者及其家属的交流沟通,关注患者的心理需求。给予必要的生活帮助和护理。对使用床栏的患者需告知下床前放下床栏,勿翻越。呼叫器、便器等常用物品放在患者易取处;对患者及其家属进行安全宣教。

(五)放疗的护理

1.做好放疗前的健康宣教

告知患者放疗的相关知识及不良反应,耐心细致地向患者解释,消除患者对放疗的恐惧感。

2.颅内压增高的观察和护理

当照射剂量达到 1 000～1 500 cGy 时,脑组织由于受到放射线的损伤,细胞膜的通透性发生改变,导致脑水肿而引起颅内压增高。因此,需密切观察患者的意识、瞳孔及血压的变化,如出现剧烈头痛或频繁呕吐,则有脑疝发生的可能,应立即通知医师,做好降压抢救处理。

3.饮食护理

由于放疗后患者表现食欲差,饮食要保持色、香、味美以刺激食欲。鼓励患者进高蛋白、高维生素、高纤维的饮食,忌食过热、过冷、油煎及过硬食物。

4.口腔护理

放疗期间保持口腔卫生,积极防治放射性口腔炎。加强口腔护理,每天用软毛牙刷刷牙,每次进食后用清水漱口。放疗期间以及放疗后 3 年禁止拔牙,如确须拔牙应加强抗感染治疗,以防放疗后牙床血管萎缩诱发牙槽炎、下颌骨坏死、骨髓炎。

5.照射野皮肤的护理

放疗中保持照射野部位清洁、干燥,指导患者局部避免搔抓,避免刺激,禁用碘酒、乙醇、胶布,忌用皂类擦洗,夏天外出可戴透气性好的太阳帽或打遮阳伞,防止日光对皮肤的直接照射引起损伤。

6.观察体温及血常规的变化

体温38 ℃以上者,报告医师暂停放疗,观察血常规的变化,结合全身情况配合医师做好抗感染治疗。

三、健康教育

(1)注意营养均衡,多吃蔬菜、水果、粗纤维食物及易消化的食物,多饮水,保持大便通畅。

(2)注意休息,避免重体力劳动。

(3)放疗患者出院后一个月内应注意保护照射野皮肤。

(4)定期复查。

(郭 岩)

第二节 鼻 咽 癌

一、概述

鼻咽癌的发病有明显种族、地区和家族聚集现象,好发于黄种人。世界上80%的鼻咽癌发生于我国南方各省及其邻近区域。广东是世界最高发的地区。鼻咽癌发病率占头颈部恶性肿瘤首位,男、女性之比为(2.5～4)∶1,随着年龄增长发病率增高,20～40岁开始上升,40～60岁为发病高峰。

(一)病因

鼻咽癌的病因尚不确定,目前较为确定的因素有 EB 病毒感染、遗传因素、接触化学致癌物质等。

1.EB 病毒感染

在发病中起重要作用,Old 等首先在鼻咽癌患者的血清中检测出 EB 病毒抗体,进一步的研究证明 EB 病毒与鼻咽癌密切相关。

2.遗传因素

鼻咽癌患者有种族和家族聚集现象。有家族史的鼻咽癌患病率明显高于无家族史者,侨居国外的中国南方某些地区的华人,鼻咽癌患病率高于当地人。

3.化学因素

可能与某些化学致癌物质(如芳香烃、亚硝胺)及某些微量元素(如镍)有关。

(1)芳香烃:李桂源报道湘西鼻咽癌高发区的 57 个家庭中,每克烟尘 3,4-苯并芘的含量明显高于低发区。

（2）亚硝胺：有报道食用咸鱼及腌制品食物是中国南方鼻咽癌高危因素，与食用咸鱼及腌制品食物中高浓度的亚硝胺化合物有关。

（3）微量元素：调查发现鼻咽癌高发区的大米和水中微量元素镍含量高于其他地区。镍能促进亚硝胺诱发鼻咽癌，提示镍可能是促癌因素。

4.癌基因

研究证明用癌基因 ras 家族做探针进行核酸杂交，鼻咽癌的转化基因与 Ha-ras 有同源序列，并呈长度多态性。

（二）病理分类

根据 WHO 的分类标准，鼻咽癌分为三型。

1.角化型鳞状细胞癌

依据分化程度可分为高、中、低分化，其中以高分化最常见。

2.非角化型癌

可分为分化型和未分化型两型。

3.基底细胞样鳞状细胞癌

此型发病率低。

（三）临床表现

常见为以下七大症状、三大体征。

1.症状

（1）血涕和鼻出血：最常发生在早晨起床吸鼻后痰中带血或擤鼻后涕中带血。18%～30% 的患者以此为首发症状，确诊时超过 70% 的患者有此症状。癌灶表面呈溃疡或菜花型者这一症状更为常见，而黏膜下型的肿块则血涕较为少见。大出血是晚期鼻咽癌患者死亡的主要原因。

（2）鼻塞：位于鼻咽顶部的肿瘤常向前方浸润生长，导致同侧后鼻孔与鼻腔后的堵塞。大多数呈单侧，日益加重。

（3）耳部症状：单侧性耳鸣或听力减退、耳内闭塞感是早期鼻咽恶性肿瘤症状之一。原发癌灶在咽隐窝或鼓咽管枕区者肿瘤常更多的浸润、压迫鼓咽管，使鼓室形成负压，形成分泌性中耳炎的体征，如病灶较轻者行鼓咽管吹张法可获暂时缓解。

（4）头痛：为常见初发症状，常为一侧偏头痛，位于额部、颞部或枕部。脑神经损害或颅底骨破坏是头痛原因之一。确诊时有 70% 的患者有头痛。

（5）眼部症状：鼻咽癌晚期侵犯眼眶或眼球有关的神经，多为单侧眼球受累（与原发灶处于同一侧），以后再扩展至对侧。主要表现为视力障碍、复视、眼球活动受限、眼睑下垂等。

（6）脑神经症状及其他：面部皮肤麻木感，检查为痛觉和触觉减退或消失；舌肌萎缩和伸舌偏斜；迷走神经、舌咽神经受损，表现为声音嘶哑和吞咽困难。

（7）颈部肿块：多位于上颈部，颈部肿块无痛、质硬，早期可活动，晚期因粘连而固定，此为首发症状的占 40%，60%～80% 患者初诊时可触及颈部肿块。

2.体征

（1）鼻咽部肿物：分为结节型、浸润型、菜花型、黏膜下型和溃疡型。

（2）颈部淋巴结肿大：多为颈深上淋巴结肿大，为单侧或双侧。

（3）脑神经损害：常见为三叉、外展、舌下、舌咽、动眼神经受损。

(四)诊断

1.体格检查

行病变部位及全身常规体格检查。

2.鼻咽检查

(1)后鼻镜(间接鼻咽镜)检查:是一种简便、快捷、有效的检查方法,能早期检查出鼻咽部肿瘤。

(2)前鼻镜检查:出现鼻塞、血涕时行此检查,可观察鼻道有无出血、坏死物和肿块等,并可通过前鼻镜检查行鼻腔鼻咽肿物活检。

(3)鼻咽纤维镜检查:配备摄像、电视、录像等现代装置,可有效提高图像分辨率,这是最有效的现代检查工具。

3.血清学检查

EB病毒血清学检查可以作为鼻咽癌诊断的辅助指标,对早期诊断鼻咽癌有一定帮助。

4.影像学检查

(1)X线检查:目前用于鼻咽癌的常规X线检查已经被CT和MRI取代。如需排除转移时则肺部正位片和骨X线平片仍为必备常规检查。

(2)鼻咽部CT检查:能准确评价鼻咽部肿瘤的部位,对鼻咽癌的分期、放疗照射野设计和预后评估有重要作用。

(3)鼻咽部MRI:可清楚显示鼻咽部正常结构的层次和分辨肿瘤的范围,对诊断鼻咽癌分期更准确。对鉴别鼻咽癌是复发还是纤维化更有优势,对评价颅内病变、放射性脑病和脊髓病变更准确。

(4)B超检查:可以动态观察密切随诊,主要用于颈部和腹部的检查。目前认为B超诊断颈转移淋巴结的符合率约为95%,高于CT和MRI的结果。

(5)放射性核素骨显像(ECT)检查:在有骨痛或骨叩击痛区行ECT,阳性符合率比X线片高出30%左右。临床上应结合病史、体检及综合检查证据作为诊断依据。

(6)正电子发射计算机断层显像(PET)检查:对及时发现原发病灶、颈部淋巴结转移或远处转移灶更准确。

5.病理学检查

肿瘤活组织病理检查是确诊鼻咽癌的唯一定性手段。

(1)细胞学检查:鼻咽部脱落细胞学检查可找到肿瘤细胞。

(2)组织病理学检查:是鼻咽癌确诊依据,包括鼻咽部新生物活检和颈部淋巴结活检。

(五)治疗

1.治疗原则

因鼻咽解剖位置深,有重要血管神经相邻,病理又多属低分化癌,淋巴结转移率高,故放疗是目前鼻咽癌的首选治疗手段。早期病例可单纯体外放疗或以体外放疗为主,辅以近距离腔内后装放疗。晚期患者可放疗加化疗。其他辅助治疗有中药、免疫增强剂和生物调节剂。

2.治疗方法

(1)放疗:分外照射治疗和近距离放疗。

外照射治疗中常规放疗有采用直线加速器的高能X线或^{60}Co做外照射。一般情况下宜行连续性照射,每周5次,每次2 Gy,总量(DT)是每6～7周60～70 Gy。调强适形放疗(IMRT)能使照射区的形状在三维方向上与受照射肿瘤的形状相适合,可按照临床的需要调整靶区内诸点的照射剂量(即放疗剂量适形),使靶区剂量更趋均匀,并进一步减少肿瘤邻近正常组织或器官受照射的剂量,提高放疗的效果。肿瘤靶区分次剂量较高,而周围正常组织的分次剂量较低,由此产生不同的放射生物学效应保护了周围正常器官。由于鼻咽结构的特殊性,鼻咽肿物的形状往往不规则,采用常规外照射有时很难完全避开颈段脊髓或正常脑组织。而 IMRT 技术保证肿瘤靶区得到足量照射,同时可有效地保护周围正常组织,因此鼻咽癌比较适合采用调强适形放疗。

调强适形放疗和常规放疗相比较,由于面罩的影响,放疗急性期皮肤反应较常规放疗重;对于远期反应,由于调强适形放疗有效地保护了颞颌关节和腮腺功能,所以调强适形放疗对颞颌关节改变造成的张口困难及腮腺功能的破坏远低于常规放疗。

近距离放疗是目前鼻咽癌残留病灶最常见的治疗方法,具有不良反应小、疗效较好、操作简单的特点,适合外照射的补充治疗。

(2)化疗:对复发或转移性鼻咽癌,化疗是重要的手段。①诱导化疗:又称新辅助化疗,是指放疗前使用的化疗。②同步放化疗:是指放疗同时使用化疗。③辅助化疗:是指在放疗后进行的化疗。④常用化疗方案有:顺铂+氟尿嘧啶;顺铂+氟尿嘧啶+多柔比星;顺铂+氟尿嘧啶+博来霉素;顺铂+多西他赛等。

(3)手术:对于部分放疗后鼻咽或颈部残留或复发的病灶是一种有效的补救措施。

二、护理

(一)心理支持

多与患者交流,倾听患者的诉说,理解患者的心理感受。帮助患者解决实际问题,介绍疗效好的病例,与他们交谈,增强治疗信心。

(二)饮食护理

(1)进食温凉、低盐、清淡、高蛋白、低脂肪、富含维生素的无刺激性软食,可有效预防和减少口腔黏膜反应的发生,如肉泥、菜泥、果泥。忌烟酒,忌食煎、炸、辛辣、过硬、过热、过酸、过甜的刺激性食物,以保护口咽部黏膜。

(2)吞咽困难不能进食者给予静脉营养。

(3)部分患者在放疗期间因放射性口腔黏膜炎引起的疼痛、味蕾受损引起的味觉丧失而导致进食减少,体重下降。因此在患者因口腔黏膜炎疼痛而进食困难时,应指导患者用粗大的吸管吸食流质或半流质食物,确保营养供给。味觉丧失时,护士应鼓励患者进食,避免因进食减少而进一步影响患者的胃肠道功能,影响营养的消化吸收,而形成不能进食-胃肠道功能紊乱-营养吸收障碍的恶性循环。

(三)观察患者头痛情况

头痛严重时影响患者的精神状况、睡眠和进食,使患者全身状况下降,影响患者的治疗和预后。应根据患者的疼痛状况按三阶梯止痛原则进行处理,以减轻患者症状。

(四)放疗前清洁牙齿

治疗口腔炎症,要常规拔除深度龋齿和残根,除去金属冠齿等,待伤口愈合(10~14 d)后方可行放疗。

(五)放疗期间观察鼻咽

观察鼻咽是否有出血情况,一般情况下鼻咽放疗出血较少见,少量出血时,指导患者勿用手抠鼻,以免加重出血。大出血者应施行后鼻孔填塞压迫止血,并遵医嘱给予止血剂,必要时请耳鼻喉科医师会诊,行外科治疗。头侧向一边,保持呼吸道通畅。

(六)保持鼻咽腔清洁

鼻咽冲洗每天 1～2 次,冲洗瓶的高度距头顶 50 cm,水温为 36～40 ℃,冲洗液体为生理盐水或专用鼻腔冲洗剂,冲洗液体量为 500～1 000 mL,冲洗器放入鼻腔 1～1.5 cm,水从鼻腔进入,从口腔或鼻腔出来,有出血时禁止冲洗。鼻咽冲洗的目的是清洁鼻腔和增强放射敏感性。护士应告知患者鼻腔冲洗的意义和重要性,防止因冲洗不彻底或未按时冲洗而导致鼻咽部感染或影响放疗效果。指导患者观察冲洗物的颜色及性质,有出血时及时告知医师,避免引起鼻咽部大出血。

(七)检查白细胞计数

放疗期间每周检查白细胞计数一次,白细胞计数$<3\times10^9$/L 时,应暂停放疗;$<1\times10^9$/L 时,予保护性隔离。放化疗期间患者免疫力低下,指导患者避免去公共场所,避免接触感冒或病毒感染者,以免并发严重的感染。

(八)放疗并发症的防护

1.口干

口干为最早出现的放疗反应之一。口腔涎腺包括腮腺、颌下腺、舌下腺和众多的小唾液腺,具有分泌功能的是浆液性和黏液性 2 种细胞。唾液的 99% 为水分,余下的为各种无机盐、消化性和免疫性蛋白,起着消化、冲洗、免疫、保护和润滑等多种功能。浆液性细胞对放疗高度敏感,在接受一定的照射剂量后(因个体差异不同,放疗 10 次左右)会出现腺体的急性反应,随后腺泡变性,血管通透性增高,随着放疗照射体积和剂量的增加,腺泡会坏死,完全破坏,涎腺分泌功能大幅下降,其分泌量只有放疗前的 10%～30%。涎腺功能在放疗后 1 年才会有轻度恢复。唾液的生化成分也有所变化,无机盐及蛋白成分升高,pH 下降,唾液淀粉酶大幅下降。放疗到一定剂量,味觉减退反应出现,舌味蕾受损,舌乳头环状突起。从味觉产生机制看,不同部位的味蕾有不同的味觉感受器,如菌状乳头味蕾主要感觉甜,分布于舌尖,这一部位相对放射剂量较少,因而甜味受累最轻;轮廓乳头分布于舌根,受照射量最多,因而苦味就受累最重。口干的护理要点是刺激未纤维化的唾液腺分泌,缓解口腔干燥症状,当唾液腺未完全纤维化时,可通过催涎剂的作用使唾液得到一定代偿来改善口腔的内环境。放疗患者口干可用冷开水、茶或其他无糖无酸的冷饮、漱口液来湿润口腔。

2.放射性口腔黏膜炎

放射性口腔黏膜炎判断标准分为四度:①Ⅰ度,黏膜充血水肿,轻度疼痛;②Ⅱ度,黏膜充血水肿,中度疼痛,点状溃疡;③Ⅲ度,黏膜充血水肿,片状溃疡,疼痛加剧影响进食;④Ⅳ度,黏膜大面积溃疡,剧痛,不能进食。鼻咽癌放疗可以严重影响唾液腺分泌唾液,一些患者首次或第二次治疗后唾液腺由于一过性炎症反应可出现肿胀和不适,而且唾液腺分泌的减少更容易导致浆液成分的减少,唾液黏稠、pH 下降和功能降低,导致餐后唾液的润滑、冲洗作用不充分,pH 下降可引起龋齿,遵医嘱给予抗感染和止痛药物治疗。鼻咽癌常规对穿野放疗的患者由于口腔黏膜特别是腮腺受量高,反应重,甚至有些患者因为早期口腔黏膜和腮腺反应重而放弃治疗。鼻咽癌调强放疗的患者由于口腔黏膜特别是腮腺受量低,反应轻,放疗期间多只需口腔局部用药就能继续放疗,多数患者不必全身用药,也没有出现因为早期口腔黏膜和腮腺反应重而放弃治疗者。放射性口腔黏膜炎已经成为鼻咽癌放疗中最为严重的制约因素,其发生率几乎是 100%。放疗使唾液分泌量及质量降低,口腔自洁及免疫能力下降。放疗开始后可使用康复新、维生素 B₁₂、利多卡因、庆大霉素等配制的漱口液和 2.5% 的碳酸氢钠漱口液交替漱口。如为真菌感染可使用制霉菌素或氟康唑胶囊配制漱口液含漱。口腔局部溃疡及感染时,可局部喷洒金因肽或涂抹碘甘油,以促进表皮黏膜生长和缓解疼痛。

3.放射性皮炎

按国际抗癌联盟的标准,急性放射性皮炎损伤程度分为四度。①Ⅰ度:滤泡、轻度红斑脱皮、干性皮炎、出汗减少。②Ⅱ度:明显红斑、斑状湿性皮炎、中度水肿。③Ⅲ度:融合性湿性皮炎、凹陷性水肿。④Ⅳ度:坏死溃疡。随着放疗剂量的增加,患者照射野皮肤可出现不同程度的放射性反应。其发病机制一方面是放射线造成 DNA 的破坏,导致可逆或不可逆的 DNA 合成及分化不平衡,使皮肤基底细胞不能产生新的细胞,成熟的上皮细胞持续丢失,若不能及时增殖补充脱落的表层细胞,即引起皮肤损伤;另一方面是射线引起的小血管管腔狭窄或血栓形成,从而导致组织缺血、缺氧,导致皮肤损伤程度。放射性皮炎是放疗中常见的放射损伤,发生的程度与放射线的性质和放射野的面积、放疗剂量及患者的个体差异有关。研究表明皮肤受照射 5 Gy 就可能形成红斑,20~40 Gy 就可能形成脱皮及溃疡,严重者甚至出现经久不愈的溃疡。治疗和预防放射线皮肤损伤以往无有效药物和治疗方法,出现后多采用停止放疗、休息及抗感染治疗等对症处理,使治疗中断,放疗的生物效应减低,从而导致肿瘤局部控制疗效下降。经过临床实践,以下方法可预防和治疗放射性皮肤反应。

(1)涂抹比亚芬软膏保护照射区皮肤:比亚芬软膏的成分为三乙醇胺,为水包油型白色乳膏,对皮肤有深部保湿的作用。三乙醇胺中的水分能迅速被损伤皮肤吸收,预防和减轻照射野皮肤的干燥,改善患者的不适度。通过渗透和毛细作用原理,起到清洁和引流的双重作用,能提供良好的皮肤自我修复环境,可增加皮肤血流速度,帮助排除渗出物,促进皮肤的新陈代谢,补充丢失脱落的表皮细胞,促进受损的细胞再生修复。还通过舒张局部血管,加快血流速度,改善放疗后的血液循环障碍,减轻水肿,加快渗出物的排出,促进损伤组织的愈合。还可升高白细胞介素-1的浓度和降低白细胞介素-6的浓度,刺激成纤维细胞的增生,增加胶原的合成。将三乙醇胺乳膏涂抹在照射野皮肤,轻轻按摩使药物渗入皮肤,每天 2 次,从放疗第一天开始使用直至放疗结束。需注意的是:在放疗前 4 小时停用三乙醇胺乳膏,清洗掉药物之后再行放疗。

(2)防止局部皮肤损伤:穿棉质低领宽松衣服,禁止用肥皂水擦洗照射区皮肤,清洁皮肤时只需用清水轻轻擦洗即可。并注意防晒。

(3)随着放疗剂量的增加,局部皮肤发生感染或破溃时,遵医嘱酌情暂停放疗,可给予"烧伤三号"(含有冰片、明矾)纱布湿敷、涂抹美宝湿润烧伤膏或在创面喷洒金因肽。金因肽的主要成分为重组人表皮生长因子衍生物,其分子结构和生物学活性与人体内源性表皮生长因子高度一致,可以提供组织再生和修复的基础,促进鳞状上皮细胞、血管内皮细胞等多种细胞的生长,加速创面愈合的速度。同时它还能促进上皮细胞、中性粒细胞、成纤维细胞等多种细胞向创面迁移,预防感染,提高上皮细胞再生度和连续性,预防和减少瘢痕形成,提高创面修复质量。

4.放射性龋齿和放射性骨髓炎

放射性龋齿和放射性骨髓炎属于迟发放疗反应。上、下颌骨骨组织受照射后,其组织血管发生无菌性血管炎,其后数月或数年发生血栓栓塞,骨组织血供减少。此时若发生牙组织感染和拔牙性损伤,局部伤口长期不愈,可导致放射性骨髓炎发生。骨坏死多发生在高剂量、大分割外照射,口底插植治疗的区域,特别是原有肿瘤侵犯的部位;也见于全身情况差、拔牙或下颌无牙的患者。由于血供的不同,下颌骨的坏死先于上颌骨。放射性骨髓炎临床表现为颌骨深部的间歇性钝痛或针刺样剧痛,软组织红肿,瘘管形成,伴有张口困难、口臭、牙龈出血、口干等,严重的死骨外露伴颌面畸形还会引起继发感染,危及患者生命。因此放疗前应常规洁牙,拔除或填补龋齿、残根,去除金属齿冠及清洁牙齿,活动义齿需在放疗终止一段时间后再使用,以免损伤牙黏膜。放疗后指导患者用含氟牙膏刷牙,坚持用竖刷或横竖相结合的方法刷牙,每次刷牙应持续 3 min以上。少进甜食或进食甜食后及时漱口。放疗后定期到口腔科检查,尽量不做拔牙的处理,如必须进行时,至少在 2 年后或更长时间,以免引起炎症感染和骨髓炎。鼓励患者每天坚持做鼓水运动及舌头舔牙龈运动,以防牙龈萎缩。

5.颈部活动受限和张口困难

当颈部、咀嚼肌或其他颞下颌关节周围软组织位于放射野时,放射线造成局部组织水肿,细胞破坏及纤维化,出现颈部活动受限和张口困难。在患者做张口锻炼的过程中,如发生放射性口腔黏膜炎,患者可能因为疼痛而不愿意坚持张口锻炼,护士在此期间要关心患者,遵医嘱指导患者含漱利多卡因漱口液后再行张口训练。如张口困难,可用暖水瓶的软木塞支撑在患者的门齿间,以达到张口锻炼的目的。为预防颈部肌肉纤维化,可做颈前后左右的缓慢旋转运动,按摩颞颌关节和颈部。放疗前应记录患者最大张口后上下门齿间的距离,放疗开始后每周测量门齿距一次,并指导患者行张口训练,每天 200～300 次,以保持最大张口度和颞颌关节的灵活度。

(九)静脉化疗的护理

化疗药物的观察护理:为预防顺铂(DDP)的肾脏毒性,需充分水化。使用顺铂前 12 h 静脉滴注等渗葡萄糖液 2 000 mL,使用当日输入等渗盐水或葡萄糖液 3 000～3 500 mL,同时给予氯化钾、甘露醇及呋塞米,鼓励患者多饮水,观察电解质的变化,每天尿量不少于 3 000 mL。静脉滴注时药品需避光。化疗前进行健康宣教,为保护肾功能输入大量的液体及利尿剂,会使尿量增加,小便次数频繁。紫杉醇类药物有 39% 的患者在用药后最初的 10 min 内发生变态反应,表现为支气管痉挛性呼吸困难、荨麻疹和低血压。为了预防发生变态反应,治疗前 12 h、6 h 分别给予地塞米松 10 mg 口服,治疗前 30 min 予苯海拉明 20 mg 肌内注射,静脉滴注西咪替丁300 mg。紫杉醇类药物还可导致脱发,发生率为 80%,治疗前可告知患者,让其有心理准备,并指导患者购买假发。

三、健康教育

(1)放疗前要常规拔除深度龋齿和残根,待伤口愈合 10～14 d 方可行放疗。

(2)指导患者放疗后 3 年内禁止拔牙,如确需拔牙应加强抗感染治疗,以防放射性骨髓炎的发生。

(3)指导患者坚持终身行鼻腔冲洗。

(4)指导患者在放疗期间和放疗结束后 3～6 个月,仍应坚持做颈部旋转运动和张口运动训练,防止颞颌关节功能障碍。

(5)加强口腔卫生,每天漱口 4～5 次,推荐使用含氟牙膏,建议每年清洁牙齿 1 次。放疗后造成多数患者永久性口干,嘱多饮水,保持口腔湿润。

(6)定期复查,建议随诊时间为第 1 年每 2～3 个月一次,第 2 年每 3～4 个月一次,第 3 年每6 个月 1 次,以后每年 1 次。

鼻咽癌的预后与年龄、临床分期、病理类型、治疗方式等有关。青少年及儿童患者一般预后较好,5 年生存率在 60% 左右,妊娠哺乳期妇女预后极差。分期愈早,疗效愈好。

(祝亚楠)

第三节　喉　癌

一、概述

喉的恶性肿瘤较良性肿瘤多见。恶性肿瘤中以上皮组织变来源的恶性肿瘤多见,90%~95% 为鳞状细胞癌。喉癌为仅次于肺癌的呼吸道第二高发癌。在头颈部恶性肿瘤中其发病率仅次于鼻咽癌。喉癌早期病例的 5 年生存率可达 80%;晚期采取综合治疗,5 年生存率可达 50%。

(一)病因

喉癌的致病原因至今尚不明,可能与以下因素有关。

1.烟、酒刺激

烟、酒刺激与喉癌发生有密切关系。临床上可见 90% 以上的喉癌患者有长期吸烟或饮酒史。吸烟可产生烟草焦油,其中苯并芘可致癌。酒精长期刺激黏膜可使其变性而致癌。

2.空气污染

空气污染严重的城市,喉癌发病率高。长期吸入有害气体如二氧化硫和生产性工业粉尘、二氧化硫铬、砷等吸入呼吸道易致喉癌。

3.癌前病变

慢性喉或呼吸道炎症刺激、喉部角化症如白斑病和喉厚皮病、喉部良性肿瘤如喉乳头状瘤反复发作可发生癌变。

4.病毒感染

可能与人类乳头状瘤病毒(human papilloma virus,HPV)感染有关。

5.其他因素

如职业因素,有报道喉癌和接触石棉、芥子气、镍等可能有关。遗传因素,芳烃羟化酶的诱导力受遗传因素控制,故喉癌致癌和遗传因素有关。性激素及其受体,喉癌患者雄激素相对升高,雌激素降低,男性显著高于女性。

(二)病理分类

1.组织学分型

喉癌中鳞状细胞癌最为常见,占喉癌的 90% 以上,根据组织学分级标准分为高、中、低分化三级,以高、中分化多见。少见肿瘤包括小涎腺来源的肿瘤,其他少见肿瘤包括软组织肉瘤、淋巴瘤、小细胞内分泌癌、浆细胞瘤等。

2.根据肿瘤形态分型

根据肿瘤形态分型分为浸润型、菜花型、包块型、结节型。

3.按原发部位分型

声门上型约占 30%,一般分化较差,早期易发生淋巴结转移,预后亦差。声门型最为多见,约占 60%,一般分化较好,转移较少,晚期声门癌可发生淋巴结转移。声门下型最少见,约占 6%,易发生淋巴结转移,预后较差。

(三)临床表现

1.症状

(1)声音嘶哑:最常见症状,为声门癌的首发症状,声嘶呈持续性且进行性加重。声门上型癌晚期因肿瘤增大压迫声带或肿瘤侵入声门时也会出现声音嘶哑的症状。

(2)咽喉疼痛:多是声门上型癌的症状。肿瘤合并炎症或溃疡时,可有疼痛感及痰中带血。起初仅在吞咽时,特别是在进食初期时有一种"刮"的感觉,多吃几口以后症状消失。肿瘤进展,喉痛可变为持续性,且可向同侧耳部扩散。

(3)咽喉异物感:咽喉部常有吞咽不适及紧迫感,是声门上型癌的首发症状,但常被忽视,而不及时就医容易延误诊断。如出现吞咽障碍时,则为肿瘤的晚期症状。

(4)呼吸困难:为恶性肿瘤晚期症状,表现为吸气性呼吸困难,并呈进行性加重。声门下型癌因病变部位比较隐蔽,早期症状不明显,直至肿瘤发展到相当程度或阻塞声门下腔而出现呼吸困难,声门下型癌患者较常以呼吸困难为首发症状而来诊。

(5)颈部肿块:多为同侧或双侧颈部淋巴结转移,肿块长在喉结的两旁,无痛感,且呈进行性增大。

2.体征

(1)喉镜检查见喉新生物。

(2)声带运动受限或固定:肿瘤增大,导致声带固定或堵塞声门,可引起吞咽障碍和呼吸困难,为肿瘤的晚期症状。

(3)颈部淋巴结肿大:声门上型癌的区域淋巴结转移率高,可因颈部淋巴结肿大来就诊。

(四)辅助检查

1.颈部检查

颈部检查包括对喉外形和颈淋巴结的视诊和触诊。了解喉外形有无增宽,甲状软骨切迹有无破坏,喉摩擦音是否消失,颈部有无肿大淋巴结,有无呼吸困难及三凹征现象。

2.喉镜检查

间接喉镜检查为临床最常用的检查方法,可见喉部清晰的影像及观察声带的运动,了解喉部病变的外观、深度和范围,且操作方便,患者无痛苦。间接喉镜、直接喉镜、纤维喉镜可以看清肿瘤部位、大小、声带活动度及肿瘤侵犯范围。

3.活检

喉癌确诊需病理活检证实,可在间接喉镜、直接喉镜或纤维喉镜下钳取肿瘤组织送检。

4.影像学检查

了解肿瘤范围、有无颈部淋巴结肿大及喉支架软骨破坏。

(1)X 线检查:咽喉正侧位片可以明确病变的大体部位、大小、形状及软骨、气管或颈椎前软组织变化情况。晚期可有远处转移,应行常规的胸部 X 线片和腹部 B 超检查。

(2)CT、MRI 检查:有助于明确肿瘤在喉内生长范围、有无外侵及侵袭程度,以及颈部肿大淋巴结与大血管的关系等。

(五)治疗

手术和放疗在喉癌的治疗中起着重要作用。早期喉癌单独使用放疗和手术切除,都可以获得较好的效果。晚期则以综合治疗——在手术后辅以放疗为佳。

1.手术治疗

手术方式主要分为喉部分切除术及喉全切术。原则是在彻底切除癌肿的前提下,尽可能保留或重建喉功能。

2.放疗

(1)单纯放疗:T_1、T_2早期喉癌都应以放疗为首选。放疗可以取得和手术治疗同样的效果,而且最大优点是能保持说话功能。单纯放疗可获得80%～100%的5年生存期。放疗剂量为60～70 Gy。早期单纯放疗即使效果不佳,还可行手术补救。单纯放疗主要用于早期声带癌及因全身情况不宜手术治疗的患者。

(2)术前放疗:放射剂量一般为每4～5周40～50 Gy。放疗结束后2～4周行手术治疗。主要适用于较晚期、肿瘤范围较大的患者。放疗的目的是为了使肿瘤缩小,提高手术切除率,提高肿瘤局部控制率,可以预防或减少因手术而促使肿瘤的转移或扩散。对声门下癌先行放疗后再行喉切除术,可以减少气管造瘘处的肿瘤复发。

(3)术后放疗:目的是提高局部控制率,放射剂量需给予60 Gy以上。喉部分切除术或全喉切除术后2～4周可行放疗。

3.化疗

喉癌95%以上为鳞状细胞癌,对化疗不敏感,多作为综合治疗的一部分。

4.生物治疗

疗效尚不肯定,处于试验阶段。主要方法包括重组细胞因子如干扰素等、免疫细胞疗法、肿瘤疫苗和单克隆抗体及其偶联物。

二、护理

(一)心理支持

由于喉部手术后,患者不能进行正常的语言交流,给患者的心理和形象上造成了双重的恶性刺激。应做好解释工作,多关心和体贴患者,鼓励家属多陪伴,给予情感支持。治疗期间注意加强沟通工作,和患者使用纸笔进行交流,及时了解患者的需要,给予帮助,并告知其成功病例,树立战胜疾病的信心。

(二)饮食护理

注意饮食,进食高蛋白质、高维生素、清淡、易消化的流质或半流质食,禁烟、酒,多喝水。鼓励患者取坐位或半坐位进食,进食后休息15～30 min再活动,应少食多餐。放疗期间患者感觉精神倦怠、喉干口燥,饮食则以清热解毒、生津润肺为主,出现咽喉疼痛、吞咽疼痛、胸骨后疼痛时进食温凉容易吞咽的流质或半流质饮食,如鱼肉、梨汁、萝卜汁、绿豆汤、西瓜等。汤水宜以清热利咽、润肺生津为原则,如胡萝卜马蹄汤、冬瓜老鸭汤、银耳莲子百合汤等。放疗期间忌食热性食物和热性水果,如羊肉、狗肉、兔肉及橘子、荔枝、龙眼等。特别是放化疗期间,由于口腔黏膜反应及喉头水肿严重导致进食困难时,可给予静脉营养支持。

(三)口腔护理

嘱患者多饮水,常含话梅或维生素C,促进唾液分泌。

(四)放疗的护理

(1)喉癌患者术后如身体恢复良好,2周内可行放疗。放疗前必须将金属气管套管更换为塑料套管,佩戴金属气管套管不能进行放疗,防止金属套管影响疗效及可能发生次波射线对局部造成损伤。

(2)气管套管护理:根据患者咳痰量每天清洗内套管1~3次。方法为套管取出后用温开水或生理盐水浸泡(塑料制品的套管如用开水或热水浸泡清洗,可发生变形),清除痰痂后用75%乙醇浸泡消毒15 min后再用温开水或生理盐水冲洗干净。定期更换固定的纱带及气管套纱块,保持气管造口周围皮肤清洁、干燥,气管造口最好用大纱块遮挡,预防感染,污染时及时更换。放疗期间注意观察套管内的痰量、颜色、性质,痰中带血时应多饮水并加强气道湿化。

(3)放疗处皮肤的护理:气管造口处皮肤受射线损伤,易被痰液污染感染,可每天给予生理盐水清洗造口周围皮肤,避免使用酒精及活力碘。

(4)放疗并发症的防护:主要表现为声音嘶哑、咽下疼痛、吞咽困难、口干、味觉改变、体重减轻等症状,喉癌晚期放疗最常见的并发症是喉头水肿、喉软骨炎和喉软骨坏死。护士应密切观察病情变化,指导患者多饮水,禁烟酒,进食清淡温凉饮食。避免用声,尽量减少与患者的语言交流,改用纸笔交流。并注意观察呼吸情况,指导患者有效咳痰,保持呼吸道通畅,床边备好吸痰装置。放疗期间易引起咽部疼痛充血、喉头水肿或痰液黏稠时,可用生理盐水3~5 mL加庆大霉素1支、α-糜蛋白酶或沐舒坦1支行雾化吸入,每天1次,严重时可行2~3次。必要时可加用抗感染、消肿和激素药物。喉头水肿多于放疗后3个月内消退,对超过半年仍不消退或逐渐加重者应注意有无局部残存、复发或早期喉软骨坏死的发生。

(五)语言康复护理

语言康复护理是全喉切除术后患者的重要康复内容。由于喉部手术后失去发音器官,又因呼吸气道的改变,使患者难以适应。可帮助患者进行食管语言训练、安装人工发音装置和进行发声重建手术,帮助患者重建发音功能。第一食管语言训练,全喉切除术后的患者由于解剖部位的差异,可出现口腔音、咽音和食管音三种语言声音类型。而食管音则是全喉切除术后患者能发出的最好声音,发食管音的生理过程为两个阶段,一是空气进入食管阶段。二是食管壁肌肉收缩,使空气振动形成排气发声。训练食管音是全喉切除术后患者最方便、最自然、最好的语言康复方法,经济适用,但并不是每个患者都能训练成功。第二安装人工发音装置,即人工喉是一种人造的发音装置,代替声带的振动发出声音,再通过构语器官形成语言。根据声音传送形式分为经口传声和颈部传声两种。经口人工喉已经由气动人工喉发展为电子人工喉,可获得3 m以上距离的清晰的发音效果。第三发声重建手术,近年来国内外进行了多种气管食管造瘘发声重建术和气管食管造瘘口安装单向阀门发音管。既可与全喉切除术一期完成,也可施行二期手术,使语言功能得以康复,提高生活质量。对全喉切除术后的患者应及时进行鼓励、诱导,使他们树立信心和勇气,将心理治疗和语言康复相结合,使患者积极配合治疗和训练,可指导患者去专业机构加强语言康复功能训练。

三、健康教育

(1)指导患者注意保护喉咙,避免说话过多,产生疲劳,多采用其他方式进行交流。

(2)指导患者或家属学会清洗、消毒和更换气管内套管的方法。保持造瘘口清洁干燥,及时清理分泌物。外出或淋浴时注意保护造瘘口,防止异物吸入。室内保持一定的湿度。

(3)由于长期戴有气管套管者喉反射功能降低,应嘱患者将痰液及脱落坏死组织及时吐出,以防止吸入性肺炎发生。

（4）湿化气道，预防痂皮：根据情况定时向气道内滴入抗生素湿化液，嘱多饮水，以稀释痰液防止痰液干燥结痂。

（5）帮助患者适应自己的形象改变，鼓励其面对现实，照镜子观察自己的造口。教患者一些遮盖缺陷的技巧如自制围巾、饰品，保持自我形象整洁等。为了保持呼吸道通畅，勿穿高领毛衫。

（6）加强锻炼，增强抵抗力，注意保暖，避免到公共场所，防止上呼吸道感染。禁止游泳、淋浴，防止污物进入气管造口，引起吸入性肺炎。

（7）禁烟酒和刺激性食物，保持大便通畅，气管切开后患者不能屏气，影响肠蠕动，应多吃新鲜蔬菜水果等预防便秘。

（8）发现出血、呼吸困难、造瘘口有新生物或颈部扪及肿块，应及时到医院就诊。定期随诊，治疗结束后第 1~2 年每 3 个月复查一次。

喉癌的预后与原发肿瘤的部位、肿瘤的大小、有无淋巴结转移、病理类型等相关。声门上型与声门下型分化较差，发展较快，预后较差；声门型分化较好，发展较慢，预后较好。早期喉癌单独使用放疗和手术切除，可以获得 80％以上的 5 年生存率。

（郭　岩）

第四节　食　管　癌

一、疾病概述

（一）概念

食管癌是常见的一种消化道癌肿。全世界每年约有 30 万人死于食管癌，我国每年死亡达 15 万余人。食管癌的发病率有明显的地域差异，高发地区发病率可高达 150/10 万，低发地区则只在 3/10 万左右。国外以中亚、非洲、法国北部和中南美洲为高发区。我国以太行山地区、秦岭东部地区、大别山区、四川北部地区、闽南和广东潮汕地区、苏北地区为高发区。

（二）相关病理生理

临床上将食管分为颈、胸、腹 3 段。胸段食管又分为上、中、下 3 段。胸中段食管癌较多见，下段次之，上段较少。95％以上的食管癌为鳞状上皮细胞癌，贲门部腺癌可向上延伸累及食管下段。

食管癌起源于食管黏膜上皮。癌细胞逐渐增大侵及肌层，并沿食管向上下、全周及管腔内外方向发展，出现不同程度的食管阻塞。晚期癌肿穿透食管壁、侵入纵隔或心包。食管癌主要经淋巴转移，血行转移发生较晚。

（三）病因与诱因

病因至今尚未明确，可能与下列因素有关。

1.亚硝胺及真菌

亚硝胺是公认的化学致癌物，在高发区的粮食和饮水中，其含量显著增高，且与当地食管癌和食管上皮重度增生的患病率呈正相关。各种霉变食物能产生致癌物质，一些真菌能将硝酸盐还原为亚硝酸盐，促进二级胺的形成，使二级胺比发霉前增高 50~100 倍。少数真菌还能合成亚硝胺。

2.遗传因素和基因

食管癌的发病常表现家族聚集现象,河南林县食管癌有阳性家族史者占 60%。在食管癌高发家族中,染色体数量及结构异常者显著增多。

3.营养不良及微量元素缺乏

饮食缺乏动物蛋白、新鲜蔬菜和水果,摄入的维生素 A、维生素 B_1、维生素 B_2、维生素 C 缺乏,是食管癌的危险因素。食物、饮水和土壤内的微量元素,如钼、铜、锰、铁、锌含量较低,亦与食管癌的发生相关。

4.饮食习惯

嗜好吸烟、长期饮烈性酒者食管癌发生率明显升高。进食粗糙食物,进食过热、过快等因素易致食管上皮损伤,增加了对致癌物的敏感性。

5.其他因素

食管慢性炎症、黏膜损伤及慢性刺激亦与食管癌发病有关,如食管腐蚀伤、食管慢性炎症、贲门失弛缓症及胃食管长期反流引起的 Barrett 食管(食管末端黏膜上皮柱状细胞化)等均有癌变的危险。

(四)临床表现

1.早期

早期常无明显症状,但在吞咽粗硬食物时可能有不同程度的不适感觉,包括咽下食物哽噎感,胸骨后烧灼样、针刺样或牵拉摩擦样疼痛。食物通过缓慢,并有停滞感或异物感。可能是局部病灶刺激食管蠕动异常或痉挛,或局部炎症、糜烂、表浅溃疡等所致。哽噎停滞感常通过饮水后缓解消失。症状时轻时重,进展缓慢。

2.中晚期

食管癌典型的症状为进行性吞咽困难。先是难咽干的食物,继而只能进半流质、流质,最后水和唾液也不能咽下。常吐黏液样痰,为下咽的唾液和食管的分泌物。患者逐渐消瘦、脱水、无力。若出现持续胸痛或背部肩胛间区持续性疼痛表示为晚期症状,癌已侵犯食管外组织。当癌肿梗阻所引起的炎症水肿暂时消退,或部分癌肿脱落后,梗阻症状可暂时减轻,常误认为病情好转。若癌肿侵犯喉返神经,可出现声音嘶哑;若压迫颈交感神经节,可产生 Horner 综合征。若侵入气管、支气管,可形成食管、气管或支气管瘘,出现吞咽水或食物时剧烈呛咳,并发生呼吸系统感染。后者有时亦可因食管梗阻致内容物反流入呼吸道而引起。最后出现恶病质状态。若有肝、脑等脏器转移,可出现黄疸、腹水、昏迷等状态。

(五)辅助检查

1.食管吞钡造影检查

食管吞钡造影检查是可疑食管癌患者影像学诊断的首选,采用食管吞钡 X 线双重对比造影检查方法。早期可见如下。

(1)食管黏膜皱襞紊乱、粗糙或有中断现象。

(2)局限性食管壁僵硬,蠕动中断。

(3)局限性小的充盈缺损。

(4)浅在龛影,晚期多为充盈缺损,管腔狭窄或梗阻。

2.内镜及超声内镜检查(EUS)

食管纤维内镜检查可直视肿块部位、形态,并可钳取活组织作病理学检查;超声内镜检查可用于判断肿瘤侵犯深度、食管周围组织及结构有无受累,有无纵隔淋巴结或腹内脏器转移等。

3.放射性核素检查

利用某些亲肿瘤的核素,如^{32}P、^{131}I等检查,对早期食管癌病变的发现有帮助。

4.纤维支气管镜检查

食管癌外侵常可累及气管、支气管,若肿瘤在隆嵴以上应行气管镜检查。

5.CT、PET/CT检查

胸、腹CT检查能显示食管癌向管腔外扩展的范围及淋巴结转移情况,而PET/CT检查则更准确地显示食管癌病变的实际长度,对颈部、上纵隔、腹部淋巴结转移诊断具有较高准确性,在寻找远处转移灶比传统的影像学方法如CT、EUS等具有更高的灵敏性。

(六)治疗原则

以手术为主,辅以放疗、化疗等综合治疗。主要治疗方法有内镜治疗、手术、放疗、化疗、免疫及中医中药治疗等。

1.非手术治疗

(1)内镜治疗:食管原位癌可在内镜下行黏膜切除,术后5年生存率可为86%~100%。

(2)放疗:放射和手术综合治疗,可增加手术切除率,也能提高远期生存率。术前放疗后间隔2~3周再作手术较为合适。对手术中切除不完全的残留癌组织处作金属标记,一般在手术后3~6周开始术后放疗。而单纯放射疗法适用于食管颈段、胸上段食管癌,也可用于有手术禁忌证而病变不长、尚可耐受放疗的患者。

(3)化疗:食管癌对化疗药物敏感性差,与其他方法联合应用,有时可提高疗效。

(4)其他:免疫治疗及中药治疗等亦有一定疗效。

2.手术治疗

手术治疗是治疗食管癌首选方法。对于全身情况和心肺功能良好、无明显远处转移征象者,可采用手术治疗;对估计切除可能性小的较大的鳞癌而全身情况良好的患者,可先做术前放疗,待瘤体缩小后再手术;对晚期食管癌、不能根治或放疗、进食有困难者,可作姑息性减状手术,如食管腔内置管术、食管胃转流吻合术、食管结肠转流吻合术或胃造瘘术等,以达到改善、延长生命的目的。

二、护理评估

(一)一般评估

1.生命体征(T、P、R、BP)

患有食管癌的患者生命体征常无变化。如肿瘤较大压迫气管可引起呼吸急促、心率加快。

2.患者主诉

患者在吞咽食物时,有无哽噎感,胸骨后烧灼样、针刺样或牵拉摩擦样疼痛;有无进行性吞咽困难等症状。

3.相关记录

相关记录包括体重、有无消瘦、饮食习惯改变、吸烟、嗜酒、排便异常情况。有无其他伴随疾病,如糖尿病、冠状动脉粥样硬化性心脏病(冠心病)、高血压、慢性支气管炎等记录。

（二）身体评估

1.局部

了解患者有无吞咽困难、呕吐等；有无疼痛，疼痛的部位和性质，是否因疼痛而影响睡眠。

2.全身

评估患者的营养状况，体重有无减轻，有无消瘦、面部颜色（贫血）、脱水或衰弱；了解患者有无锁骨上淋巴结肿大和肝肿块；有无腹水、胸腔积液等。

（三）心理-社会评估

患者对该疾病的认知程度以及主要存在的心理问题，患者家属对患者的关心程度、支持力度、家庭经济承受能力如何等。引导患者正确配合疾病的治疗和护理。

（四）辅助检查阳性结果评估

（1）血液化验检查：食管癌患者若长期进食困难，可引起营养失调低蛋白血症、贫血、维生素、电解质缺乏，但该类患者多有脱水、血液浓缩等现象，血液化验检查常不能正确判断患者的实际营养状况，应注意综合判断、科学分析。

（2）了解食管吞钡造影、内镜及超声内镜检查、CT、PET/CT 等结果，以判断肿瘤的位置、有无扩散或转移。

（五）治疗效果评估

1.非手术治疗评估要点

胸痛、背痛等症状是否改善或加重，吞咽困难是否改善或加重，放、化疗引起的胃纳减退、骨髓造血功能抑制等毒副作用有无好转。

2.手术治疗评估要点

术后患者生命体征是否平稳，有无发热、胸闷、呼吸浅快、发绀及肺部痰鸣音等；伤口是否干燥，有无渗液、渗血；各引流管是否通畅，引流量、颜色与性状等；术后有无大出血、感染、肺不张、乳糜胸、吻合口瘘等并发症的发生；患者术后进食情况，有无食物反流现象。

三、主要护理诊断（问题）

（一）营养失调

营养失调与低于机体需要量与进食量减少或不能进食、消耗增加等有关。

（二）体液不足

体液不足与吞咽困难、水分摄入不足有关。

（三）焦虑

焦虑与对癌症的恐惧和担心疾病预后等有关。

（四）知识缺乏

知识缺乏与对疾病的认识不足有关。

（五）潜在并发症

1.肺不张、肺炎

肺不张、肺炎与手术损伤及术后切口疼痛、虚弱致咳痰无力等有关。

2.出血

出血与术中止血不彻底、术后出现活动性出血及患者凝血功能障碍有关。

3.吻合口瘘

吻合口瘘与食管的解剖特点及感染、营养不良、贫血、低蛋白血症等有关。

4.乳糜胸

乳糜胸与伤及胸导管有关。

四、主要护理措施

(一)术前护理

1.心理护理

患者有进行性吞咽困难,日益消瘦,对手术的耐受能力差,对治疗缺乏信心,同时对手术存在着一定程度的恐惧心理。因此,应针对患者的心理状态进行解释、安慰和鼓励,建立充分信赖的护患关系,使患者认识到手术是彻底的治疗方法,使其乐于接受手术。

2.加强营养

尚能进食者,应给予高热量、高蛋白、高维生素的流质或半流质饮食。不能进食者,应静脉补充水分、电解质及热量。低蛋白血症的患者,应输血或血浆蛋白给予纠正。

3.呼吸道准备

术前严格戒烟,指导并教会患者深呼吸、有效咳嗽、排痰。

4.胃肠道准备

(1)注意口腔卫生。

(2)术前安置胃管和十二指肠滴液管。

(3)术前禁食,有食物潴留者,术前晚用等渗盐水冲洗食管,有利于减轻组织水肿,降低术后感染和吻合口漏的发生率。

(4)拟行结肠代食管者,术前需按结肠手术准备护理。

5.术前练习

教会患者深呼吸、有效咳嗽、排痰、床上排便等活动。

(二)术后护理

(1)严密观察生命体征的变化。

(2)保持胃肠减压管通畅:术后24~48 h引流出少量血液,应视为正常,如引出大量血液应立即报告医师处理。胃肠减压管应保留3~5 d,以减少吻合口张力,以利愈合。注意胃管连接准确,固定牢靠,防止脱出。

(3)密切观察胸腔引流量及性质:胸腔引流液如发现有异常出血、浑浊液、食物残渣或乳糜液排出,则提示胸腔内有活动性出血、食管吻合口漏或乳糜胸,应采取相应措施,明确诊断,予以处理。

(4)观察吻合口漏的症状:食管吻合口漏的临床表现为高热、脉快、呼吸困难、胸部剧痛、不能忍受;患侧呼吸音低,叩诊浊音,白细胞升高甚至发生休克。处理原则:①胸膜腔引流,促使肺膨胀。②选择有效的抗生素抗感染。③补充足够的营养和热量。目前多选用完全胃肠内营养(TEN)经胃造口灌食治疗,效果确切、满意。④严密观察病情变化,积极对症处理。⑤需再次手术者,积极完善术前准备。

(三)休息与活动

适当休息,保证充足的睡眠,进行呼吸功能锻炼,对手术后康复有重要的意义,可指导患者进行深呼吸、腹式呼吸、吹气球及呼吸功能训练仪(三球型)的训练,鼓励患者爬楼梯以及进行扩胸运动,以不感到疲劳为宜。

(四)饮食护理

1.术前

大多数食管癌患者因不同程度吞咽困难而出现摄入不足,营养不良,水、电解质失衡,使机体对手术的耐受力下降,故术前应保证患者营养素的摄入。

(1)能进食者,鼓励患者进食高热量、高蛋白、丰富维生素饮食;若患者进食时感食管黏膜有刺痛,可给予清淡无刺激的食物,告知患者不可进食较大、较硬的食物,宜进半流质或水分多的软食。

(2)若患者仅能进食流质而营养状况较差,可给予肠内营养或肠外营养支持。

2.术后饮食

(1)术后早期吻合口处于充血水肿期,需禁饮禁食3~4 d,禁食期间持续胃肠减压,注意经静脉补充营养。

(2)停止胃肠减压24 h后,若无呼吸困难、胸内剧痛、患侧呼吸音减弱及高热等吻合口瘘的症状时,可开始进食。先试饮少量水,术后5~6 d可进全清流质,每2小时100 mL,每天6次。术后3周患者若无特殊不适可进普食,但仍应注意少食多餐,细嚼慢咽,进食不宜过多、过快,避免进食生、冷、硬食物(包括质硬的药片和带骨刺的鱼肉类、花生、豆类等),以防后期吻合口瘘。

(3)食管癌、贲门癌切除术后,胃液可反流至食管,致反酸、呕吐等症状,平卧时加重,嘱患者进食后2 h内勿平卧,睡眠时将床头抬高。

(4)食管胃吻合术后患者,可由于胃拉入胸腔、肺受压而出现胸闷、进食后呼吸困难,建议患者少食多餐,1~2个月后,症状多可缓解。

(五)用药护理

严格按医嘱要求用药,注意控制输液速度和用量,必要时使用输液泵输注液体。注意观察有无药物不良反应,发现问题及时处理。

(六)心理护理

食管癌患者往往对进行性加重的吞咽困难、日渐减轻的体重感到焦虑不安;对所患疾病有部分认识,求生的欲望十分强烈,迫切希望能早日手术,恢复进食,但对手术能否彻底切除病灶、今后的生活质量、麻醉和手术意外、术后伤口疼痛及可能出现的术后并发症等表现出日益紧张、恐惧,甚至明显的情绪低落、失眠和食欲下降。

(1)加强与患者及家属的沟通,仔细了解患者及家属对疾病和手术的认知程度,了解患者的心理状况,并根据患者的具体情况,实施耐心的心理疏导。讲解手术和各种治疗与护理的意义、方法、大致过程、配合与注意事项。

(2)营造安静舒适的环境,以促进睡眠。必要时使用安眠、镇静、镇痛类药物,以保证患者充分休息。

(3)争取亲属在心理上、经济上的积极支持和配合,解除患者的后顾之忧。

(七)呼吸道管理

食管癌术后患者易发生呼吸困难、缺氧,并发肺不张、肺炎,甚至呼吸衰竭,主要与下列因素有关:年老的食管癌患者常伴有慢性支气管炎、肺气肿、肺功能低下等;开胸手术破坏了胸廓的完整性;肋间肌和膈肌的切开,使肺的通气泵作用严重受损;术中对肺较长时间的挤压牵拉造成一定的损伤;术后迷走神经功能亢进,引起气管、支气管黏膜腺体分泌增多;食管胃吻合术后,胃拉入胸腔,使肺受压,肺扩张受限;术后切口疼痛、虚弱致咳痰无力,尤其是颈、右胸、上腹三切口患者。护理措施包括以下几点。

(1)加强观察:密切观察呼吸形态、频率和节律,听诊双肺呼吸音是否清晰,有无缺氧征兆。

(2)气管插管者,及时吸痰,保持气道通畅。

(3)术后第 1 天每 1～2 h 鼓励患者深呼吸、吹气球、使用深呼吸训练器,促使肺膨胀。

(4)痰多、咳痰无力的患者若出现呼吸浅快、发绀、呼吸音减弱等痰阻塞现象时,立即行鼻导管深部吸痰,必要时行纤维支气管镜吸痰或气管切开吸痰,气管切开后按气管切开常规护理。

(八)胃肠道护理

1.胃肠减压的护理

(1)术后 3～4 d 持续胃肠减压,妥善固定胃管,防止脱出。

(2)加强观察:严密观察引流液的量、性状及颜色并准确记录。术后 6～12 h 可从胃管内抽吸出少量血性液或咖啡色液,以后引流液颜色逐渐变浅。若引流出大量鲜血或血性液,患者出现烦躁、血压下降、脉搏增快、尿量减少等,应考虑吻合口出血,需立即通知医师并配合处理。

(3)保持通畅:经常挤压胃管,避免管腔堵塞。胃管不通畅者,可用少量生理盐水冲洗并及时回抽,避免胃扩张使吻合口张力增加而并发吻合口瘘。胃管脱出后应严密观察病情,不应盲目再插入,以免戳穿吻合口,造成吻合口瘘。待肛门排气、胃肠减压引流量减少后,拔除胃管。

2.结肠代食管(食管重建)术后护理

(1)保持置于结肠袢内的减压管通畅。

(2)注意观察腹部体征,了解有无发生吻合口瘘、腹腔内出血或感染等,发现异常及时通知医师。

(3)若从减压管内吸出大量血性液或呕吐大量咖啡样液伴全身中毒症状,应考虑代食管的结肠袢坏死,需立即通知医师并配合抢救。

(4)结肠代食管后,因结肠逆蠕动,患者常嗅到粪便气味,需向患者解释原因,并指导其注意口腔卫生,一般此情况于半年后可逐步缓解。

3.胃造瘘术后的护理

(1)观察造瘘管周围有无渗液或胃液漏出。由于胃液对皮肤刺激性较大,应及时更换渗湿的敷料,并在瘘口周围涂氧化锌软膏或置凡士林纱布保护皮肤,防止发生皮炎。

(2)妥善固定用于管饲的暂时性的或永久性造瘘,防止脱出或阻塞。

(九)并发症的预防和护理

1.出血

观察并记录引流液的性状、量。若引流量持续 2 h 都超过 4 mL/(kg·h),伴血压下降、脉搏增快、躁动、出冷汗等低血容量表现,应考虑有活动性出血,及时报告医师,并做好再次开胸的准备。

2.吻合口瘘

吻合口瘘是食管癌手术后极为严重的并发症,多发生在术后 5～10 d,病死率高达 50%。发生吻合口瘘的原因有食管的解剖特点,无浆膜覆盖、肌纤维呈纵形走向,易发生撕裂;食管血液供应呈节段性,易造成吻合口缺血;吻合口张力太大;感染、营养不良、贫血、低蛋白血症等影响吻合口愈合。应积极预防。术后应密切观察患者有无呼吸困难、胸腔积液和全身中毒症状,如高热、寒战;甚至休克等吻合口瘘的临床表现。一旦出现上述症状,立即通知医师并配合处理。包括嘱患者立即禁食;协助行胸腔闭式引流并常规护理;遵医嘱予以抗感染治疗及营养支持;严密观察生命体征,若出现休克症状,积极抗休克治疗;再次手术者,积极配合医师完善术前准备。

3.乳糜胸

食管、贲门癌术后并发乳糜胸是比较严重的并发症,多因伤及胸导管所致,多发生在术后2～10 d,少数患者可在2～3周后出现。术后早期由于禁食,乳糜液含脂肪甚少,胸腔闭式引流可为淡血性或淡黄色液,但量较多;恢复进食后,乳糜液漏出量增多,大量积聚在胸腔内,可压迫肺及纵隔并使之向健侧移位。由于乳糜液中95%以上是水,并含有大量脂肪、蛋白质、胆固醇、酶、抗体和电解质,若未及时治疗,可在短时期内造成全身消耗、衰竭而死亡,必须积极预防和及时处理。其主要护理措施包括以下几点。

(1)加强观察:注意患者有无胸闷、气急、心悸,甚至血压下降。

(2)协助处理:若诊断成立,迅速处理,即置胸腔闭式引流,及时引流胸腔内乳糜液,使肺膨胀。可用负压持续吸引,以利于胸膜形成粘连。

(3)给予肠外营养支持。

(十)健康教育

1.疾病预防

避免接触引起癌变的因素,如减少饮用水中亚硝胺及其他有害物质、防霉去毒;应用维A酸类化合物及维生素等预防药物;积极治疗食管上皮增生;避免过烫、过硬饮食等。

2.饮食指导

根据不同术式,向患者讲解术后进食时间,指导选择合理的饮食及注意事项,预防并发症的发生。

(1)宜少量多餐,由稀到干,逐渐增加食量,并注意进食后的反应。

(2)避免进食刺激性食物与碳酸饮料,避免进食过快、过量及硬质食物;质硬的药片可碾碎后服用,避免进食花生、豆类等,以免导致吻合口瘘。

(3)患者餐后取半卧位,以防止进食后反流、呕吐,利于肺膨胀和引流。

3.活动与休息

保证充足睡眠,劳逸结合,逐渐增加活动量。术后早期不宜下蹲大小便,以免引起直立性低血压或发生意外。

4.加强自我观察

若术后3～4周再次出现吞咽困难,可能为吻合口狭窄,应及时就诊。

定期复查,坚持后续治疗。

五、护理效果评估

通过治疗与护理,患者是否有以下改善。

(1)营养状况改善,体重增加;贫血状况改善。

(2)水、电解质维持平衡,尿量正常,无脱水或电解质紊乱的表现。

(3)焦虑减轻或缓解,睡眠充足。

(4)患者对疾病有正确的认识,能配合治疗和护理。

(5)无并发症发生或发生后得到及时处理。

(赵　宏)

第五节 胃 癌

一、定义

胃癌为起源于胃黏膜上皮的恶性肿瘤。

二、疾病相关知识

(一)流行病学特征

胃癌是最常见的恶性肿瘤之一,患病率仅次于肺癌。其病死率高,发病率存在明显的性别差异,男性约为女性的 2 倍,55～70 岁为高发年龄段。

(二)临床表现

1.早期

早期多无症状,部分患者可出现消化不良表现:食欲缺乏、恶心呕吐、食后胃胀、嗳气、反酸等,是一组常见而又缺乏特异性的胃癌早期信号。

2.进展期

(1)消化系统症状:上腹痛,是进展期最早出现的症状,开始有早饱感(指患者虽饥饿,但进食后即感饱胀不适),而后出现隐痛不适,最后疼痛持续不缓解。

(2)全身症状:食欲缺乏、乏力、食欲缺乏呈进行性加重,消瘦、体重呈进行性下降、贫血。

(3)肿瘤转移症状:肺部——咳嗽、呃逆、咯血;胸膜——胸腔积液、呼吸困难;腹膜——腹水、腹部胀满不适;骨骼——全身骨骼痛;胰腺——持续上腹痛,并向背部放射。

早期胃癌和进展期胃癌均可出现上消化道出血,常为黑便。少部分早期胃癌可表现为轻微的上消化道出血症状,即黑便或持续大便隐血阳性。

(三)治疗

1.手术治疗

手术治疗是唯一有可能根治胃癌的方法。

2.化疗

有转移淋巴结癌灶的早期胃癌及全部进展期胃癌均可化疗,以使癌灶局限、消灭残存癌灶及防止复发和转移。

3.支持治疗

应用高能量静脉营养疗法可增强患者的体质;可应用对胃癌有一定作用的生物抑制剂,以提高患者的免疫力。

(四)康复

(1)主动与医师配合并按医嘱用药。

(2)建立病案卡,定期复查。

(五)预后

胃癌的预后直接与诊断时的分期有关,5 年生存率较低,早期胃癌预后佳。

三、专科评估与观察要点

（1）腹痛：观察腹痛的部位、性质、程度变化，判断有无并发症。

（2）营养状况：观察体重、贫血征的变化。

（3）观察止痛药的效果及不良反应。

四、护理问题

（一）疼痛

腹痛与胃癌或其并发症有关。

（二）营养失调

低于机体需要量与摄入量减少及消化吸收障碍有关。

（三）活动无耐力

活动无耐力与疼痛、腹部不适有关。

（四）潜在并发症

消化道出血、穿孔、感染、梗阻。

五、护理措施

（一）疼痛的护理

（1）观察疼痛的部位、性质、是否有严重的恶心、呕吐、吞咽困难、呕血及黑便症状。

（2）遵医嘱使用相应止痛药、化疗药物。注意合理选择静脉，避免药液外渗。评估止痛剂效果。

（二）营养失调的护理

（1）饮食选择：鼓励能进食者尽可能进食易消化，营养丰富的流质或半流质饮食，少量多餐；监测体重，观察营养状况。

（2）建立中心静脉通路，做好相应维护。遵医嘱输注高营养物质，保证营养供给。应用生物抑制剂，以提高患者的免疫力。

（三）活动无耐力的护理

（1）注意休息，给予适量的活动，避免劳累。

（2）评估自理能力，做好基础护理，预防压疮。

（四）潜在并发症的护理

（1）监测生命体征：有无心衰、血压下降、发热等。

（2）观察呕吐物、排泄物的颜色、性质、量，如出现呕咖啡色样物和/或排黑便考虑发生消化道出血；如有腹痛伴腹膜刺激征时考虑发生穿孔；如持续体温升高，应考虑存在感染，应寻找感染的部位及原因。以上情况均应立即通知医师，做相应处理。

（五）用药指导

1.化疗药

应用前应做好血管的评估，必要时给予中心静脉置管，避免药物外渗；注意观察药物的疗效及不良反应。

2.止痛药

严格遵医嘱用药,观察用药后患者腹痛的改善情况。

(六)晚期患者做好生活护理

生活护理包括口腔、足部、会阴的清洁。观察营养状况,消瘦明显者协助更换体位,定时翻身,保持皮肤清洁干燥,预防压疮的发生。

六、健康指导

(1)患者生活规律,保证休息,适量活动,增强抵抗力。

(2)注意个人卫生,防止继发感染。

(3)宣传与胃癌发生的相关因素,指导群众注意饮食卫生,避免或减少可致癌的食物,如熏烤、腌渍、发霉的食物。

(4)防治与胃癌有关的疾病,如萎缩性胃炎、胃溃疡等,可定期做胃镜检查,以便及时发现,高危人群应尽早治疗原发病或定期复查。

七、护理结局评价

(1)症状缓解,患者可以进行居家自我护理。

(2)患者营养状况尚可,未发生营养不良。

(3)无并发症的出现。

(4)患者心理健康,可以接受疾病,愿意配合治疗。

(祝亚楠)

第十三章

康复科护理

第一节 脑 卒 中

脑卒中是一种突然起病的脑血液循环障碍性疾病,又叫脑血管意外。其中缺血性脑卒中又称为脑梗死,包括脑血栓形成、脑栓塞和腔隙性脑梗死等。出血性脑卒中包括脑出血和蛛网膜下腔出血。

由于脑损害的部位、范围和性质不同,脑卒中发病后的表现不尽相同,多见一侧上下肢瘫痪无力,肌肤不仁,口眼㖞斜,时流口水,面色萎黄,舌强语謇。久之,则肢体逐渐痉挛僵硬,拘急不张,甚则肢体出现失用性强直、挛缩,进而导致肢体畸形和功能丧失等。可分为运动功能障碍、感觉功能障碍、言语功能障碍、认知障碍、心理障碍及各种并发症,其中运动功能障碍以偏瘫最为常见。

传统医学认为本病的发生,主要因素在于患者平素气血亏虚,心、肝、肾三脏阴阳失调,兼之忧思恼怒,或饮酒饱食,或房室劳累,或外邪侵袭等因素,以致气血运行受阻,经脉痹阻,失于濡养;或阴亏于下,肝阳暴涨,阳化风动,血随气逆,夹痰夹火,横窜经络,蒙闭清窍而猝然仆倒,半身不遂。

传统康复疗法主要以针灸、推拿、中药和传统运动疗法等为手段,从而减轻结构功能缺损(残损)程度,在促进患者的整体康复方面发挥重要作用。

一、康复评定

(一)现代康复评定方法

1.整体评定内容

(1)全身状态的评定:包括患者的全身状态、年龄、并发症、主要脏器的功能状态和既往史等。

(2)功能状态的评定:包括意识、智能、言语障碍、神经损害程度及肢体伤残程度等。

(3)心理状态的评定:包括抑郁症、焦虑状态和患者个性等。

(4)患者本身素质及所处环境条件的评定:包括患者爱好、职业、所受教育、经济条件、家庭环境、患者与家属的关系等。

(5)其他:对其丧失功能的自然恢复情况进行预测。

2.具体康复评定

脑卒中康复评定是脑卒中康复的重要内容和前提,它对康复治疗目标和康复治疗效果起着决定作用,且有利于评估其预后。原则上,在脑卒中早期就应进行评定,之后应定期评定。康复评定涉及的内容包括有脑损害严重程度、脑卒中的功能障碍、言语功能、认知障碍、感觉、心理、步态分析、日常生活活动能力等评定。

(二)传统康复辨证

1.病因病机

中医认为本病的发生多因肝肾阴虚,肝阳偏亢,肝风内动为其根本,当风阳暴涨之际,夹气、血、痰、火,上升于巅,闭塞清窍,以致猝然昏迷,横窜经络,气血瘀阻,形成脑卒中。

2.辨证分型

临床上常将本病分为中脏腑与中经络两大类。中脏腑者,病位较深,病情较重,主要表现为神志不清,半身不遂,并且常有先兆及后遗症状出现。中经络者,病位较浅,病情较轻,一般无神志改变,仅表现为口眼㖞斜,语言不利,半身不遂。具体证型如下。

(1)风痰入络:肌肤不仁,手足麻木,突然发生口眼㖞斜,语言不利,口角流涎,舌强语謇,甚则半身不遂,或兼见手足拘挛,关节酸痛等症,舌苔薄白,脉浮数。

(2)阴虚风动:平素头晕耳鸣,腰酸,突然发生口眼㖞斜,言语不利,甚或半身不遂,舌红苔腻,脉弦细数。

(3)气虚血瘀:半身不遂,肢软无力,或见肢体麻木,患侧手足水肿,语言謇涩,口眼㖞斜,面色萎黄,或黯淡无华,舌色淡紫,瘀斑瘀点,苔白,脉细涩无力。

(4)风阳上扰:平素头晕头痛,耳鸣目眩,突然发生口眼㖞斜,舌强语謇,或手足重滞,甚则半身不遂等症,舌红苔黄,脉弦。

二、康复策略

(一)目标

脑卒中康复目标是采用一切有效的措施预防脑卒中后可能发生的残疾和并发症(如压疮、泌尿道感染、深静脉血栓形成等),改善受损的功能(如运动、语言、感觉、认知等),提高患者的日常活动能力和适应社会生活的能力。

(二)治疗原则

(1)只要患者神志清楚,生命体征平稳,病情不再发展,48 h后即可进行康复治疗。

(2)康复治疗注意循序渐进,需脑卒中患者的主动参与及家属的配合,并与日常生活和健康教育相结合。

(3)采用综合康复治疗,包括物理因子治疗、运动治疗、作业治疗、言语治疗、心理治疗、传统康复治疗和康复工程等。

(4)康复与治疗并进。脑卒中的特点是障碍与疾病共存,故康复应与治疗同时进行,并给予全面的监护与治疗。

(5)重建正常运动模式。在急性期,康复运动主要是抑制异常的原始反射活动(如良好姿位摆放等),重建正常运动模式;其次才是加强肌力的训练。脑卒中康复是一个改变"质"的训练,旨在建立患者的主动运动,保护患者,防止并发症的发生。

(6)重视心理因素。严密观察脑卒中患者有无抑郁、焦虑情绪,它们会严重影响康复治疗的进行和效果。

(7)预防复发,即做好二级预防工作,控制危险因素。

(8)根据患者功能障碍的具体情况,采取合理的药物治疗和必要的手术治疗。

(9)坚持不懈,康复是一个持续的过程,重视社区及家庭康复。

偏瘫恢复的不同阶段治疗方法不同。软瘫时以提高患侧肌张力、促进随意运动产生为主要治疗原则;痉挛时要注意降低肌张力,而在本阶段不恰当的针刺治疗易引起肌张力增高,故应特别注意。

三、推拿治疗

以舒筋通络、行气活血为原则,病程长者须辅以补益气血、扶正固本。重点选取手、足阳明经脉及腧穴。推拿对于抑制痉挛、缓解疼痛、防止关节挛缩、促进随意运动恢复都有良好作用。

在偏瘫的不同阶段,应采用不同的推拿手法。如在偏瘫弛缓期,多采用兴奋性手法提高患肢肌张力,促使随意运动恢复。可在肢体上进行㨰、揉、捏、拿、搓、点、拍等手法。痉挛期,则多采用抑制性手法控制痉挛,一般用较缓和的手法,如揉、摩、捏、拿、㨰、擦手法,治疗时间宜长,使痉挛肌群松弛。但不恰当的手法可能会增强肌张力,进一步限制肢体功能的恢复,须特别注意。操作方法如下。

(1)患者取俯卧位(若不能俯卧或较久俯卧者可改为侧卧位,患侧在上),医师立于患侧。从肩部起施以掌根按揉法,自肩后、上背、经竖脊肌而下至腰骶部,上下往返多次按背腰部肌肉。在按压背俞穴基础上,重点按压膈俞、肝俞、三焦俞、肾俞等及督脉大椎、筋缩、腰阳关等穴,约 5 min。

(2)继以上体位,在患侧臀部施掌根按揉法和按压环跳、八髎等穴相结合,并配合做髋关节内、外旋转的被动运动。按压承扶、殷门、委中、承山诸穴;掌根按揉股后、腘窝,小腿后屈肌群;重点是拿、捻跟腱并配合踝关节背伸的被动运动,总共 5～6 min。

(3)患者仰卧位,医师立于患侧。先掌根按揉三角肌,指揉肩三穴,拿三角肌、肱二头肌、肱三头肌,以肱三头肌为主,并配合肩关节外展、外旋、内旋、内收、前屈等被动运动。继而指揉曲池、手三里,拿前臂桡侧肌群和前臂尺侧肌群,配合肘关节屈伸的被动运动;再指揉外关、阳池,拿合谷,按揉大、小鱼际肌,指揉掌侧骨间肌和背侧骨间肌,配合腕关节屈伸、尺偏、桡偏的被动运动;捻、摇诸掌指、指间关节,总共约5 min。

(4)继以上体位,先在股前、外、内三侧分别施掌根按揉法,按压髀关、伏兔、风市、血海诸穴,拿股四头肌,拿股后肌群,拿股内收肌群,并配合髋关节屈伸和环转的被动运动。以掌根按揉股骨,指揉内外膝眼、阳陵泉、足三里、绝骨、太溪、昆仑诸穴,拿小腿腓肠肌,配合膝关节屈伸的被动运动。再指揉解溪、涌泉及诸骨间肌,抹、捻诸足趾,并配合踝关节及诸足趾的摇法,共5～6 min。

(5)继以上体位,抹前额,扫散两侧颞部,按揉百会、四神聪,拿风池结束治疗。

四、注意事项

(1)推拿操作时力量应由轻到重,强度过大或时间过长的手法有加重肌肉萎缩的危险。在软瘫期,做肩关节活动时,活动幅度不宜过大,手法应柔和,以免发生肩关节半脱位。对于肌张力高的肢体切忌强拉硬扳,以免引起损伤、骨折或骨化性肌炎。

（2）针刺治疗包括电针时,应注意观察患者肌张力的变化。如果发现肌痉挛加重,应调整治疗方法或停止针刺。对于体质瘦弱者,针刺手法不宜过强。针刺眼区、项部的风府等穴及脊柱部的腧穴,要掌握一定的角度,不宜大幅度的提插、捻转和长时间留针,以免伤及重要组织器官;胸胁腰背部腧穴,不宜深刺、直刺。电针时电流调节应逐渐从小到大,不可突然增强,以免造成弯针、折针、晕针等情况。应避免电针电流回路经过心脏。安装心脏起搏器者禁用电针。

（3）灸法操作时应防止因感觉障碍而造成皮肤的烧烫伤。

（单仕玲）

第二节 脑 性 瘫 痪

脑性瘫痪简称脑瘫,是自受孕开始至婴儿期非进行性脑损伤和发育缺陷所导致的综合征,主要表现为运动障碍及姿势异常,是小儿时期常见的中枢神经障碍综合征。现代医学认为本病的病因是多种因素造成的。而其中早产、窒息、核黄疸是本病的三大原因。

脑性瘫痪的主要功能障碍可表现为以下症状。①运动功能障碍:可出现痉挛、共济失调、手足徐动、帕金森病、肌张力降低等。②言语功能障碍:可表现为口齿不清,语速及节律不协调,说话时不恰当地停顿等。③智力功能障碍:可表现为智力低下。④其他功能障碍:包括发育障碍、精神障碍、心理障碍、听力障碍等。

本病在传统医学中属于"五迟""五软""五硬"和"痿证"的范畴。五迟是指立迟、行迟、发迟、齿迟、语迟;五软是指头颈软、口软、手软、脚软、肌肉软;五硬是指头颈硬、口硬、手硬、脚硬、肌肉硬。现代康复临床上按运动功能障碍的特点一般将本病分为痉挛性、不随意运动型、强直性、共济失调型、肌张力低下型和混合型。按瘫痪部位可将本病分为单瘫、双瘫、偏瘫、三肢瘫和四肢瘫。

一、康复评定

（一）现代康复评定方法

（1）粗大运动功能评定:常采用GMFM量表。

（2）肌张力评定:包括静止性肌张力测定(包括肌肉形态、硬度、关节伸展度等)、姿势性肌张力测定、运动性肌张力测定。

（3）肌力评定:多用徒手肌力检查法(manual muscle testing,MMT)。

（4）关节活动度评定。

（5）智能评定:包括智力测验(常用韦氏幼儿智力量表、韦氏儿童智力量表、盖塞尔发育量表等)、适应行为测验。

（6）反射发育评定:包括原始反射、病理反射、平衡反射等。

（7）姿势与运动发育评定。

（8）日常生活能力评定。

（9）其他评定:包括一般状况评定、精神评定、感知评定、认知能力评定、心理评定、言语评定、听力评定、步态分析等。

(二)传统康复辨证

1.病因病机

主要有 3 个方面。一是先天不足,多因父母精血亏虚、气血不足或者近亲通婚,导致胎儿先天禀赋不足、精血亏虚,不能濡养脑髓;母体在孕期营养匮乏、惊吓或是抑郁悲伤,扰动胎儿,以致胎儿发育不良;先天责之于肝肾不足,胎元失养,致筋骨失养,肌肉萎缩,日久颓废。二是后天失养,多因小儿出生,禀气怯弱,由于护理不当致生大病,伤及脑髓,累及四肢;后天责之于脾,久病伤脾,痰浊内生,筋骨肌肉失于濡养,日渐颓废。脑髓失养,而致空虚。三是其他因素,多为产程中损伤脑髓,或因脑部外伤、瘀血内阻、邪毒侵袭、高热久病、正虚邪盛,营血耗伤,伤及脑髓而致。

2.四诊辨证

通过四诊,临床一般将本病分为以下三型。

(1)肝肾不足型:发育迟缓,智力低下,五迟,面色无华,神志不清,精神呆滞,常伴有龟背、鸡胸、病久则肌肉萎缩,动作无力,舌淡苔薄,指纹色淡。

(2)瘀血阻络型:精神呆滞,神志不清,四肢、颈项及腰背部肌肉僵硬,活动不灵活、不协调,舌淡有瘀斑瘀点,苔腻,脉滑。

(3)脾虚气弱型:面色无华,形体消瘦,五软,智力低下,神疲乏力,肌肉萎缩,舌淡,脉细弱。

二、康复策略

为促进患儿正常的运动发育,抑制异常运动模式和姿势,最大限度地恢复功能,小儿脑瘫的康复应做到早诊断、早治疗,才能达到较好的康复效果。目前主要针对患儿的运动障碍采取综合治疗。在整体康复中,中国传统康复疗法有着举足轻重的作用。脑瘫的康复是一个长期复杂的过程,需要在中西医结合的理论指导下,医师、治疗师、护士、家长共同努力完成。

脑瘫传统康复治疗的目的主要在于减轻功能障碍,提高生活质量。大多以针灸、推拿为主要手段。针灸可以有效改善脑血流速度,促进脑组织的血液供应,从而进一步改善中枢神经功能,促进康复。有效的推拿方法对于运动和姿势异常而引发的继发性损害如关节挛缩等有良好的预防和康复治疗作用。

三、康复治疗方法

(一)针灸治疗

以疏通经络、行气活血、益智开窍为原则。《素问·痿论》提出"治痿独取阳明"的治法,常选取手足阳明经腧穴进行针刺,辅以头部腧穴。一般选择毫针刺法、灸法、头皮针法等。

1.毫针刺法

主穴:四神聪、百会、夹脊、三阴交、肾俞。

配穴:肝肾不足加太溪、关元、阴陵泉、太冲;瘀血阻络加风池、风府、血海、膈俞;脾虚气弱加脾俞、气海;上肢瘫痪加肩髃、肩髎、肩贞、曲池、手三里、合谷、外关;下肢瘫痪加伏兔、血海、环跳、承山、委中、足三里、阳陵泉、解溪、悬钟、太冲、足临泣;言语不利加廉泉、哑门、通里;足下垂加昆仑、太溪;颈软加天柱、大椎;腰软加腰阳关;斜视加攒竹;流涎加地仓、廉泉;听力障碍加耳门、听宫、听会、翳风。

具体操作:选用 28 号毫针针刺。一般每次选 2~3 个主穴,5~6 个配穴,平补平泻。廉泉向舌根方向刺 0.5~1 寸;哑门向下颌方向刺 0.5~0.8 寸,不可深刺,不可提插。每天或隔天 1 次,留针 15 min,15 次为 1 个疗程,停 1 周后,再继续下 1 个疗程。

2.灸法

选取四神聪、百会、夹脊、足三里、三阴交、命门、肾俞,上肢运动障碍配曲池、手三里、合谷、后溪;下肢运动障碍配环跳、足三里、阳陵泉、解溪、悬钟。使用艾条进行雀啄灸,每天 1 次,皮肤红晕为度;或者隔姜灸,每次选用 3～5 个腧穴,每穴灸 3～10 壮,每天或隔天 1 次,10 次为 1 个疗程。

3.头皮针疗法

运动功能障碍取健侧相应部位的运动区;感觉功能障碍取健侧相应部位的感觉区;下肢功能运动和感觉障碍配对侧足运感区;平衡功能障碍配患侧或双侧的平衡区。听力障碍取晕听区;言语功能障碍,配言语 1、2、3 区(具体为:运动性失语选取运动区的下 2/5;命名性失语选取言语 2 区;感觉性失语选取言语 3 区)。

具体操作:一般用 1 寸毫针,头皮常规消毒,沿头皮水平面呈 30°角斜刺,深度达到帽状腱膜下,再压低针身进针,捻转,平补平泻,3 岁以内患儿不留针,每天 1 次,10 次为 1 个疗程。

(二)推拿治疗

以疏通经络、强健筋骨、醒神开窍为原则。常采用分部操作和对症操作。一般先用点法、按法、揉法、运法、扫散法等,然后被动活动四肢关节。

1.分部操作

分部操作包括上肢功能障碍和下肢功能障碍。

(1)上肢功能障碍:在患儿上肢内侧及外侧施以推法,从肩关节至腕关节,反复 3～5 次;按揉合谷、内关、外关、曲池、小海、肩髃、天宗 5 min,拿揉上肢、肩背部 3～5 次,拿揉劳宫、极泉各 3～5 次;摇肩、肘及腕关节各 10 次;被动屈伸肘关节及掌指关节各 10 次;捻手指 5～10 次,揉搓肩部及上肢各 3～5 次。

(2)下肢功能障碍:在患儿下肢前内侧和外侧施以推法,自上而下操作 3～5 遍;按揉内外膝眼、足三里、阳陵泉、环跳、委阳、委中、昆仑、太溪、涌泉 10 min;拿揉股内收肌群、股后肌群、跟腱各 3 min,反复被动屈伸髋关节、膝关节、踝关节 3～5 次;擦涌泉,以透热为度。

2.对症操作

对症操作包括智力障碍、大小便失禁、关节挛缩。

(1)智力障碍:开天门 50～100 次,推坎宫 50～100 次,揉太阳 50～100 次,揉百会、迎香、颊车、下关、人中各 50 次;推摩两侧颞部 50 次,推大椎 50 次;拿风池 5 次,拿五经 5 次;按揉合谷 50 次,拿肩井 5 次。

(2)大小便失禁:在患儿腰背部双侧膀胱经、督脉施以推法,反复操作 3～5 遍;擦肾俞、命门、八髎,以透热为度;按揉中脘、气海、关元、中极、足三里、三阴交各 5 min;摩腹 5～10 min,擦涌泉 50 次。

(3)关节挛缩:取挛缩关节周围的腧穴,点按法操作并结合关节活动。动作由轻到重,切忌粗暴,宜循序渐进。患肢痉挛者,应由轻到重进行掐按。肌肉萎缩、食欲差及体弱者,可在胸腹部拍打、推揉。上肢屈肌肌张力增高、屈曲者,可轻揉上肢前群肌肉,被动活动上肢,外展外旋肩关节,伸展肘、腕关节,伸展手指,改善肩、肘、腕等关节挛缩;下肢内收肌肌张力增高、伸展者,拿揉、揉搓大腿内侧肌群,减轻肌痉挛,被动活动下肢,外旋外展髋关节,屈曲膝关节,改善髋、膝关节挛缩;足尖走路者,被动背伸踝关节,牵拉挛缩肌腱,缓慢用力,避免诱发踝阵挛。

（三）其他传统康复疗法

一般包括中药疗法、足部按摩疗法等。

1.中药疗法

临床常用内服、外治两种方法。

（1）中药内服：肝肾不足型可选用六味地黄丸加减；瘀血阻络型可选用通窍活血汤加减；脾虚气弱型可选用调元散和菖蒲丸加减。对特殊并发症者则选择针对性的方药治疗。癫痫者可选用紫石汤、定痫丸、紫河车丸加减；斜视者可选用小续命汤、六君子汤合正容汤、养血当归地黄汤加减等；智力低下者可选用调元散、十全大补汤、涤痰汤、小柴胡汤加减等；失语者可选用菖蒲丸、木通汤、肾气丸、羚羊角丸、涤痰汤等。

（2）中药外治：常用的是中药熏洗方法。选择具有通经活血、祛风通络作用的药物组方。目的是促进局部血液循环，提高治疗效果。常选用红花 10 g、钻地风 10 g、香樟木 50 g、苏木 50 g、老紫草 15 g、伸筋草 15 g、千年健 15 g、桂枝 15 g、路路通 15 g、乳香 15 g、没药 10 g、宣木瓜 10 g，加入清水煮沸，进行熏洗或用毛巾浸透药液进行局部热敷。注意水温，以防烫伤，对于皮肤知觉较差的患儿尤应注意。

2.足部按摩疗法

在患儿足底均匀涂抹按摩介质，如凡士林等。医者两手握足，两拇指相对于足底，其余四指握足背，两拇指由足跟到足趾进行全足放松，手法轻柔，操作 3～5 次，取肾上腺、大脑、小脑、脑垂体等部位进行重点刺激，以拇指点按 30～40 次，按揉 1 min，酸胀或微痛为度。再按上述放松手法操作，结束治疗。每天1 次，每次持续 20～30 min，10 次为 1 个疗程。

四、护理要点

（1）注意脑瘫儿童的饮食。少吃多吃。每天喝 1～2 次淡盐水来补充水和电解质。饮食应该高热量、高蛋白质、高脂肪、高纤维素，以及维生素和微量元素的均衡饮食。钙和维生素也应该补充，以防止骨脱钙和骨质疏松症。饮食应该有 4 个特点：腐烂、精细、新鲜和柔软。脑瘫婴儿脑细胞的发育离不开蛋白质、脂肪、碳水化合物、维生素和矿物质。

（2）由于婴儿运动系统、神经系统正处于发育阶段，异常姿势运动还没有固化，所以临床上对于小儿脑瘫的治疗，应做到早诊断、早治疗，以达到最好的康复效果。提倡在出生后即进行评估，如存在脑瘫发病高危因素，则立即进行干预治疗；出生后 3～6 个月内确诊，如确诊，综合康复治疗应立即进行。康复治疗最佳时间不要超过 3 岁，其方法包括躯体训练、技能训练、物理治疗、针灸治疗、推拿手法治疗等。

（3）针灸治疗本病有较好的疗效。毫针治疗关键在于选择腧穴和针刺补泻手法，选取腧穴多以阳明经穴和奇穴为主，针刺手法以补法和平补平泻为主；头皮针治疗刺激量不宜太大；灸法注意防止烫伤；痉挛型脑瘫患儿的痉挛侧不宜用电针治疗。

（4）有效的推拿方法对于运动和姿势异常而引发的继发性损害，如关节挛缩等有良好的预防和康复治疗作用。但应掌握手法的灵活运用，操作时手法宜轻柔，力度不宜过大，特别是对挛缩关节的操作，更应注意手法的力度和幅度。

（单仕玲）

第三节 面 神 经 炎

面神经炎又称特发性面神经麻痹或 Bell 麻痹。常见病因多由病毒感染、面部受凉、神经源性病变、物理性损伤或中毒等引起一侧或者双侧耳后乳突孔内急性非化脓性面神经炎,受损的面神经为周围性,故在此以"周围性面神经麻痹"作重点介绍。本病以口眼㖞斜为主要特点,常在睡眠醒来时发现一侧面部肌肉板滞、麻木、瘫痪,额纹消失,眼裂变大,露睛流泪,鼻唇沟变浅,口角下垂歪向健侧,病侧不能皱眉、蹙额、闭目、露齿、鼓颊。部分患者初起时有耳后疼痛,还可出现患侧舌前 2/3 味觉减退或消失,听觉过敏等症。病程迁延日久,可因瘫痪肌肉出现挛缩,口角反牵向患侧,甚则出现面肌痉挛,形成"倒错"现象。发病急骤,以一侧面部发病为多,双侧面部发病少见。无明显季节性,多见于冬季和夏季,好发于 20～40 岁青壮年,男性居多。

本病属中医学之"口僻""面瘫""吊线风""口眼㖞斜""歪嘴风"等病证范畴。中医认为,"邪之所凑,其气必虚"。本病多由脉络空虚,风寒侵袭,以致经气阻滞,气血不和,瘀滞经脉,导致经络失于濡养,肌肉纵缓不收而发作。

颅内炎症、肿瘤、血管病变、外伤等多种病变累及面神经所致的继发性面神经麻痹与前者不同,不是本节讨论的对象。

一、康复评定

(一)现代康复评定

1.病史

起病急,常有受凉吹风史,或有病毒感染史。

2.表现

一侧面部表情肌突然瘫痪、患侧额纹消失,眼裂不能闭合,鼻唇沟变浅,口角下垂,鼓腮,吹口哨时漏气,食物易滞留于患侧齿颊间,可伴患侧舌前 2/3 味觉丧失,听觉过敏,多泪等。

3.损害部位

耳后乳突孔以上影响鼓索支时,则有舌前 2/3 味觉障碍;若镫骨肌支以上部位受累时,除味觉障碍外,还可出现同侧听觉过敏;损害在膝状神经,可有乳突部疼痛,外耳道和耳郭部的感觉障碍或出现疱疹;损害在膝状神经节以上,可有泪液、唾液减少。

4.脑 CT、MRI 检查

均正常。

5.实验室检查

急性感染性(风湿、骨膜炎等)面神经麻痹者可有:①外周血白细胞及中性粒细胞升高;②红细胞沉降率增快;③大多数患者脑脊液检查正常,极少数患者脑脊液的淋巴细胞和单核细胞增多。

6.电生理检查

肌电图(EMG)可显示受损的面肌运动单位对神经刺激的反应,测知面神经麻痹程度及有无失神经反应,对确定治疗方针和判定预后及可能恢复的能力很有价值。通常可进行动态观察,在发病 2 周左右,应列为常规检查。神经传导速度(MCV)是判断面神经受损最有意义的指标,它对病情的严重程度、部位以及鉴别轴索与脱髓鞘损害,均有很大帮助。此外,电变性检查对判定面神经麻痹恢复时间更为客观,发病早期即病后 5～7 d,采用面神经传导检查,对完全性面瘫的患者进行预后判定,患侧诱发的肌电动作电位 M 波波幅为健侧的 30％或以上时,则 2 个月内可望恢复;如为 10％～30％,常需 2～8 个月恢复,并有可能出现合并症;如仅为 10％或以下,则需 6～12 个月才能恢复,甚至更长时间,部分患者可能终身难以恢复,并多伴有面肌痉挛及联带运动等后遗症。病后 3 个月左右测定面神经传导速度有助判断面神经暂时性传导障碍,还是永久性的失神经支配。

7.功能障碍评定

面神经炎患侧功能障碍和面肌肌力的康复评定(表 13-1 和表 13-2)。

表 13-1　功能障碍分级

分级	肌力表现
0 级	相当于正常肌力的 0,嘱患者用力使面部表情肌收缩,但检查者看不到表情肌收缩,用手触表情肌也无肌紧张感
1 级	相当于正常肌力的 10％,让患者主动运动(如皱眉、闭眼、示齿等动作),仅见患者肌肉微动
2 级	相当于正常肌力的 25％,面部表情肌做各种运动虽有困难,但主动运动表情肌有少许动作
3 级	相当于正常肌力的 50％,面部表情肌能做自主运动,但比健侧差,如皱眉比健侧眉纹少或抬额时额纹比健侧少
4 级	相当于正常肌力的 75％,面部表情肌能做自主运动,皱眉、闭眼等基本与健侧一致
5 级	相当于正常肌力的 100％,面部表情肌各种运动与健侧一致

表 13-2　肌力分级

分级	功能障碍情况
Ⅰ	正常
Ⅱ	轻度功能障碍,仔细检查才发现患侧轻度无力,并可察觉到轻微的联合运动
Ⅲ	轻、中度功能障碍,面部两侧有明显差别,患侧额运动轻微运动,用力可闭眼,但两侧明显不对称
Ⅳ	中、重度功能障碍,患侧明显肌无力,双侧不对称,额运动轻微受限,用力也不能完全闭眼,用力时口角有不对称运动
Ⅴ	重度功能障碍,静息时出现口角㖞斜,面部两侧不对称,患侧鼻唇沟变浅或消失,额无运动,不能闭眼(或最大用力时只有轻微的眼睑运动),口角只有轻微的运动
Ⅵ	全瘫,面部两侧不对称,患侧明显肌张力消失,不对称,不运动,无连带运动或患侧面部痉挛

(二)传统康复辨证

1.病因病机

中医对本病多从"内虚邪中"立论,认为"经络空虚,风邪入中,痰浊瘀血痹阻经络,以致经气运行失常,气血不和,经筋失于濡养,纵缓不收而发病"。

2.辨证

(1)风寒侵袭:见于发病初期,面部有受凉史。症见口眼㖞斜,伴头痛、鼻塞、面肌发紧,舌淡,苔薄白,脉浮紧。

(2)风热入侵:见于发病初期,多继发于感冒发热,症见口眼㖞斜,伴头痛、面热,面肌松弛、耳后疼痛,舌红,苔薄黄,脉浮数。

(3)气血不足:多见于恢复期或病程较长的患者。症见口眼㖞斜,日久不愈,肢体困倦无力,面色淡白,头晕等,舌淡,苔薄白,脉细无力。

二、康复治疗

面神经炎的中医治疗方法日趋多样化,有针灸、推拿、中药内服、外敷、皮肤针、电针、刺络拔罐、穴位注射、割治、埋线等。在临床中应注意诊断,及早治疗,充分发挥中医各种治法的优势,标本兼顾,内外治疗,并中西医结合,各取所长,以达到提高疗效、缩短病程、降低费用的良好效果。

(一)一般治疗

(1)治疗期间,可在局部用热毛巾热敷,每次 10 min,每天 2 次。

(2)眼睑闭合不全者,每天点眼药水 2～3 次,以防感染。

(3)患者应避免风寒侵袭,戴眼罩、口罩防护。

(4)患者宜自行按摩瘫痪的面肌,并适当地进行功能锻炼。

(5)治疗期间,忌长时间看电视、电脑,以防用眼过度,导致眼睛疲劳,影响疗效。

(二)针灸治疗

1.毫针法

治则:活血通络,疏调经筋。

处方:以面颊局部和手足阳明经腧穴为主。

主穴:阳白、四白、颧髎、攒竹、颊车、地仓、合谷(双)、翳风(双)。

随证配穴:风寒证加风池穴祛风散寒,风热证加曲池疏风泻热,鼻唇沟平坦加迎香、人中沟歪斜加人中、口禾髎,颏唇沟歪斜加承浆,味觉消失、舌麻加廉泉,乳突部疼痛加风池、外关,恢复期加足三里补益气血、濡养经筋。

2.电针法

取地仓、颊车、阳白、瞳子髎、太阳、合谷(双)等穴,接通电针仪,以断续波刺激 10～20 min,强度以患者面部肌肉微微跳动且能耐受为度。每天 1 次。适用于恢复期(病程已有 2 周以上)的治疗。

3.温针法

取地仓、颊车、阳白、四白、太阳、下关、牵正、合谷(双)等穴,将剪断的艾条(每段 1～1.5 cm)插到针柄上,使艾条距离皮肤 2～3 cm,将艾条点燃,持续温灸 10～20 min,注意在艾条与皮肤之间放置一小卡片(4 cm×5 cm),防止烧伤皮肤,温度以患者有温热感且能耐受为度。每天 1 次。

操作要求如下。①初期:亦称"急性期",为开始发病的第 1～7 天,此期症状有加重趋势,此乃风邪初入,脉络空虚,正邪交争,治以祛风通络为主。此期宜浅刺,轻手法,不宜使用电针法过强刺激。②中期:亦称"平静期",为发病约第 7～14 天,此期症状逐渐稳定,乃外邪入里,络阻导致气血瘀滞,故治当活血通络。此期宜用中度刺激手法,可用电针法、温针法等强刺激手法。毫针法处方、随证配穴、操作等具体方法见上。其中电针法、温针法、穴位敷贴、穴位注射、皮肤针、耳针法等均可酌情选用。③后期:又称"恢复期",约为发病 16 d 至 6 个月,此后症状逐渐恢复,以调理气血为主。此期浅刺多穴多捻转有助促进面部微循环,营养面神经及局部组织,同时激活神经递质冲动,利于松肌解痉,恢复面肌正常运动,类似"补法",有别于初期浅刺泄邪之"泻法"。若辅以辨证配穴,补气益血,祛风豁痰,则更显相得益彰。毫针法处方、随证配穴、操作等具体方法见上。可酌情选用电针法、温针法、穴位敷贴、穴位注射、皮肤针、耳针法等。④联动期和痉挛期：发病6个月以上(面肌连带运动出现以后)，此期培补肝肾、活血化瘀、舒筋养肌、息风止痉。采用循经取穴配用面部局部三线法取穴针灸治疗。在电针法、温针法、穴位敷贴、穴位注射、皮肤针、耳针法无效下可选择手术治疗。

(三)推拿治疗

1.治则

疏通经络，活血化瘀。

2.取穴及部位

印堂、风池、阳白、太阳、四白、睛明、迎香、地仓、颧髎、颊车、下关、听宫、承浆、合谷、翳风。

3.主要手法

一指禅推法、按揉法、抹法、揉法、擦法、拿法。

4.操作方法

以患侧颜面部为主,健侧做辅助治疗。首先患者取仰卧位,医者用一指禅推法自印堂穴开始,经阳白、太阳、四白、睛明、迎香、地仓、颧髎、下关至颊车,往返5～6遍。用双手拇指抹法自印堂穴交替向上抹至神庭穴,从印堂向左右抹至两侧太阳穴,从印堂穴向左右抹上下眼眶,自睛明穴向两侧颧骨抹向耳前听宫穴,从迎香穴沿两侧颧骨抹向耳前听宫穴,治疗约6 min。指按揉牵正、承浆、翳风,每穴约1 min。用大鱼际揉面部前额及颊部3 min左右。在患侧颜面部向眼方向用擦法治疗,以透热为度。然后患者取坐位,用拿法拿风池、合谷穴各1 min。

(四)中药治疗

根据中医辨证论治施以相应汤药,辅助针灸治疗,针药结合。

治则：祛风通络,化痰开窍。

方药：牵正散加减。白附子6 g、僵蚕20 g、全蝎8 g、蜈蚣2条、法半夏12 g、地龙15 g。

随证加减：风寒侵袭者,加防风6 g、羌活12 g、荆芥10 g、苏叶6 g;风热入侵者,加银花15 g、板蓝根15 g、菊花12 g、泽泻12 g;气血不足者,加黄芪15 g、党参15 g、当归10 g、天麻15 g。

用法：水煎,每天一剂,分两次服。忌辛辣、生冷食物。

(五)其他传统疗法

1.拔罐疗法

适应于风寒袭络证各期患者。选取患侧的阳白、下关、巨髎、颧髎、地仓、颊车等穴位。采用闪火法,于每穴位区域将火罐交替吸附及拔下约1 s,不断反复,持续5 min左右,以患侧面部穴位处皮肤潮红为度。每天闪罐1次,每周治疗3～5次,疗程以病情而定。根据病情,亦可辨证选取面部以外的穴位,配合刺络拔罐治疗。

2.穴位敷贴

选地仓、颊车、阳白、颧髎、太阳等穴。将马钱子锉成粉末1～2分,然后贴于穴位处,5～7 d换药1次;或用蓖麻仁捣烂加麝香少许,取绿豆粒大一团,敷贴穴位上,每隔3～5 d更换1次;或用白附子研细末,加冰片少许做面饼,敷贴穴位,敷药后面部即有紧抽、牵拉、发热的感觉,一般持续2～4 h,以痊愈为度。恢复期可取嫩桑枝30 g,槐枝60 g,艾叶、花椒各15 g,煎汤频洗面部,先洗患侧,后洗健侧。

3.穴位注射

用维生素B₁、维生素B₁₂、胞磷胆碱、辅酶Q等注射液注射翳风、牵正等穴,每穴0.5～1 mL,

每天或隔天一次,以上穴位可交替使用。

4.皮肤针

用皮肤针叩刺阳白、太阳、四白、牵正等穴,以局部潮红为度。每天 1 次。适用于发病初期,或面部有板滞感觉等面瘫后遗症。

5.耳针法

取神门、交感(下脚端)、内分泌、口、眼、面颊区、下屏尖(肾上腺)等穴,毫针刺法,留针 20～30 min,每天 1 次,适用于面瘫的各期。

6.西医治疗

(1)激素治疗:泼尼松或地塞米松,口服,连续 7～10 d。

(2)改善微循环,减轻水肿:右旋糖酐-40 250～500 mL,静脉滴注 1 次/天,连续 7～10 d,亦可加用脱水利尿剂。

(3)物理疗法:红外线照射,超短波透热疗法,以助于改善局部血液循环,消除水肿。

(4)手术治疗:久治不愈(2 年以上)者可考虑外科手术治疗。

三、护理要点

(1)多食新鲜蔬菜、粗粮、黄豆制品、大枣、瘦肉等。

(2)平时面瘫患者需要减少光源刺激,如电脑、电视、紫外线等。

(3)需要多做功能性锻炼,如抬眉、鼓气、双眼紧闭、张大嘴等。

(4)每天需要坚持穴位按摩。

(5)睡觉之前用热水泡脚,有条件的话,做些足底按摩。

(6)面瘫患者在服药期间,忌辛辣刺激食物。如白酒、大蒜、海鲜、浓茶、麻辣火锅等。

(7)用毛巾热敷脸,每晚 3～4 次,勿用冷水洗脸,遇到寒冷天气时,需要注意头部保暖。

(8)应注意保持良好心情。心理因素是引发面神经麻痹的重要因素之一。面神经麻痹发生前,有相当一部分患者存在身体疲劳、睡眠不足、精神紧张及身体不适等情况。所以保持良好的心情,就必须保证充足的睡眠,并适当进行体育运动,增强机体免疫力。

(9)要注意面神经麻痹只是一种症状或体征,必须仔细寻找病因,如果能找出病因并及时进行处理,如重症肌无力、结节病、肿瘤或颞骨感染,可以改变原发病及面瘫的进程。面神经麻痹也可能是一些危及生命的神经科疾病的早期症状,如脊髓灰白质炎或 Guillian-Barre 综合征,如能早期诊断,可以挽救生命。

(单仕玲)

第四节　肩关节周围炎

一、概述

肩关节周围炎又称"五十肩""冻结肩""漏肩风",属中医肩痹、肩凝等范畴,是肩关节周围肌肉、肌腱滑液囊及关节囊的慢性损伤性炎症,以肩部疼痛、肩关节活动受限或僵硬等为临床特征。

肩周炎的发生与发展大致可分为急性期、粘连期、缓解期。

(一)急性期

病程约 1 个月,主要表现为肩部疼痛,肩关节活动受限,但有一定的活动度。

(二)粘连期

病程 2~3 个月,本期患者疼痛症状已明显减轻,主要表现为肩关节活动严重受限,肩关节因肩周软组织广泛性粘连,活动范围极小,以外展及前屈运动时,肩胛骨随之摆动而出现耸肩现象。

(三)缓解期

病程 2~3 个月,患者疼痛减轻,肩关节粘连逐渐消除而恢复正常功能。

二、治疗原则

主要采取非手术治疗。治疗方法有推拿、中药熏洗、封闭、理疗、小针刀、针灸、药物治疗、功能锻炼。

三、护理常规

(一)心理护理

肩周炎因病程长,患者畏痛而不敢活动,首先护理人员以亲切的语言同患者交谈,介绍肩周炎的发生发展及形成机制,使患者对自己的病情有所了解,鼓励患者树立战胜疾病的信心,积极配合治疗护理。

(二)侵入性治疗的护理

环境宜保持温暖,防止局部暴露受凉,同时要严格消毒,防止感染,注意观察患者面色、神志,防止晕针。封闭、针刺后 24 h 以内不宜熏洗,小针刀治疗 1 周内局部保持干燥。熏洗时,按中药熏洗护理常规护理。

(三)功能锻炼

护士亲自示范讲解,教会患者主动行肩关节功能锻炼的方法,与患者一起制订锻炼计划和工作量。

(1)手指爬墙:双足分开与肩同宽面向墙壁或侧向墙壁站立,在墙壁画一高度标志,用患手指沿墙徐徐上爬。使上肢抬举到最大限度,然后沿墙回位,反复进行。每天 2~3 次,每次10~15 min。

(2)手拉滑车:患者坐位或站立,双手拉住滑轮上绳子的把手,以健肢带动患肢,慢慢拉动绳子一高一低,两手轮换进行,逐渐加力,反复运动 5~10 min。

(3)弯腰划圈:两足分开与肩同宽站立,向前弯腰,上肢伸直下垂做顺逆时针方向划圈,幅度由小到大,速度由慢到快,每天 2 次,每次 5~10 min。

(4)梳头,摸耳,内收探肩,后伸揉背,外展指路。

(四)出院指导

(1)继续肩部功能锻炼,预防关节粘连,防止肌肉萎缩。

(2)日常生活中注意颈肩部保暖防寒,夏季防止肩部持续吹风,避免受凉,在阴凉处过久暴露。防止过猛过快,单调重复的肩部活动,提重物,承受应力时要有思想准备,防止肩损伤。

(3)加强营养,积极锻炼身体,多晒太阳,打太极拳。做好预防保健。

(李晓燕)

第五节　腰椎间盘突出症

一、概述

腰椎间盘突出症是指由于椎间盘的纤维环破裂和髓核突出,压迫和刺激神经根所引起的脊柱及其周围软组织一系列复杂变化与表现的一种综合征。是常见的腰腿痛疾病。患者常表现腰部疼痛,轻者仅腰部发酸不适,重者如刀割或针刺、抽搐、电击样疼,夜间加重,不能远距离行走,而且行走疼痛不能忍受。患者弯腰伸膝坐起、咳嗽、打喷嚏、排便用力都可使疼痛加重。腰痛及放射性下肢痛可同时出现,疼痛多在腰臀部及大腿后外侧,若病程较长,下肢放射性疼痛可合并感觉麻木。主要体征:腰部畸形,腰椎正常生理弯曲减小或消失,脊柱侧弯,运动障碍,弯腰活动受限明显,腰部压痛,肌力减退和肌萎缩,皮肤感觉减退等。

二、主要治疗

(一)非手术治疗

骨盆牵引、推拿按摩、手法复位。

(二)手术疗法

半椎板切除髓核摘除术、全椎板切除髓核摘除术、髓核摘除植骨内固定术。

三、护理常规

(1)入院时热情接待患者,详细介绍医院环境。

(2)详细询问病史,了解患者的生活习惯,认真观察患者疼痛性质、部位及肢体感觉、运动情况。

(3)加强心理护理:了解患者的心理所需,及时解除心理障碍,保持心理健康,协助患者做好各项检查。

(4)入院后指导练习床上大小便,准备手术者进行俯卧位训练,1 次 30 min,循序渐进至 2 h。

(5)牵引患者要注意牵引的角度、重量及患者的感觉,观察牵引是否有效,牵引带扎缚松紧是否适中,牵引过程中加强巡视,牵引完毕嘱患者继续卧床休息 20 min。

(6)饮食护理:整复或手术前,尊重患者的生活习惯,进食高蛋白、高维生素、高纤维易消化饮食,每天饮鲜牛奶 250～500 mL。手术当天根据麻醉方式选择进食时间,硬膜外麻醉禁食 4～6 h 后进流食;术后第 2 天根据患者的食欲,宜食高维生素,清淡可口、易消化食物,如新鲜蔬菜、香蕉、米粥、面条等;忌生冷辛辣、油腻、煎炸食物。以后根据患者食欲及习惯进食如牛奶、鸡蛋、排骨汤、瘦肉、水果、新鲜蔬菜等,注意饮食节制。

(7)生命体征的观察:手术或复位后,严密观察体温、脉搏、呼吸、血压变化。

(8)体位的护理:牵引或复位后患者下床活动须佩戴腰围,平卧时取下,站立前戴好。整复后双腿平直,仰卧于硬板床上,腰部加一宽为 15～20 cm,厚为 5～7 cm 的纸垫,以维持腰部生理曲度。6 h 内躯干及双下肢绝对制动,6 h 后在维持腰部背伸位的情况下,可协助翻身,翻身时应保持躯干轴向运动,避免腰部扭曲,采取仰卧位、俯卧位交替,避免侧卧位,避免下肢抬高和屈曲。

(9)手术后患部制动,搬动时平抬平放,硬膜外麻醉 4 h 可滚动式翻身,每 2 h 1 次,避免腰部扭转。

(10)病情观察:整复或手术后,严密观察患者的肢体感觉、运动情况,观察大小便情况,并与术前相比较,有异常情况报告医师及时处理。

(11)刀口及引流管护理:严密观察刀口渗血、引流量、颜色。24 h 内引流量超过 300 mL、色淡呈血清样,伴有头痛、恶心,可能有脑脊液漏;应报告医师关闭或拔除引流管,抬高床尾,俯卧与侧卧交替,局部加压。

(12)大小便护理:术后第 1 次排尿不应等待患者主诉有尿意时才放便器,而应让患者尽早调动排尿意识,以减少尿潴留的发生。若发生尿潴留,可给予腹部热敷、按摩、温水冲洗外阴,让患者听流水声,针灸三阴交、膀胱俞等。若上述方法无效则行导尿。对于合并马尾神经综合征保留尿管的患者,采用定时、定量开放尿管,配合患者正确运用腹压的方法进行膀胱功能的训练尽早拔除尿管。术后第 2 天根据患者排便习惯,不论有无便意均应按时给予便盆。术后第 3 天,若大便未解,可顺时针腹部按摩 20~25 min,在脐下 2 寸,旁开 2 寸处重手法按摩 5 min。若 3 d 后大便仍未解,可遵医嘱使用番泻叶、开塞露、灌肠等方法处理。

(13)防止并发症的发生。①尿潴留:局部热敷,引导、穴位按压或导尿,留置尿管者,注意局部清洁,每天消毒 2 次,每天饮水量 2 500 mL 以上,防止泌尿系统感染。②坠积性肺炎:指导患者吹气球,深呼吸、主动咳嗽、排痰。③椎间隙感染:严格无菌操作,严密观察患者的体温变化。若出现剧烈的腰疼,伴臀部或下腹部抽痛,肌肉痉挛,须高度重视。④压疮:每 2 h 翻身 1 次,每天 2 次红花酒按摩受压部位,必要时可卧气垫床。

(14)功能锻炼:术后第 1 天,开始进行踝关节背伸、跖屈,膝关节及髋关节屈伸等下肢各关节的锻炼,每天 3 次,每次 10 min。术后第 2 天,开始主动加被动进行直腿抬高锻炼,每天 2 次,每次 5~10 min,活动度应达 60°~90°。术后第 4 天,行主动直腿抬高锻炼,活动度数及次数同前;以后逐渐增加次数,以不疲劳为度。术后第 3 周,开始做"五点式""飞燕式"等腰背肌锻炼,每天 2 次,每次 5~10 min,逐渐增加次数,以不疲劳为度。术后第 4 周,患者下床行走,开始练习倒走,每天 1 000 步,步伐以感到腹肌受到牵拉为度,坚持 1 年以上。手法复位后,在患者俯卧位时,用滚法、摩法、拍打法等,轻手法放松下肢肌肉,整复后 3 d 开始做昂胸式锻炼,每天 5~10 min,复位 3~7 d,开始飞燕式、拱桥式锻炼,每天 2 次,每次 10~15 min,循序渐进,逐渐增加次数,以不疲劳为度。

(15)出院指导:①加强营养,增强机体抵抗能力,根据不同体质进行饮食调护,如肾阳虚者多食温补之品,羊肉、猪肉、桂圆等;肝肾阴虚者多食清补之品,如山药、鸭肉、牛肉、百合、枸杞子等;一般患者可食胡桃、瘦肉、骨头汤、山芋肉、黑芝麻等补肝肾强筋骨之食品。②手法复位后卧床 1~2 周,手术后卧床 3~4 周,下地练习活动,需佩戴腰围 3 个月,宜多卧硬板床。③继续双下肢及腰背肌锻炼,进行倒走锻炼,3 个月内避免弯腰,拾取低处物品,应屈髋、屈膝、下蹲,6 个月内避免挑抬重物。④慎起居,避风寒,避免久坐久站及弯腰。⑤3 个月可恢复正常活动,并逐渐恢复工作。⑥保持正确的站姿、坐姿及行走姿势,常做搓腰动作。

(单仕玲)

第六节　腰椎管狭窄症

一、概述

凡造成腰椎管、神经根管及椎间孔变形或狭窄而引起马尾神经或神经根受压、并产生相应的临床症状者,称为腰椎管狭窄症。该病是由先天性或后天性等各种原因使椎管前后、左右内径缩小或断面形状异常,而使腰椎管狭窄。这种狭窄可能使骨的变化,如腰椎骨质增生,小关节突肥大等,也可能是软组织的改变,如腰椎间盘后突,黄韧带肥厚所引起。患者的主要症状是腰、腿疼痛和间歇性跛行,腰痛的特点多显现于站立位或走路过久时,若躺下或蹲位以及骑自行车时,疼痛多能缓解或自行消失,腿疼是一侧、双侧或双下肢交替出现,鞍区麻木、肢体感觉减退。X线、CT、MRI能进一步确定并定性。

二、主要治疗

(一)非手术治疗

骨盆牵引,推拿按摩,手法复位,骶管注射。

(二)手术治疗

全椎板切除术、椎管扩大成形术及植骨内固定术。

三、护理常规

(一)心理护理

患者病情重,病程长,容易出现焦虑悲观情绪,多与患者交谈,给患者以安慰和必要的解释。介绍治疗成功的病例,增强其战胜疾病的信心。

(二)牵引护理

嘱患者仰卧于硬板床上行胸腰对抗牵引,牵引带松紧适宜,以不影响患者呼吸为度,髋部的牵引带应在髂前上棘稍上的位置,以患者能忍受不滑脱为度,牵引过程中要加强巡视,保持有效牵引,询问患者有无疼痛加重,给予及时处理,牵引后嘱患者卧床休息 10～20 min。

(三)骶管注射护理

简单介绍骶疗的过程,解除紧张不安心理,血糖控制在正常范围内。骶管注射过程询问患者有无特殊不适,如双下肢感觉、运动等情况。骶管注射后嘱患者卧床休息 30～60 min,观察小便及双下肢感觉运动,针眼处保持干燥清洁,避免感染。

(四)腰部中药熏蒸护理

熏蒸时应巡视患者情况,调节适宜的温度,防止烫伤。如年老患者合并心脏病、高血压病,熏蒸时有头晕、心慌、乏力等不适,应及时处理。熏蒸完毕,用干毛巾擦干,并用衣物围腰,局部保暖,防止受凉感冒,忌用凉水或凉性药物外洗及外敷。

(五)手法复位前后患者护理

(1)复位前嘱患者在床上练习大小便。

（2）腰椎复位后，嘱其绝对卧床制动 72 h，协助其直线翻身，平卧时腰部加垫厚约 2 cm。

（3）观察大小便及双下肢感觉运动情况。

（4）做好皮肤护理，防止压伤。

（5）指导行双下肢肌肉等长收缩锻炼，每天 2 次，每次 10～20 min。

（6）初次由医务人员指导佩戴腰围下床，观察是否有头晕等不适，并及时处理。

（六）术前训练

指导患者床上练习大小便，进行四肢的各项锻炼及俯卧位训练，坚持每次 30 min，循序渐进至俯卧位 2 h，使其适应手术。

（七）饮食护理

手术前，尊重患者的饮食习惯，进食高蛋白，高维生素，高纤维素易消化的食物，每天饮鲜牛奶 250～500 mL。准备手术的患者应在麻醉前 6～8 h 禁食，4～6 h 禁水。手术当天根据麻醉方式选择进食的时间，硬膜外麻醉禁食经 4～6 h 进流食，全麻手术 6 h 后无胃肠道反应者可先进流食，逐渐改为半流食或普食。术后第 2 天可根据患者的食欲习惯，宜食清淡高维生素的易消化食物，如新鲜蔬菜，香蕉，稀饭，面条等；忌食生冷、辛辣、油腻、煎炸食物。以后可指导其进食高蛋白、高营养的食物，如牛奶、鸡蛋、瘦肉、骨头汤等，节制饮食，鼓励少食多餐，防止腹胀、便秘。

（八）体位护理

手术后患处制动，搬动时平抬平放，保持脊柱平直，避免腰部扭曲。指导正确的翻身方法，防止发生畸形或进一步损伤，滚动式翻身，每 2 小时翻身 1 次。

（九）病情观察

手术后，严密观察患者的肢体感觉运动情况，注意大小便情况，并与术前相比较，发现异常，通知医师处理。观察伤口渗血情况，引流管是否通畅以及引流量和颜色，如果刀口处渗血较多，通知医师及时更换敷料，若 24 h 引流量超过 300 mL 且色淡呈血清样，伴有恶心，呕吐，可能有脑脊液漏，应报告医师关闭或拔除引流管，抬高床尾，俯卧与侧卧位交替，局部加压，并注意观察神志、瞳孔、生命体征及是否有颈项强直等症状出现。

（十）预防并发症

1.尿潴留

尿潴留者给予局部热敷、刺激、按摩、诱导，必要时留置导尿管，引流袋不能高于膀胱水平，勿用力挤压，同时注意关闭开关，定时放尿，引流袋应放置妥当，固定牢靠，避免引流管弯曲受压，保持通畅。保持会阴部清洁干燥，尿道外口及接近尿道口段的尿管应每天用 0.5% 碘伏擦拭消毒 2 遍；若有大便污染或女性月经期时，应及时清洗消毒，保持干燥；告知患者禁饮浓茶和咖啡等，多饮水，每天 2 500～3 000 mL，以便有足够的尿液自然冲洗尿道。

2.坠积性肺炎

卧床患者协助进行翻身拍背，鼓励主动排痰，咳嗽，指导进行深呼吸和吹气球锻炼，鼓励患者早期进行主动活动，经常改变体位，病房内定时通风。

3.血栓性静脉炎

术后 6 h 协助患者做下肢伸屈运动，改善肢体及足趾的血运，协助患者翻身，鼓励在床上做肢体活动；活动不便者，应做肢体被动活动或按摩；对于手术大、时间长，或有下肢静脉曲张者，应密切观察病情，早发现及时治疗；如发生血栓性静脉炎时，应绝对卧床休息，避免肢体活动忌按摩，保持患肢抬高，以利于静脉回流。

4.压疮

卧床患者保持床铺平整、松软、清洁、干燥,保持皮肤的清洁;条件允许的情况下,最好每天用温水擦浴,使局部皮肤血液循环得到改善,定时翻身,防止局部长期受压。在为患者翻身、按摩、床上使用大小便器时,应注意不要推、拉、拖,以免损伤局部皮肤,增加营养,多食富含高蛋白,脂肪,维生素等营养食物,增强机体抵抗能力。必要时卧气垫床。

5.便秘

术后应指导患者保证足够的饮水量,注意饮食搭配,在保证营养摄入的基础上,进食新鲜的水果和富含纤维素的蔬菜,如芹菜,韭菜,青菜等;还可嘱患者可服适量的蜂蜜,养成定时排便的习惯,在不影响病情的条件下,改变体位,以利通便。卧床时间较长的患者,进行腹部按摩,以一手食、中、无名指放于患者右下腹,另一手3指重叠于上,按顺时针方向,沿升结肠、横结肠、降结肠方向依次按摩,促进肠管蠕动,必要时可使用药物或灌肠等方法解除便秘。

(十一)功能锻炼

手术当天做踝关节的背伸跖屈旋转,上肢的伸屈外展、抓举等活动,术后第1天主动加被动直腿抬高以及双下肢各关节活动,每天2~3次,每次5~10 min,以后逐渐增加次数,以不疲劳为度。根据病情术后2~3周,指导进行腰背肌功能锻炼,每天2~3次,每次5~10 min,逐渐增加次数,以不疲劳为度,坚持1年以上。

(十二)出院指导

(1)慎起居,避风寒,腰部注意保暖。保持日常生活的正确站姿、坐姿及行走姿势,避免久坐久站,弯腰扭腰。

(2)加强营养,增加机体抵抗能力,根据不同体质进行饮食调护,如肾阳虚者多食温补之品,如羊肉,猪肉,桂圆等;肝肾阴虚者,多食清补之品,如山药、鸭肉、牛肉、百合、枸杞等;一般患者可食胡桃、瘦肉、骨头汤、黑芝麻等补肝肾强筋骨的食物。

(3)继续佩戴腰围1~3个月。

(4)继续进行双下肢及腰背肌功能锻炼,进行倒走锻炼,3个月内避免弯腰,拾取低处物品应先下蹲,6个月内避免挑抬重物。宜多躺,不宜久坐,经常变换姿势,适当卧床休息。保持正确的站姿,坐姿及行走姿势。

(5)定期复查。

(单仕玲)

第七节　腰肌劳损

一、概述

腰肌劳损是腰痛中最常见的一种,它是指腰部肌肉、筋膜、韧带等软组织的慢性损伤,又称为腰肌筋膜炎、腰部纤维组织炎。临床以腰部长期反复酸胀疼痛,时轻时重为特征。本病属中医学"腰痛"范畴。

腰肌劳损大多是骶棘肌下段损伤。骶棘肌为腰部强有力的脊柱竖肌,起源于骶骨背面和髂嵴后部,其纤维向上分为三列。外侧列止于肋骨称为髂肋肌;中间列止于横突,向上达乳突,称最长肌;内侧列附于棘突,称为棘肌。此肌的作用为主脊柱后伸,上部兼可仰头。当长时间的强迫体位(弯腰、弓背)负重工作,使腰肌持续处于高张力状态。久之则引起腰肌及其附着点处的过度牵拉应力损伤,于是局部软组织出现血供障碍,充血、缺氧及渗出增加等炎性反应,而造成原发性腰肌劳损。或因受力姿势不当及腰部负重过大造成腰部急性外伤,腰肌受损的组织未能完全恢复或残留之后遗症,使局部组织对正常活动和负荷承受力下降,而产生慢性劳损形成恶性循环,也可形成慢性腰肌劳损。另外,气温过低或湿度太大的环境,受潮着凉以及女性更年期内分泌紊乱,身虚体弱等都是易患本病的诱因。

本病多发生于青壮年,曾有过劳、损伤或腰部外伤史。临床主要表现为腰痛,多为持续性的酸、胀、钝痛,时轻时重,反复发作、休息后减轻,劳累或天气变化时疼痛加重。保持弯腰姿势稍久即引起疼痛,甚至不能弯腰。疼痛范围多不局限,常出现在两侧腰肌、腰骶部,有时可涉及臀上部和下肢。检查时脊柱外观一般正常,俯仰卧活动多无障碍,疼痛范围的软组织处可找到明显的压痛点,劳损的肌群有紧张感。

中医学认为本病多因风寒湿邪侵袭,经脉不畅,气血运行受阻而引起;或肾虚后复感外邪,致经筋不舒,气滞血瘀而致。

二、按摩刮痧法治验

(一)治疗部位
八髎、秩边、命门、腰阳关、大肠俞、脾俞、肾俞、腰俞等。

(二)手法
按揉、擦、拍打、刮痧等法。

(三)操作

1.按摩治疗

患者俯卧位,医者站于一侧,先在患者督脉及两侧膀胱经,用法、揉法治疗 10 min;然后用较轻的手法刺激两侧的组织,接着用较重手法刺激、按揉大肠俞、八髎、秩边等穴;术者再用掌面直擦患者腰背部两侧膀胱经,横擦腰骶部,均以透热为最佳;最后拍打腰两侧骶棘肌,以皮肤微红为度。每天 1 次,15 d 为 1 个疗程。

2.刮痧治疗

术者先用刮痧板,拉长刮患者背部督脉及两侧膀胱经,重点刮脾俞、命门、肾俞、腰阳关、大肠俞、八髎和腰俞等穴,用泻法刮至出痧。然后,刮腰部压痛点,先用补法刮拭,再用泻法加强刺激至出痧。最后,刮下肢后侧,重点刮殷门、委中、承山等穴,要循经拉长刮至出痧。刮痧时,宜让患者充分暴露治疗部位,医者紧握刮痧板与皮肤约成 45°,在需要刮拭的部位(腧穴,皮肤)涂抹刮痧剂,顺经而刮,用力均匀柔和,痛点、腧穴及重点应刮至出痧。治疗后,患者宜喝盐开水 2 000 mL。3 d 1 次,5 次为 1 个疗程。

三、推拿配合运动疗法治验

(一)治疗部位
阿是穴为主。

(二)手法

揉、斜扳、擦、捏拿、弹拨、提弹、捏按等法。

(三)操作

1.推拿疗法

患者俯卧,医师站于左侧,根据"轻—重—轻"的原则,先用揉法在患者腰椎两侧软组织(膀胱经)进行治疗,以患者肌肉放松为准。然后嘱患者侧卧位,医师用一手抵住患者肩前部,另一手抵住臀部,或一手抵住患者肩后部,另一手抵住髂前上棘部,把腰部被动旋转至最大限度后,两手同时用力作相反方向扳动(操作时动作必须果断而快速,用力要稳,两手动作配合要协调,扳动幅度一般不能超过各关节的生理活动范围);再嘱患者侧卧于另一侧,用同样的方法作另一侧腰部斜扳法。最后,术者再直擦腰椎两侧软组织,横擦腰骶部,以达透热为度。如果患者腰部椎旁出现软组织硬结(劳损点)、索状硬结(痉挛的肌肉、肌腱)、痛性硬结(纤维肌炎)等,可根据病情选用捏拿法、捏拿弹拨法、拇指弹拨法、提弹法或捏按法等手法进行治疗,治疗时可有些痛感,当手法治疗使痉挛或粘连的软组织松解后即有轻松舒适的感觉。每次治疗 15～20 min,每天 1 次,10 次为 1 个疗程。

2.运动疗法

可根据患者的年龄、性别、病情、体质等情况调整运动量,每个动作做 3～6 次,训练每天 1 次,10 次为 1 个疗程。具体方法如下:①仰卧位,两膝屈曲贴腹,用手抱膝,使腰部平贴床上,腰肌和下背部肌肉放松。②俯卧位,两手扶床,抬起头及上体。③俯卧位,直腿抬起,两侧交替。④俯卧位,两手放背后,抬起头及上体。⑤俯卧位,两手放背后,同时抬起两腿和头及上体。⑥仰卧位,挺胸,使背部离床。⑦仰卧位,抬起臀部离床。⑧立位,两手叉腰,做转体运动,同时外展该侧上肢,眼望掌心,两侧交替。

四、推拿拔罐治验

(一)治疗部位

脾俞、肾俞、大肠俞、环跳、委中、委阳、承山、昆仑等。

(二)手法

点按、弹压、推按、旋转、侧扳等法。

(三)操作

1.推拿

患者取俯卧位,术者位于患侧一方,在腰背部行法 10 min 左右,以放松患者腰背部的肌肉;接着,术者双手大拇指点按脾俞、肾俞、大肠俞、环跳、委中、委阳、承山、昆仑诸穴,双手重叠以小鱼际自上而下压住骶棘肌,同时行揉法 2～3 遍,再以拇指于痛点或条索处行弹压法。然后,术者又站在患者的前方,一手扶住背部的按摩巾,一手用大小鱼际的掌根部由上向下推按其腰背肌。对于腰骶部疼痛明显的患者,则取仰卧位且屈髋屈膝,术者站于患侧,双手握住患者双下肢膝关节处,做左右的旋转运动 5～6 次;然后,将一侧上肢的前臂压在患者双膝下(相当于足三里处),另一只手托住患者腰骶部向上做托法,扶膝部之手向向心方向做压法,反复数次,令患者伸直双腿,平卧 1 min 左右。对于腰部旋转受限或腰肌紧张明显者,术者可行侧扳法以牵拉其紧张之腰肌。以上手法在操作过程中,均要求和缓、持久、均匀、深透,不可过度粗暴,以防损伤其他脏器和组织。以上全部治疗过程需 20～30 min,每天 1 次,10 次为 1 个疗程,休息 5 d 后进行第 2 个疗程。

2.拔罐

选用大号玻璃罐 6 个,检查罐口有无破损和裂纹等。术者先将按摩乳或油性制品涂在患者腰背部,用止血钳夹 95% 的酒精棉球点燃,深入火罐中,随即快速将燃烧的棉球取出,并将罐扣于患者的皮肤,接着将罐迅速拔起,从上至下沿背部的膀胱经进行闪动,两侧各闪 5 遍;然后,再沿背部的膀胱经二侧线,从上到下走罐,速度要缓慢而平稳,直到皮肤发红为止。最后,将火罐停吸在肾俞上,再用 4 个罐分别吸拔于环跳、委中、委阳穴上,以活血行气。共约 20 min。

五、推拿配合超短波治验

(一)治疗部位

腰夹脊穴、悬枢、命门、腰阳关、腰俞、肾俞、气海俞、大肠俞、关元俞、小肠俞、膀胱俞、上髎、次髎等。

(二)手法

推、点按、拿、揉、擦、拍、斜扳、抖腰等法。

(三)操作

1.手法治疗

患者取俯卧位,腹部垫一枕头使腰部平坦放松,医者立于患侧,先以推法在腰背部两侧骶棘肌由上而下地来回操作(重点在患侧)5~10 min,用拇指螺纹面加压(以另一拇指压于主要操作指上加力),或用肘尖循经依序点按上述穴位 3~5 遍,接着用拿、手法交替在脊柱两侧膀胱经部位来回操作 5~8 min,放松腰背肌。再嘱患者侧卧位,进行腰部斜扳,左右侧各扳一次(无论是双侧病变或单侧病变),操作时要让患者充分放松,尽量使腰椎作超功能度的旋转,术者手法用力宜掌握时机,动作要协调,快速而有力(忌用蛮力,提倡使巧劲),听到"咔嗒"声为佳。然后,医者与患者背向而立,两臂相挽,术者将其背起并使双足离地,弯腰抖动数次,使椎体关节间隙拉开。患者回复俯卧位,术者用掌根揉、抚擦法,放松腰骶部肌肉 2~3 min,并以空掌拍打腰部 3~5 次,结束手法。每次 20~30 min,急性发作期每天 1 次,慢性恢复期间每天 1 次,10 次为 1 个疗程,疗程间隔 2~3 d。

2.超短波疗法

频率取 50 Hz,连续振动与间歇振动交替进行,温度控制在 50~60 ℃(以患者能忍受为度)。治疗时间每次 20~30 min,急性发作期每天 1 次,与推拿同日进行或间日 1 次,与推拿交替进行。治疗期间注意腰部保暖及卧硬板床。

六、五步推拿法治验

(一)治疗部位

三焦俞、肾俞、气海俞、大肠俞、腰部夹脊穴等。

(二)手法

拿、揉、推拉、推按、拢、运、抖、提等法。

(三)操作

患者俯卧位,医者站立于治疗床一侧,施行以下推拿操作:①揉拿腰背肌法。术者以双手的拇指与余四指指腹对合,着力于患者腰背肌,一松一紧,一揉一拿,循两侧腧穴反复揉拿,着力由浅入深。②推按腰背法。医者沉肩、前倾、伸臂,双手交叉横置于患者脊椎的两侧,同时反方向用力,从上至下推而按之、推以横行,按以移行。③肩髋推拉法。患者侧卧位,上腿屈膝、下腿伸直,医者站于患者背后,一手扶于患者肩部,另一手扶于患髋,双手先轻晃肩髋,再交叉用力逐渐加大活动范围,待腰部肌肉充分放松后,以巧力反方向推而按之、拉而拢之,牵动腰脊的患腰"咔咔"作响,再反之施力;然后患者俯卧位,再按压、疏揉。④拢腿运腰法。患者取俯卧位,医者以一手示指与拇指扣按于腰部脊椎两侧,另一手自患者股下 1/3 处穿于对侧将双腿拢锁,施以导引摇转,使双腿同时旋转(内旋及外旋),而腰部随之摇运。⑤提踝抖腰法。患者俯卧位,双手固定握于床头,医者双手分别紧握患者两踝,先以轻力抖动双下肢,使腰部充分放松后,再用劲提抖双踝,以带动腰部充分抖动,连续 3 次。此外在推、拉、压的施术过程中,术者可同时用手指点压三焦俞、肾俞、大肠俞等穴位,以增加疗效。每次治疗时间 30 min 左右。

七、推拿加药物熏洗治验

(一)治疗部位
肾俞、气海俞、关元俞、昆仑、阿是穴、委中等。

(二)手法
点压、推、擦、拍、按压、斜扳、牵抖、直立倒背等法。

(三)操作
1.推拿

具体:①腰背部松解法。患者取俯卧位,医者首先用双手拇指分别点压肾俞、气海俞、关元俞、昆仑、阿是穴、委中穴,每穴点按半分钟;然后推拿脊柱及两侧膀胱经,上下往返推擦 10～20 次;再反复施法于腰背部、肩部、臀部及下肢后侧,约 10 min;接着,术者用拇指由上至下弹拨脊椎两侧肌肉,横擦两侧骶棘肌,以腰部有轻松感为宜;最后用拍打手法拍打肩背部,从而使肩背部进一步放松。②按压腰骶部法。患者俯卧位,医者立于患者一侧,将患者靠近医者一侧下肢屈膝,踝部放置于另一侧伸直下肢的腘窝处,医者一手抓住屈膝关节向上抬,同时另一手掌根部用力,同频率按压同侧腰骶部 5～6 次;然后,医者换到患者另一侧站立,用上述同一方法重复操作一遍。③斜扳腰椎法。患者取侧卧位,嘱患者上侧下肢屈髋屈膝,医者立于患者对面,两手分别按其上侧肩部和臀部,反方向用力推拉 5～10 次;然后,患者再变化到另一侧卧位,医者换到另一侧站立,用上述同样方法再次斜扳另一侧腰椎 5～10 次。④牵抖腰部法。患者取仰卧位,医者立于患者足底一侧,医者双手紧握患者双踝部,然后进行上下牵抖 10～20 次。⑤直立倒背法。患者与医者背背相对站立,医者与患者双肘部紧紧相扣,医者臀部顶在患者腰骶部,缓慢背起患者,使患者的双足离开地面,此时医者双足颤动 5～6 次。每天治疗 1 次,10 次为 1 个疗程。

2.熏洗

在运用推拿手法治疗的同时,可采用药物进行熏洗疗法治疗。组方:桃仁、红花、乳香、没药、五倍子、黑豆各 20 g,赤芍 15 g,甘草 15 g,白酒 30 mL。上述药加水 3 000 mL,煎至一半,加入白酒趁热熏洗患处,待药液温度稍减,用毛巾浸液洗患处,每次熏洗 30 min。一剂药洗 5 次,每天 1 次,10 次为 1 个疗程。

八、综合推拿手法配合腰部功能锻炼治验

(一)治疗部位
阿是穴、肾俞、腰阳关、承扶、委中等。

（二）手法

揉、按、拿、拨络点穴、斜扳、热擦拍打等法。

（三）操作

1.手法

患者取俯卧位,医者站立于治疗床的一侧,施行以下推拿治疗:①揉按拿法。术者用手掌揉按脊柱两侧的足太阳膀胱经,从上至下3～5次,并用法施术2～3 min;然后对腰痛点及腰肌痉挛处采用拿法,由上至下3～5次。②拨络点穴法。医者用拇指拨动患者腰部肌群,以有剥离感的肌腱为主,3～5遍;再用点穴加镇定法,点按痛点及肾俞、腰阳关、承扶、委中和腰痛反应点等穴,此法应因人而异,体虚者为慎。③斜扳牵引法。术者按常规操作,行斜扳腰椎手法,左右各1～3次;然后,双手握患者双踝向上方牵引2～3 min,再用力抖动3～5次,也可用机械牵引床。④热擦拍打法。用冬青油膏抹于患者腰骶部,术者施行直擦手法,以透热为度;然后,用拍打棒拍打患者腰部和下肢3～5遍,结束治疗。

2.功能锻炼

可嘱患者配合功能锻炼。仰卧起坐连续做20～30次(有椎管内疾病者不宜做此项运动);飞燕式运动,即病员俯卧位,上半身和下肢向上同时抬高,每次抬高后停10 s左右再放下,10～20次;站立压腿或仰卧直腿抬高活动,20～30次;旋转腰部活动,并放松腰部肌肉,结束锻炼。每天早晚坚持锻炼。

九、护理规范

（一）一般护理

(1)急性腰痛患者宜卧硬板床休息,平时可佩戴腰围保护。

(2)深入病房,观察患者的疼痛性质、部位、规律,缓解或加重的原因,给予心理安慰,必要时口服活血化瘀或通络止痛的药物,观察药物作用及不良反应。

(3)推拿按摩。治疗时让患者排空大小便,稳定情绪,全身放松;在治疗过程中随时观察患者病情,如有不良反应,应停止治疗。

（二）理疗护理

(1)保持室内清洁、安静、空气流通,遮挡患者,保护隐私。

(2)加强巡视,注意倾听患者的主诉,观察患者面色、呼吸等。

(3)注意温热度,以患者舒适为宜,以防烫伤。

(4)根据个体的耐受能力,调节电流强度。

(5)使用电极者,应观察安放电极处皮肤的反应,有无接触性皮炎,治疗完毕后除去电极片,清洁皮肤。

(6)加强腰背部肌锻炼。如拱桥式、燕飞式,每天2～3次,每次5～10 min,以不疲劳为度。

（三）出院指导

(1)继续腰背肌锻炼。

(2)慎起居避风寒,禁止吸烟。

(3)掌握正确搬重物的姿势,弯腰搬重物时,屈髋屈膝。

(4)工作中避免久坐,适当活动。工作一段时间后应站起来活动变换姿势。

(5)长时间站立时,避免将身体的重心放在一侧肢体上。

(6)专业体育运动者,每天剧烈运动前要做充分的准备活动,活动后不宜立即行冷水浴。

(7)睡眠姿势以侧卧为宜,让髋膝处于适当的屈曲位。使腰部肌肉,韧带处于松弛状态,床垫不宜过软。

(单仕玲)

第八节　类风湿关节炎

一、概述

类风湿关节炎(rheumatoidarthritis,RA)是一种以慢性、对称性、多关节炎为主的全身性自身免疫病,其特点是关节痛和肿胀反复发作逐渐导致关节破坏、强直和畸形,是全身结缔组织病的局部表现,是致残率较高的疾病,其特征性的病理变化为非特异性的滑膜炎症。

(一)发病概况

世界各地患病率非洲黑种人较低(肯定 RA 为 0.1%,可能 RA 为 0.5%)。以色列居民患病率略高(男 0.5%~1.3%;女 1.2%~3.1%)。德国农村患病率男性 5.7%、女性 3.0%,其他各地患病率为 0.4%~1.0%。美国按 1952 年诊断标准,患病率为 0.3%~1.5%。我国人群患病率约为 0.3%~0.5%,男、女性之比约为 1∶4,约 80%的患者发病年龄为 20~45 岁。

(二)病因

发病原因尚不完全明确,与发病有关的因素如下。

1.感染

病灶与本病发病有关。

2.遗传

本病患者 HLA-DRwu 抗原检出率明显升高,提示发病与遗传有关。

3.免疫功能紊乱

目前大量实验资料支持类风湿关节炎是免疫系统调节功能紊乱所致的炎症反应性疾病。

4.吸烟

无论是现在还是过去吸烟均加重 RA 病情(包括类风湿结节、RF、关节受累数),已戒烟比未戒烟者危险性下降。

5.其他

与内分泌失调、受寒、受潮、劳累等不良因素有关。

二、临床表现

(一)全身症状

通常起病缓慢,有乏力、食欲缺乏、全身肌肉痛、体重减轻、低热和手足麻木、刺痛等。

(二)局部症状

患者常表现为对称性的多关节炎,手的小关节如近端指间关节及掌指关节、腕、膝、足关节最常受累,其次为肘、踝、肩、髋关节等,表现为关节肿胀、疼痛、僵硬及活动受限,关节肿时温度增加,但表皮很少发红。指关节呈梭形肿胀。关节僵硬以晨间起床后最为明显,活动后减轻,称为晨僵。晚期可强直和畸形。常见的有手指的鹅颈状畸形,掌指关节向尺侧半脱位和手指的尺侧偏斜,腕、肘、膝、髋等关节强直于屈曲位,严重影响患者的正常活动,甚至生活不能自理。除四肢关节外,颞下颌关节及颈椎也易累及。

三、主要功能障碍

(一)关节活动受限

急性期主要与关节炎性渗出、肿胀、疼痛有关,慢性期主要与关节周围软组织粘连、挛缩、关节僵硬,甚至强直、关节破坏、承重能力下降有关。关节肿胀是由于不同程度的滑膜增生变厚和滑膜积液,以浮沉触诊法可区分两者的不同程度。

(二)肌肉萎缩、肌力下降

常见于严重关节炎后期,与活动减少引起的肌肉失用性萎缩及体质下降、营养不良有关。

(三)晨僵

主要与关节炎性渗出、关节周围组织水肿和肌炎引起的肌紧张有关。

(四)心理、情绪的变化

患者常表现为忧郁、焦虑、悲观失望、情绪低落等,主要原因是类风湿关节炎病程长,反复发作,后期活动不便,日常生活、工作受影响,生活质量下降。

(五)生活自理能力下降

早期与关节疼痛、肿胀、肌痉挛、关节活动受限有关,中、晚期与关节僵硬、关节软骨破坏、关节变形、关节周围软组织粘连、挛缩、肌肉萎缩无力等因素有关。

四、康复评定

(一)实验室检查

血红蛋白减少,为正细胞正色素性贫血,白细胞计数一般正常或降低,但淋巴细胞计数增加。70%～80%的患者类风湿因子阳性,但其他结缔组织病也可为阳性,注意鉴别。

(二)X 线表现

早期可见关节周围软组织肿大阴影,关节间隙因积液而增宽,骨质疏松,正常骨小梁排列消失,以后关节软骨下有囊腔形成,附近骨组织呈磨砂玻璃样改变,关节间隙因软骨面破坏而逐渐狭窄。晚期关节间隙渐消失,最终出现骨性强直。

(三)关节活动度的评估

类风湿关节炎患者关节活动常受限,早期 RA 因软组织的挛缩而关节活动范围减小,晚期关节活动范围的受限常因骨性或纤维性强直所致。一旦关节活动受限,应作 ROM 评估,主动式ROM 是被评估者自己力量能达到的活动范围,由肌肉主动收缩完成,依靠外界力量达到的称之为被动式 ROM,两者应同时评估,正常时两者得数应相等。被动式得数在关节活动受限时,预示关节所能恢复之数。

评定目的在于了解关节活动范围,了解病变关节是否具备功能性运动最低要求,是否已影响日常生活活动的完成,从而决定康复治疗内容为各关节功能性运动最低要求。

一般认为手指伸展活动明显丧失,不会严重影响手功能,远端指间关节屈曲活动丧失少有影响功能,掌指关节(特别是小指和环指)轻度丧失屈曲功能,即有明显功能限制,拇指关节应注意其稳定性,掌腕关节没有前臂 30°的内旋,正常的对掌不可能。

(四)肌力的评估

肌力是指肌肉能产生最大的力强度,评估的目的在于了解肌力对残疾的影响。类风湿关节炎患者常发生关节周围肌肉萎缩,使肌力减弱。一般采用徒手肌力检查法,检查时尤其要评估患者手的握力和手指的捏力。因类风湿关节炎关节肿胀、畸形、挛缩和疼痛等,用一般握力计误差较大,常采用汞柱式血压计测量(将袖带卷折充气形成内压为 4.0 kPa(30 mmHg)的气囊,令患者双手分别在无依托情况下,紧握此气囊,水银柱上升读数减去 4.0 kPa(30 mmHg),即为实测握力数),连测 3 次,取其均值,一般认为男性低于 25.6 kPa(192 mmHg),女性低于 19.5 kPa(146 mmHg)为握力低下。

同时应进一步了解关节的稳定性,因为它与关节囊的厚薄、松紧、关节韧带的强弱、关节周围肌群的肌力有关。认为骨骼和韧带对关节的静态稳定起主要作用,肌力和拉力对动态稳定起重要作用。

影响测定肌力的因素有疼痛、关节挛缩、肌肉痉挛、关节畸形、疲劳及肌肉不能产生最大收缩。

(五)疼痛的评估

RA 患者关节疼痛为其主要表现,常见疼痛原因为局部炎症、组织的破坏、继发感染、局部缺血坏死、骨质疏松合并椎体病理性骨折、畸形导致结构变化、腕管综合征和其他嵌压性神经疾病、修复后关节松动、合并纤维肌痛综合征等。疼痛常是患者最主要的主诉,应评定患者疼痛的部位、时间、性质、程度、诱发因素等,目前国际上常采用视觉模拟评分法(VAS),数字评分法(NRS)、文字描述评分法(VDS)等。

(六)步态分析与评估

患者由于疼痛、肌力减弱、关节挛缩、畸形等原因而造成各种异常步态。

1.两腿长度不等跛行

因肌腱挛缩、关节畸形等原因,两腿长短不一,如长短之差不足 3.75 cm 时,健侧肩抬高,短腿侧下垂,骨盆下降。摆动期,长腿侧髋、膝、踝过度屈曲。如长度之差超过 3.75 cm,短腿侧取代偿性足尖行走。

2.髋关节活动受限步态

此时腰段出现代偿运动。骨盆和躯干倾斜,腰椎和健侧髋关节出现过度活动。

3.膝关节活动受限步态

膝屈曲挛缩<30°,快走时能显示。屈曲挛缩>30°,慢走时呈短腿跛形。膝关节伸直位强直时,为了摆动患肢,健腿做环形运动,髋关节升高,踮足行走。站位因膝不能屈曲至 15°,结果骨盆和重心升高。

4.马蹄足畸形步态

为跨阈步态。患者腿相对变长,摆动期髋、膝弯曲增加。由于跟骨的畸形影响有效后蹬动作。

5.减痛步态

目的在于减少或避免患肢的负重而减轻疼痛,表现为站立相(患侧)时间缩短,迅速转为健侧站立相,步幅变短。脊椎疼痛时,步态变慢而对称,避免足跟着地时所产生震动。髋关节疼痛时,患肢负重时,同侧肩下降,躯干稍倾斜,患肢外旋屈曲,避免足跟击地。膝关节疼痛时,患膝微屈以足趾着地行走。

(七)日常生活活动能力评估

　　RA 患者日常生活活动如穿脱衣服、洗漱、移动体位、如厕等能力常有不同程度障碍。因仅涉及躯体功能不涉及言语、记忆、解决问题等功能,特称为躯体性 ADL,评定方法一般参用(MBI)。对患者的日常生活活动能力进行评估,有助于治疗师制订具体的康复计划。应关注患者存在的能力而不是丧失了的能力,这样有助于建立患者的自尊和自信。当患者在做某些活动有困难时,为了更全面、更准确地了解患者的障碍情况,应进行活动分析,弄清在什么情况下活动时的哪个具体动作有困难,以明确患者在生活中所需要的帮助,有针对性地提供生活辅助工具。

(八)畸形的分析

　　RA 致残率较高,常与各种畸形有关,应当进行分析,以便避免或矫正畸形。

　　1.手的畸形

　　(1)手内在肌萎缩,引起手指活动障碍。

　　(2)掌指、掌腕关节尺位偏。

　　(3)天鹅颈畸形,近端指间关节过伸,远端指间关节屈曲(图 13-1)。

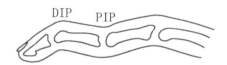

图 13-1　天鹅颈畸形

DIP:远端指间关节;PIP:近端指间关节

　　(4)纽扣花畸形,近端指间关节屈曲,远端指间关节过伸(图 13-2)。

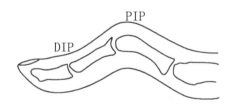

图 13-2　纽扣花畸形

DIP:远端指间关节;PIP:近端指间关节

　　(5)垂指,肌腱断裂所致。

　　(6)Z 形指,拇指关节不稳定,即掌指关节过伸,指间关节屈曲畸形(天鹅颈畸形)。

　　(7)掌指关节、近端指间关节半脱位、脱位、角度畸形。

　　2.腕关节畸形

　　(1)桡尺关节半脱位。

　　(2)第 4、5 指伸肌腱的损害,常见为断裂,引起垂指。

　　(3)腕管综合征:腕关节肿胀,正中神经受压,拇指和第 2、3、4 指桡侧掌面感觉障碍,拇指外展肌萎缩。

　　(4)垂腕或伸直位强直,是 RA 最易出现强制的关节。

3.肘的畸形

(1)屈曲,前臂旋前畸形。

(2)伸直位强直。

4.肩的畸形

内收、内旋、前屈畸形。

5.足的畸形

(1)跖趾关节半脱位约占 67%。

(2)趾外翻占 70%。

(3)爪形趾、上翘趾。

(4)足内、外翻、足弓塌陷。

6.踝的畸形

外翻、马蹄足畸形。

7.膝的畸形

(1)伸直强直。

(2)屈曲挛缩畸形。

(3)膝内外翻。

(4)膝半脱位。

8.髋的畸形

(1)屈曲挛缩。

(2)内收、外展障碍。

(3)伸直强直。

9.颈椎的畸形

(1)寰枢关节横韧带松弛的各种半脱位。

(2)颈椎前屈短缩畸形。

(3)痉挛性斜颈。

(九)心理功能评估

RA 患者,躯体因素和心理因素相互作用,容易形成恶性循环,原发躯体因素进一步恶化和复杂化,使治疗更趋困难。故应对患者进行心理分析和评估,了解其焦虑、抑郁、情感冲突等心理及情绪障碍的情况,从而采取针对性的心理护理及治疗。

五、推拿治疗

(一)治则

舒经通络、活血止痛、滑利关节。

(二)手法

㨰法、一指禅推法、按揉法、拿法、摇法、搓揉法、擦法等。

(三)取穴

肩髃、肩贞、肩髎、曲池、尺泽、手三里、外关、阳池、合谷、中渚、养老、大陵、阿是穴、环跳、委中、承山等。

（四）操作方法

1.上肢部

（1）患者坐位，术者站于患肢侧方，先以法施于肩部，沿肩前、肩后、肩外侧和手臂内、外侧，由肩至肘至腕，上下往返操作3～5 min，治疗以肩、肘、腕关节为重点部位。继以一指禅推法施于肩部、上臂、前臂、腕部，以循经络推穴道，刺激阿是穴、肩髃、曲池、手三里、外关、阳池、合谷、养老、中渚诸穴，反复治疗3～5 min。此法可放松肌肉，活络通经，疏通经穴，达到通则不痛之目的。

（2）体位同上，术者以五指拿法施于患肢肩部三角肌，上臂、前臂内外侧肌群，由上至下往返抓拿3～5遍，接用拇指按揉肩髃、肩贞、肩髎、曲池、尺泽、小海、手三里、外关、合谷诸穴，反复操作3～5 min。手法要求力达肢体组织深层有胀感为度。

（3）嘱患者坐位，术者位于患肢侧方，以一手扶持其肩部，另一手握托住前臂肘部，肘关节呈屈曲位，使患者侧前臂放在术者前臂上，然后做肩关节顺时针及逆时针方向的环转摇法，各向摇动3～5圈。接着做肘关节屈曲、伸直和内收内旋、外展外旋摇转活动，反复操作3～5次；再以一手握住其前臂远端，以另一手握住掌指部，做腕关节屈伸及左右环转摇动，反复操作，各做3～5次。此法使肩、肘、腕诸关节经脉舒松，气血通畅，关节滑利。

（4）接上势，术者以掌擦法施于患肢内、外侧，三阴、三阳经脉走行部位，上下往返操作直至肌肤发热渗透入里为度。继以双手掌搓揉患肢肩、肘、腕，自上而下往返操作2～3遍。再以抖上肢法，捻、勒手指法操作片刻，结束上肢部操作。

2.下肢部

（1）患者俯卧于治疗床上，术者位于其患侧，先用法施于臀部，沿膀胱经向下至大腿后腘窝、小腿肚、足跟部，往返操作3～5遍，治疗同时配合做髋关节后伸、外展、内收及膝关节屈曲、伸直和踝关节屈伸及环转摇动的被动活动，各2～3次。然后用拇指点法、按揉法施于环跳、居髎、承扶、风市、委中、阳陵泉、承山、昆仑诸穴，反复操作3～5 min。治疗重点是以髋关节、膝关节、踝关节为主。

（2）接上势，术者用一手五指端并拢叩击臀部肌群，大、小腿后、内、外侧肌群，由上而下往返操作3～5遍。在穴位处作为重点治疗部位，如环跳、居髎、风市、承扶、委中、承山等诸穴。继以掌拍法施于患肢臀部依次拍打至大腿、小腿到足踝部，往返操作2～3遍。再以掌推抹法施于患肢臀部，沿足太阳膀胱经、足少阳胆经路线，由臀部向下顺经推抹至大腿、小腿到足踝部，往返操作3～5遍。

（3）嘱患者仰卧于治疗床上，术者位于患肢侧方，先施法于大腿前部及内、外侧，膝部，向下至小腿内、外侧到足踝部，上下往返操作3～5遍。在治疗的同时要配合髋关节屈伸、外展内收，膝关节屈伸和踝关节屈伸及摇转被动运动，反复操作，各做2～3次。继以拿捏法施于大腿前侧肌群及小腿内、外侧肌群由上至下反复活动2～3遍。再以拇指按揉箕门、伏兔、梁丘、血海、鹤顶、膝眼、阳陵泉、足三里、悬中、昆仑、丘墟、解溪诸穴，反复治疗2～3 min，治疗重点以膝、踝关节为主。

（4）体位同上，患侧下肢呈屈曲位＜130°，术者以双手掌指部夹住大腿根部两侧，以搓揉法依次向下搓揉，沿下肢内、外侧至踝部，往返操作2～3遍。接用掌推抹法沿下肢前侧，从大腿前侧，由上向下至足背部，反复操作2～3遍。再以踝关节拔伸、摇转法，足趾关节捻、捏、抹法反复操作持续片刻。

3.拔伸牵引方法

(1)指间关节拔伸牵引法：患者坐位,术者位于患手侧方,以一手握住患指根掌部,以另一手拇指与示指捏住患指末节,然后双手向不同方向用力拔伸牵引,持续片刻时间,与此同时做指关节左右摇转被动运动,反复操作各 3～5 次。此法可使指间关节滑利、消瘀止痛、伤筋归原。

(2)腕关节拔伸牵引法：患者坐位,术者位于患腕侧方,以一手握住患肢前臂下 1/3 处,以另一手握住其掌指部,两手相对用力,做相反方向拔伸牵引腕关节,持续拔牵片刻,与此同时做腕关节屈伸及左右侧屈运动,反复操作各做 2～3 次。或以两人操作。患者体位同上,助手位于患肢旁,用双手握住其前臂下方 1/3 处,以用力固定之。术者以双手握住患手掌部,并用力向远端拔伸牵引腕关节,在持续拔牵情况下,做一次顿错性用力拔牵,与此同时做腕关节背屈、腕屈及左右侧屈被动运动,反复操作 2～3 次。此法适用于体质健壮,晚期腕关节畸形僵硬患者,具有滑利腕关节、理筋正复脱位之功。

(3)肘关节拔伸牵引法：患者坐位,术者位于患肘侧方,以双手握住患肢前臂下部,助手位于患肢后方,用双手握住患肢上臂中部,然后术者与助手同时用力做对抗拔伸牵引肘关节,持续片刻,用力以术者为主,助手以稳固肢体为主。在持续拔伸牵引时要配合做顿错性拔牵 2～3 次。此法可使肘关节滑利,矫正肘部畸形。

(4)肩关节拔伸牵引法：患肢坐位,术者位于患肩侧方,以一手扶持其肩部,另一手握住患肢远端,并适当用力拔伸牵引,向下拔牵肩关节,持续片刻,同时配合做外展、上举、后伸运动,反复操作 2～3 次。或乘上势,术者用双手握住患上肢远端,适当用力做拔伸牵引肩关节持续片刻时间,于此同时做手臂平举上抬及内、外侧摆动活动,反复操作 2～3 次。此法可使肩关节滑利,错筋整复。

(5)趾间关节拔伸牵引法：患者坐位或仰卧位,患下肢膝关节呈屈曲位,术者位于一侧或体前,以一手捏拿住趾间关节末节,以另一手拿捏住趾间关节根部,做有节律性拔伸牵引趾间关节,持续片刻,与此同时,配合做趾间关节被动屈伸活动,反复操作 2～3 次。此法具有舒筋活络,理筋整复之功。

(6)踝关节拔伸牵引法：患者仰卧位或坐位,术者位于患足端,以一手握住足跟部,另一手握住其跖骨部,用适当力量拔伸牵引踝关节,持续片刻。与此同时,配合做踝关节屈伸活动和左右旋转被动活动,反复操作 2～3 次。如病情重者,仅做踝关节垂直的屈伸活动。若陈旧性踝关节损伤者,则踝关节屈伸和左右旋转被活动并用。此法具有解除关节僵硬、滑利关节之功。

(7)膝关节拔伸牵引法：患者仰卧位,术者站于床尾,以双手握住患肢踝部,助手两手固定其大腿,然后沿下肢纵轴方向用力拔伸牵引膝关节,持续片刻,在拔伸中配合做 1～2 次顿错性拔牵动作。与此同时,做膝关节屈伸被动活动 2～3 次。此法具有松解经脉痉挛、滑利关节之功。

(8)髋关节拔伸牵引法：患者仰卧位,患肢伸直,助手以双手固定其骨盆,术者站于床尾,以双手握住患肢踝部,然后用力沿患肢纵轴方向拔伸牵引髋关节,持续操作 1～3 min。或接上势,术者用双手紧握其踝关节,向下用力拔伸牵引髋关节,持续操作 1～3 min。或嘱患者仰卧位,双膝关节呈屈曲位,术者用双手分别尽力抱膝,同时向腹部方向收紧,用力向下压,以协助拔伸髋关节屈曲被动活动,反复操作 1～3 次。上述 3 种方法,临证时根据髋关节伤情不同选一法即可。本法具有松解粘连、滑利关节、矫正髋部畸形之功。

(五)注意事项

(1)晚期已发生关节畸形和关节僵硬时,手法宜轻柔,切忌生硬粗暴手法,以免发生骨折等不良后果。

(2)要坚持持之以恒有规律地锻炼每一个受损关节,防止关节僵硬和畸形。

(3)注意保暖,避免风寒侵袭,预防导致病情加重的一切诱发因素。

(4)忌食螃蟹等寒性食物。

(六)自我保健推拿

1.指间关节

(1)用一手掌根部按揉对侧掌指关节及指间关节1~3 min。

(2)用一手拇指端点揉劳宫、大陵、合谷穴各10~20次。

(3)用一手拇指和示指夹持对侧指间关节两侧及掌、背面,上下捻揉3 min。

(4)用一手拇指和示指捏对侧手指末节,做轻快屈伸运动10~20次。

(5)用一手四指并拢伸直,反复擦对侧手的指间、手掌、手背,使局部温热为宜。

2.腕关节

(1)一手拇指与四指相对捏拿前臂下段肌肉数分钟。

(2)用一手拇指或中指点揉对侧曲池、尺泽、太渊、大陵、神门、阳溪、阳池、合谷、腕骨穴各半分钟。

(3)用拇指与四指相对捏揉对侧腕部掌面与背面,再以拇、示指相对揉关节两侧。

(4)一手握着对侧掌指部做腕关节屈伸、摇摆运动10~20次。

3.肘关节

(1)一手拇指按揉肘关节周围1~3 min。

(2)用拇指或中指点揉天井、曲池、尺泽、曲泽、手三里、合谷各半分钟。

(3)活动肘关节10~20次。

(4)用掌擦法反复擦肘关节周围,使局部发热为宜。

4.肩关节

(1)按揉或拿捏肩井、肩髃、肩贞、风池各10~20次。

(2)摇肩关节10~20次。

(3)抬肩10~20次。

(4)前后扩胸10~15次。

(5)掌揉肩关节半分钟,后虚拳叩击捶打肩关节半分钟。

5.趾间关节

(1)取坐位,一手握足背,使患足固定,另一手拇指、示指拿住患趾趾根,上下捻动5~10遍。

(2)接上式,一手拇指、示指拿握患趾末节,轻轻牵拉并向外、内侧旋转10~20次。

6.踝关节

(1)用拇指指腹和指峰推揉解溪穴,指力由轻到重,使局部有胀麻感,推揉1~2 min。

(2)用拇指、示两指拿住太溪、昆仑,逐渐加大指力,使跟腱和足部有重、紧、胀、酸、麻、热感,持续操作1~3 min。

(3)用拇指和示指推揉患部内、外踝关节周围1~3 min。

(4)一手持握足前掌,一手托握踝关节上部,分别左右缓慢旋转,摇动关节各10次。

7.膝关节

(1)取坐位,屈膝90°,用两手掌根相对揉压膝部及大腿下部1~3 min。

（2）用两掌心相对叩击膝关节两侧 10～20 次。

（3）用拇指或示指点揉箕门、血海、风市、鹤顶、膝眼、阴陵泉、阳陵泉等穴 5 min。

（4）用掌部搓擦膝关节周围,使其发热深透为宜。

8.髋关节

（1）取站位,双掌摩臀部两侧肌肉 5～10 次。

（2）双手直推或分推臀部 5～10 次。

（3）单拳或双拳揉环跳穴 1 min。

（4）双拳叩击髋部 2～3 min。

（5）双手扶髋部,掌心按在环跳穴上,然后髋部进行旋转摇髋 20～30 次。

六、护理

（一）护理目标

（1）对于关节活动受限、生活不能完全自理者做好生活护理,增强舒适感。

（2）预防并发症对长期卧床者,要保持床单位及皮肤的清洁干燥,防止压疮发生。按时翻身叩背咳痰,防止呼吸系统并发症等。对严重关节功能障碍者,注意防跌倒、骨折等意外发生。

（3）通过康复治疗、护理延缓疾病进展,减轻残疾,提高生活质量。

（二）护理措施

1.正确休息

急性炎症期,需卧床休息,关节用夹板制动,采用医用热塑型塑料板材,按不同部位和要求加热制成。固定期间,应将关节置于最佳功能位置,但过分的静止休息容易造成关节僵硬、肌肉萎缩等,故应每天除去夹板做主动或主动辅助 ROM 训练。夹板固定的作用是保护和固定炎症组织,最终目的是保存一个即可活动又具有功能的有用关节。长期卧床能引起骨质疏松、高钙血症、高钙尿症、肌萎缩（一周内能丧失肌容积 30%,1 个月内减少肌力 5%）、无力、心动减慢,故急性炎症期间也应进行相应的运动疗法,一般每天只进行一次主动 ROM 训练。

2.体位康复护理

（1）注意保持正确体位,以免发生畸形。尽可能采取水平位休息,枕头不宜过高,除头部用枕外,其他部位均不宜用。床垫应质地较致密松软,过软易使臀部下沉,形成双膝、双髋屈曲畸形。久卧床者,为避免双足下垂,应在足部放置支架,将被服架空,以防被服下压双足加速垂足出现,同时鼓励患者定期将双足前部蹬于床端横档处,用于纠正和/或预防足下垂,仰卧和侧卧交替采用。侧卧时注意避免颈椎过度前屈畸形,鼓励患者俯卧（此时应避免踝关节因体位所致过伸）由数分钟增至 1 h,每天 2 次。

（2）关节功能位的保持:很明显,不适当的体位和不良姿势常常引起肢体的挛缩。不适当姿势由不正常的关节位置所造成。故站立时,头部应保持中立,下颌微收,肩取自然位,不下垂,不耸肩,腹肌内收,髋、膝、踝均取自然位。

在关节具有一定活动度时,应力争将关节活动保持于最低功能活动度。如关节制动,应将关节固定于功能位。

（3）应避免的体位:一些关节在特定体位下,关节内部压力较低,可以减痛,但非功能位,一旦这种体位保持超过 8 周,因关节囊粘连、挛缩等原因就难以恢复正常。如髋屈曲外旋位、膝屈曲40°位、肘屈曲 90°位,虽能减痛,均应避免。同时避免长时间保持同一体位不变。

3.常见症状的康复护理

(1)疼痛的护理:急性期疼痛较严重,持续时间较长,常伴有关节僵硬、晨僵现象,主要与关节炎性渗出、肿胀有关。慢性期疼痛主要发生于活动时,与关节活动功能障碍、关节承重能力下降有关。关节疼痛和肿胀严重时应让关节制动或固定,这样可以减轻疼痛和避免加剧炎症,将关节用夹板固定来消肿止痛效果优于任何其他方法。尚可采用镇痛药物、理疗、针灸、运动疗法及心理治疗等方法来缓解疼痛。

(2)晨僵的护理:晚上睡眠时可使用弹力手套保暖;早上起床后进行温水浴或盐水浸泡僵硬关节,起床后应活动关节;积极参加日常活动,避免长时间不活动;晚间进行轻微的 ROM 训练能明显减少晨僵。

(三)心理康复护理

对 RA 患者,病程长,反复发作,后期活动受限,日常生活、工作受影响,常表现为忧郁、焦虑、失望、悲观等,因此,心理护理是本病治疗方案中的重要组成部分。应认真倾听患者对病情及要求的叙述,耐心解释患者提出的问题,与患者建立良好的信任关系,减轻患者精神负担,使其能正确对待本病,尤其是对急性活动期患者,病情一时不能控制,情绪急躁,求愈心切,更需加以宽慰,说明本病反复发作的特征,提高治疗的信心及积极性,提高患者的依从性,才能使病情控制稳定,得到缓解。

(四)健康教育

(1)注意合理饮食,戒烟限酒,进食富含蛋白质、维生素、钙、铁、清淡、易消化的非辛辣、刺激性食物。既要营养丰富,纠正贫血,又要避免出现超重、肥胖,因为体重每减轻 1 kg 能减轻髋关节负重 3～4 kg。

(2)平时选用宽松、透气衣服,室内温度恒定,注意关节的保暖、防潮,避免在寒冷、潮湿的环境中生活,寒冷易引起肌肉痉挛,不应在寒冷环境中锻炼。

(3)药物治疗疗程长,有不良反应,要按医师指导方法和注意事项按时服药,不能随便停药、换药、增减药物用量,避免药物严重不良反应,才能达到缓解疾病的效果。

(4)类风湿关节炎患者在日常生活中应重视保护关节,合理使用关节,这样可以减轻关节炎症及疼痛,减轻关节负担,避免劳损,预防关节损害及变形,减少体能消耗。

(5)关节保护原则。①姿势正确,休息时要让关节保持良好的姿势,工作时应采用省力姿势及采用省力动作,并常更换姿势和动作,以免关节劳损和损伤。②劳逸结合,工作和休息合理安排。需长时间持续工作时,应在中间间插休息。工作过程中最好能让关节轮流休息。③用力适度,不要勉强干难胜任的重活,用力应以不引起关节明显疼痛为度。④以强助弱,多让大关节、强关节为小关节、弱关节代劳,以健全的关节辅助有炎症的关节,减轻它们的负担。⑤以物代劳,使用各种辅助具协助完成日常生活活动,以弥补关节功能缺陷,减轻关节负担。⑥简化工作,在工作之前先做好计划,并做好一切准备工作,把复杂的工作分成多项简单工作来完成。充分利用省力设备或器材完成工作。

七、社区家庭康复指导

(一)疾病知识的指导

(1)让患者了解自己的病情及康复治疗的目的、重要性等,调整心态,学会自我心理调节,避免不良情绪,树立与疾病长期斗争的理念。

（2）对患者家属进行相关知识的教育，使他们辅助和督导患者服药、功能训练等，多体贴关心患者，增强患者的治疗信心。

（3）指导患者积极预防各种诱发因素，如预防和控制感染；避免受风、受潮、受寒，关节处要注意保暖，不穿湿衣、湿鞋、湿袜等。夏季不要贪凉，空调不能直吹，不要暴饮冷饮等，秋冬季节要防止受风寒侵袭等，注意保暖是最重要的。

（二）建立科学的行为方式

（1）进行某一工作时，尽可能让各病变关节轮流交替参加，避免关节过度使用。

（2）取物时，以掌心、前臂同时将物件托起，使重量分布于掌心和手臂，减少病变关节的负重。用手握持瓶、壶把手时，前臂和手应成一线，避免掌指关节、腕关节尺侧偏。开启瓶盖时，用腕力，右手开瓶盖，左手关瓶盖，以免增加尺偏畸形。

（3）携带重物时，应将重物化整为零，分别拿取或采用带车轮的小车推行，不拉行。当膝、髋关节受累时，搬运物件重量每次不超过体重的 10%。

（4）拿取物件时，采用"抱"的方式，即将所拿物贴近身体，挺直腰背。物品越接近人体重力线，重臂越短，越省力安全。对关节产生扭转力少，对关节损伤的机会也越少。

（5）髋关节病变，尽量减少上、下楼梯活动，因对髋关节应力较大；膝关节病变避免快走。当负重关节疼痛加重时，多数为长期站立、快走或行走在不平整场地所致，应尽量避免。

（6）避免长时间采用同一体位，一般不超过半小时，良好的姿势可以尽量减少对特殊关节的应力。

（7）需要时采用合适的辅助装置、夹板，改变工作性质、程序，以减轻对关节应力。

（8）手指关节受累时，尽可能采用粗柄、大把手用具。如用粗杆笔方便抓握，同时可减轻手指负担。

（9）多个关节受累时，尽可能使用最大的病变关节。如提取重物时使用肘关节而不用手，减轻手指关节负担；关抽屉时，用手臂力量或侧身力量取代用手推，避免加重受累腕关节的炎症。

（三）避免出现不良姿势

（1）坐位时采用硬垫直角靠椅，椅高以双足平置地面为准，同时膝、髋应力争取功能位，不可以坐沙发。

（2）坐位时，避免双膝交叉，防止双下肢出现畸形。

（3）避免做牵拉、弯腰工作，能够坐着工作就不要站着，因站位比坐位时完成活动要多消耗25%的能量。

（四）坚持必要的运动

保持关节活动度和肌力的锻炼。锻炼时，切勿超过自己的耐受力，适可而止，活动量应逐步增加，循序渐进。锻炼必须持之以恒，方能发生效力。但已有强直的关节禁止剧烈运动。

（五）注意体能保持

（1）最大限度增加关节的生物力学效率，提高手功能，使用各种自助具，衣着应合适，以免影响能量的消耗。

（2）要避免不必要的重复劳动、无效劳动。保持 ROM 和肌力，注意正确姿势，姿势明显改变会使肌肉对抗重力、牵拉付出更多能量。

(六)日常生活活动环境的改造

1.厨房的设施与布局

炊具、洗涤池、冰箱等集中于工作区。各种电器插座的高度、常用物件应放置方便使用,易于拿取。

2.日常生活的安排

窗帘拉线,下端系以大环便于手拉。电器开关采用按压式,桌凳的高度能调节,椅扶手应便于抓握且与肘部同高等。

3.其他安排与设计

将高台阶改为低斜率坡道,地毯铺设不可过厚,以免增加行走时阻力。房门应便于轮椅进出,浴室装扶手,备有防滑垫。

4.自身照顾

备有长柄取物器、长鞋拔、松紧鞋、长柄牙刷、纽扣钩、拉链等,衣着质地轻柔、保暖、防皱、易洗等,采用松紧式裤带。

（单仕玲）

第十四章

介 入 护 理

第一节　糖尿病足的介入护理

糖尿病足指糖尿病患者出现与下肢远端神经异常和不同程度的周围血管病变相关的足部感染、溃疡和/或深层组织破坏（根据世界卫生组织的定义）。糖尿病足是糖尿病严重的并发症，有关文献表明：在2型糖尿病的患者中有1/6的患者会发生糖尿病足，其中有15%的患者会因足部溃疡而导致截肢，是糖尿病患者致残甚至致死的重要原因之一。

一、临床表现

（一）间歇性跛行、静息痛
缺血导致的间歇性跛行及静息痛症状主要出现在足趾或者跖骨头部位，也可出现在跖骨头至足近端部位。抬高下肢会加重症状，反之，能一定程度上缓解症状。

（二）溃疡和坏疽
溃疡多数发生在重度缺血情况下，最常见的部位是足底承受体重压力的足跟及第1、5跖骨头部位。典型溃疡外观可见无活性的边缘组织，苍白色坏死的基底部并可覆盖有纤维组织。而坏疽最早发生的部位是足趾，并可逐步向近端延伸，在严重的病例甚至累及踝关节以上水平。

间歇性跛行、静息痛、溃疡及坏疽是评估糖尿病足组织缺血程度的依据。分级标准可参考Rutherford分级。

糖尿病足溃疡评估尚无统一的标准，评估溃疡一般需要考虑其面积、累及组织深度、合并感染及组织坏死情况。目前常用Wagner分级（表14-1），也可用于治疗后愈合情况的评价。

表14-1　Wagner分级的评估

分级	临床表现
0级	有发生溃疡危险因素的足，皮肤完整
1级	表面溃疡，临床上无感染者
2级	较深的溃疡，常合并软组织炎，无脓肿或骨感染
3级	深度感染，伴骨组织病变或脓肿
4级	趾足跟或前足背局限性坏疽
5级	全足坏疽

（三）下肢感觉异常

皮肤感觉异常是糖尿病足周围神经病变的临床表现。最常见的症状是下肢的麻木感及不规则刺痛感,夜间更为多见。同时,下肢皮肤的温觉、触觉、深部震动觉也出现不同程度的减退,这些感觉异常可以通过简单体格检查进行判断。例如,足部的感觉检查:尼龙单丝试验。

（1）选用一根 10 g 尼龙单丝。

（2）应该在相对平静和轻松的状态下检查感觉。首先,将单丝置于患者的手、肘或前额,让受试患者知道单丝的感觉。

（3）选择适当的遮挡物让患者不能看到检查者是否应用单丝或应用单丝到哪个部位。每个足底应该检查 3 个点(图 14-1)。

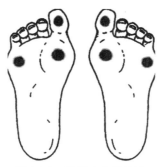

图 14-1 足底 3 个检查点

（4）将尼龙丝垂直地置于皮肤表面(图 14-2)。

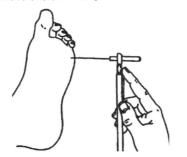

图 14-2 尼龙丝垂直地置于皮肤表面

（5）给予尼龙丝足够的压力使之弯曲(图 14-3)。

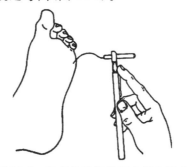

图 14-3 尼龙丝足够的压力使之弯曲

（6）整个按压尼龙丝、接触皮肤和除去尼龙丝的时间大约为 2 s。

(7)沿着足的周边应用尼龙丝,不要放在溃疡、胼胝、瘢痕或坏死组织处。不要将尼龙丝在皮肤上滑动或在测试处重复接触。

(8)将尼龙丝接触皮肤,然后询问患者是否有感觉。如患者表示有感觉,接着问患者是在哪里感觉到的(左足/右足)。

(9)同一点重复2次。但是,其中有一次是假装用尼龙丝接触皮肤。

(10)如果患者能在每一处都准确地感受到尼龙丝,或能准确地回答出3个点提问中的2个,那么,患者的足部保护性感觉正常;如果3个点的提问中2个回答不正确,说明患者有足部溃疡的危险性。

(四)皮肤营养性改变

表现为下肢皮肤的干燥、脱屑,皮肤弹性减退,皮下脂肪层减少,皮肤色素沉积。皮肤营养性改变是周围神经病变及缺血共同作用的结果。

(五)足部畸形

表现为渐进性的负重关节破坏性 Charcot 关节病变,以及爪形趾(图 14-4)、锤状趾(图 14-5)。

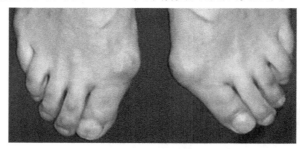

图 14-4　爪形趾

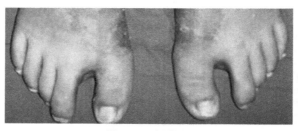

图 14-5　锤状趾

二、诊断要点

(1)符合糖尿病足的临床表现。

(2)缺血肢体远端压力觉、振动觉、触觉异常。

(3)踝肱指数(ABI):0.41～0.90 为轻中度缺血,0.40 及以下为重度缺血。

(4)影像检查证据影像学检查的目的是评估血管病变的解剖位置、形态及范围,用以对血管病变的治疗方案进行决策。目前常用的有彩色多普勒超声(CDUS),磁共振血管成像(MRA),计算机断层血管成像(CTA),数字减影血管成像(DSA)等。

三、治疗要点

（一）内科治疗

1.减轻足部的压力负荷

避免所有附加于患肢的机械压力，这是患足愈合的基本条件。减轻负荷的方法包括卧床休息、拄拐杖或坐轮椅等，也可以通过穿着改变压力的矫形鞋或足的矫形器改变患者足部的压力。

2.严格控制血糖

对糖尿病患者进行血糖的强化控制，可以降低糖尿病大血管和微血管病变的发生风险。

3.抗感染治疗及足部伤口的处理

控制糖尿病足感染，可以避免截肢、尽量保全下肢；或对缩小截肢的范围、尽量保全肢体的功能。

4.改善肢体缺血性病变

使用扩血管、抗血小板聚集、抗血栓和改善血液循环的药物，如前列地尔、西洛他唑片等有利于改善周围循环。

适应证：病症早期通过内科治疗可以有效控制糖尿病足发展或尚未发生足趾坏疽，联合外科或介入治疗促进足溃疡愈合等。

（二）外科治疗

（1）外科血管重建手术血管重建可促进溃疡愈合，除去疼痛，改善下肢功能，提高生活质量。

（2）去除细菌感染的坏死组织和感染的骨组织，挽救肢体，减少溃疡引起的截肢风险。

（3）恢复稳定性和矫正畸形，获得可接受的外形。

（4）预防坏死组织扩大，降低截肢平面，保存功能。

适应证：干湿性坏疽、骨髓炎、Charcot关节病、不愈合的足溃疡、肢体末端的缺血及不缓解的足痛等。

禁忌证：不能耐受外科手术的患者，以及虚弱的老年患者等。

（三）介入治疗

研究表明糖尿病下肢血管病变不仅对足部溃疡的形成有重要作用，而且在相当大程度上影响着足部溃疡的疗效和预后。随着血管腔内治疗技术的快速发展，经皮腔内血管成形术（PTA）作为一种新的微创介入治疗方法，能够给致残性间歇性跛行、肢体威胁性下肢缺血患者提供确定的治疗方法。对于不能耐受外科手术的患者，以及对更虚弱、预期寿命更短的老年患者来说，采用介入的治疗方法可以降低手术的风险并能在短时间内恢复自理能力就显得更为重要。早期PTA治疗与后期外科手术治疗并不冲突。

（1）适应证：糖尿病下肢血管病变严重供血不足，缺血，间歇性跛行，溃疡坏死，保守治疗无好转；下肢血管造影股动脉、胫前动脉、胫后动脉等中等动脉有斑块形成、狭窄甚至闭塞等情况可考虑介入治疗。

（2）禁忌证：严重出血倾向，缺血器官功能已丧失，大动脉炎症活动期，导丝和导管未能通过血管狭窄（闭塞）段。

四、专科护理评估

（1）询问患者糖尿病病程及糖尿病足病程，血糖控制情况及有无其他疾病或烟、酒等不良嗜好等。

（2）询问患者是否有下肢疼痛、麻木、感觉迟钝或丧失；是否有间歇跛行、下蹲起立困难等。

（3）足部溃疡的评估：①足部溃疡数目、面积。②足部是否畸形、有无并发感染。③溃疡深度评估：皮肤表面的溃疡；深达肌层的溃疡；影响到骨组织的溃疡。

（4）Wagner 分级的评估（见之前内容）。

（5）冷感、麻木感的评估见表 14-2。

表 14-2　冷感、麻木感的评估

分级	临床表现
0 级	无冷感，麻木感
1 级	患者偶诉受累肢体有发凉怕冷、轻度麻木的感觉
2 级	受累肢体经常有发凉怕冷麻木的感觉
3 级	受累肢体有明显的冷凉感及麻木感，需采用局部保温措施；症状能得到一定程度的缓解
4 级	受累肢体有明显的冷凉感觉，采用局部保温措施，症状也无明显改善

（6）无痛行走距离（PFWD）见表 14-3。

表 14-3　无痛行走距离（PFWD）按正常速度（60～70 m/min）行走

分级	行走距离、痛觉
0 级	行走距离＞500 m，无疼痛
1 级	行走距离 400～499 m，有疼痛
2 级	行走距离 300～399 m，有疼痛
3 级	行走距离 100～299 m，有疼痛
4 级	静息痛，无法行走或行走距离＜100 m，有疼痛

（7）五点法测皮温见表 14-4。

表 14-4　五点法测皮温

部位	数值
髌骨下缘	35.3 ℃≥正常≤37.4 ℃
外踝关节	35.3 ℃≥正常≤37.4 ℃
足背	35.3 ℃≥正常≤37.4 ℃
足底	35.3 ℃≥正常≤37.4 ℃
额温	36.3 ℃≥正常≤37.4 ℃

五、术前护理

（一）一般护理

1.饮食护理

饮食治疗是糖尿病治疗的基础。合理调整饮食，均衡膳食结构才能既保证每天所需热量，又有效控制血糖,从而使围术期患者保持机体平衡,有利于提高患者对手术的耐受性。可以通过公式(表 14-5,表 14-6)并根据患者情况来计算出每天所需的热量,给予高维生素、富含高纤维、清淡的饮食,避免浓茶、咖啡、烟酒及刺激性食物。因患者术后要制动,嘱其勿食牛奶、豆类、豆制品、甜食等产气食物。

表 14-5　理想体重的计算公式

计算公式	参照数值	体重评价
	≥20%	肥胖
	≥10%	超重
理想体(kg)=实际身高(cm)-105	±10%	正常
	≤-10%	偏瘦
	≤-20%	消瘦

表 14-6　每天所需热量

热量/[kcal/(kg·d)]			动强度	举例说明
消瘦	正常	肥胖		
20~25	15~20	15	卧床休息	
35	30	20~25	轻体力劳动	办公室职员,教师,售货员,简单家务,或与其相当的活动量
40	35	30	中体力劳动	学生,司机,体育老师,一般农活或与其相当的活动量
45	40	35	重体力劳动	建筑工人,搬运工,干重活的农民,运动员,或与其相当的活动量

注:1 cal=4.184 J。

2.术前卧位

卧床休息时,下肢自然伸展平放于床上,避免跷二郎腿或双腿交叉叠放,防止血管受压,阻碍血流。指导患者在床上训练大、小便,向患者及家属解释术后卧床的必要性,让其了解并配合学习如何在床上使用便器。

(二)病情观察及护理

1.血糖控制

围术期高血糖与术后感染、伤口不愈合、心血管事件等有关,积极有效的血糖控制可以减少术后并发症的发生和危害性。中国 2 型糖尿病防治指南建议:一般情况下,空腹血糖 4.4~7.0 mmol/L,非空腹血糖 10.0 mmol/L,HbAlc 的控制目标<8.0%更适合于有显著的微血管或大血管并发症,或病程较长的糖尿病患者;监测血糖 4 次/天(三餐前、临睡前)及糖化血红蛋白 1 次/周。严格控制血糖是治疗糖尿病足部溃疡的根本,合理饮食和胰岛素的应用不仅能控制血糖,还可以增强细胞代谢、局部组织的生成,促进伤口愈合,并为手术创造条件。在执行此血糖目标计划时,护士要严密观察患者的病情变化,及时发现有可能出现的低血糖现象(糖尿病患者血糖水平≤3.9 mmol/L),并立刻通知医师配合及时处理。

2.肢体护理

(1)正确监测记录肢体皮肤温度、颜色及足背动脉搏动情况。

（2）肢体缺血的护理防寒、保暖、保洁,选择合适的鞋袜,避免挤压。

（3）溃疡护理:糖尿病足溃疡合并的感染,大多是革兰氏阳性菌和阴性菌甚至合并有厌氧菌的混合感染。根据创面的性质和渗出物的多少,选用合适的敷料。观察伤口有无渗液,有无红、肿、热、痛等局部感染征象,有无畏寒、发热等全身感染征象,发现异常及时通知医师。遵医嘱合理应用抗生素。

3.术前检查

四肢多普勒血流图、CTA 明确下肢血管供血情况和狭窄程度;心电图、胸片;采集血标本检查出凝血时间、肝肾功能、血常规、交叉配血、乙肝两对半、HIV、梅毒抗体检测等常规检查。了解患者的生理功能和手术承受能力,为手术作充分的准备,也有利于术后复查做对照。

4.心理指导

由于糖尿病病程漫长、病情反复易变,并且并发症多样,导致患者的心理压力大,对治疗的信心不足;而糖尿病足介入治疗又是一种新技术,了解的人不多,且治疗费用较高。根据以上两方面,护士首先应加强与患者的沟通,了解患者的疑问和焦虑,再应用多种宣传工具(疾病介绍的宣传图册、多媒体资料、因人而异的口头指导等)采取不同的沟通方式,让患者或家属能在术前建立治疗的信心和对医护人员的信任,配合治疗、提高疗效。

5.休息

保证睡眠,保持环境安静、整洁、舒适。糖尿病足患者常常伴有足部的静息痛,影响睡眠,必要时可根据医嘱给予止痛药或助眠药物。

（三）术前准备

（1）局麻手术前无特殊准备;全麻的患者需要在术前禁食 12 h,晨起含服一口温水送服降压药。

（2）更换干净的病号服,并注意保暖。

（3）标记好双侧足背动脉搏动点,方便对比观察术前、术中、术后情况。

六、介入治疗方法与术中配合

介入治疗方法与术中配合见表 14-7。

表 14-7　下肢动脉扩张成形术＋血管内支架术的护理配合

手术步骤	护理配合
1.确认患者和手术名称及部位	认真核对患者信息及术中带药,安慰患者不要紧张;协助患者采取平卧位,术侧下肢外展,以利于股动脉穿刺;维持患者舒适体位,注意保暖,臀部垫高,连接心电监护,建立静脉通路
2.消毒、铺巾	递皮肤消毒剂消毒手术野;协助穿手术衣;配合铺巾,暴露穿刺部位;打开手术器械包,将手术所需的肝素、生理盐水、利多卡因、造影剂、无菌物品等准备在手术器械台上
3.在腹股沟穿刺点处应用 1%利多卡因局部麻醉	协助术者抽吸麻醉剂
4.采用 Seldinger 技术顺行穿刺股动脉;置入 5F 的血管鞘,手推造影剂证实血管鞘在股动脉内	递穿刺针、动脉鞘、纱布;静脉推注地塞米松 5 mg

续表

手术步骤	护理配合
5.5F 猪尾巴导管与升主动脉造影,腹主动脉造影、左右髂动脉造影;翻山至左股总动脉行左下肢动脉造影;发现病变狭窄动脉.更换 0.035 in 导丝通过狭窄闭塞段进入腘动脉真腔,交换置入 7F 翻山鞘,引入 5F 单弯导管,交换置入 0.018 in 导丝至腓动脉远端,引入 2.5 mm×100 m 球囊扩张腓动脉中段狭窄处及腘动脉。再换 5 mm×220 mm 球囊扩张股浅动脉,效果欠佳,再更换 4 mm×40 mm,4 mm×80 mm,5 mm×120 mm,6 mm×220 mm 球囊依次扩张股、脚动脉	术中的腔内器具均需用配制的肝素称释液冲洗;密切观察患者生命体征,填写介入手术护理记录单;遵医嘱实施全身肝素化,每隔 1 h 追加肝素
6.球囊扩张后,置入合适的支架;复造影见左股浅动脉扩张效果良好,无明显残留狭窄,腘动脉及胫腓干残留轻度狭窄,但血流速度及血流量明显改善	遵医嘱准备合适的导管,导丝、球囊及支架,与手术医师核对型号再拆开包装,并协助粘贴各类耗材的条形码
7.术毕拔管、缝合器闭合穿刺点、加压包扎,手术结束	协助医师进行穿刺点加压包扎;协助搬运患者至转运床并观察穿刺点敷料有无松脱,嘱患者患肢制动,护送患者回病房,与病房护士详细交接

七、术后护理

并发症的防治护理如下。

(一)对比剂肾病(CIN)

(1)发生机制:糖尿病患者,长期高血糖及较多糖基化代谢产物,增加了肾小球血管内压力,激活细胞因子,引起肾组织脂质代谢紊乱和血流动力学改变,导致肾小球和肾小管的微血管病变。因此,糖尿病患者在应用对比剂时,对比剂对原本存在病变的肾髓质的毒性作用更大,更易发生 CIN。

(2)预防措施:见之前内容。

(二)下肢过度灌注综合征

表现为支架植入术后 24 h 内,闭塞动脉血流通畅,患肢局部皮肤皮温增高,并伴有局部红肿症状,以小腿和足部为明显。患者主诉患肢较术前更为疼痛,需要应用止痛剂才能缓解。护理应严密观察开通动脉的肢体血运情况,出现过度灌注综合征时,护士应立即通知医师,观察小腿或足部有无坏死征象,肿胀部位给予硫酸镁 30~50 mL/d 湿敷,遵医嘱给予止痛药物缓解疼痛,一般 5~7 d,症状能得到缓解。

(三)心脑血管意外

各种代谢疾病可以伴随心脑血管疾病,其中以糖尿病最为常见。应注意水化期间需每小时评估液体平衡;β 受体阻滞剂的应用;血压、血脂控制和阿司匹林的应用。

八、出院指导

(一)下肢功能锻炼

(1)适度运动,改善肢体血液循环。

(2)运动量由小到大,以活动后无明显疼痛为准。

(二)饮食指导

(1)糖尿病饮食定时定量进餐,控制每天总热量。

(2)饮食宜清淡、低脂、少盐、少糖、少量多餐。

(三)日常生活及血糖监测

指导糖尿病患者及其家属做好糖尿病相关监测。每天定时监测三餐前及睡前空腹血糖、餐后 2 h 血糖、餐前用药时间、进餐时间及量,并做好记录。早餐前血糖监测时间一般 6:00～7:00,睡前血糖监测时间一般在 21:00。同时对患者及家属宣教糖尿病可能引起的危险症状及预防,低血糖一般与患者饮食不当、运动过度、降糖药物使用不当有关,指导患者应定时就餐,随身携带糖果或饼干,如感觉有头晕、乏力、心悸、冷汗等及时进食,若合并有呼吸深沉、呼吸有烂苹果味应考虑为糖尿病酮症酸中毒,应及时就医。

(四)生活指导

(1)注意个人卫生,勤换内衣、内裤,生活规律,戒烟酒。

(2)足部护理温水洗脚,穿棉质袜,舒适鞋。

(3)勤剪趾甲,保持甲缘平整。

(五)康复指导

(1)足部溃疡定期换药。

(2)观察足部皮肤颜色、皮温,发现异常及时就诊。

(3)随访计划每月门诊复诊 1 次,并行血管超声检查。

(李凤芝)

第二节　肾动脉狭窄的介入护理

肾动脉狭窄(RAS)是各种原因引起的单侧或双侧肾动脉主干或分支狭窄。其病因复杂,包括动脉粥样硬化、纤维肌性动脉壁发育异常及大动脉炎等。肾动脉硬化性狭窄是全身性疾病的一部分,主要侵犯肾动脉开口处,或由腹主动脉硬化延伸至肾动脉。

一、临床表现

(1)高血压多数患者平时无症状,往往在体检时发现高血压。少数患者可有头晕、头痛等主诉。一般来说,肾动脉狭窄性高血压有特殊的临床特点,包括以下两个方面:①血压持续增高,尤以舒张压增高明显,一般降压药物难以控制,常伴有心血管病变及头晕、胸闷、心悸、恶心呕吐及视力减退等。②常伴有腰痛,部分患者出现血尿及蛋白尿。

(2)体征部分患者中腹部可闻及血管杂音。

(3)急性肾衰竭表现为血清肌酐进行性升高,特别是在应用血管紧张素转换酶抑制剂和利尿剂后。

(4)慢性肾衰竭随疾病进展逐渐出现蛋白尿、尿量减少、电解质异常和氮质血症等慢性肾衰竭表现。

(5)粥样硬化性心脏病和高血压性心脏病、左心室肥厚。

(6)可伴有严重的视网膜病变及反复发作性肺水肿。

与非肾动脉狭窄患者比较,在冠心病、高血压、高脂血症、肾功能不全、低钾血症、双肾不等大和血管杂音等方面差异有统计学意义($P<0.05$)。肾动脉狭窄患者更易并发冠心病和脑卒中。

二、诊断要点

(1)符合肾动脉狭窄的症状和体征。

(2)卡托普利-肾素激发试验和卡托普利-放射性核素检查:敏感性和特异性均达到90%。

(3)影像检查:肾动脉彩色多普勒超声、计算机断层扫描(CT)、磁共振成像(MRI)、血管造影(CTA)、数字减影血管造影(DSA)等检查。多普勒超声检查诊断肾动脉狭窄的阳性与阴性预测值均在90%以上,磁共振成像(MRI)诊断的特异性可为92%~97%,CT扫描敏感性和特异性分别达98%和94%。肾动脉造影对肾动脉狭窄诊断最有价值,是诊断肾血管疾病的"金指标",可反映肾动脉狭窄的部位、范围、程度、病变性质、远端分支及侧支循环情况

三、治疗要点

(一)内科治疗

肾动脉狭窄的内科治疗包括对原发病的治疗和肾动脉狭窄导致的高血压的治疗等方面,如降脂、降压、保护肾功能等。常用的药物包括他汀类、贝特类和烟酸类降脂药物及血管紧张素转换酶抑制剂、血管紧张素受体拮抗剂、钙通道阻滞剂等降压药物。

(二)外科治疗

对于狭窄段较长,狭窄程度严重及狭窄部位靠近肾动脉根部者可采用外科手段治疗,如腹主动脉-肾动脉旁路术、脾动脉-肾动脉旁路术等血管旁路术或自体大隐静脉原位肾动脉重建术等。

(三)介入治疗

近年来对肾动脉狭窄多采用微创介入治疗手段,包括经皮腔内肾血管成形术(PTRA)及经皮腔内肾动脉支架植入术(PTRAS)。

介入治疗适应证包括动脉粥样硬化性肾动脉狭窄、肌纤维发育不良导致的肾动脉狭窄、大动脉炎性肾动脉狭窄非动脉炎活动期及放疗、肾移植、肾脏血管手术等引起的肾动脉狭窄等。

介入治疗禁忌证包括严重肾动脉狭窄或闭塞,导管、导丝不能通过、主动脉斑块引起的肾动脉开口处狭窄、凝血功能异常、肾动脉段以下的分支狭窄、狭窄段过长、病变广泛、大动脉炎活动期或病变部位有钙化等情况。

四、专科护理评估

(1)生命体征尤其是血压,如有异常或双上肢、上下肢血压差异超过正常范围及时报告医师,指导进一步检查治疗。

(2)症状体征观察了解患者是否有头痛、头晕及其他不适,如恶心、呕吐、视物模糊、心悸等症状。听诊腹部是否有血管杂音。

(3)用药评估使用降压药物、抗血小板聚集药物、抗凝药物等期间应密切关注血压变化和凝血功能,观察有无出血倾向,如有无牙龈出血、血尿、便血及皮肤出血点,有无神志改变及生命体征的变化等。

（4）对比剂肾病的危险性评估确定对比剂肾病的危险分级和干预措施。评估患者肾功能的情况，密切观察患者的尿素氮、肌酐值。了解既往史如有无慢性肾脏疾病史等，有无食物药物过敏史，了解日常生活习惯如饮食运动情况。了解有无对比剂使用和对比剂过敏史。根据评估情况进行健康指导和对比剂肾病的危险性评估，指导术前水化治疗。评估患者是否存在受伤的危险，预防跌倒、坠床等。

（5）和管床医师共同确定患者高血压分期分级。

（6）监测腹部体征变化和高血压危象。

（7）检查股动脉和足背动脉搏动，了解有无搏动减弱或消失。

五、术前护理

（一）一般护理

（1）根据评估情况进行饮食、运动指导和日常生活习惯、疾病管理指导。低盐、低脂饮食为宜，鼓励患者多吃富含水溶性维生素和膳食纤维的食物如新鲜蔬菜、水果、粗粮等，鼓励患者多饮水，忌食辛辣、刺激及胆固醇高的食物，禁止吸烟。保持大便通畅，避免用力大便，防止血压进一步升高。

（2）注意休息。转头、变换体位等动作宜缓慢，预防脑供血不足、直立性低血压等，严格防范跌倒、坠床等。有高血压危象患者严格卧床休息。

（3）保持情绪平稳。了解患者疾病知识掌握情况和对疾病的心理反应，予以针对性心理疏导，帮助患者建立积极乐观的治疗心态，保持积极稳定的情绪，减轻负性情绪。避免环境中的不良刺激，避免情绪过度激动。

（4）创造安静、整洁、舒适的休息和睡眠环境，保证充足的睡眠。

（二）术前检查护理

遵医嘱完善实验室检查、心电图、胸片及各项专科检查（表 14-8），并告知患者及家属各项检查化验的意义和注意事项，指导患者配合检查。老年患者遵医嘱进行心、肺功能检查。

表 14-8　肾动脉狭窄常用临床检查

检查项目	目的	意义
肾动脉彩色多普勒	明确病变动脉部位、狭窄程度、斑块钙化情况	明确病变部位、程度等
卡托普利-放射性核素检查和卡托普利-肾素激发试验	提供肾脏结构形态信息，反映肾脏灌注情况	无创性筛选肾血管性高血压，提高肾动脉狭窄的检出率
CT、MRI	显示动脉硬化的斑块，动脉管壁与周围组织的关系	明确诊断，确定治疗方法
肾动脉造影	反映肾动脉狭窄的部位、范围、程度、病变性质、远端分支情况	诊断肾血管疾病的"金指标"

（三）术前准备

（1）完善各项常规检查，包括凝血功能检查和肾功能检查等，排除手术禁忌证。

（2）术日清晨遵医嘱口服负荷量双联抗血小板药物如氯吡格雷、阿司匹林等。术前1周内已常规剂量使用上述两类药物者不必给予负荷量。

（3）遵医嘱术前使用镇静、镇痛药物。

（4）糖尿病患者,使空腹血糖稳定在 8.0 mmol/L 以下,餐后 2 h 血糖控制在 10.0 mmol/L 以下。高血压患者,控制血压在 18.7/12.0 kPa(140/90 mmHg)以下。

六、术后护理

（一）严密监测生命体征

遵医嘱监测心电、血压、血氧饱和度等至正常范围。肾动脉球囊扩张和/或支架植入术后,狭窄的动脉得以扩张,动脉血运重建,血压会明显改变,因此,术后低血压是常见而危险的并发症。严密监测血压变化是术后护理的重点。术后每 30 min 测血压,一般 2 h 后根据病情改为每小时测量,12 h 后改为每 2 小时测量。注意患者血压降低后有无头昏、恶心等症状,嘱有上述症状的患者卧床休息,勿剧烈活动。

（二）并发症的观察和处理

（1）急性低血压是术后常见而极危险的并发症,常由血容量不足导致。如血压下降至正常值以下,或高血压患者血压下降速度过快,要加快补液速度或遵医嘱应用升压药。

（2）肾动脉夹层肾动脉内膜损伤可导致肾动脉夹层形成。术后要密切观察肾功能和尿量,严格控制血压,同时观察患者有无血压骤降,腰背部疼痛等现象,预防夹层破裂。

（3）其他并发症如肾动脉穿孔或破裂、肾动脉分支末端穿破、肾包膜下出血、肾衰竭、异位栓塞、肾动脉闭塞、夹层或肾动脉瘤、肾动脉主干破裂、肾动脉分支破裂、肾包膜下出血、再狭窄、肾动脉血栓形成等,发生率较低,但一旦发生,后果均较严重,须认真观察患者生命体征和局部表现,观察尿的情况,重视患者主诉,发现异常及时处理。

七、出院指导

（一）一般指导

（1）嘱患者保持良好的、愉悦的情绪,避免精神刺激和过度紧张。工作生活规律,适度有氧运动。

（2）进食富含膳食纤维、水溶性维生素、低脂肪、低胆固醇、低盐饮食。根据肾功能状况调整蛋白质和磷的摄入。

（3）告知患者戒烟、戒酒,饮食要清淡,注意劳逸结合,预防感染。

（4）指导患者及家属学会测量血压并记录。

（二）用药指导

告知患者肾动脉支架植入术后有肾动脉再狭窄或闭塞的可能,应口服氯吡格雷 75 mg/d,至少 3 个月,阿司匹林 100 mg/d,3～6 个月。遵医嘱进行严格、长期的抗凝治疗,密切观察有无自发性出血情况如皮下出血点、瘀斑、牙龈出血等。定期检测出凝血时间和血清肌酐变化。

（三）复诊要求

出院 1～2 个月门诊复查。期间出现血压过高或过低、牙龈出血、皮下出血、血尿、腰痛等不适时及时就诊。

（李凤芝）

第三节　下肢深静脉血栓的介入护理

下肢深静脉血栓形成(LEDVT)是指血液在下肢深静脉腔内不正常凝结引起的疾病,血栓脱落可引起肺栓塞(PE)。

如早期未得到及时有效的治疗,血栓可机化,常遗留静脉功能不全,称为 DVT 后综合征(PTS)。LEDVT 在临床上是一种常见病、多发病。在美国每年约 500 万人发生静脉血栓,在我国缺乏精确的统计,徐州医学院附属医院近 3 年的住院患者统计,静脉血栓的发病率占住院患者的 1%。

一、病理解剖

静脉血栓可分为以下 3 种类型。

(1)红血栓或凝固血栓组成比较均匀,血小板和白细胞散在分布在红细胞及纤维素的胶状块内。

(2)白血栓包括纤维素、成层的血小板和白细胞,只有极少的红细胞。

(3)混合血栓最常见,包含白血栓组成头部,板层状的红血栓和白血栓构成体部,红血栓或板层状的血栓构成尾部。

下肢深静脉血栓有些病例起源于小腿静脉,也有些病例起源于股静脉、髂静脉。静脉血栓形成后,在血栓远侧静脉压力升高所引起的一系列病理生理变化,如小静脉甚至毛细静脉处于明显的淤血状态,毛细血管的渗透压因静脉压力改变而升高,血管内皮细胞内缺氧而渗透性增加,以致血管内液体成分向外渗出,移向组织间隙,往往造成肢体肿胀。如有红细胞渗出于血管外,其代谢产物含铁血黄素,形成皮肤色素沉着。在静脉血栓形成时,可伴有不同程度的动脉痉挛,在动脉搏动减弱的情况下,会引起淋巴淤滞,淋巴回流障碍,加重肢体的肿胀。静脉系统存在着深浅 2 组,深浅静脉之间又存在着广泛的交通支,在深部,吻合支可通过骨盆静脉丛抵达对侧的髂内静脉,这些静脉的适应性扩张,促使血栓远侧静脉血向心回流。血栓的蔓延可沿静脉血流方向。向近心端延伸,如小腿的血栓可以继续延伸至下腔静脉。当血栓完全阻塞静脉主干后,就可以逆行延伸。血栓的碎块还可以脱落,随血流经右心,继之栓塞于肺动脉,即并发肺栓塞。另一方面血栓可机化、再管化和再内膜化.使静脉腔恢复一定程度的通畅。血栓机化的过程。自外周开始,逐渐向中央进行。机化的另一重要过程,是内皮细胞的生长,并穿透入血栓,这是再管化的重要组成部分。机化的最后结果,将使静脉恢复一定程度的功能。但因管腔受纤维组织收缩作用的影响,以及静脉瓣膜本身遭受破坏,使瓣膜消失,或呈肥厚状黏附于管壁,从而导致继发性深静脉瓣膜功能不全,产生静脉血栓形成后综合征。

二、临床表现

此病由于发病隐匿,早期症状多不典型,一旦出现临床症状时,其症状往往较重。由于血栓形成与高凝状态、外伤或盆腔和腹部手术、产后等卧床有关,除下肢静脉血液回流障碍的症状外,可以合并有其他系统疾病的症状和体征。

临床上根据血栓发生的部位、病程及临床分型不同有不同的临床表现。

(一)中央型

多发生于髂股静脉,左侧多于右侧。特征为起病急,患侧髂窝、股三角区有疼痛和触痛,下肢明显肿胀,浅静脉扩张,皮温及体温增高。

(二)周围型

周围型包括股静脉及小腿深静脉血栓形成。前者主要表现为大腿肿胀疼痛,但下肢肿胀不明显;后者的临床特征为突然出现的小腿剧痛,患肢不能踏平着地,行走时症状加重;小腿肿胀并且有深压痛,Homans 征阳性(距小腿关节过度背屈试验时小腿剧痛)。

(三)混合型

混合型主要表现为全下肢普遍性肿胀、剧痛、苍白和压痛,常伴有体温升高和脉搏加快;若病情继续发展可导致下肢动脉受压而出现血供障碍,表现为足背和胫后动脉搏动消失,进而足背和小腿出现水疱,皮肤温度明显降低并呈青紫色;如不及时处理,可发生肢体坏死。

三、影像学诊断

(一)静脉造影

下肢静脉造影分上行性和下行性静脉造影术,前者主要用来显示股静脉,由下而上充盈,检查下肢静脉有无阻塞。后者需使用插管得以实现,显示髂静脉和下腔静脉内有无血栓蔓延,优于前者。

(二)超声多普勒检查

彩超表现为血栓呈低回声、不均质回声或高回声,静脉管腔增宽等。此法无创伤性,可以反复检查,方便、简便、迅速、有效。

(三)CT 血管造影

对疑有血栓部位进行扫描,可以显示血栓及侧支血管。有些静脉造影不能显示出来的血栓,用 CT 检测可能发现。

(四)放射性核素检查

肺灌注/肺通气、下肢静脉显像是诊断肺血栓栓塞症和下肢深静脉病变的有效方法。

四、诊断与鉴别要点

根据下肢深静脉血栓形成的临床表现可以做出初步诊断,确诊方法包括超声显像、静脉造影、CTA、MRI 及放射性核素检查。

五、适应证和禁忌证

(一)适应证

经影像学检查确诊的 DVT 患者,年龄一般≤70 岁,血压≤21.3/14.7 kPa(160/110 mmHg),近期(14 d)内无活动性出血的患者。

(二)禁忌证

(1)严重出血倾向,近期有内脏活动性出血。

(2)颅内出血或颅脑手术史 3 个月之内。

(3)患者的身体状况极差,有严重的并发症。

（4）凝血功能障碍。

（5）心、肝、肾等脏器功能严重损害者。

六、术前护理

（一）心理疏导

由于患者突发肢体肿胀、疼痛、功能障碍，易出现焦虑和恐惧。护理人员应主动、热情地向患者及家属解释本病发生的原因、介入手术的意义和必要性，以及手术经过和注意事项，关心体贴患者，减轻其紧张、恐惧心理，增强战胜疾病的信心。必要时用成功的病例现身教育，以取得患者的合作，积极配合治疗。

（二）卧床休息

（1）急性期患者应绝对卧床休息10～14 d，避免床上过度活动，患肢制动并禁止按摩及热敷，以防血栓脱落。

（2）抬高患肢高于心脏平面20～30 cm，以促进血液回流，防止静脉淤血，减轻水肿与疼痛。

（三）饮食指导

患者进低脂、纤维素丰富易消化的食物，以保持大便通畅，避免用力大便致腹压增高，影响下肢血液回流。

（四）戒烟

劝患者禁烟，以防烟中尼古丁引起血管收缩，影响血液循环。

（五）病情观察

观察患肢皮肤颜色、温度、肿胀程度，每天测量患肢与健肢平面的周径并做好记录，以判断血管通畅情况，评估治疗效果。观察患者有无胸痛、呼吸困难、咯血、血压下降等异常情况，如出现上述症状应立即嘱患者平卧，给予高浓度氧气吸入，避免深呼吸、咳嗽、剧烈翻动，并且立即报告医师。

（六）完善术前准备

除做好常规准备外，还应：①协助完善各项术前检查。②重点了解出凝血系统的功能状态，有无介入手术禁忌证。③术前训练患者床上排便，以防术后不习惯床上排便引起尿潴留，术前2～3 d进少渣饮食。

七、术中护理配合

（1）患者平卧于手术床上，头偏向一侧。热情接待患者入室，做好心理疏导，稳定患者情绪。核对患者姓名、性别、科室、床号、住院号、诊断及造影剂过敏试验结果。协助患者采取适当的体位，妥善放置头架。连接心电、血压及指脉氧监测。建立静脉通路。准备手术物品并备好器械台。协助医师完成手消毒、穿手术衣、戴无菌手套。

（2）皮肤消毒：消毒右侧颈部，消毒范围上至耳垂，下至锁骨下缘；必要时准备腹股沟区域，消毒范围上至脐部，下至大腿中部。护理配合：聚维酮碘消毒剂消毒手术部位皮肤，并协助铺单。

（3）经股静脉或颈内静脉途径插管，行肺动脉、下腔静脉及髂股静脉造影检查。护理配合：递送穿刺针、6F 穿刺鞘、0.035 in 导丝（150 cm）、5F 单弯导管、5F 猪尾导管、5F Cobra 导管。

（4）必要时将滤器置入下腔静脉。护理配合：递送 0.035 in 加硬导丝（260 cm）、下腔静脉滤器。

（5）置入溶栓导管。护理配合：递送溶栓导管（8～16 孔）。

（6）必要时给予台上溶栓治疗。护理配合：配制并递送溶栓药物。

（7）必要时行滤器取出术。递送圈套器；同时将取出的滤器交与患者家属。

（8）递送球囊、支架术中常规病情观察。①严密监测患者心率、血压、脉搏、呼吸等生命体征的变化，发现异常及时报告医师处理。②观察患者面色，倾听其主诉并给予心理支持。

（9）必要时行狭窄段扩张或支架置入术。留置溶栓导管固定，递送敷贴、纱布及橡皮筋，妥善包扎固定鞘管及留置导管；留置导管须贴导管标识并注明外置长度。留置溶栓导管护理，保持导管通畅，防止扭曲折叠；严格无菌操作；定期推注肝素水，防止导管内血栓形成。

（10）妥善固定留置溶栓导管。递送 3M 敷贴覆盖穿刺点，固定留置导管，递送纱布，妥善包扎。护送患者安返病房。

八、术后护理

（一）常规护理

（1）密切观察穿刺部位有无局部渗血或皮下血肿形成。

（2）密切观察穿刺侧肢体足背动脉搏动情况、皮肤颜色、温度及毛细血管充盈时间，询问有无疼痛及感觉障碍。

（3）心理护理：患者由于术后常常在右颈部留置导管及导管鞘，使患者产生不适感，护理人员应给患者解释留置导管的作用及注意事项，关心体贴患者，使患者情绪稳定，配合治疗和护理。

（4）出血：出血为下肢静脉血栓介入治疗过程中的并非常见的并发症，但是一旦发生内脏出血，特别是颅内出血可以导致患者的死亡，应给予高度重视。一旦发生穿刺部位、皮肤黏膜、牙龈、消化道、中枢神经系统等出血，应立即停止使用抗凝和溶栓药物。

（5）生命体征的观察：加强生命体征的监护，术后遵医嘱测血压、脉搏、呼吸直至平稳，同时观察有无对比剂反应及肺栓塞的发生。如果有异常现象，应协助医师及时处理。

（6）溶栓导管的护理：妥善固定，防止脱出、受压、扭曲和阻塞。溶栓导管引出部皮肤每天用0.5％聚维酮碘消毒，并根据情况更换敷料，防止局部感染和菌血症的发生。按医嘱执行导管内用药，导管部分和完全脱出后根据情况无菌操作下缓慢送入或者去导管室处理。在治疗过程中要保持导管的妥善固定，必要时行超声或造影调整导管位置，以提高血栓内药物浓度，发挥理想疗效。

（7）足背静脉溶栓的方法和护理：当采取足背留置针静脉推注尿激酶时，可根据栓塞部位扎止血带，最常用的是在大腿、膝关节上、距小腿关节（踝关节）上方各扎止血带一根，目的是阻断表浅静脉，让药物通过深静脉注入，以达到更好的溶栓效果，推注完毕后从肢体远端每间隔 5 min 依次去除止血带。注意扎止血带应松紧适宜，并按时松解。

（8）抗凝的护理：根据医嘱常规给予肝素或低分子肝素 5 000 U 皮下注射，注射完毕应延长按压时间，并更换注射部位，观察出凝血时间及有无牙龈和皮肤黏膜等出血现象。

（9）预防感染：术后遵医嘱应用抗生素治疗，保持穿刺点的清洁，密切观察体温的变化，预防感染的发生。

（10）卧床的护理：由于保留导管溶栓的患者需要卧床休息，对于年龄较大和肥胖的患者，应定时给予翻身和背部按摩以防压疮的发生。

（二）并发症的观察与护理

1.肺栓塞

下肢静脉血栓形成最大的危害在于能引起严重的致命性肺栓塞，是栓子脱落堵塞肺动脉所致。主要表现为呼吸困难、胸痛、咯血、咳嗽等症状。一旦出现肺动脉栓塞的症状和体征,应紧急给予肺动脉溶栓治疗。为预防肺栓塞的发生,可使用下腔静脉滤器,并且在溶栓过程中动作要轻柔,防止栓子脱落。未放置滤器的患者,术后应让其严格卧床;备好抢救药品及器材;严密观察病情变化,必要时监测心电图与血气分析。

2.局部出血

发生在腘静脉或股静脉穿刺点处,以后者多见,主要与肢体活动、使用抗凝及溶栓药物有关。应压迫止血并及时更换辅料。

3.感染

穿刺点局部感染常见于留置溶栓导管的患者。应观察穿刺点有无红肿及脓性分泌物,定时测量体温,定期换药。留置导管期间,使用抗生素,可有效地防治感染。

4.脑出血

下肢深静脉血栓形成(LEDVT)的治疗通常是溶栓和抗凝同时进行,特别是年龄较大,病程较长,尿激酶及肝素用量较大的患者,容易发生出血。在用药过程中,护理人员应严密观察有无颅内出血倾向,定时检查凝血功能。重视患者主诉,如出现头痛、恶心、呕吐等症状时,应警惕颅内出血的发生并即刻给予头颅 CT 检查。

5.滤器并发症

下腔静脉滤器置入术后可能发生滤器移位、血栓闭塞或穿孔。护理人员应了解滤器的种类和型号,以便于对可能发生的并发症进行判断。滤器移位多移向近心端,一般无临床症状,如果滤器移位至右心房、右心室、肺动脉可引起心律失常和心脏压塞。若出现血压下降、心率增快、面色苍白及末梢循环障碍等休克表现及有腹痛、背痛等,立即通知医师进行抢救。术后 1 个月、6 个月、12 个月分别摄卧位腹部 X 线,观察滤器的形态、位置。

6.下腔静脉阻塞

常发生在大量血栓脱落陷入滤器时,若血栓脱落至下腔静脉滤器内而阻断下腔静脉血液时,患者则出现由一侧下肢肿胀发展为双侧下肢肿胀。

九、健康教育

(1)对既往有周围血管疾病史的高危患者,应采取积极的预防措施,避免血栓形成。①指导患者避免久站、坐时双膝交叉过久,休息时抬高患肢。②术后、产后患者早期下床活动,经常按摩下肢,以促进血液循环,防止发生下肢深静脉血栓。③告知患者腰带不要过紧、勿穿紧身衣服,以免影响血液循环。④指导患者进行适当的体育锻炼,增加血管壁的弹性,如散步、抬腿、打拳等活动。

(2)控制饮食,减少动物脂肪的摄入,饮食宜清淡易消化,戒烟、酒。

(3)要有自我保健意识,保持心情愉快。

(4)根据医嘱服用抗凝药,预防血栓再形成,告知患者用药的注意事项及与食物的相互影响,如菠菜、动物肝脏可降低药效,阿司匹林、二甲双胍合用增加抗凝作用等。服药期间如出现牙龈出血、小便颜色发红、女性患者月经过多等异常情况,应及时和医师联系,调整服药剂量。

(5)定期复查:术后前 4 周,每周复查凝血酶原时间 1 次。每月复查 1 次多普勒超声、腹部 CT 检查等,如出现下肢肿胀、皮肤颜色、温度有异常情况,应及时复诊。

(李凤芝)

第十五章

医院感染护理

第一节　医院感染概述

一、定义

医院感染又称医院获得性感染。

(一)广义的定义

凡患者、陪护人员和医院工作人员因医疗、护理工作而被感染所引起的任何有临床症状的微生物性疾病,不管受害对象在住院期间是否出现症状,均视为医院感染。简言之,即任何人员在医院内发生的、与医院有关的一切感染均可称医院感染。

(二)狭义的定义

医院感染是指住院患者在医院内获得的感染,包括在住院期间发生的感染和在医院内获得出院后发生的感染,但不包括入院前已开始或者入院时已处于潜伏期的感染。医院工作人员在医院内获得的感染也属医院感染。

二、类型

根据病原体的来源,将医院感染分为外源性感染和内源性感染(表 15-1)。

表 15-1　外源性感染和内源性感染

项目	外源性感染(交叉感染)	内源性感染(自身感染)
病原体来源	患者体外	患者体内或体表
感染途径	直接感染与间接感染	免疫功能受损、正常菌群移位、正常菌群失调
预防	用消毒、灭菌、隔离等技术,基本能有效预防	难预防。提高患者免疫力、合理使用抗生素能起到一定的预防作用

三、形成

医院感染的形成必须具备 3 个基本条件,即感染源、传播途径和易感人群,三者组成感染链(图 15-1)。当这 3 个基本条件同时存在并相互联系,便导致感染。只要阻断或控制其中某一环节,就能终止医院感染的传播。

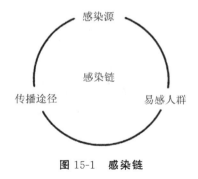

图 15-1　感染链

(一)感染源

感染源是导致感染的来源,指病原体自然生存、繁殖及排出的场所或宿主(包括人和动物)。

1.周围已感染者及病原携带者

已感染者排出的病原体数量多、毒力强,且多具有耐药性,是最重要的感染源。病原携带者体内的病原体不断生长繁殖、排出体外,但自身无明显症状而不受重视,也是主要的感染源。这种感染源主要是指到医院就诊的患者,也包括已感染或携带病原体的医务人员、患者家属和探视者。

2.自身正常菌群

人体的特定部位如肠道、呼吸道、皮肤、泌尿生殖道、口腔黏膜等,在正常情况下均寄居有无致病性的菌群,在侵入性操作或其他原因促使它们在新的部位定植时,可以引起感染性疾病。

3.动物感染源

动物感染源包括鼠类、苍蝇、蟑螂、蚊子、臭虫、跳蚤等。

4.医院环境

医院特殊的潮湿环境与液体也是不容忽视的感染源"储存库",如洗手池、洗手皂、空调系统等。

(二)传播途径

传播途径是指病原体从感染源传播到易感人群的途径与方式。不同的病原体可经不同的传播方式从感染源传播到易感人群。常见的传播方式有接触传播、飞沫传播、空气传播、共同媒介传播、生物媒介传播,以前 3 种最为常见。

1.接触传播

接触传播指病原体通过与手、媒介直接或间接接触导致的传播,是医院内感染最常见和重要的传播方式。接触传播可分为直接接触传播和间接接触传播。直接接触传播指感染源与易感人群之间有身体的直接接触,如母婴传播;间接接触传播通过媒介传递,最常见的传播媒介是医务人员的手,其次是共用的医疗器械与用具。

2.飞沫传播

带有病原体的飞沫核($>5\ \mu m$),在空气中短距离(1 m 内)移动到易感人群的口、鼻黏膜或眼结膜等导致的传播。其本质属于特殊的接触传播。

3.空气传播

空气传播是指带有病原体的微粒子($\leqslant 5\ \mu m$)通过空气流动导致的疾病传播。飞沫核传播能长时间、远距离传播,常引起多人感染,甚至导致医院内感染暴发流行,如肺结核、流感、麻疹、腮腺炎等。菌尘传播是通过吸入菌尘或接触降落的菌尘引起感染,易感人群往往没有与患者直接接触。

4.共同媒介传播

共同媒介传播也称共同途径传播,如通过污染的饮水、饮食传播,或通过污染的药液、血制品、医疗器械与设备传播。共同媒介传播常可导致医院内感染暴发流行,在医院内感染中具有重要意义。

5.生物媒介传播

生物媒介传播指动物或昆虫携带病原体传播。

(三)易感人群

易感人群是指对感染性疾病缺乏免疫力而易感染的人。属于易感人群的有以下几种。

(1)患有严重影响或损伤机体免疫功能疾病的患者,如患癌症、系统性红斑狼疮、艾滋病等免疫系统疾病者,烧伤、创伤等皮肤黏膜屏障作用损害者,患糖尿病、肾病、慢性阻塞性肺部疾病等慢性病者,患白血病等影响白细胞杀菌功能者。

(2)接受介入性检查、治疗和植入物者。

(3)长期接受免疫、放射、皮质类固醇类药物治疗者。

(4)长期使用大量抗生素尤其是广谱抗生素者。

(5)其他:如休克、昏迷、术后、老年、婴幼儿、产妇等。

四、预防和控制

控制医院感染是贯彻预防为主的方针,提高医疗、护理质量的一项主要工作。建立健全医院感染管理组织,制定针对性强的预防与控制规范,并保证各措施付诸实践,是预防与控制医院感染的基本途径。

(一)根据医院规模,建立医院感染管理责任制

住院床位总数在100张以上的医院应当建立以医院感染管理委员会为主体的三级监控体系(图15-2)和独立的医院内感染管理部门。住院床位总数在100张以下的医院应当指定分管医院内感染管理工作的部门。其他医疗机构应当有医院内感染管理专(兼)职人员。

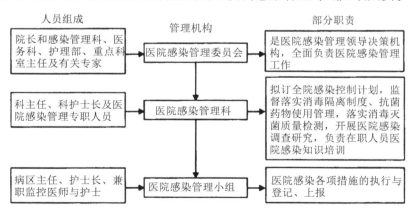

图 15-2 医院内感染三级管理体系的组织机构与任务

(二)健全医院内感染管理规章制度

医院内感染管理制度必须依照国家有关卫生行政部门的法律法规来制定,如《中华人民共和国传染病防治法》《医院感染管理办法》等。

1.管理制度

清洁卫生制度、消毒灭菌制度、隔离制度、医务人员医院内感染知识培训制度、医院内感染管理报告制度等。

2.监测制度

消毒灭菌效果监测制度;对手术室、供应室、换药室、导管室、监护室、新生儿室、血液病室、肿瘤病室、分娩室、器官移植室等感染高发科室的消毒卫生标准的监测;一次性医疗器材及门诊、急诊常用器械的监测。

3.消毒质控标准

如《医院消毒卫生标准》规定了从事医疗活动环境的空气、物体表面、医护人员手、医疗用品、消毒剂、污水、污物处理卫生标准。

(三)落实医院内感染管理措施

预防与控制医院内感染必须切实做到控制感染源、切断传播途径、保护易感人群。具体措施包括以下几点。

(1)医院环境布局合理。

(2)清洁、消毒、灭菌及其效果检测。

(3)正确处理医院污水、污物。

(4)严格执行无菌、隔离、洗手技术。

(5)合理使用抗生素,加强患者及医务工作者的感染检测等。

(四)加强医院内感染教育

对全体医务人员加强医院内感染教育,以明确医务人员在医院内感染管理中的职责,增强预防与控制医院内感染的自觉性及自我防护意识。当医务人员自觉践行与医院既有制度体系能够有效协调和衔接时,可认为医院的预防与控制规范体系兼容性强。

(李　翠)

第二节　多重耐药菌感染的预防与控制

一、基本概念

(一)细菌耐药

抗菌药物通过杀灭细菌发挥治疗感染的作用,细菌作为一类广泛存在的生物体,也可以通过多种形式获得对抗菌药物的抵抗作用,逃避被杀灭的危险,这种抵抗作用被称为"细菌耐药",获得耐药能力的细菌就被称为"耐药细菌"。

(二)细菌耐药机制

细菌改变结构,不和抗菌药物结合,避免抗菌药物作用;细菌产生各种酶,破坏抗菌药物;细菌产生防御体系,关闭抗菌药物进入细菌的通道或将已经进入菌体的抗菌药物排出菌体。

(三)天然耐药

天然耐药指细菌对某些抗菌药物天然不敏感,是由细菌的种属特性所决定的。抗菌药物对细菌能起作用的首要条件是细菌必须具有药物的靶位,而有些细菌对某种药物缺乏作用靶位,而产生固有耐药现象。如嗜麦芽窄食单胞菌对碳青霉烯类天然耐药,肠球菌对头孢类天然耐药。

(四)获得性耐药

获得性耐药指敏感的细菌中出现了对抗菌药物有耐药性的菌株,与药物使用的剂量、细菌耐药的自发突变率和可传递耐药性的情况有关。细菌通过自身基因突变产生耐药的概率较低,而获得性耐药才是细菌耐药迅速上升的主要原因。耐药基因可通过质粒、转座子和整合子等元件在同种和不同种细菌之间传播而迅速传递耐药性。

(五)质粒

质粒是细菌染色体外的遗传物质,存在于细胞质中,具有自主复制能力,是闭合环状的双链DNA分子。质粒携带的遗传信息能赋予宿主菌某些生物学性状,有利于细菌在特定的环境条件下生存。

(六)转座子

转座子是一种复合型转座因子,除含有与转座子有关的基因外,还可含有耐药基因和接合转移基因等,它的两端就是插入序列,构成"左臂"和"右臂"。这两个"臂"可以是正向重复,也可以是反向重复,可赋予受体细胞一定的表型特征。

(七)插入序列

插入序列是在细菌中首先发现的一类最简单的转座因子,它除了与转座功能有关的基因外不带有任何其他基因。

(八)整合子

Stokes 和 Hall 首次提出了一个与耐药基因水平传播有关的新的可移动基因元件:整合子。整合子是细菌基因组中的可移动遗传物质,携带位点特异性重组系统组分,可将许多耐药基因盒整合在一起,从而形成多重耐药。整合子是细菌,尤其是革兰氏阴性菌多重耐药迅速发展的主要原因。

(九)多重耐药

指对通常敏感的 3 类或 3 类以上抗菌药物(每类中至少有 1 种)的获得性(而非天然的)耐药。

(十)泛耐药

指对除了 1~2 类抗菌药物之外的所有其他抗菌药物种类(每类中至少有 1 种)不敏感,即只对 1~2 类抗菌药物敏感。

(十一)全耐药

指对目前所有抗菌药物分类中的药物均不敏感,如全耐药鲍曼不动杆菌给临床抗感染治疗带来了极大的困难与挑战。

(十二)β内酰胺酶

β内酰胺酶是通过水解β内酰胺环抑制β内酰胺类抗生素的抗菌活性,这是β内酰胺类耐药性产生的主要原因。β内酰胺酶是能够水解β内酰胺类抗生素的一类酶的总称,其类型众多,底物不同,特性各异,包括青霉素酶、超广谱β内酰胺酶(ESBLs)、头孢菌素酶(cephalospori-nase,

AmpC 酶)和金属 β 内酰胺酶(MBLs)等。

(十三)青霉素酶

青霉素酶是一种 β 内酰胺酶,水解许多青霉素的 β 内酰胺键,产生一种丧失抗生素活性的物质——青霉酸。如葡萄球菌属可产青霉素酶。

(十四)头孢菌素酶

头孢菌素酶是由革兰氏阴性细菌(肠杆菌科细菌、铜绿假单胞菌等)的染色体或质粒介导产生的一类 β 内酰胺酶,属 Bush 分类第一群,Ambler 分类中 C 类,首选作用底物是头孢菌素,且不被克拉维酸所抑制。对多种第三代头孢菌素、单环类抗生素及头霉素耐药,一般对第 4 代头孢菌素和碳青霉烯类抗生素敏感。

(十五)金属 β 内酰胺酶

金属 β 内酰胺酶又称金属酶,是一组活性部位为金属离子且必须依赖金属离子的存在而发挥催化活性的酶类,属 Ambler 分子分类 B 组。它能水解除单环类以外的包括碳青霉烯类在内的一大类 β 内酰胺类抗生素,其活性可被离子螯合物 EDTA、菲咯啉及巯基化合物所抑制,但不被克拉维酸、舒巴坦等常见的 β 内酰胺酶抑制剂所抑制。

(十六)KPC 酶

KPC 酶指肺炎克雷伯菌产生的碳青霉烯酶,属于 Ambler 分类的 A 类、Bush 分类的 2f 亚群,是一种由质粒介导的丝氨酸 β 内酰胺酶。KPC 酶是目前引起肠杆菌科细菌对碳青霉烯类耐药的主要原因,其特点是水解除头孢霉素类以外的几乎所有 β 内酰胺类抗生素,包括青霉素类、头孢菌素类、单酰胺类和碳青霉烯类。

(十七)碳青霉烯酶

碳青霉烯酶指能够明显水解至少亚胺培南或美罗培南的一类 β 内酰胺酶,它包括 Ambler 分子结构分类的 A、B、D 三类酶。其中 B 类为金属 β 内酰胺酶,简称金属酶,属于 Bush 分类中的第三组,主要见于铜绿假单胞菌、不动杆菌和肠杆菌科细菌;A、D 类为丝氨酸酶,分别属于 Bush 分类中的第 2f 和 2d 亚组,A 类酶主要见于肠杆菌科细菌,D 类酶(OXA 型酶)主要见于不动杆菌。

(十八)Ⅰ型新德里金属 β 内酰胺酶

NDM-1 是 β 内酰胺酶的一种。β 内酰胺酶有数百种,各种酶的分子结构和对 β 内酰胺类抗菌药物的水解能力存在较大差异,一般根据分子结构分为 A、B、C、D 四大类。NDM-1 属于其中的 B 类,其活性部位结合有锌离子,因此又称为金属 β 内酰胺酶。产 NDM-1 的细菌表现为对青霉素类、头孢菌素类和碳青霉烯类等广泛耐药。产 NDM-1 的主要菌种为大肠埃希菌和肺炎克雷伯菌,也见于阴沟肠杆菌、变形杆菌、弗劳地枸橼酸菌、产酸克雷伯菌、摩根菌和普罗威登菌等。

(十九)氨基糖苷类钝化酶

氨基糖苷类钝化酶通过磷酸转移酶、乙酰转移酶、腺苷转移酸的作用,使氨基糖苷结构改变而失去抗菌活性。由于氨基糖苷类抗菌药物结构相似,故有明显的交叉耐药现象。

(二十)氯霉素乙酰转移酶

由氯霉素乙酰转移酶基因家族编码,产生乙酰转移酶,使氯霉素转化成无活性的代谢产物而失去抗菌活性。

(二十一)红霉素类钝化酶

红霉素类钝化酶主要包括红霉素酯酶和红霉素磷酸转移酶等,对红霉素具有高度耐受性的肠杆菌属、大肠埃希菌中存在红霉素钝化酶,可酯解红霉素和竹桃霉素的大环内酯结构。

(二十二)药物作用的靶位改变

为细菌在抗生素作用下产生诱导酶对菌体成分进行化学修饰,使其与抗生素结合的有效部位变异;或通过基因突变造成靶位变异,使抗生素失去作用位点。靶位改变包括亲和力降低和替代性途径的取代。

(二十三)主动外排系统

某些细菌能将进入菌体的药物泵出体外,导致细菌耐药。这种泵因需要能量,故称主动外排系统。这种主动外排系统对抗菌药物具有选择性的特点。细菌外排系统由蛋白质组成,主要为膜蛋白。

(二十四)生物膜耐药

生物膜是依附于某载体表面的由胞外多聚物和基质网包被的高度组织化、系统化的微生物膜性聚合物。生物膜内的细菌生长速度缓慢、代谢水平低,抗生素通过作用于代谢环节去影响细菌活性的概率也降低,从而引起细菌耐药。

(二十五)ESKAPE

ESKAPE 是 6 种耐药菌的简称。

(1)E:E.faecium(VRE)——屎肠球菌(耐万古霉素肠球菌)。

(2)S:S.aureus(MRSA)——金黄色葡萄球菌(耐甲氧西林金黄色葡萄球菌)。

(3)K:ESBL-producing E.coli and Klebsiella species——产 ESBLs 的大肠埃希菌和克雷伯菌属。

(4)A:A.baumannii——鲍曼不动杆菌。

(5)P:P.aeruginosa——铜绿假单胞菌(可以对喹诺酮类、碳青酶烯类和氨基糖苷类耐药)。

(6)E:Enterobacter Species——肠杆菌属细菌(包括产 ESBLs 和 KPC 肠杆菌科细菌以外的其他肠杆菌属细菌)。

美国 CDC 最新数据显示,2/3 的医院感染是由这 6 种 ESKAPE 细菌引起的。

二、防控原则

(1)行政管理:①应高度重视多重耐药菌的医院感染预防和控制管理,将预防和控制多重耐药菌的措施成为患者安全的优先考量之一。②应提供人、财、物的支持,预防和控制多重耐药菌的传播。③提供专家咨询,分析流行病学资料,辨认多重耐药微生物问题,或制定有效感染管理策略。④针对多重耐药菌医院感染的诊断、监测、预防和控制等各个环节,结合本机构实际工作,制定多重耐药菌医院感染管理的规章制度和防控措施。⑤加大对重症监护病房(ICU)、新生儿室、血液科、呼吸科、神经科、烧伤科等重点部门的患者,或接受过广谱抗菌药物治疗或抗菌药物治疗效果不佳的患者,留置各种管道以及合并慢性基础疾病的患者等重点人群的管理力度,落实各项防控措施。⑥通过多元化的培训、监测和实地演练的方式,加强医务人员对标准预防和接触隔离的依从性。⑦在注意患者隐私的情况下,标识特定多重耐药菌感染或定植患者,在转送患者前,先通知接收病区和医务人员采取防护措施。

(2)强化多重耐药菌感染危险因素、流行病学以及预防与控制措施等知识培训,确保医务人员掌握正确、有效的多重耐药菌感染预防和控制措施。

(3)医疗机构应提供有效、便捷的手卫生设施,如洗手设施和速干手消毒剂,提高医务人员手卫生依从性。严格执行手卫生规范,切实遵守手卫生的 5 个重要时机。

(4)严格实施隔离措施:①应对所有患者实施标准预防,对确诊或疑有多重耐药菌感染或定植患者,实施接触隔离。②对患者实施诊疗、护理操作时,应将确诊或疑有多重耐药菌感染或定植患者安排在最后进行。

(5)严格遵守无菌技术操作规程,特别是在实施各种侵入性操作时,有效预防感染。

(6)加强清洁和消毒工作:①应加强多重耐药菌感染或定植患者诊疗环境的清洁、消毒工作,特别要做好 ICU、新生儿室、血液科、呼吸科、神患者诊疗环境的清洁、消毒工作。②与患者直接接触的诊疗器械、器具及物品如听诊器、血压计、体温表、输液架等要专人专用,并及时消毒处理。③轮椅、担架、床旁心电图机等不能专人专用的诊疗器械、器具及物品要在每次使用后消毒处理。④对医务人员和患者频繁接触的物体表面,如心电监护仪、微量输液泵、呼吸机等诊疗器械的面板或旋钮表面、听诊器、计算机键盘和鼠标、电话机、患者床栏杆和床头桌、门把手、水龙头开关等,应经常清洁消毒。⑤出现多重耐药菌感染暴发或者疑似暴发时,应增加清洁、消毒频次。

(7)合理使用抗菌药物:①应认真落实抗菌药物临床合理使用的有关规定,严格执行抗菌药物临床使用的基本原则,切实落实抗菌药物的分级管理,正确、合理地实施个体化抗菌药物给药方案。②提高临床微生物送检率,根据临床微生物检测结果,合理选择抗菌药物。③应监测本机构致病菌耐药性,定期向临床医师提供最新的抗菌药物敏感性总结报告和趋势分析。至少每年向临床公布一次临床常见分离菌株的药敏情况,正确指导临床合理使用抗菌药物。④要严格执行围术期抗菌药物预防性使用的相关规定,避免由于抗菌药物滥用而导致多重耐药菌的产生。

(8)加强对多重耐药菌的监测:①应加强多重耐药菌监测工作,提高临床微生物实验室的检测能力,积极开展常见多重耐药菌的监测,如耐甲氧西林金黄色葡萄球菌(MRSA)、ESBLs 介导的多重耐药肠杆菌科细菌、多重耐药(泛耐药)鲍曼不动杆菌(MDR/XDR-AB)和铜绿假单胞菌(MDR/XDR-PA)、产碳青霉烯酶 KPC 的肺炎克雷伯菌和其他肠杆菌科细菌、万古霉素耐药肠球菌(VRE)以及新出现的如万古霉素中介(耐药)金黄色葡萄球菌(ⅥSA/VRSA)等多重耐药菌。②必要时开展主动筛查,以便早期发现和诊断多重耐药菌感染或定植患者。③临床微生物实验室发现多重耐药菌感染或定植患者后,应及时反馈临床科室以及医院感染管理部门,以便采取有效的治疗和预防控制措施。④有条件时应制定并完善微生物实验室保存所选择的多重耐药菌,以便于进行分子生物学分型,从而可以验证是否存在医疗机构中的传播或描述其流行病学特征。⑤患者隔离期间要定期监测多重耐药菌感染情况,直至患者标本连续 2 次(每次间隔应>24 小时)耐药菌培养阴性,感染已经痊愈但无标本可送后,方可解除隔离。

三、MRSA

(一)定义

MRSA 即耐甲氧西林金黄色葡萄球菌,指对现有 β 内酰胺类抗菌药物(青霉素类、头孢菌素类和碳青霉烯类)耐药的金黄色葡萄球菌,是最常见的多重耐药菌之一,可分为社区内 MRSA(community-associated MRSA,CA-MRSA)及医院内 MRSA(hospital-acquired MRSA,HA-MRSA)。

1.HA-MRSA

指在医疗护理机构的人员之间传播,可出现在医院或医疗护理机构内(医院发病)或出院后发生在社区内(社区发病)。HA-MRSA 除对 β 内酰胺类抗菌药物耐药以外,还会出现对非 β 内酰胺类抗菌药物(如林可霉素、喹诺酮类、利福平、磺胺甲噁唑/甲氧苄啶、氨基糖苷类和四环素类）耐药。

（1）社区发病：社区发病是指具备下列至少一项医院内感染的危险因素。①入院时带有侵入性设备。②有 MRSA 定植或感染病史。③在阳性培养结果之前 12 个月内有手术、住院、透析，或在护理机构长期居住。

（2）医院发病：从入院 48 h 后患者的正常无菌部位分离出病菌。不论这些患者是否有医院内感染的危险因素。

2.CA-MRSA

CA-MRSA 指分离自社区感染患者的一种 MRSA 菌株，其细菌耐药及临床特征等与以往 HA-MRSA 有明显不同。首例报道为美国密歇根州一名使用注射药物的患者。CA-MRSA 易感人群为先前从未直接或间接接触过医院、疗养院或其他医疗保健场所的健康人，大多仅对 β 内酰胺类抗菌药物耐药，而对非 β 内酰胺类抗菌药物（如林可霉素、喹诺酮类、利福平、磺胺甲噁唑/甲氧苄啶、氨基糖苷类和四环素类）敏感，通常产生 Panton-Valentine 杀白细胞素（Panton-Valentine leukocidin，PVL），主要引起皮肤软组织感染，少数可引起致死性的肺炎或菌血症。

诊断标准如下：①分离自门诊或入院 48 h 内的患者。②该患者在 1 年内无医院、护理机构、疗养院等医疗机构接触史，无手术及透析史。③无长期留置导管或人工医疗装置。④无 MRSA 定植或感染的病史。

由于患者和病原菌在医院与社区之间的不断流动，CA-MRSA 可由患者带入医院导致医院内暴发，HA-MRSA 也可由感染或定植患者带入社区导致社区内传播。目前仅依据临床和流行病学来区分两者是困难的，而进行 MRSA 遗传类型和表型检测有助于二者的鉴别，见表 15-2。

表 15-2　HA-MRSA 与 CA-MRSA 的主要特点

特点	HA-MRSA	CA-MRSA
临床特征	外科感染，侵入性感染	皮肤感染，"昆虫叮咬样"，多发，反复，很少侵入性感染
耐药特点	多重耐药	仅对 β 内酰胺类耐药
分子标志	PVL 常阴性，SCCmec Ⅰ～Ⅲ	PVL 常阳性，SCCmec Ⅳ～Ⅶ

（二）流行病学

（1）MRSA 自英国首次发现至今已经几乎遍布全球，成为严重公共卫生威胁。美国 ICU 病房 MRSA 的流行率由 50% 上升到 59.5%，部分地区高达 64%。一些亚洲地区 MRSA 的检出率也在大幅增长，中国台湾地区 MRSA 的检出率从 26% 增长到 77%；韩国三级甲等医院中 MRSA 的流行率为 64%。

（2）我国 MRSA 检出率总体呈增长趋势。我国卫生部全国细菌耐药监测网（MOHNARIN）数据显示，MRSA 的检出率为 51.6%。

（3）MRSA 由于其高发病率和高致死率，已被列为三大最难解决感染性疾病的首位。

（4）MRSA 并非只局限于医院感染，CA-MRSA 在全球的流行范围也在逐步扩大，欧美国家较严重，部分地区 CA-MRSA 占 MRSA 引起的皮肤软组织感染的 75%。我国 CA-MRSA 的流行情况尚不清楚。

（5）MRSA 定植和感染患者是医院内 MRSA 的最重要宿主。在长期护理机构、脊柱科、烧伤科和 ICU 等科室，MRSA 定植率比较高。没有明显感染征象的 MRSA 带菌者，是重要的传染源，可以把 MRSA 传播给其他患者或医护人员。

(三)对临床常用药物的敏感性

MRSA 对临床常用药物的敏感性见表 15-3。

表 15-3　中、美两国 MRSA 对临床常用抗菌药物的敏感率和耐药率(％)

抗菌药	中国		美国	
	敏感率	耐药率	敏感率	耐药率
头孢吡肟	14.1	82.1	ND	ND
红霉素	9.3	87.8	10.8	88.5
克林霉素	85.9	10.3	71.4	28.6
左氧氟沙星	11.2	86.7	32.4	65.5
利奈唑胺	100.0	0	100.0	0
替加环素	100.0	0	100.0	ND
万古霉素	100.0	0	100.0	0

(四)防控措施

(1)对重点科室如 ICU、血液透析室等,重点人群如心脏手术患者、老年患者等进行鼻拭子筛查 MRSA,建议对阳性患者进行接触隔离。

(2)对重点岗位医护人员,如鼻腔携带 MRSA,建议短期局部应用抗菌药物。

(3)制定 MRSA 监测计划,进行 MRSA 监测,监测要点包括:保持监测标准的一致性;保持实验室检验结果报告系统完整性和一致性;保持与微生物实验室的协作;MRSA 监测结果反馈、通告相关人员。

(4)医务人员培训、环境消毒、手卫生与合理使用抗菌药物等参见"防控原则"。

四、VRE

(一)定义

VRE 即耐万古霉素肠球菌,指对万古霉素等糖肽类抗生素获得性耐药的肠球菌,常见于屎肠球菌和粪肠球菌,以 VanA、VanB 耐药基因簇编码最常见。

(二)流行病学

(1)VRE 自伦敦某医院首次分离至今已经在世界各地流行。美国 CDC 医院感染监测系统报道,VRE 已经成为第二位的医院感染菌。VRE 在血中的分离率从不到 1％增加至 39％,VRE 菌血症的发生率从 3.2/10 万增加至 131/10 万;VRE 的暴发流行多为屎肠球菌。

(2)我国 VRE 的分离率<5％。卫生部全国细菌耐药监测网(MOHNARIN)数据显示,VRE 在屎肠球菌中的检出率为 1.1％~6.4％,以华北和西南地区较高;在粪肠球菌中的检出率为 0.5％~2.6％。

(3)易感人群包括:①严重疾病,长期入住 ICU 病房的患者。②严重免疫抑制,如肿瘤患者。③外科胸腹腔大手术后的患者。④侵袭性操作,留置中央导管的患者。⑤长期住院患者、有 VRE 定植的患者。⑥接受广谱抗菌药物治疗,曾口服、静脉接受万古霉素治疗的患者。

(三)对临床常用药物的敏感性

VRE 对临床常用药物的敏感性见表 15-4。

表 15-4　中、美两国粪肠球菌对抗菌药物的敏感率和耐药率(%)

抗菌药	中国		美国	
	敏感率	耐药率	敏感率	耐药率
氨苄西林	11.0	89.0	100.0	0
红霉素	4.0	92.1	12.3	50.3
左氧氟沙星	13.9	82.4	69.7	29.2
利奈唑胺	100.0	0	99.5	0.5
万古霉素	94.7	3.8	96.4	3.6
替考拉宁	97.0	2.3	96.9	3.1
四环素	51.0	46.4	23.6	75.4
磷霉素	73.2	19.1	ND	ND

(四)防控措施

(1)合理掌握万古霉素使用适应证。在医院内应用万古霉素已确证是 VRE 产生和引起暴发流行的危险因素。因此,所有医院均应制订一个全面的抗菌药物使用计划。严格掌握万古霉素和相关糖肽类抗菌药物使用的适应证。

(2)提高临床微生物室在检测、报告和控制 VRE 感染中的作用。临床微生物室是预防 VRE 感染在医院流行的第一道防线,即时、准确地鉴定和测定肠球菌对万古霉素耐药的能力,对诊断 VRE 定植和感染、避免问题复杂化都有极其重要的作用。

(3)加强重点部门的主动监测,尽早发现 VRE 定植或感染者,并第一时间进行干预。

(4)告知工作人员和患者有关注意事项,减少工作人员和患者在病房内的传播,患者医疗护理物品专用。

(5)携带 VRE 的手术医师不得进行手术,直至检出转为阴性。

(6)接触隔离、医护人员培训、消毒和手卫生措施参见"防控原则"。

五、MDR

(一)定义

1.MDR-AB

即多重耐药鲍曼不动杆菌,指对下列 5 类抗菌药物中至少 3 类耐药的菌株,包括抗假单胞菌头孢菌素、抗假单胞菌碳青霉烯类、含有 β 内酰胺酶抑制剂的复合制剂(包括哌拉西林/他唑巴坦、头孢哌酮/舒巴坦、氨苄西林/舒巴坦)、喹诺酮类、氨基糖苷类。

2.XDR-AB

即泛耐药鲍曼不动杆菌,指仅对 1~2 种潜在有抗不动杆菌活性的药物[主要指替加环素和/或多黏菌素]敏感的菌株。

3.PDR-AB

即全耐药鲍曼不动杆菌,指对目前所能获得的潜在有抗不动杆菌活性的抗菌药物(包括多黏菌素、替加环素)均耐药的菌株。

(二)流行病学

(1)鲍曼不动杆菌具有在体外长期存活能力,易造成克隆播散。

（2）美国 NNIS 以及卫生部细菌耐药监测结果均显示,鲍曼不动杆菌的分离率在非发酵菌中占第 2 位,仅次于铜绿假单胞菌。是我国院内感染的主要致病菌之一,占临床分离革兰氏阴性菌的 16.1%,仅次于大肠埃希菌与肺炎克雷伯菌。

（3）鲍曼不动杆菌可引起医院内肺炎、血流感染、腹腔感染、中枢神经系统感染、泌尿系统感染、皮肤软组织感染等。最常见的部位是肺部,是医院内肺炎(HAP),尤其是呼吸机相关肺炎(VAP)重要的病原菌。

（4）长时间住院、入住监护室、接受机械通气、侵入性操作、抗菌药物暴露以及严重基础疾病等是鲍曼不动杆菌感染的危险因素。常合并其他细菌和/或真菌的感染。

（5）鲍曼不动杆菌感染患者病死率高,但目前缺乏其归因病死率的大规模临床研究。

（6）鲍曼不动杆菌不仅是医院内感染的重要病原菌,同时也是社区获得性肺炎的重要致病菌。

(三)对临床常用药物的敏感性

MDR 对临床常用药物的敏感性见表 15-5。

表 15-5　鲍曼不动杆菌对抗菌药物的敏感率(%)

抗菌药物	中国	美国
氨苄西林/舒巴坦	38.8	54.0
哌拉西林/他唑巴坦	33.6	43.0
头孢他啶	35.7	46.0
头孢噻肟	12.9	24.0
头孢唑肟	33.6	ND
亚胺培南	45.1	55.3
美罗培南	45	62.0
阿米卡星	50.7	60.0
庆大霉素	34.3	53.0
妥布霉素	41.5	54.0
环丙沙星	33.3	54.0
左氧氟沙星	35.3	ND
磺胺甲噁唑/甲氧苄啶	29.9	56.0
多黏霉素 B	97.2	ND
米诺环素	62.7	ND

(四)防控措施

鲍曼不动杆菌医院感染大多为外源性医院感染,其传播途径主要为接触传播;耐药鲍曼不动杆菌的产生是抗菌药物选择压力的结果。因此,其医院感染的预防与控制至关重要。需要从以下几个方面考虑。

（1）加强抗菌药物临床管理,延缓和减少耐药鲍曼不动杆菌的产生。医疗机构通过建立合理处方集、制定治疗方案和监测药物使用,同时联合微生物实验人员、传染病专家和医院感染管理人员对微生物耐药性增加的趋势进行干预,至少可以延缓鲍曼不动杆菌多重耐药性的迅速发展。

如针对目前碳青霉烯耐药鲍曼不动杆菌不断增加现状,可考虑限制碳青霉烯类抗菌药物的使用,并加强临床微生物室对碳青霉烯耐药鲍曼不动杆菌的检出能力。

(2)严格遵守无菌操作和感染控制规范。医务人员应当严格遵守无菌技术操作规程,特别是实施中央导管插管、气管插管、导尿管插管、放置引流管等操作时,应当避免污染,减少感染的危险因素。对于留置的医疗器械要严格实施感染控制指南提出的有循证医学证据的干预组合策略,包括呼吸机相关肺炎、导管相关血流感染、导管相关尿路感染等。

(3)环境筛查。对多重耐药鲍曼不动杆菌暴发或流行的部门,应对患者周围的环境或设备进行微生物标本采样和培养,明确感染来源。

(4)必要时进行多重耐药菌主动监测培养。

(5)手卫生、隔离、环境清洁与消毒等措施参见"防控原则"。

六、MDR

(一)定义

1.MDR-PA

即多重耐药铜绿假单胞菌,指对下列 5 类抗菌药中的 3 类及以上耐药的菌株,包括头孢菌素类(如头孢他啶或头孢吡肟)、碳青霉烯类(如亚胺培南)、含 β 内酰胺酶抑制剂的复合制剂(如头孢哌酮/舒巴坦)、喹诺酮类(如环丙沙星)和氨基糖苷类(如阿米卡星)。

2.XDR-PA

即泛耐药铜绿假单胞菌,指对以下抗菌药物均耐药的菌株,包括头孢吡肟、头孢他啶、亚胺培南、美罗培南、哌拉西林/他唑巴坦、环丙沙星、左氧氟沙星。

3.铜绿假单胞菌

通过获得各种 β 内酰胺酶编码基因、广谱或超广谱 β 内酰胺酶、氨基糖苷类修饰酶、借助整合子 qacE△1 基因对抗菌药物耐药。

(二)流行病学

(1)铜绿假单胞菌广泛分布于周围环境及正常人的皮肤、呼吸道和消化道等部位,是医院感染最常见的条件致病菌之一。

(2)铜绿假单胞菌适宜在潮湿环境中生长,氧气湿化瓶、沐浴头、牙科治疗台水系统等常有铜绿假单胞菌的污染,常常成为造成医院内感染暴发的主要原因。

(3)卫生部细菌耐药监测结果显示,铜绿假单胞菌分离率为16.7%,仅次于大肠埃希菌,在革兰氏阴性菌中排名第二。

(4)近年来,由于 β 内酰胺类抗菌药物、免疫抑制剂、肿瘤化疗等药物的广泛使用以及各种侵入性操作的增多,该菌引起的医院感染日益突出。

(三)对临床常用抗生素的敏感性

MDR-PA 对临床常用抗生素的敏感性见表 15-6。

(四)防控措施

(1)主动监测医院内 MDR-PA。

(2)隔离 MDR-PA 感染或定植的患者。

(3)制定抗生素治疗指南,对某些抗生素的使用加以限制。

(4)手卫生、环境清洁与消毒等措施参见"防控原则"。

表 15-6　铜绿假单胞菌对临床常用抗菌药物的敏感率(％)

抗菌药物	中国	美国
哌拉西林/他唑巴坦	77.5	77.0
头孢他啶	71.8	81.0
头孢噻肟	10	24.0
头孢吡肟	68.5	ND
亚胺培南	71.8	ND
美罗培南	75	62.0
阿米卡星	80.2	60.0
庆大霉素	68.7	53.0
妥布霉素	72.9	54.0
环丙沙星	68.9	54.0
左氧氟沙星	65.3	ND
磺胺甲噁唑/甲氧苄啶	ND	56.0
多黏霉素 B	96.4	ND

七、产 ESBLs 肠杆菌科细菌

(一)定义

(1)肠杆菌科细菌是一大群形态、生物学性状相似的革兰氏阴性杆菌。这类细菌多数有周身鞭毛,有动力,均能发酵利用葡萄糖,需氧或厌氧生长。在自然界中广泛分布,大多数寄生于人和动物的肠道中,也可存在于水、土壤或腐败的物质上,多数为条件致病菌,少数为致病菌。其主要包含的菌种为埃希菌属、克雷伯菌属、志贺菌属、沙门菌属、枸橼酸杆菌属、肠杆菌属、沙雷菌属和变形杆菌属等。

(2)超广谱β内酰胺酶(extended-spectrum β-lactamases,ESBLs)是指能够水解第三代头孢菌素的β内酰胺酶,由质粒介导的广谱酶如 TEM、SHV、CTX 和 OXA 酶发生点突变而形成。能够介导对青霉素类、头孢菌素类和氨曲南耐药。产 ESBLs 的菌株常同时对氨基糖苷类、磺胺类、喹诺酮类和/或四环素类耐药,呈多重耐药。

(3)ESBLs 主要在大肠埃希菌和肺炎克雷伯菌中发现,也见于肠杆菌属、枸橼柠檬酸菌属、变形杆菌属、沙雷菌属等其他肠杆菌科细菌。不动杆菌属和铜绿假单胞菌等非发酵菌也可产 ESBLs。

(二)流行病学

(1)卫生部全国细菌耐药监测结果显示,头孢噻肟耐药的大肠埃希菌和肺炎克雷伯菌均＞50％。各个国家和地区产 ESBLs 细菌的发生率明显不同。日本、欧盟等国家产 ESBLs 细菌的发生率很低,而印度等国家产 ESBLs 细菌的发生率很高,而且具有较严重的耐药性。

(2)产 ESBLs 细菌可以发生克隆传播,也可通过质粒或转座子将产酶基因水平传播给敏感的非产酶细菌,引起更多的细菌产生 ESBLs,从而引起院内感染的暴发流行,还可以向院外传播,使流行范围扩大。

（3）危险因素包括：①入住 ICU。②住院时间长（≥7 日）。③机械通气。④留置有导尿管和/或中央导管。⑤有严重基础疾病（如糖尿病等）。⑥不适当联合使用抗菌药物或第三代头孢菌素。⑦年龄≥60 岁等。

（三）对临床常用药物的敏感性

以前 CLSI 规定，产 ESBLs 菌株对青霉素类和第一、二、三代头孢菌素均耐药。即使体外试验对某些青霉素类、头孢菌素敏感，临床上也可能治疗无效。基于药代动力学（药效学）（PK/PD）和临床实践，CLSI 对肠杆菌科的头孢唑林、头孢噻肟、头孢唑肟、头孢曲松、头孢他啶和氨曲南的判读折点进行了修订，临床医师应结合药敏试验结果和临床表现严重性，确定抗生素治疗方案。监测产 ESBLs 菌株对药物的敏感性见表 15-7。

表 15-7　我国 Mohnarin 监测产 ESBLs 菌株对临床常用药物的敏感率和耐药率（％）

抗菌药物	产 ESBLs 大肠埃希菌		产 ESBLs 肺炎克雷伯菌		产 ESBLs 产酸克雷伯菌	
	耐药率	敏感率	耐药率	敏感率	耐药率	敏感率
氨苄西林/舒巴坦	73.7	8.6	83.0	6.4	85.5	6.8
哌拉西林/他唑巴坦	5.4	85.0	19.6	61.0	27.7	59.6
阿莫西林/克拉维酸	23.2	35.5	45.8	20.3	47.7	23.8
头孢哌酮/舒巴坦	8.9	64.2	16.2	54.2	27.0	51.3
头孢西丁	15.3	75.6	28.4	68.4	31.7	65.2
亚胺培南	0.3	99.4	1.3	98.4	1.3	98.4
美罗培南	0.2	99.8	1.4	98.3	1.0	99.0
庆大霉素	68.3	30.2	63.9	34.3	65.0	33.2
妥布霉素	43.2	37.4	43.6	42.6	53.4	33.9
阿米卡星	11.0	85.3	22.8	75.3	19.8	76.7
四环素	80.6	18.7	62.6	34.6	67.1	30.5
米诺环素	34.9	53.6	51.7	30.2	42.6	42.6
氯霉素	48.4	41.5	58.1	38.3	55.9	44.1
呋喃妥因	6.0	82.9	48.1	21.7	30.1	56.6
磺胺甲噁唑/甲氧苄胺	78.5	20.7	74.4	23.9	72.7	26.9
环丙沙星	80.2	17.4	48.2	39.9	53.1	37.8
左氧氟沙星	76.3	21.0	41.3	53.1	45.3	45.3

（四）防控措施

1.加强检测

实验室检测有助于明确产 ESBLs 细菌感染，便于采取消毒隔离措施。住院患者中常规监测产 ESBLs 细菌定植，可能有助于产 ESBLs 肠杆菌科的预防和管理。

2.合理使用抗菌药物

有证据表明，不适当的抗菌治疗是产 ESBLs 细菌的独立预测因素。第三代头孢菌素经验性用药可导致更多产 ESBLs 细菌的出现，从而引起产 ESBLs 细菌的流行。抗菌药物控制策略必须强制执行以减少细菌的耐药。具体措施包括严格抗菌药物的使用指征,尽量少用第三代头孢菌素类及青霉素类抗菌药物。

八、CRE

(一)定义

CRE 即耐碳青霉烯类肠杆菌科细菌,指对多利培南、美罗培南或亚胺培南等碳青霉烯类药物之一不敏感,而且对包括头孢曲松、头孢噻肟和头孢他啶在内所测试的第三代头孢菌素类均耐药的肠杆菌科细菌。

(二)流行病学

(1)近年来 CRE 呈迅速上升趋势,具有从单一菌株扩散至其他不同种属的细菌,从单一流行区域扩散至多区域流行的传播特点。

(2)我国 CRE 发生率较低(<5%),但呈逐年上升趋势,最常见的是产 KPC 酶,且已有全耐药产 KPC 酶菌株报道。目前产 KPC 酶的细菌逐渐形成全球播散的趋势,现已报道过产 KPC 酶细菌的国家横跨美洲、欧洲和亚洲等十几个国家和地区。

(3)主要感染类型包括泌尿道感染、伤口感染、医院内肺炎、呼吸机相关肺炎、血流感染、导管相关感染等。

(4)CRE 与其他多重耐药菌感染相似,易感人群为疾病危重、入住 ICU、长期使用抗菌药物、插管、机械通气的患者。

(5)CRE 感染患者病死率高,有研究报道高至 40%~50%。

(三)对临床药物的敏感性

由于碳青霉烯酶的基因多为质粒所介导,这些质粒同时又携带其他多种耐药基因,CRE 往往表现为泛耐药(XDR)甚至是全耐药(PDR)表型,此类菌株一旦暴发流行将对患者生命构成极大威胁。

(四)防控措施

(1)加强监测。医疗机构应明确入院 48 h 内的住院患者是否已有 CRE(至少是大肠埃希菌属和克雷伯菌属)检出。若已有 CRE 检出,医疗机构应明确:①是否有院内传播。②哪些科室最严重,若不知晓这些信息,则应量化评估 CRE 的临床发病率,如回顾 CRE 检出前一段时间(如6~12 个月)微生物实验室的检验结果中 CRE 的数量和/或构成比。此外,还应收集 CRE 感染或定植患者的基本流行病学信息,以了解其共有特征,如人口学特征、入院时间、疾病转归、用药史和既往史(例如科室、手术、操作)等。

(2)最大限度地减少侵入性器械的使用,确有必要时,应定期评估侵入性器械是否有必要继续使用,若无必要应尽快拔除。

(3)微生物实验室应建立预警机制,当检出 CRE 时应尽快告知临床和医院感染管理人员。

(4)加强抗菌药物临床合理使用管理,碳青霉烯类抗菌药物应严格按照特殊类抗菌药物进行管理,使用抗菌药物时应尽可能确保使用指征和使用疗程合理;针对临床具体情况选用最窄谱的抗菌药物。

(5)CRE 主动筛查:对于具有 CRE 定植或感染高风险的患者,采用主动筛检有助于发现CRE 定植患者,主动筛查培养通常包括粪便、直肠或肛周培养,还可养通常包括粪便、直肠或肛周培养,还可包括伤口分泌物或尿培养(有导尿管的患者)。

（6）氯己定沐浴：当常规措施不能有效降低 CRE 感染或定植时，可考虑采取氯己定沐浴措施。一般采用 2％氯己定稀释液或湿巾进行擦浴，通常不可用于下颌以上部位或开放性伤口。使用该项措施时，一般用于所有患者而不仅限于 CRE 感染或定植患者。沐浴的频率可根据日常沐浴方案进行调整。

（7）手卫生、接触隔离和员工教育培训等参见"防控原则"。

（李　翠）

第三节　气性坏疽感染的预防与控制

气性坏疽通常又称梭状芽孢杆菌性肌坏死，是由一群梭状芽孢杆菌引起的一种快速进展的急性严重特异性感染性疾病。致病菌产生的外毒素可引起严重毒血症及肌肉组织的广泛性坏死，病情发展迅速，病死率高。患者早期临床表现为表情淡漠、头晕、头痛、恶心、呕吐、出冷汗、烦躁不安、高热、脉搏快速，呼吸急促，并有进行性贫血。自觉伤口局部沉重，有包扎过紧感。以后，突然出现患部"胀裂样"剧痛，这种疼痛为特征性的疼痛，不能用一般止痛剂缓解。患部肿胀明显，压痛剧烈。伤口周围水肿、皮肤苍白、紧张发亮。随着病变进展，静脉淤滞，皮肤很快变为紫红色，进而变为紫黑色。伤口内肌肉由于坏死，呈暗红色或土灰色，失去弹性，刀割时不收缩，也不出血，犹如煮熟的肉。伤口周围皮肤有捻发音，表示组织间有气体存在。轻轻挤压患部，常有气泡从伤口逸出，并有稀薄、恶臭的浆液样血性分泌物流出。伤口分泌物涂片检查有大量革兰氏染色阳性杆菌，X 线检查伤口肌群间有气体。晚期患者有严重中毒症状，血压下降，最后出现黄疸、谵妄和昏迷。如处理不及时，患者常丧失肢体，甚至死亡。气性坏疽多见于战伤、地震损伤，以及日常各种原因的严重创伤。

一、气性坏疽的流行病学

导致气性坏疽多数病例以 A 型产气荚膜杆菌为主，其他如水肿杆菌、败血杆菌等均可介入。梭状芽孢杆菌是腐物寄生菌，普遍存在于泥土、人及动物的肠道或粪便中。气性坏疽多为散发，日常生活中产生的损伤或医源性损伤都可导致感染发生，如臀部手术、臀部注射，或大块的肌肉和大动脉的损伤、开放性骨折、烧伤等。在地震或战争时，如果撤离或治疗时间的延误，可出现气性坏疽的暴发。少数情况下，气性坏疽也可在没有伤口的情况下发生，气性坏疽可以是阴囊和会阴处的原发感染。气性坏疽患者的死亡率可至11％～31％，但如果不治疗，死亡则无一例能幸免。

（一）传染源

在医院内，气性坏疽患者是主要的传染源。病原体大量存在于患者坏死组织和渗出液中，以及被伤口分泌物污染的敷料、器械和物品等表面。

（二）传播途径

1.接触传播

接触患者伤口的坏死组织和渗出液，接触污染的敷料和织物，尤其是接触者皮肤有破损，病原体可通过破损伤口侵入感染。病原体也可通过医务人员污染的手从一个患者传播到另一个患者。

2.可疑气溶胶传播

伤口冲洗过程中产生气溶胶污染空气、环境等,恰好附近有介入性操作或开放性伤口患者的存在,有引发感染的风险。

3.污染的诊疗器械传播

被病原体污染的医疗器械或物品,未经有效消毒和灭菌,如拔牙、手术等操作导致感染的发生。

(三)人群易感性

梭状芽孢杆菌广泛存在,容易进入伤口,但不一定致病。疾病的发生依赖于下列多种因素。

(1)有伤口存在,尤其是组织肌肉广泛损伤或大片坏死的患者。

(2)人体抵抗力低下。

(3)伤口局部氧浓度降低,伤口的缺氧环境适合梭状芽孢杆菌生长。如大量失血或休克,局部血供障碍。伤口污染泥土、弹片或被覆盖物覆盖。尤其是进行臀部、会阴部手术,接近粪源性细菌,或使用止血带时间过长等,都容易发生气性坏疽。

(四)潜伏期

潜伏期 1～4 d,常在伤后 3 d 发病,亦可短至 24 h,个别情况下可短至 1～6 h。

(五)病原体特性和流行特征

1.病原体特性

气性坏疽的致病菌为厌氧菌,革兰氏染色阳性,可形成芽孢,产生外毒素。梭状芽孢杆菌在自然界广泛存在。在有氧的环境下,菌体不能生长,还能抑制毒素的产生。当皮肤有破损尤其是伤口处有坏死组织,异物存在,或缺血使伤口局部氧浓度降低,有利于细菌大量繁殖生长。

2.流行特征

多为散发,偶有暴发。多见于战争、地震伤害导致的创伤感染暴发。日常生活中的严重损伤以及结肠直肠手术等,也可导致感染发病。

二、气性坏疽的医源性感染控制

(一)管理传染源

(1)战争、地震等伤害引起开放性伤口患者较多时,应认真做好预检分诊工作,将可疑感染患者与其他患者分开,以减少患者之间的交叉感染。

(2)接诊患者车辆的铺单应采用一次性防渗透床单,并做到一人一用,用后严格按照医疗废物焚烧处理。

(3)确诊或可疑气性坏疽患者应单间隔离,伤口局部必须进行彻底清创,在伤后 6 h 内清创,几乎可完全防止气性坏疽的发生。即使受伤已超过 6 h,在大量抗生素的使用下,清创术仍能起到良好的预防作用。清创后的伤口可用 3%过氧化氢或 1∶1 000 高锰酸钾溶液冲洗、湿敷,对已缝合的伤口,应将缝线拆开,敞开引流。

(4)固定换药室、手术间,诊疗物品固定专用。换药和手术结束后,房间严格终末消毒。

(5)加强病区管理,严格探视制度,做好疾病的预防宣传工作。

(二)切断传播途径

(1)科室:对气性坏疽患者使用后的可重复应用的医疗器械和用品,要双层密闭包装,并标明感染性疾病名称后,送消毒供应中心集中处理。供应室应先采用含氯或含溴消毒剂 1 000～2 000 mg/L 浸泡 30～45 min 后,有明显污染物时应采用含氯消毒剂 5 000～10 000 mg/L 浸泡至少 60 min 后,再进行清洗和灭菌处理。

(2)医疗废物放置双层包装袋内,粘贴标识,密闭送医疗废物暂存处,交集中处置单位焚烧处理。

(3)截肢后的肢体,采用过氧化氢处理后,专用袋密闭封装,注明特殊感染标识,交火葬场火化,并做好交接登记。

(三)保护易感人群

(1)加强防病的宣传,使医务人员和患者了解疾病的特性,做到疾病的早发现、早治疗,因为早诊断和及时治疗是保存患者肢体和挽救生命的关键。早隔离确诊或疑似患者,还可减少疾病的传播。

(2)医务人员接触患者应做好个人防护,进入病室必须穿隔离衣,戴口罩、帽子,接触伤口或污染物戴手套。给患者冲洗伤口,为防止喷溅或吸入气溶胶,应戴外科口罩及护目镜。医务人员皮肤有伤口或渗出性皮炎等,应戴双层手套或暂时调离现岗位。

(3)主动免疫保护方法仍在试验中。

(李　翠)

第四节　破伤风感染的预防与控制

破伤风是一种急性致死性疾病。是由破伤风杆菌经皮肤或黏膜伤口侵入人体,在缺氧环境下生长繁殖,产生毒素而引起的以阵发性肌肉强直收缩和痉挛为主要临床特征的特异性感染。

一、破伤风的流行病学

破伤风杆菌是革兰氏染色阳性厌氧性芽孢杆菌,广泛存在于自然环境,如灰尘、土壤和人畜粪便中。甚至在医院和手术室的空气中也可检出。主要发病为免疫接种开展不充分的贫穷国家,好发人群为青年和新生儿,男性较女性多发。在发病的不同年龄组中,老年人和婴儿死亡率高。全世界有 100 万新生儿死于破伤风,新生儿破伤风死亡率高达 60%～80%。成人破伤风死亡率在 20%～60%。老年患者和潜伏期短于 4 d 的患者死亡率更高。由于有效的疫苗接种以及重症监护和机械通气的使用,目前该病的发病率明显下降,在全世界范围内约使 70 万人免于死亡。

(一)传染源

在医院内破伤风感染患者是主要的传染源。破伤风杆菌仅停留在伤口局部繁殖。伤口处组织和分泌物可检出大量病原体。

(二)传播途径

1.接触传播

皮肤破损处接触患者伤口分泌物或被病原体污染的物品,可导致感染发生。也可通过医务人员污染的手,将破伤风杆菌从一个感染患者,传播到下一个经常需要伤口护理的患者。

2.可疑气溶胶传播

进行伤口冲洗或清创,产生大量携带病原体的气溶胶,导致周围环境和空气严重污染,附近患者正好有开放性伤口和多次实施侵入性操作,有感染发病的报道。

3.通过污染医疗用品传播

患者污染的医疗器械和物品,下一个患者使用前未经有效消毒灭菌,可导致疾病的传播。

(三)人群易感性

未接受免疫接种,尤其是皮肤有破损者都为易感人群。但伤口内有破伤风杆菌,并不一定都发病。破伤风的发生除了与细菌数量多,毒力强以及缺乏免疫力等情况外,伤口局部有坏死组织、活动性炎症和异物存在导致的厌氧环境,是破伤风发生的有利条件。

(四)潜伏期

破伤风的潜伏期一般为7~10 d,也可短至24 h或长达数月、数年。约有90%的患者在受伤后2周内发病。潜伏期和前驱期越短,疾病就越严重。

(五)病原体特性和感染特征

1.病原体特性

破伤风杆菌是专性厌氧菌,可形成芽孢。菌体易杀灭,但芽孢有特殊的抵抗力,须经煮沸30 min,压力蒸汽10 min或用苯酚浸泡10~12 h可将其杀灭。

2.感染特征

破伤风杆菌无法侵入正常的皮肤与黏膜,一般都是发生在创伤后。破伤风杆菌的滋生繁殖需要无氧环境。破伤风芽孢必须在组织内氧化还原电位低至150 mV时才能迅速繁殖。未经清创处理污染严重的伤口、组织缺血坏死、引流不畅或伤口合并需氧化脓菌感染时,破伤风便容易发生。少数破伤风可在无明显伤口存在的情况下出现,如皮肤非常细微的伤口沾染土壤、粪肥或接触锈蚀的金属物品也可能被感染,因为有15%~25%的患者没有近期受伤的经历。破伤风可发生于手术后和肌内注射药物后,偶发于手术摘除留在体内多年的异物后。也可并发于烧伤、溃疡、冻伤、坏疽、开放性骨折、人工流产和产后。新生儿破伤风常见于脐带残端消毒不严格的接生技术。

二、破伤风的医源性感染控制

坚持预防为主的方针,破伤风是可以预防的。常见的措施是加强劳动保护,防止创伤发生。注射破伤风类毒素进行主动免疫。一旦意外发生创伤,坚持伤口的正确处理,及时进行被动免疫,可预防疾病发生。

(一)管理传染源

(1)对患者实施单间隔离,同种病原体感染患者可同住一室。保持病室环境安静,防止光声刺激。

(2)患者诊疗物品固定专用。

(3)换药或手术最好固定在隔离房间,每次进行伤口清创或换药后,房间都必须进行终末消毒。

(二)切断传播途径

(1)普及新法接生技术,产科严格脐带残端消毒处理,减少新生儿感染破伤风。

(2)严格医疗器械和用品的消毒灭菌,防止病原体经污染医疗器械、设备及用品导致的感染发生。

（3）患者污染的织物类，需要双层包装，集中焚烧。

（4）患者房间的物体表面，可用 500～1 000 mg/L 有效氯或有效溴消毒剂进行擦拭消毒，有污染随时消毒。

（5）对没有保留价值的废弃物，如患者伤口敷料等，严格按照医疗废物进行焚烧处理。

（6）医务人员工作中严格个人防护，进行伤口冲洗时应穿隔离衣、戴口罩和护面屏。接触伤口或污染物戴手套，手有破损戴双层手套或暂时调离工作岗位。

（7）严格实施手卫生，医务人员接触患者前后要严格消毒双手。

（三）保护易感人群

（1）加强职业防护，尽量避免发生创伤，一旦发生皮肤或黏膜破损，应及时正确处理伤口。

（2）对于严重污染的伤口及时进行彻底清创，如切除无活力的组织，清除异物，打开无效腔，敞开伤口，充分引流等措施，可减少或防止破伤风的发生。

（3）对于从事容易发生创伤的医院工作人员，如总务处的水暖工、维修工、医疗废物处理人员等，可给予注射破伤风类毒素（ATT），使人体获得自动免疫。采用破伤风类毒素基础免疫通常需要注射 3 次。首次皮下注射 0.5 mL，间隔 4～6 周再注射 0.5 mL，第 2 针的 6～12 个月后再注射 0.5 mL。以后每隔 5～7 年皮下注射类毒素 0.5 mL，作为强化注射。一般抗体产生是在首次注射类毒素 10 d 左右，30 d 后达到有效保护抗体浓度。接受全程主动免疫者，伤后仅需皮下注射类毒素 0.5 mL，即可在 3～7 d 产生有效的保护抗体。国外一些国家推荐每 10 年进行一次 ATT 的免疫接种，以维持人群的免疫水平。

（4）对于未进行过破伤风主动免疫注射而发生创伤的医院员工，尤其被锈蚀的金属刺伤，且伤口细而深，可注射破伤风抗毒血清（TAT）或人体破伤风免疫球蛋白（TIG）进行被动免疫。破伤风抗毒血清是最常用的被动免疫制剂。常用剂量是 1 500 U 肌内注射，伤口污染严重或受伤超过 12 h，剂量加倍，有效作用可维持 10 d 左右。TAT 是血清制品，容易发生变态反应，注射前必须做皮肤过敏试验，TAT 皮肤试验过敏者，常采用脱敏注射方法。脱敏注射时，应仔细观察接受注射者的各种变化，防止致死性变态反应的发生。如出现面色苍白，出皮疹、血压下降等症状，应立即停止注射，马上给予肾上腺素皮下注射和吸氧等抢救措施。人体破伤风免疫球蛋白预防剂量为 250～500 U，一次注射后免疫效能 10 倍于 TAT，可在体内维持 4～5 周。如果距离最后一次接种 ATT 已超过 5 年的感染或较大创伤者，推荐再给予接种一次 0.5 mL ATT，可减少破伤风发病的概率。但不推荐鞘内和伤口周围局部浸润注射破伤风抗毒血清，因其效果不肯定。

（李　翠）

第五节　皮肤软组织感染的预防与控制

皮肤软组织感染种类繁多，包括皮肤、软组织感染，压疮感染，烧伤感染，乳腺感染，脐炎和婴儿脓疱病等。有些相当常见，如疖、痈、蜂窝织炎等。有些虽少见，但发病后很凶险，如新生儿皮下坏疽。皮肤软组织感染虽为局部感染，但当免疫缺陷、粒细胞减少、糖尿病、营养不良等情况下，局部感染可成为传染源，播散至全身其他部位，甚至发生败血症等全身感染。

一、病原微生物

皮肤感染病原菌种类很多,包括细菌、真菌、病毒及寄生虫,与医院感染有关的皮肤感染病原菌有:①金黄色葡萄球菌,能穿透皮肤引起脓疱病及伤口感染。②化脓性链球菌,链球菌伤口感染常播散到周围组织并发生败血症。③表皮葡萄球菌。④大肠埃希菌、肠杆菌属等,虽然种类不多,但其危害性大。

二、危险因素

(1)患有糖尿病、肾病、贫血等慢性疾病的患者和接受放化疗、免疫抑制剂治疗的患者危险性增高。

(2)抵抗力低下老人及小儿。

(3)接受各种插管的患者。感染部位以导管插入部位感染及脓疱疹最常见。

三、感染诊断

(一)皮肤感染

1.临床诊断

皮肤有脓性分泌物、脓疱、疖肿等或患者有局部疼痛或压痛,局部红肿或发热,无其他原因解释者。

2.病原学诊断

临床诊断基础上,从感染部位的引流物、抽吸物中培养出病原体或者血液、感染组织特异性病原体抗原检测阳性即可诊断。

(二)软组织感染

软组织感染包括坏死性筋膜炎、感染性坏疽、坏死性蜂窝织炎、感染性肌炎、淋巴结及淋巴管炎。

1.临床诊断

符合下述 3 条之一即可诊断。

(1)从感染部位引流出脓液。

(2)外科手术或组织病理检查证实有感染。

(3)患者有局部疼痛或压痛、局部红肿或发热,无其他原因解释。

2.病原学诊断

临床诊断基础上,符合下述 2 条之一即可诊断。

(1)血液特异性病原体抗原检测阳性,或血清 ISM 抗体效价达到诊断水平,或双份血清 IgG 呈 4 倍升高。

(2)从感染部位的引流物或组织中培养出病原体。

(三)压疮感染

压疮感染包括压疮浅表部和深部组织感染。

1.临床诊断

压疮局部红、痛或压疮边缘肿胀,并有脓性分泌物。

2.病原学诊断

临床诊断基础上,分泌物培养阳性。

(四)烧伤感染

1.临床诊断

烧伤表面的形态或特点发生变化,如焦痂迅速分离,焦痂变成棕黑、黑或紫罗兰色,烧伤边缘水肿,同时创面有脓性分泌物或患者出现发热>38 ℃或低体温<36%,合并低血压即可诊断。

2.病原学诊断

临床诊断基础上,血液培养阳性并除外有其他部位感染或烧伤,组织活检显示微生物向邻近组织浸润。

(五)乳腺脓肿或乳腺炎

1.临床诊断

符合下述 3 条之一即可诊断。

(1)红、肿、热、痛等炎症表现或伴有发热,排除授乳妇女的乳汁淤积。

(2)外科手术证实。

(3)临床医师诊断的乳腺脓肿。

2.病原学诊断

临床诊断基础上,引流物或针吸物培养阳性。

(六)脐炎

1.临床诊断

新生儿脐部有红肿或有脓性渗出物。

2.病原学诊断

临床诊断基础上,有引流物、针吸液培养阳性或血液培养阳性(排除其他部位感染)即可诊断。

(七)婴儿脓疱病

1.临床诊断

皮肤出现脓疱或临床医师诊断为脓疱病。

2.病原学诊断

临床诊断基础上,分泌物培养阳性。

四、预防控制措施

(1)重视皮肤卫生,保持皮肤清洁;尽量避免皮肤潮湿和摩擦刺激。

(2)卧床患者加强护理措施,定期变换体位,避免局部长时间受压,防止压疮发生。

(3)及时处理体表软组织的损伤,积极治疗皮肤病,减少抓破损伤。

(4)所有皮肤侵入性操作必须严格皮肤消毒,执行无菌操作。

（李　翠）

第六节　呼吸机相关肺炎感染的预防与控制

一、定义

呼吸机相关肺炎（VAP）是指气管插管或气管切开患者接受机械通气 48 h 后发生的肺炎，机械通气撤机、拔管后 48 h 内出现的肺炎也属于 VAP 范畴。

二、流行病学

VAP 属于医院获得性感染，我国大规模的医院感染横断面调查结果显示，住院患者中医院获得性感染的发生率为 3.22%～5.22%，其中医院获得性下呼吸道感染为 1.76%～1.94%。国内外研究结果均显示，包括 VAP 在内的下呼吸道感染居医院获得性感染构成比之首。

我国一项调查结果显示，46 所医院的 17 358 例 ICU 住院患者，插管总天数为 91 448 d，VAP 的发病率为 8.9/1 000 机械通气日。机械通气患者中 VAP 的发病率为 9.7%～48.4%，或为（1.3～28.9）/1 000 机械通气日，病死率为 21.2%～43.2%。国内外的研究结果均表明，若病原菌为多重耐药（MDR）或全耐药（PDR）病原菌，归因病死率可高至 38.9%～60%。VAP 的病死率与高龄、合并糖尿病或慢性阻塞性肺疾病（慢阻肺）、感染性休克（脓毒症休克）及高耐药病原菌感染等相关。

三、危险因素和发病机制

（一）危险因素

发生 VAP 的危险因素涉及各个方面，可分为宿主自身和医疗环境两大类因素，主要危险因素见表 15-8。患者往往因多种因素同时存在或混杂，导致 VAP 的发生、发展。

表 15-8　医院获得性肺炎/呼吸机相关肺炎反生的危险因素

分类	危险因素
宿主自身因素	高龄
	误吸
	基础疾病（慢性肺部疾病、糖尿病、恶性肿瘤、心功能不全等）
	免疫功能受损
	意识障碍、精神状态失常
	颅脑等严重创伤
	电解质紊乱、贫血、营养不良或低蛋白血症
	长期卧床、肥胖、吸烟、酗酒等
医疗环境因素	ICU 滞留时间、有创机械通气时间
	侵袭性操作，特别是呼吸道侵袭性操作
	应用提高胃液 pH 值的药物（H_2-受体阻断剂、质子泵抑制剂）
	应用镇静剂、麻醉药物

续表

分类	危险因素
	头颈部、胸部或上腹部手术
	留置胃管
	平卧位
	交叉感染（呼吸器械及手感染）

（二）发病机制

VAP 的发病机制是病原体到达支气管远端和肺泡,突破宿主的防御机制,从而在肺部繁殖并引起侵袭性损害。致病微生物主要通过两种途径进入下呼吸道。

（1）误吸。

（2）致病微生物以气溶胶或凝胶微粒等形式通过吸入进入下呼吸道,其致病微生物多为外源性,如结核分枝杆菌、曲霉和病毒等。此外,VAP 也有其他感染途径,如感染病原体经血行播散至肺部、邻近组织直接播散或污染器械操作直接感染等。

气管插管使得原来相对无菌的下呼吸道直接暴露于外界,同时增加口腔清洁的困难,口咽部定植菌大量繁殖,含有大量定植菌的口腔分泌物在各种因素（气囊放气或压力不足、体位变动等）作用下通过气囊与气管壁之间的缝隙进入下呼吸道;气管插管的存在使得患者无法进行有效咳嗽,干扰了纤毛的清除功能,降低了气道保护能力,使得 VAP 发生风险明显增高;气管插管内外表面容易形成生物被膜,各种原因（如吸痰等）导致形成的生物被膜脱落,引起小气道阻塞,导致 VAP。此外,为缓解患者气管插管的不耐受,需使用镇痛镇静药物,使咳嗽能力受到抑制,从而增加 VAP 的发生风险。

VAP 可自局部感染逐步发展到脓毒症,甚至感染性休克。其主要机制是致病微生物进入血液引起机体失控的炎症反应,导致多个器官功能障碍,除呼吸系统外,尚可累及循环、泌尿、神经和凝血系统,导致代谢异常等。

四、病原学

非免疫缺陷患者的 VAP 通常由细菌感染引起,由病毒或真菌引起者较少,常见病原菌的分布及其耐药性特点随地区、医院等级、患者人群及暴露于抗菌药物的情况不同而异,并且随时间而改变。我国 VAP 常见的病原菌包括鲍曼不动杆菌、铜绿假单胞菌、肺炎克雷伯菌、金黄色葡萄球菌及大肠埃希菌等。但需要强调的是,了解当地医院的病原学监测数据更为重要,在经验性治疗时应根据及时更新的本地区、本医院甚至特定科室的细菌耐药特点针对性选择抗菌药物。

（一）病原谱

我国 VAP 患者主要见于 ICU。VAP 病原谱中,其中鲍曼不动杆菌分离率高至 $35.7\% \sim 50\%$,其次为铜绿假单胞菌和金黄色葡萄球菌,二者比例相当（表 15-9）。≥65 岁的患者中铜绿假单胞菌的分离率高于其他人群。

由于我国二级及以下医院高质量前瞻性的 VAP 流行病学研究尚不足,目前查到的文献绝大部分为回顾性研究,以上数据仅供参考。

（二）常见病原菌的耐药性

细菌耐药给 VAP 的治疗带来了严峻挑战。临床上 MDR 的定义是指对 3 类或 3 类以上抗菌药物(除天然耐药的抗菌药物)耐药,广泛耐药(XDR)为仅对 1～2 类抗菌药物敏感而对其他抗菌药物耐药,PDR 为对能得到的、在常规抗菌谱范围内的药物均耐药。

表 15-9　我国呼吸机相关肺炎患者常见细菌的分辨率(%)

菌种	≥18 岁	≥65 岁
鲍曼不动杆菌	12.1～50.5	10.3～18.5
铜绿假单胞菌	12.5～27.5	27.7～34.6
肺炎克雷伯菌	9～16.1	5.1～13.9
金黄色葡萄球菌	6.9～21.4	5.8～15.4
大肠埃希菌	4～11.5	1.3～6.2
阴沟肠杆菌	2～3.4	3.1
嗜麦芽窄食单胞菌	1.8～8.6	4.6～9.6

VAP 常见的耐药细菌包括碳青霉烯类耐药的鲍曼不动杆菌(CRAB)、碳青霉烯类耐药的铜绿假单胞菌(CRPA)、产超广谱 β 内酰胺酶(ESBLs)的肠杆菌科细菌、甲氧西林耐药的金黄色葡萄球菌(MRSA)及碳青霉烯类耐药的肠杆菌科细菌(CRE)等。我国多中心细菌耐药监测网中的中国细菌耐药监测网(CHINET)和中国院内感染的抗菌药物耐药监测(CARES)数据均显亦,在各种标本中(血、尿、痰等)CRAB 的分离率高至 60%～70%,CRPA 的分离率为 20%～40%,产 ESBLs 的肺炎克雷伯菌和大肠埃希菌的分离率分别为 25%～35% 和 45%～60%,MRSA 的分离率为 35%～40%,CRE 的分离率为 5%～18%。而来自痰标本中的某些耐药菌,如 MRSA 的发生率往往更高。

五、诊断

(一)临床诊断标准

VAP 的临床表现及病情严重程度不同,从单一的典型肺炎到快速进展的重症肺炎伴脓毒症、感染性休克均可发生,目前尚无临床诊断的"金标准"。肺炎相关的临床表现满足的条件越多,临床诊断的准确性越高。

胸部 X 线或 CT 显示新出现或进展性的浸润影、实变影或磨玻璃影,加上下列 3 种临床症候中的 2 种或以上,可建立临床诊断:①发热,体温>38 ℃。②脓性气道分泌物。③外周血白细胞计数>10×10^9/L 或<4×10^9/L。

影像学是诊断 VAP 的重要基本手段,应常规行 X 线胸片,尽可能行胸部 CT 检查。对于危重症或无法行胸部 CT 的患者,有条件的单位可考虑床旁肺超声检查。

(二)病原学诊断

在临床诊断的基础上,若同时满足以下任一项,可作为确定致病菌的依据。

(1)合格的下呼吸道分泌物(中性粒细胞数>25 个/低倍镜视野,上皮细胞数<10 个/低倍镜视野,或二者比值>2.5∶1)、经支气管镜防污染毛刷(PSB)、支气管肺泡灌洗液(BALF)、肺组织或无菌体液培养出病原菌,且与临床表现相符。

(2)肺组织标本病理学、细胞病理学或直接镜检见到真菌并有组织损害的相关证据。

(3)非典型病原体或病毒的血清 IgM 抗体由阴转阳或急性期和恢复期双份血清特异性 IgG 抗体滴度呈 4 倍或 4 倍以上变化。呼吸道病毒流行期间且有流行病学接触史,呼吸道分泌物相应病毒抗原、核酸检测或病毒培养阳性。

六、VAP 的预防与控制措施

(一)管理要求

(1)应将 VAP 的预防与控制工作纳入医疗质量和医疗安全管理。

(2)应明确医务人员在 VAP 预防与控制工作中的责任,制订并落实 VAP 预防与控制工作的各项规章制度和标准操作规程。

(3)医院感染管理、医务、护理及其他有关部门应在各自专业范围内负责 VAP 预防与控制工作的监督管理,制订 VAP 循证措施依从性核查表,并督促落实。

(4)应制订 VAP 预防与控制知识和技能岗位培训计划,培训内容应定期根据最新循证医学证据和当地流行病学资料进行更新,并对计划的实施进行考核、评价与反馈。

(5)开展呼吸机诊疗活动的临床科室,应配备受过专业训练,具备独立工作能力的医务人员。

(6)医务人员在诊疗活动中应严格执行《医务人员手卫生规范》WS/T313 的要求,遵循洗手与卫生手消毒的原则、指征和方法。

(7)医务人员在诊疗活动中应严格执行《医院隔离技术规范》WS/T311 的要求,遵循"标准预防"和"基于疾病传播途径"的原则。患有呼吸道传染性疾病时,应避免直接接触患者。

(8)医务人员宜每年接种流感疫苗。

(二)预防措施

(1)若无禁忌证,应将患者床头抬高 30°~45°。

(2)应定时对患者进行口腔卫生,至少每 6~8 小时 1 次。

(3)宜使用 0.12%~2%氯己定消毒液对患者口腔黏膜、牙龈等部位擦拭或冲洗,意识清醒的患者可采取漱口的方式。

(4)对患者实施肠内营养时,应避免胃过度膨胀,条件许可时应尽早拔除鼻饲管。

(5)对患者实施肠内营养时,宜采用远端超过幽门的鼻饲管,注意控制输注容量和速度。

(6)应积极预防深静脉血栓形成。

(7)对多重耐药菌如甲氧西林耐药金黄色葡萄球菌(MRSA)、多重耐药或泛耐药鲍曼不动杆菌(MDR/XDR-AB)、耐碳青霉烯肠杆菌科细菌(CRE)、多重耐药或泛耐药铜绿假单胞菌(MDR/XDR-PA)等具有重要流行病学意义的病原体感染或定植患者,应采取隔离措施。

(8)应规范人工气道患者抗菌药物的预防性使用,避免全身静脉使用或呼吸道局部使用抗菌药物预防 VAP。

(9)不宜常规使用口服抗菌药物进行选择性消化道脱污染。

(三)气道管理

(1)严格掌握气管插管指征。对于需要辅助通气的患者,宜采用无创正压通气。

(2)宜选择经口气管插管。两周内不能撤除人工气道的患者,宜尽早选择气管切开。

(3)应选择型号合适的气管插管,并常规进行气囊压力监测,气囊压力应保持在 25~30 cmH_2O(2.45~2.94 kPa)。

(4)预计插管时间超过 72 h 的患者,宜选用带声门下分泌物吸引气管导管。

(5)对于留置气管插管的患者,每天停用或减量镇静剂 1 次,评估是否可以撤机或拔管,应尽早拔除气管插管。

(6)应定时抽吸气道分泌物：当转运患者、改变患者体位或插管位置、气道有分泌物积聚时，应及时吸引气道分泌物。吸引气道分泌物时，应遵循无菌操作，每次吸引应更换吸痰管，先吸气管内，再吸口鼻处，每次吸引应充分。气管导管气囊上滞留物的清除方法包括以下内容。①清除方法：操作前先清除呼吸机管路集水杯中的冷凝水。协助患者取头低脚高位或平卧位。先吸引下呼吸道分泌物，再吸引口鼻腔内分泌物。将简易呼吸器与气管插管连接，操作者在患者吸气末轻轻挤压简易呼吸器，在患者呼气初用力挤压简易呼吸器，另操作者同时放气囊。再次吸引口鼻腔内分泌物。如此反复操作 2～3 次，直到完全清除气管导管气囊上滞留物为止。②注意事项：操作前应充分做好用物准备。操作时断开的呼吸机管路接头应放在无菌巾上。操作时医务人员应戴无菌手套，不宜使用镊子等替代方式。戴无菌手套持吸痰管的手应避免污染。冲洗吸痰管分泌物的无菌溶液，应分别注明"口鼻腔""气管内"的字样，不应交叉使用。

(7)对多重耐药病原体感染或定植患者、呼吸道传染性疾病患者或疑似患者，宜采用密闭式吸痰管。

(8)连续使用呼吸机机械通气的患者，不应常规更换呼吸机管路，遇污染或故障时及时更换。

(9)呼吸机管路集水杯应处于管路最低位置，患者翻身或改变体位前，应先清除呼吸机管路集水杯中的冷凝水，清除冷凝水时呼吸机管路应保持密闭。

(10)应在呼吸机管路中采用加热湿化器或热湿交换器等湿化装置，不应使用微量泵持续泵入湿化液进行湿化，加热湿化器的湿化用水应为无菌水。

(11)热湿交换器的更换频率不宜<48 h，遇污染或故障时及时更换。

(12)雾化器应一人一用一消毒。

(13)雾化器内不宜添加抗菌药物。

(14)不应常规使用细菌过滤器预防 VAP。呼吸道传染性疾病患者或疑似患者，可使用细菌过滤器防止病原体污染呼吸机内部。

(四)消毒灭菌

(1)应遵循《医疗机构消毒技术规范》WS/T367 的管理要求和消毒灭菌基本原则。

(2)高度危险性物品应一人一用一灭菌，中度危险性物品应一人一用一消毒。应遵循《医院消毒供应中心 第 1 部分：管理规范》WS310.1 的管理要求，呼吸机螺纹管、雾化器、金属接头、湿化罐等，应由消毒供应中心(CSSD)回收，集中清洗、消毒、灭菌和供应。

(3)使用中的呼吸机外壳、按钮、面板等应保持清洁与干燥，每天至少擦拭消毒 1 次，遇污染应及时进行消毒；每位患者使用后应终末消毒。发生疑似或者确认医院感染暴发时应增加清洁消毒频次。

(4)应使用细菌过滤器防止麻醉机、呼吸机内部污染。复用的细菌过滤器清洁消毒应遵循生产厂家的使用说明，一次性细菌过滤器应一次性使用。感染性疾病患者使用后应立即更换。加热湿化器、活瓣和管路应一人一用一消毒，遇污染或故障时应及时更换。

(5)频繁接触的诊疗环境表面，如床栏杆、床头桌、呼叫按钮等，应保持清洁与干燥，每天至少消毒1 次，遇污染时及时消毒，每位患者使用后应终末消毒。

(6)病床隔帘应保持清洁与干燥，遇污染时应及时更换。多重耐药菌如 MRSA、MDR/XDR-AB、CRE、MDR/XDR-PA 等具有重要流行病学意义的病原体感染或定植患者使用后应及时更换。

(五)监测

(1)应遵循《医院感染监测规范》WS/T312 的要求,开展 VAP 的目标性监测,包括发病率、危险因素和常见病原体等,定期对监测资料进行分析、总结和反馈。

(2)应定期开展 VAP 预防与控制措施的依从性监测、分析和反馈,并有对干预效果的评价和持续质量改进措施的实施。

(3)出现疑似医院感染暴发时,特别是多重耐药菌或不容易清除的耐药菌、真菌感染暴发以及发生军团菌医院感染时,应进行人员与环境的目标性微生物监测,追踪确定传染源,分析传播途径,并评价预防控制措施效果。

(李　翠)

第七节　导尿管相关尿路感染的预防与控制

导尿管相关尿路感染(CA-UTI)是医院感染中常见的感染类型,仅次于呼吸道感染,占医院感染的 35%～50%,而在这些尿路感染病例中,80%～90%与留置导尿管有关。留置导尿管是临床最常见的一项侵入性操作,是造成医院内感染最常见的原因之一,美国医院约 25%的住院患者需要留置导尿管。导尿管选择、导尿技术操作及护理和导尿留置时间的长短等因素与导尿管相关尿路感染有关。相对于其他医院感染来说,CA-UTI 的病死率较低,但是泌尿道插管的高使用率可引起大量的感染,使经济负担加重。

一、概述

(一)定义

导尿管相关尿路感染(CA-UTI)主要是指患者留置导尿管后,或者拔除导尿管 48 h 内发生的泌尿系统感染。根据感染部位的不同分为上尿路感染和下尿路感染:上尿路感染主要是肾盂肾炎,下尿路感染主要是膀胱炎、尿道炎。

导尿管相关无症状性菌尿症(CA-ASB)是指患者虽然没有症状,但在 1 周内有内镜检查或导尿管置入,尿液培养革兰氏阳性球菌菌落数≥10^4 cfu/mL,革兰氏阴性杆菌菌落数≥10^5 cfu/mL,应当诊断为导尿管相关无症状性菌尿症(CA-ASB)。

医院 CA-UTI 几乎是专有的器械相关性感染,且绝大部分患者无尿路感染相应的症状或体征。CA-ASB 是全球范围内最常见的卫生保健相关感染,约占美国每年医院感染的 40%。在医院有 28%的患者留置了导尿管。一项研究发现,留置导尿管的患者中有 31%被不适当地插入了导尿管。另一研究发现,所有保留导尿管天数有 36%是不必要的。

(二)CA-UTI 流行病学

1.发病率

导尿管相关尿路感染(CA-UTI)是全球范围内最常见的医院相关感染,约占美国每年医院感染的 40%。有 80%～90%的医院获得性泌尿道感染由导尿管引起。如留置导尿管少于 1 周或 1 周的患者,UTI 的发生率为 10%～40%,长期留置导尿管(≥30 d)的患者,UTI 有 100%的发病率。

我国相关研究资料显示,导尿管相关尿路感染率为 1.1％～53.8％,日感染率为 1.13‰～26.4‰,说明 CA-UTI 的发生率在不同的地区或不同的医院有明显的不同。刘丁等对 485 例留置导尿管病例调查显示,平均感染发生率为 53.8％,平均每 1 000 床位日发生感染 26.4 例。导尿管留置时间与感染的发生密切相关,汕头大学医学院第一附属医院李毅萍等报道,如留置导尿管 1～3 d,CA-UTI 的发生率为 10.3％,留置导尿管≥10 d,CA-UTI 的发生率为 97.6％。田桂平等报道留置导尿管 10 d,尿路感染的发生率为 8.7％;留置导尿管 20 d,尿路感染的发生率为 17.39％;留置导尿管＞30 d,尿路感染的发生率为 43.48％。陈佩燕等对 87 例留置导尿管的患者的监测结果显示,留置导尿管后 3 d 尿路感染率为 20.7％,7 d 后感染率为 26.8％,14 d 后尿路感染率为 31.3％。

CA-UTI 的发生与插管方法、导尿管留置时间、导尿管的维护、膀胱冲洗等密切相关,苏燕娟等研究显示,引流袋更换时间与发生菌尿有显著差异($P <0.01$)。每 3 d 更换引流袋,菌尿发生率明显低于每天更换引流袋;每天更换引流袋,菌尿阳性率为 20.83％;3 d 以上更换引流袋,菌尿阳性率为零。膀胱冲洗与非冲洗菌尿发生率有明显差异($P <0.05$),每天用抗菌药物冲洗膀胱,菌尿阳性率为 21.74％;不进行膀胱冲洗,菌尿阳性率为 3.23％。留置导尿管时间与菌尿发生率有显著差异($P <0.01$),留置导尿管第 4 天,菌尿阳性率为 2.13％;留置导尿管第 7 天,菌尿阳性率为 21.28％。膀胱冲洗没有预防尿路感染的作用;相反,有增加感染的可能。

2.病原学

引起导尿管相关尿路感染的病原菌以革兰氏阴性杆菌为主,耐药性日渐突出。美国研究显示,大肠埃希菌是导尿相关的医院内 UTI 中最普遍常见的细菌,约占 26％,肠球菌占 16％,铜绿假单胞菌占 12％,念珠菌属占 9％,肺炎克雷伯菌属占 6％,肠杆菌属占 6％。在医院的重症监护病房里,念珠菌属在医院内 UTI 中占较大的比例(25.9％),接着依次是大肠埃希菌(18.9％)、肠球菌(13％)、铜绿假单胞菌(11％)、肠杆菌属(6％)。我国众多研究结果与美国数据基本相符,导尿管相关尿路感染主要病原菌依次为大肠埃希菌(35.8％～45.7％)、屎肠球菌(8.6％～10.9％)、粪肠球菌(8％～9.3％)、白假丝酵母菌(6.2％～13.5％)、肺炎克雷伯菌(7.3％～8.3％)、铜绿假单胞菌(4.3％～5.7％)。大肠埃希菌是引起 CA-UTI 的首位致病菌,革兰氏阳性菌以屎球菌和粪肠球菌为主,随着念珠菌属和肠球菌报告的增加,引起医院内导尿管相关尿路感染的病原体也发生了变化。目前念珠菌属是术后重症患者尿标本中最普遍的病原菌。国内报道真菌感染占 6.2％～13.5％,抗菌药物使用引起菌群失调容易导致尿路感染。

(三)感染途径及因素

人体泌尿系统有一套自身的完整的防御机制,正常情况下膀胱内是无菌的。导尿管的使用在某种程度上损伤了泌尿系统的正常防御机制。留置导尿管是细菌侵入的途径:①插导尿管时细菌进入膀胱。②尿道周围或肛门周围的细菌沿着导尿管——黏膜接触面(导尿管外表面)迁移进入膀胱。③违反无菌操作规程,导管护理后细菌从集尿袋沿着导管内腔表面上行进入膀胱。

大多数导尿管相关的 UTI 是由于会阴区的病原体从外腔迁移或导尿管护理操作异常使病原体从内腔迁移进入膀胱引起感染。15％的导管相关泌尿道感染源自外源性因素,如导尿管系统污染、护理人员污染的手、插入导尿管或维护导尿管过程中违反操作规程、应用消毒不达标的设施等而引起感染。而导尿管长时间留置尿道内,又破坏了尿道的正常生理功能,从而削弱了尿道黏膜对细菌的抵抗力,影响膀胱对细菌的冲刷作用,致使细菌容易逆行至泌尿系统生长繁殖引起感染。

生物膜的形成被认为是导管相关尿路感染发病的重要机制。细菌一旦进入泌尿道,尿中病原体附着至导尿管表面、增殖并开始分泌细胞外多糖,与尿中的盐和蛋白质组成细菌复合物并形成一个生物膜,它保护微生物不受抗菌剂、杀菌剂和宿主屏障的清除。目前已有能减少生物膜形成的较新技术,减少细菌和真菌的黏附,或抑制已黏附到导管的微生物的生长。

(四)临床特点

导尿管相关尿路感染不仅是病原体在尿道和膀胱黏膜的定植和炎症反应,还可发生逆行感染引起肾盂肾炎、前列腺炎、附睾炎和精囊炎。大部分患者医院内尿路感染在临床上多呈良性经过,无明显的临床症状,导尿管拔除后可自行痊愈。

在美国,导尿管相关尿路感染的报道多为 CA-ASB,医院内尿路感染患者中有 65%～75% 是无症状菌尿。约 30% 的患者有临床症状和体征,如尿频、尿急和尿痛等膀胱刺激征,除局部症状外还表现为发热、腰痛及肋脊角叩痛、耻骨上方疼痛或压痛等。导尿管相关尿路感染如不及时控制,细菌入侵血液系统引起菌血症。医院患者中,导尿管相关菌尿症为医院血流感染的最常见原因之一,约 15% 的医院血流感染源于尿路。尿培养不能预测 CA-UTI,在留置导尿管的患者中,大肠埃希菌是最常见的细菌,约占 35.62%。

大量前瞻性调查研究证实,导尿管相关尿路感染(CA-UTI)的发生与留置导尿管的时间长、导管护理的违规操作导致导尿管系统污染、女性、老年人等密切相关。女性尿道短,尿道门暴露,易发生上行性感染。女性应用导尿管后发生 UTI 的概率是男性的 2 倍。女性尿道周围区域的菌群也是十分重要的,尿道周围的菌群是重要的潜在性致病菌。留置导尿管时间的长短是导尿管相关尿路感染最重要的危险因素。

CA-UTI 的症状和体征包括发热、寒战、意识改变、不适、无诱因昏睡、腰痛、肋脊角叩痛、急性血尿、盆腔不适,已拔除导尿管的患者可有排尿困难、尿频、耻骨上方疼痛或压痛。

(五)导尿管相关尿路感染的诊断标准

临床诊断:CA-UTI 的诊断标准为留置导尿管、耻骨上方导尿管或间歇导尿管的患者出现 UTI 相应的症状、体征,且无其他原因可以解释,并且尿检白细胞男性≥5 个/高倍视野,女性≥10 个/高倍视野。在临床诊断的基础上,符合以下条件之一可确诊。

(1)清洁中段尿或者导尿留取尿液(非留置导尿)培养革兰氏阳性球菌菌落数≥10^4 cfu/mL,革兰氏阴性杆菌菌落数≥10^5 cfu/mL。

(2)耻骨联合上膀胱穿刺留取尿液培养的细菌菌落数≥10^3 cfu/mL。

(3)新鲜尿液标本经离心应用显微镜检查,在每 30 个视野中有半数视野见到细菌。

(4)经手术、病理学或者影像学检查,有尿路感染证据的。

美国感染病学会制订的导尿管相关尿路感染的诊断、预防和治疗指南,不推荐筛查 CA-ASB,除非进行研究以评价干预措施对降低 CA-ASB 或 CA-UTI 的效果。对于留置导尿管的患者,仅有脓尿不能诊断为 CA-ASB 或 CA-UTI;有症状但无脓尿的患者,提示诊断并非 CA-UTI;脓尿伴 CA-ASB 并非进行抗菌治疗的指征。

二、管理要求

(1)医疗机构应建立健全规章制度,制订并落实预防 CA-UTI 的工作规范和操作规程。

(2)医疗机构应逐步开展 CA-UTI 的目标性监测,持续质量改进,有效降低 CA-UTI 的发生。

（3）医务人员应接受关于无菌技术、导尿操作、留置导尿管的维护以及 CA-UTI 预防的培训和教育，并熟练掌握相关操作规程。

（4）医务人员应评估患者发生 CA-UTI 的潜在风险，针对高危因素，实施 CA-UTI 的预防和控制措施。

三、监测要求

（1）根据导尿管使用的频率和 CA-UTI 的潜在风险，确定需要监测的患者人群。

（2）按照《医院感染监测规范》WS/T312 的要求，开展 CA-UTI 目标性监测。

（3）详细记录尿道插管指征、插管时间、插管操作者和拔管时间等。采用统一指标如导尿管使用率、CA-UTI 发生率等评价 CA-UTI 预防与控制质量。

（4）应定期分析监测资料，并及时向被监测临床科室反馈。

（5）当出现 CA-UTI 暴发或疑似暴发时，应按照《医院感染管理办法》和《医院感染暴发报告及处置管理规范》的相关要求报告和处理。

（6）不宜常规对留置导尿管的患者进行无症状性菌尿症筛查。

四、预防控制措施

（一）留置导尿管前预防控制措施

（1）严格掌握留置导尿管的适应证。

（2）仔细检查无菌导尿包，如发现导尿包过期、外包装破损、潮湿，不应使用。

（3）可重复使用的导尿包按照《医院消毒供应中心 第 2 部分：清洗消毒及灭菌技术操作规范》WS310.2 的规定处理；一次性导尿包符合国家相关要求，不应重复使用。

（4）根据患者年龄、性别、尿道等情况选择型号大小、材质等的合适导尿管，最大限度降低尿道损伤和尿路感染。

（5）对留置导尿管的患者，应采用密闭式引流装置。

（6）应告知患者留置导尿管的目的，配合要点和置管后的注意事项。

（7）不宜常规使用包裹银或抗菌导尿管。

（二）放置导尿管时预防控制措施

（1）医务人员应严格按照《医务人员手卫生规范》WS/T313 的要求，洗手后，戴无菌手套实施导尿术。

（2）严格遵循无菌操作技术原则留置导尿管，动作宜轻柔，避免损伤尿道黏膜。

（3）正确铺无菌巾，避免污染尿道口。

（4）应使用合适的消毒剂，充分消毒尿道口及其周围皮肤黏膜，防止污染。

男性：洗净包皮及冠状沟，然后自尿道口、龟头向外旋转擦拭消毒。

女性：按照由上至下，由内向外的原则清洗外阴，然后清洗并消毒尿道口、前庭、两侧大小阴唇，最后会阴、肛门。

（5）导尿管插入深度适宜，确保尿管固定稳妥。

（6）置管过程中，指导患者放松，协调配合，避免污染，如发现尿管被污染，应重新更换。

（三）留置导尿管后预防控制措施

（1）应妥善固定导尿管，避免打折、弯曲，集尿袋高度低于膀胱水平，不应接触地面，防止逆行感染。

（2）应保持尿液引流系统通畅和密闭性，活动或搬运时夹闭引流管，防止尿液逆流。

（3）应使用个人专用收集容器或清洗消毒后的容器定期清空集尿袋中尿液。清空集尿袋中尿液时，应遵循无菌操作原则，避免集尿袋的出尿口触碰到收集容器的表面。

（4）留取小量尿标本进行微生物病原学检测时，应消毒导尿管接口后，使用无菌注射器抽取标本送检。留取大量尿标本时可从集尿袋中采集，不应打开导尿管和集尿袋的接口采集标本。

（5）不应常规进行膀胱冲洗或灌注。若发生血块堵塞或尿路感染时，可进行膀胱冲洗或灌注。

（6）应保持尿道口清洁，大便失禁的患者清洁后还应进行消毒。留置导尿管期间，应每天清洁或冲洗尿道口。

（7）患者沐浴或擦身时应注意对导管的保护。

（8）长期留置导尿管应定期更换，普通导尿管更换时间 7～10 d，特殊类型导尿管的更换时间按照说明书规定，更换导尿管时应同时更换导尿管集尿袋。

（9）导尿管阻塞、脱出或污染时应立即更换导尿管和集尿袋。

（10）患者出现尿路感染症状时，应及时留取尿液标本进行病原学检测，并更换导尿管和集尿袋。

（11）应每天评估留置导尿管的必要性，应尽早拔除导尿管。

（12）医护人员在维护导尿管时，手卫生应严格按照《医务人员手卫生规范》WS/T313 的要求。

（李　翠）

第八节　导管相关血流感染的预防与控制

随着医疗技术的不断发展，各种血管通路的使用已经成为 ICU 重症监护室不可或缺的治疗手段。而随之伴发的导管相关血流感染问题也日益严重，是最常见的院内获得性感染之一，也是重症患者的主要致死原因之一。尽管内置血管导管所致血流感染的发生少于继发性血流感染，但它是一种严重的危及患者生命的并发症。血管导管所致血流感染由于其严重的后遗症、治疗的难度及医疗费用激增，已引起了人们的广泛重视。

一、导管相关血流感染的流行病学

导管相关血流感染（CRBSI）是指带有血管内导管或者拔除血管内导管 48 h 内的患者出现菌血症或真菌血症，并伴有发热（>38 ℃）、寒战或低血压等感染表现，除血管导管外没有其他明确的感染源。实验室微生物学检查显示：外周静脉血培养细菌或真菌阳性，或者从导管段和外周血培养出相同种类、相同药敏结果的致病菌。

（一）流行病学

1.血流感染发病率

美国每年重症监护病房的中心静脉置管日（在指定时间内特定人群中所有患者暴露于中心

静脉插管的总天数)总计 1 500 万日,导管相关血流感染的发生率为 4％～8％,说明医院内这种感染的发生率有很大差异。关于 CRBSI 有很多不同的研究。各种类型导管的血行感染发生率不同,以千导管留置日来统计,从(2.9～11.3)/1 000 导管日不等。ICU 中每年发生的 CRBSI 约为 8 万例,而在整个医院范围内,预计每年发生的病例数可高达 25 万例。多项分析显示,由于 CRBSI 可导致发病率的升高和医疗费用的增长,其花费非常惊人,造成经济损失超过 90 亿美元,死亡人数超过 3 万人,超过美国总死亡人数的 1％,发展中国家 CRBSI 的发病率是美国的 3～4 倍。

我国研究显示,各种类型导管的血流感染发生率不同,以千导管留置日来统计,从 1.22‰～11.3‰导管日不等。国内对 CRBSI 感染率的报道结果差异较大。发生血流感染率较高的分别为切开留置的周围静脉导管及带钢针的周围静脉导管,而经皮下置入静脉输液及中长周围静脉导管的感染率较低;闫沛、陈丽霞、袁咏梅等研究报道,动静脉插管相关血流感染率为 1.25％～14.％,日感染率为 1.22‰～16.57‰;黄絮等报道,某三甲医院重症监护病房(ICU)监测 1 526 例患者,血流感染的发病率为 4.2％,周睛、胡必杰等对上海市 65 所医院调研显示,中心静脉导管相关性血流感染(CRBSI)的发病率为 2.3‰,长期留置隧道式带套囊透析导管发生感染率最高,周围静脉留置针发生感染率最低。导管相关血流感染不仅与导管类型有关,还与医院规模、置管位置及导管留置时间有关。

2.感染病原体

患者导管置入部位周围皮肤及医务人员手部皮肤是病原菌的主要来源。在美国,至少 2/3 的导管相关血流感染病例是由葡萄球菌引起的(凝固酶阴性葡萄球菌和金黄色葡萄球菌)。此外,1/4 的感染是由革兰氏阴性菌及念珠菌所致,尤其是长期置留导管者。国内研究报道,引起血流感染的主要病原体以革兰氏阳性细菌占优势,但相比之下,真菌感染有一定的上升趋势,且多为条件致病菌。病原菌呈现一定的变迁趋势。呼邦传等研究显示,最常见的分离病原菌依次为大肠埃希菌、凝固酶阴性葡萄球菌、金黄色葡萄球菌、肺炎克雷伯菌、铜绿假单胞。而 Mohnarin 细菌耐药性监测显示,来源于血液的革兰氏阳性球菌占 50％,革兰氏阴性菌占 49.8％。常见的病原菌为凝固酶阴性葡萄球菌、大肠埃希菌、克雷伯菌、金黄色葡萄球菌和肠球菌及鲍曼不动杆菌。表皮葡萄球菌感染主要是由于皮肤污染引起,约占导管相关血流感染(CRBSI)的 30％。金黄色葡萄球菌曾是 CRBSI 最常见的病原菌,目前约占院内血流感染的 13.4％。医院感染横断面调查显示,引起血流感染前几位的病原体依次为大肠埃希菌、表皮葡萄球菌,金黄色葡萄球菌、其他葡萄球菌、鲍曼不动杆菌和铜绿假单胞菌等。

3.病死率

病原菌的种类与病死率有一定的相关性,金黄色葡萄球菌引起的导管相关血流感染的死亡率高达 8.2％。凝固酶阴性的葡萄球菌所致的导管相关血流感染的死亡率较低,约为 0.7％。真菌所致导管相关血流感染的死亡率国内外尚无统计数据。

(二)病原体感染机制

导管相关血流感染的病原体类型可直接反映感染的发病机制。导致感染的病原体可能是多源性的,包括插入导管部位周围的皮肤、污染的导管套管、无菌操作不规范、其他部位感染的血液播散。皮肤菌群可以在导管外表面繁殖,然后沿皮下迁移至血管内段,进而导致血流感染。长期置留导管的则需要多次操作,因而导管套管可能受到污染,病原菌来自医务人员的手,随后沿导管内表面迁移至导管的血管内段,从而导致感染。

导管相关血流感染与导管周围生物膜的形成有关。生物膜是由宿主及细菌因子共同组成，宿主因素包括血小板、黏蛋白、纤维蛋白原、纤维蛋白，上述物质可以和某些病原体如金黄色葡萄球菌、念珠菌等表面的不同受体结合形成生物膜。细菌因子则指细菌分泌的纤维多糖。生物膜可抵抗宿主的免疫防御及吞噬作用，削弱抗菌药物的穿透力或抗菌剂的作用，同时是潜在的感染源。

(三)血管内导管类型

血管内导管类型多样，可从不同角度进行分类。根据置入血管类型分为周围静脉导管、中心静脉导管、动脉导管，根据留置时间分为临时或短期导管、长期导管，根据穿刺部位分为周围静脉导管、经外周中心静脉导管(PICC)、锁骨下静脉导管、股静脉导管、颈内静脉导管，根据导管是否存在皮下隧道分为皮下隧道式导管和非皮下隧道式导管，根据导管长度分为长导管、中长导管和短导管。

非隧道式中心静脉导管经皮穿刺进入中心静脉(锁骨下、颈内、股静脉)。导管型号对细菌定植有一定的危险性，导管越粗，细菌定植率越高。分析原因是由于越粗的导管对穿刺点皮肤的创伤越大，皮肤正常菌群和条件致病菌入侵定植的概率就越大，导致机体发生血流感染的可能性就越高。因此，置管时应选择合适的导管型号。

二、管理要求

(1)医疗机构应健全预防导管相关血流感染的规章制度，制订并落实预防与控制导管相关血流感染的工作规范和操作规程，明确相关部门和人员职责。

(2)应由依法取得护士、医师执业资格，并经过相应技术培训的医务人员执行血管导管穿刺。

(3)医疗机构宜建立血管导管置管专业队伍，提高对血管导管置管患者的专业护理质量。

(4)相关医务人员应接受有关血管导管的使用指征、正确置管、使用与维护、导管相关感染预防与控制措施的培训和教育并考核合格，熟悉血管导管的分类、穿刺部位及长度(表 15-10)，熟练掌握相关操作规程，并对患者及相关家属进行相关知识的宣教。

表 15-10　血管内导管分类、穿刺部位、长度

导管名称	穿刺部位	长度
外周静脉导管(留置针)	前臂静脉，下肢静脉	<8 cm,很少发生血行感染
外周动脉导管	通常经桡动脉插入穿刺，也可经股、腋、肱、胫后动脉插入	<8 cm
非隧道式中心静脉导管	经皮插入锁骨下、颈内、股静脉进入中心静脉	≥8 cm,长度受患者身材影响
隧道式中心静脉导管	经隧道置入锁骨下、颈内、股静脉	≥8 cm,长度受患者身材影响
肺动脉导管	导丝引导下经中心静脉(锁骨下、颈内、股静脉)插入	≥30 cm,长度受患者身材影响
经外周静脉插入中心静脉导管(PICC)	经贵要静脉、头静脉、肱静脉插入，导管进入上腔静脉	≥20 cm,长度受患者身材影响
全植入式导管(输液港)	皮下埋植，使用时用针穿刺，插入锁骨下、颈内静脉	≥8 cm,长度受患者身材影响
脐带血管导管	插入脐动脉或者脐静脉	≤6 cm,长度受患者身材影响

（5）应定期评估相关医务人员正确置管和维护导管知识的知晓和依从情况。

（6）医务人员应评估并根据患者发生导管相关血流感染，尤其是血流感染的危险因素，实施预防和控制导管相关血流感染的措施。

（8）医疗机构应逐步开展导管相关血流感染，尤其是导管相关血流感染的目标性监测，持续改进质量，降低感染发生率。

三、置管时预防措施

（1）严格掌握置管指征。

（2）严格执行无菌技术操作规程，置入中心静脉导管和经外周静脉穿刺中央静脉导管、全植入式血管通路、导丝引导下更换导管时，应遵守最大无菌屏障要求，戴工作圆帽、外科口罩、按《医务人员手卫生规范》WS/T313的有关要求洗手并戴无菌手套、穿无菌手术衣或无菌隔离衣、铺大无菌单。置管过程中手套污染或破损时应立即更换。置管环境符合无菌操作要求。

（3）外周静脉置管、导管日常维护与使用导管时戴医用口罩。插入外周静脉导管时，若手接触消毒后皮肤，应戴无菌手套，否则可戴清洁手套。

（4）选择中央静脉置管部位时，成人宜首选锁骨下静脉或颈静脉，不宜选择股静脉；连续肾脏替代治疗时宜首选颈静脉，可选股静脉。

（5）穿刺部位皮肤消毒，应按《医疗机构消毒技术规范》WS/T367的要求选择合规有效的皮肤消毒剂，年龄两个月以上患者中心静脉穿刺宜选择含0.5%以上氯己定的醇类消毒剂。

（6）消毒穿刺部位应以同心圆方式自穿刺点由内向外消毒，消毒范围应与穿刺种类一致。患者皮肤不洁时应先清洁皮肤，再消毒。应在皮肤消毒干后再进行置管等操作。

（7）置管时使用的医疗器械、器具和各种敷料等医疗用品应无菌。

（8）选择中心静脉导管时，应选择能够满足病情需要的最少端口（腔道）的导管。

（9）中心静脉导管置管后应记录置管日期、时间、部位，导管名称和型号、尖端位置等。

（10）患湿疹、疖肿等皮肤病或患者感冒、流感等呼吸道疾病时，以及已知携带或感染多重耐药菌的医务人员，在未治愈前不应进行置管操作。

四、置管后预防措施

（1）宜选择无菌透明、透气性好的敷料覆盖穿刺点，对于高热、出汗、穿刺点出血、渗血的患者应当用无菌纱布覆盖穿刺部位。

（2）应定期更换穿刺点敷料，敷料更换时间间隔见表15-11。当发现敷料松动、污染、潮湿、完整性破坏等时应立即更换。使用透明敷料加纱布固定导管时，按纱布类敷料处理。在透明敷料的标签纸上应标注导管穿刺时间、更换敷料时间并签名。

（3）医务人员接触置管穿刺点或更换敷料前，应按《医务人员手卫生规范》WS/T313的要求进行手卫生。

（4）保持导管连接端口的清洁，每次连接及注射药物前，应用合法有效的消毒剂规范消毒连接端口，干后方可连接或注射药物。如有血迹污染时及时更换。

（5）应每天观察导管穿刺点有无感染征象及全身感染征象。应按《医院感染监测规范》WS/T312的要求进行导管相关血液感染及流行趋势的目标性监测，可同时开展导管穿刺点局部感染的监测。

表 15-11　导管及敷料更换的时间间隔

导管类型	更换或者重新留置	穿刺点敷料的更换
外周静脉导管	成人:间隔 72～96 h 更换。小儿:除非临床需要,不必更换。	纱布敷料应每两天更换 1 次,透明的半透膜敷料应每 7 d 更换 1 次。拔除或更换导管、敷料潮湿、松动或污染、完整性被破坏时应更换。影响对穿刺点的触诊和观察时,应每天更换,同时检查穿刺点
外周动脉导管	成人:不应为预防感染而更换导管。小儿更换导管的间隔尚未确定。压力转换器应每 96 h 更换 1 次,同时应更换系统内其他组件(包括管路系统,持续冲洗装置和冲洗溶液)	要求同上
中心静脉导管	不应为预防感染定期更换导管	要求同上
肺动脉导管	不应为预防感染定期更换导管	要求同上
脐带血管导管	不应为预防感染定期更换导管	

（6）静脉治疗护士宜参与导管相关血流感染预防控制项目。

（7）紧急情况下置管难以保证无菌操作时,应在 48 h 内尽早拔管,病情需要时先更换穿刺部位重新置管。

（8）告知置管患者在沐浴或擦身时,注意保护导管,不要把导管淋湿或置于水中。

（9）在输血、输入血制品、脂肪乳剂后的 24 h 内或者停止输液后,应当及时更换输液管路。外周及中心静脉置管后,应当用生理盐水或肝素盐水进行常规冲管,预防导管内血栓形成。

（10）严格保证输注液体无菌。

（11）怀疑患者发生导管相关血流感染,或者患者出现静脉炎、导管故障时,宜由医师决定是否拔管。拔管时可做导管尖端培养、导管血培养及血培养。

（12）医务人员应每天评估保留导管的必要性,不需要时应尽快拔除导管。

（13）不宜常规更换导管,也不应为预防感染而定期更换中心静脉导管和动脉导管。

五、针对各类相关血流感染的预防措施

(一)中心静脉导管、PICC、血液透析导管及肺动脉导管

（1）不应常规更换中心静脉导管、PICC、血液透析导管或肺动脉导管以预防导管相关血流感染。

（2）非隧道式导管无明显感染证据时,可通过导丝引导更换。

（3）非隧道式导管可疑感染时不应通过导丝更换导管。

（4）中心静脉导管或 PICC 患者出现发热,应根据临床综合评估结果决定是否拔管。

(二)外周动脉导管及压力监测装置

（1）成人宜选择桡动脉、肱动脉、足背动脉。儿童宜选择桡动脉、足背部动脉及胫骨后动脉。

（2）压力传感器使用时间应遵循产品说明书或超过 96 h 应更换。

（3）重复使用的压力传感器应根据生产厂家的使用说明进行清洗和灭菌。

（4）宜使用入口处为隔膜的压力监测装置,在使用前应用消毒剂擦拭消毒隔膜。

（5）应保持使用中压力监测系统包括校准装置和冲洗装置无菌。

（6）应减少对压力监测系统的操作。

（7）不宜通过压力监测管路给予含葡萄糖溶液或肠外营养液。

（8）宜使用密闭式的连续冲洗系统。

（三）脐血管导管

（1）脐动脉导管放置时间不宜超过 5 d,脐静脉导管放置时间不宜超过 14 d。

（2）插管之前,应清洁脐部。

（3）不宜在脐血管导管局部使用抗菌软膏或乳剂。

（4）在发生导管相关血流感染、血管关闭不全、血栓时,应拔除脐动脉导管,不应更换导管;只有在导管发生故障时才更换脐静脉导管。

（5）应使用低剂量肝素(0.25～1 U/mL)注入脐动脉导管封管以维持其通畅。

（四）完全植入式导管

（1）完全植入式导管使用的无损伤针头应至少每 7 d 更换 1 次。

（2）植入式血管通路在治疗间隙期应至少每 4 周维护 1 次。

（3）多次发生血管导管相关血流感染者,可预防性用抗菌药物溶液封管。

（五）血液透析导管

（1）宜采用颈静脉置管。

（2）维持性血液透析患者宜采用动静脉内瘘。

（李　翠）

第九节　手术部位感染的预防与控制

手术部位感染(SSI)的发生和治疗始终是制约外科手术治疗是否成功的一个因素。尽管对手术部位感染的发生有所持续改进,但手术部位感染率依然有较高的发生率,占医院感染的15％左右,居医院感染发生率的第三位。SSI 会导致手术失败、增加患者痛苦(严重的甚至死亡)、增加患者的经济负担、延长住院时间、增加医疗纠纷等。

一、手术部位感染的流行病学

（一）手术部位感染发生率

不同的医院外科手术部位感染率各不相同,手术部位感染与手术类型、患者潜在的疾病有关,发生率为 0.5％～15％。手术部位感染率居医院内感染的第三位。在美国,外科医师每月要进行大约 200 万次的操作,而且其中 2/3 是在门诊完成的。疾病预防和控制中心估计 2.7％的手术操作会并发感染,手术部位感染占所有医院感染的 15％,手术部位感染延长住院时间 1～3 d,每例伤口感染的花费在 400～2 600 美元。手术部位感染的发生因手术类型的不同而不同,其中发生感染最高的是心脏手术(每 100 例出院患者中 2.5 例感染)、普通外科 1.9％和烧伤/外伤1.1％。心脏手术时体外循环的使用导致宿主防御系统出现比普通手术操作更大的应激反应。王西玲等报道,我国医院手术部位感染率为 7.12％。龚瑞娥、吴安华等一项针对 2 399 例手术患者研究显示,有 110 例次患者手术部位发生感染,感染率为 4.59％,实施手术部位感染综合干预措施后感染率为 2.12%。患者术后在住院期间发生手术部位感染占62.72%,出院后(随访感染)发生手术部位感染占 36.1%～37.28%。相同种类的手术危险指数级别越高,感染发生率也越高;同样危险指数的手术中,结、直肠切除手术的感染高于其他手术类型,感染率为10.16%～37.5%,其余类别的手术的感染率则基本相同。手术切口类型级别越高,手术部位感染率越高,Ⅰ类切口感染率为 2.52%;Ⅱ类切口感染率为 5.79%;Ⅲ类切口感染率为 9.72%;Ⅳ类切口感染率为73.75%。茅一萍等对 1 589 例手术患者调查报道显示,有 155 例手术部位发生感染,感染率为 9.75%。不同手术类别、相同危险指数的手术以剖腹探查手术和结肠手术感染发生最高。

(二)手术部位感染常见的病原体

美国研究报道,凝固酶阴性葡萄球菌和金黄色葡萄球菌是 2 种从感染手术伤口分离出来的最常见的微生物,并且分别占感染伤口的 14% 和 20%,这些细菌是正常皮肤菌群的一部分,因此当伤口开放时可以造成污染。而我国 SSI 致病菌研究及全国细菌监测资料显示(图 15-3),手术部位标本分离的病原菌 14 424 株,位于手术部位感染病原体前三位是大肠埃希菌、金黄色葡萄球菌和铜绿假单胞菌。

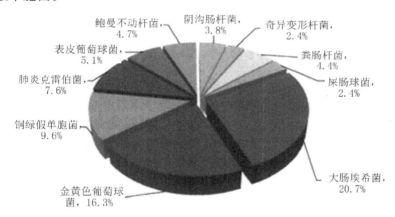

图 15-3　手术部位感染病原体分布

二、手术部位感染的因素

(一)手术部位感染定义

由美国感染控制与流行病学专业协会(APIC)、美国医院流行病学学会(SHEA)和外科感染协会组成的联合小组修正提出了"手术部位感染",根据这一定义,将手术部位感染分为切口感染和器官/腔隙感染。切口部位感染被进一步分为表面切口感染(包括皮肤和皮下感染)或深部切口感染(包括深部软组织),组织结构见图 15-4。

1.切口浅部组织感染

手术后 30 d 内发生的仅累及切口皮肤或者皮下组织的感染,并符合下列条件之一:①切口浅部组织有化脓性液体。②从切口浅部组织的液体或者组织中培养出病原体。③具有感染的症状或者体征,包括局部发红、肿胀、发热、疼痛和触痛,外科医师开放的切口浅层组织。

下列情形不属于切口浅部组织感染:①针眼处脓点(仅限于缝线通过处的轻微炎症和少许分泌物)。②外阴切开术或包皮环切术部位或肛门周围手术部位感染。③感染的烧伤创面,以及溶痂的Ⅱ度、Ⅲ度烧伤创面。

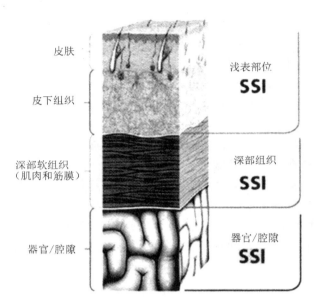

图 15-4　手术部位感染及其分类的解剖学图示

2.切口深部组织感染

无植入物者手术后 30 d 内、有植入物者手术后 1 年内发生的累及深部软组织（如筋膜和肌层）的感染，并符合下列条件之一。

（1）从切口深部引流或穿刺出脓液，但脓液不是来自器官/腔隙部分。

（2）切口深部组织自行裂开或者由外科医师开放的切口。同时，患者具有感染的症状或者体征，包括局部发热、肿胀及疼痛。

（3）经直接检查、再次手术探查、病理学或者影像学检查，发现切口深部组织脓肿或者其他感染证据。

同时累及切口浅部组织和深部组织的感染归为切口深部组织感染；经切口引流所致器官/腔隙感染，无须再次手术归为深部组织感染。

3.器官/腔隙感染

无植入物者手术后 30 d 内、有植入物者手术后 1 年内发生的累及术中解剖部位（如器官或者腔隙）的感染，并符合下列条件之一。

（1）器官或者腔隙穿刺引流或穿刺出脓液。

（2）从器官或者腔隙的分泌物或组织中培养分离出致病菌。

（3）经直接检查、再次手术、病理学或者影像学检查，发现器官或者腔隙脓肿或者其他器官或者腔隙感染的证据。

（二）外科手术部位感染的原因

手术部位感染的发生是一个复杂的过程，而且在这一复杂过程中，来源于环境、手术室、宿主、手术操作和微生物的许多因素以复杂的方式相互作用促成手术部位感染的发生。

1.外源性原因

在清洁手术操作中，由于手术不经过黏膜或空腔脏器，外源性污染源是重要的因素。因此，手术室环境和手术人员成为污染的重要媒介物。外科手术必然会带来手术部位皮肤和组织的损伤,当手术切口部位的微生物污染达到一定程度时,会发生手术部位的感染。主要因素是:术前住院时间长、备皮方式、手术室环境、手术器械的灭菌、手术过程中的无菌操作、手术技巧、手术持续时间和预防性抗菌药物使用情况等都是引起手术部位的外源性因素,而这些外源性因素是可以预防的。

2.内源性原因

多数手术部位感染来源于内源性原因,患者方面的主要因素是:年龄、营养状况、免疫功能、健康状况、吸烟等。营养不良、烧伤、恶性肿瘤和接受免疫抑制药物治疗的患者中,宿主的正常防御机制发生了变化,免疫力下降,患者自身的皮肤或黏膜(胃肠道、口咽或泌尿生殖系统的细菌)的菌群移位至手术部位引起感染。术后切口提供了一个潮湿、温暖、营养丰富且易于细菌移生和繁殖的环境,切口的类型、深度、部位和组织灌注水平等许多因素影响微生物的数量和种类。手术部位感染的影响因素见表 15-12。

表 15-12　手术部位感染的影响因素

手术方面	麻醉	患者方面
手术	组织灌注量	糖尿病
备皮方式	温度	吸烟
部位/时间/类型	吸氧浓度	营养不良
缝线质量	疼痛	身体状况
血肿	输血	高龄
预防抗菌药物		肥胖
机械压力		药物
手术室环境		感染
手术器械的灭菌		放疗/化疗
手术部位皮肤消毒		术前住院时间长

(1)糖尿病:高糖血症影响粒细胞的功能,包括黏附性、趋化作用、吞噬作用和杀菌活性。用胰岛素治疗的糖尿病患者中手术部位感染的危险高于用口服药治疗的糖尿病患者。Ltham 等前瞻性研究了1 000 例准备进行冠脉搭桥术或瓣膜置换手术的糖尿病和非糖尿病心脏病患者,发现糖尿病患者的感染率几乎升高了 3 倍。此外,他们证明手术部位感染的最大危险与术后高糖血症(定义为血糖水平高于200 mg/dL)有关而不是糖化血红蛋白水平或手术前高糖血症。糖尿病与心脏手术后手术部位感染是非常相关的。作为降低手术部位感染的一种措施,围术期高糖血症的控制值得进一步注意。

(2)肥胖:超过理想体重 20% 的肥胖和手术部位的感染危险性相关。外科医师必须切开可能含有大量细菌的厚层组织,手术切口相对深、技术操作困难和组织中通常预防性抗菌药物浓度不够等均可引起手术部位感染。

(3)吸烟:吸烟与胶原的低生成和包括手术部位感染在内的术后并发症的发生有关。尼古丁延迟伤口愈合,而且可增加手术部位感染的危险。

(4)营养小良:严重的术前营养不良会增加手术部位感染的危险。在一项 404 种高危普通外科操作的研究中,人血清蛋白水平被认为是预测手术部位感染的变量之一。

(5)术前住院时间长:术前住院时间和手术部位感染危险相关。如果住院时间超过 2 d,这一危险的升高也可被革兰氏阴性菌更高的移生所解释,也就是说,革兰氏阴性杆菌在患者体内定植。

(6)金黄色葡萄球菌的携带者:美国大量的研究显示在鼻孔中携带金黄色葡萄球菌的患者发生感染的可能性将升高。许多研究显示,金黄色葡萄球菌的鼻携带者发生金黄色葡萄球菌手术部位感染的危险有可能升高 2~10 倍,20%~30%的个体在鼻孔内携带金黄色葡萄球菌。

(7)术前预防用药时机:术前给药时机是充分预防手术部位感染的一个关键要素。在手术自切开皮肤前 120 min 至 0 min(时间为 0 是指切开的时间)之间接受抗菌药物的患者手术部位感染率最低(0.6%);切开后 0~180 min 使用抗菌药物的一组患者手术部位感染率是 1.4%(与术前 2 h 内接受抗生素的患者相比较,$P=0.12$),而在切开皮肤 180 min(3 h)后接受抗菌药物的患者手术部位感染率是 3.39%(与术前 2 h 内接受抗菌药物的患者相比较,$P<0.000\ 1$)。手术部位感染的最高危险的组是接受抗菌药物过早的一组,就是说在手术开始的 2 h 之前使用抗菌药物或者更早,这一组患者手术部位感染率是 3.8%,与术前 2 h 内接受抗菌药物者相比,感染危险性几乎升高了 7 倍($P<0.000\ 1$)。证明手术前一天使用药物起不到预防手术部位感染的作用,最佳的抗菌药物预防应该在手术前的短时间内开始,即皮肤切开前 30~60 min 使用。

(8)手术持续时间:长时间的手术操作与手术部位感染的高危险有关,手术操作持续 1 h、2 h 和 3 h,手术部位的感染率分别是 1.39%、2.7%和 3.6%,持续 2 h 以上的手术操作是手术部位感染的一个独立预测因子。对手术操作时间长和手术部位感染危险性增高之间的关系,最简单的解释便是长时间的切口暴露增加了伤口污染水平,增加了干燥所致的组织损伤程度,由于失血造成患者防御机制的抑制以及降低了抗生素预防的效力。手术持续时间也反映了外科医师的手术技能。在一些研究中,手术技术好的、有经验的外科医师所做的手术切口部位感染率比住院医师或经验较少的外科医师低。

三、管理要求

(一)医院

(1)应将手术部位感染预防控制工作纳入医疗质量管理,有效减少手术部位感染。

(2)医疗机构应当制订并完善外科手术部位感染预防与控制相关规章制度和工作规范,并严格落实。

(3)医疗机构要加强对临床医师、护士、医院感染管理专业人员的培训,掌握外科手术部位感染预防工作要点。

(4)医疗机构应当开展外科手术部位感染的目标性监测,采取有效措施逐步降低感染率。

(5)严格按照抗菌药物合理使用有关规定,正确、合理使用抗菌药物。

(6)评估患者发生手术部位感染的危险因素,做好各项防控工作。

(二)手术部(室)

(1)建筑布局应符合《手术部(室)医院感染控制规范》的相关要求。

(2)洁净手术部(室)的建筑应符合《医院洁净手术部建筑技术规范》GB50333 的要求。

(3)应建立手术部(室)预防医院感染的基本制度,包括手术部(室)清洁消毒隔离制度、手卫生制度、感染预防控制知识培训制度等。

(三)相关临床科室

(1)临床科室感染控制小组应定期对本科室人员培训。

（2）当怀疑 SSI 时,应及时采样进行病原学检测,及时报告本科室手术部位感染病例,采取有针对性的预防控制措施。

四、手术部位感染的预防和控制措施

（一）手术前感染因素和控制措施

（1）应缩短手术患者的术前住院时间。

（2）择期手术前宜将糖尿病患者的血糖水平控制在合理范围内。

（3）择期手术前吸烟患者宜戒烟,结直肠手术成年患者术前宜联合口服抗生素和机械性肠道准备。

（4）如存在手术部位以外的感染,宜治愈后再进行择期手术。

（5）择期手术前患者应沐浴、清洁手术部位,更换清洁患者服。

（6）当毛发影响手术部位操作时应选择不损伤皮肤的方式去除毛发,应于当日临近手术前,在病房或手术部（室）限制区外［术前准备区（间）］进行。

（7）急诊或有开放伤口的患者,应先简单清洁污渍、血迹、渗出物,遮盖伤口后再进入手术部（室）限制区。

清洁切口皮肤消毒应以切口为中心,从内向外消毒;清洁-污染切口或污染切口应从外向内消毒,消毒区域应在手术野及其外扩展≥15 cm 部位擦拭,所使用的皮肤消毒剂应合法有效。

（二）手术中感染因素和控制措施

（1）择期手术安排应遵循先清洁手术后污染手术的原则。洁净手术间的手术安排应遵循《医院洁净手术部建筑技术规范》GB50333 的相关规定。

（2）洁净手术间应保持正压通气,保持回风口通畅;保持手术间门关闭,减少开关频次。应限制进入手术室的人员数量。

（3）可复用手术器械、器具和物品的处置应严格执行《医院消毒供应中心 第 1 部分:管理规范》WS310.1《医院消毒供应中心 第 2 部分:清洗消毒及灭菌技术操作规范》WS310.2 和《医院消毒供应中心 第 3 部分:清洗消毒及灭菌效果监测标准》WS310.3 的要求。

（4）灭菌包的标识应严格执行《医院消毒供应中心 第 3 部分:清洗消毒及灭菌效果监测标准》WS310.3的相关要求。

（5）手术室着装要求符合 WS/T《手术部（室）医院感染控制规范》。

（6）手术无菌操作要求如下:①严格遵守无菌技术操作规程和《医务人员手卫生规范》WS/T313的规定。②开启的无菌溶液应一人一用。③在放置血管内装置（如中心静脉导管）、脊髓腔和硬膜外麻醉导管,或在配制和给予静脉药物时应遵循无菌技术操作规程,应保持最大无菌屏障。④操作应尽可能减少手术创伤,有效止血,减少坏死组织、异物存留（如缝线、焦化组织、坏死碎屑）,消除手术部位无效腔。⑤如果外科医师判断患者手术部位存在严重污染（污染切口和感染切口）时,可决定延期缝合皮肤或敞开切口留待二期缝合。⑥根据临床需要选择是否放置引流管,如果需要,宜使用闭合式引流装置引流。引流切口应尽量避开手术切口,引流管应尽早拔除。放置引流管时不宜延长预防性应用抗菌药物的时间。

（7）围术期保温要求:①围术期应维持患者体温正常。②手术冲洗液应使用加温（37 ℃）的液体。③输血、输液宜加温（37 ℃）,不应使用水浴箱加温。

（8）环境及物体表面的清洁和消毒:每台手术后,应清除所有污物,对手术室环境及物体表面进行清洁;被血液或其他体液污染时,应及时采用低毒高效的消毒剂进行消毒,清洁及消毒方法应遵循《医疗机构环境表面清洁与消毒管理规范》WS/T512 的要求。

(三)手术后感染因素和控制措施

(1)在更换敷料前后、与手术部位接触前后均应遵循《医务人员手卫生规范》WS/T313 的要求进行手卫生。

(2)更换敷料时,应遵循无菌技术操作规程。

(3)应加强患者术后观察,如出血、感染等征象。

(4)应保持切口处敷料干燥,有渗透等情况时及时更换。

(5)宜对术后出院患者进行定期随访。

(6)当怀疑手术部位感染与环境因素有关时,应开展微生物学监测。

(四)手术部位感染暴发或疑似暴发管理

(1)应收集和初步分析首批暴发病例原始资料。

(2)应制订手术部位感染暴发调查的目标,包括感染人数、感染部位、病原体种类、首例病例发生的时间地点、病例发生的时间顺序、病例的分布、与手术、麻醉或护理相关人员等。

(3)应及时开展现场流行病学调查、环境卫生学检测等工作,如对手术器械、导管、一次性无菌用品、对使用的清洗剂、润滑剂、消毒剂、物体表面、医务人员的手等进行微生物学检测。及时采取有效的感染控制措施,查找和控制感染源,切断传播途径。

(五)围术期抗菌药物的预防用药管理

应遵循《抗菌药物临床应用指导原则》的有关规定,加强围术期抗菌药物预防性应用的管理。

(李　翠)

第十节　经空气传播疾病感染的预防与控制

经空气传播疾病是由悬浮于空气中、能在空气中远距离传播(＞1 m),并长时间保持感染性的飞沫核传播的一类疾病,包括专性经空气传播疾病(如开放性肺结核)和优先经空气传播疾病(如麻疹和水痘)。经空气传播疾病是医院内发生院内感染的一类主要传播疾病,由于医疗活动中的许多操作,例如气管插管及相关操作、心肺复苏、支气管镜检、吸痰、咽拭子采样、尸检以及采用高速设备(如钻、锯、离心等)的等,这类操作能产生大量气溶胶,气溶胶成为重要的传播途径,是发生院内感染的主要原因,因此经空气传播疾病的预防和控制对预防院内感染有重要意义。原国家卫计委颁布了《经空气传播疾病医院感染预防与控制规范》WS/T511,并正式实施,该标准规定了经空气传播疾病医院感染预防与控制的基本要求,内容包括管理要求,患者识别要求,患者转运要求,患者安置要求,培训与健康教育,清洁、消毒与灭菌,医疗机构工作人员经空气传播疾病预防与控制要求。

一、管理要求

(1)应根据国家有关法规,结合本医疗机构的实际情况,制订经空气传播疾病医院感染预防与控制的制度和流程,建筑布局合理、区域划分明确、标识清楚,并定期检查与督导,发现问题及时改进。

(2)应遵循早发现、早报告、早隔离、早治疗的原则,按照《医疗机构传染病预检分诊管理办法》的要求,落实门诊、急诊就诊患者的预检分诊和首诊负责制。

(3)应执行疑似和确诊呼吸道传染病患者的安置和转运的管理要求,呼吸道传染病及新发或不明原因传染病流行期间,应制订并落实特定的预检分诊制度。

(4)应遵循《医院隔离技术规范》WS/T311 的要求,做好疑似或确诊呼吸道传染病患者的隔离工作;应遵循《医疗机构消毒技术规范》WS/T367 的要求,做好接诊和收治疑似或确诊呼吸道传染病区域的消毒工作。

(5)工作人员应掌握经空气传播疾病医院感染的防控知识,遵循标准预防,遇有经空气传播疾病疑似或确诊患者时,应遵守经空气传播疾病医院感染预防与控制的规章制度与流程,做好个人防护。

(6)应为工作人员提供符合要求的防护用品。

二、患者识别要求

(1)应制订明确的经空气传播疾病预检分诊制度与流程并落实。

(2)预检分诊应重点询问患者有无发热、呼吸道感染症状、流行病学史等情况,必要时应对疑似患者测量体温。对疑似经空气传播疾病患者发放医用外科口罩,并指导患者正确佩戴,指导患者适时正确实施手卫生。

(3)工作人员应正确引导疑似经空气传播疾病患者到指定的感染疾病科门诊就诊。

三、患者转运要求

(1)患者转运包括从就诊地到临时安置地,从临时安置地到集中安置地。应制订经空气传播疾病患者院内转运与院外转运的制度与流程。

(2)疑似或确诊呼吸道传染病患者和不明原因肺炎的患者应及时转运至有条件收治的定点医疗机构救治。

(3)转运时,工作人员应做好经空气传播疾病的个人防护,转运中避免进行产生气溶胶的操作。

(4)疑似或确诊经空气传播疾病患者在转运途中,病情容许时应戴医用外科口罩。

(5)转运过程中若使用转运车辆,应通风良好,有条件的医疗机构可采用负压转运车。转运完成后,应及时对转运车辆进行终末消毒,终末消毒应遵循《医疗机构消毒技术规范》WS/T367 的要求。

(6)患者确定转运时,应告知接诊医疗机构或医疗机构相关部门的工作人员。

四、患者安置要求

(1)临时安置地应确保相对独立,通风良好或安装了带有空气净化消毒装置的集中空调通风系统,有手卫生设施,并符合《医务人员手卫生规范》WS/T313 的要求。

(2)集中安置地应相对独立,布局合理,分为清洁区、潜在污染区和污染区,三区之间应设置缓冲间,缓冲间两侧的门不应同时开启,无逆流,不交叉。病室内应设置卫生间。

(3)疑似或确诊经空气传播疾病患者宜安置在负压病区(房)中。应制订探视制度,并限制探视人数和时间。

（4）疑似患者应单人间安置，确诊的同种病原体感染的患者可安置于同一病室，床间距不<1.2 m。

（5）患者在病情容许时宜戴医用外科口罩，其活动宜限制在隔离病室内。

（6）无条件收治呼吸道传染病患者的医疗机构，对暂不能转出的患者，应安置在通风良好的临时留观病室或空气隔离病室。

（7）经空气传播疾病患者在医疗机构中的诊疗应遵循医疗机构相关规定。

五、培训与健康教育

（1）医疗机构应定期开展经空气传播疾病医院感染预防与控制知识的培训，内容可包括常见经空气传播疾病的种类、传播方式与隔离预防措施，防护用品的正确选择及佩戴，呼吸道卫生、手卫生、通风等。

呼吸道卫生：是指呼吸道感染患者佩戴医用外科口罩、在咳嗽或打喷嚏时用纸巾盖住口鼻、接触呼吸道分泌物后实施手卫生，并与其他人保持 1 m 以上距离的 1 组措施。

（2）医疗机构应在经空气传播疾病防控的重点区域、部门和高风险人群中开展经空气传播疾病防控知识培训，对就诊患者和工作人员进行经空气传播疾病防控的健康教育。

（3）在发生经空气传播疾病及新发或不明原因传染病流行时，医疗机构应采取多种形式针对该传染病防控进行宣传和教育。

六、清洁、消毒与灭菌

（1）空气净化与消毒应遵循《医院空气净化管理规范》WS/T368 的相关要求。

（2）物体表面清洁与消毒应遵循《医疗机构消毒技术规范》WS/T367 的相关要求。

（3）经空气传播疾病及不明原因的呼吸道传染病病原体污染的诊疗器械、器具和物品的清洗、消毒或灭菌应遵循《医院消毒供应中心 第 1 部分：管理规范》WS310.1《医院消毒供应中心 第 2 部分：清洗消毒及灭菌技术操作规范》WS310.2 和《医院消毒供应中心 第 3 部分：清洗消毒及灭菌效果监测标准》WS310.3及相关标准的要求。

（4）患者转出、出院或死亡后，应按照《医疗机构消毒技术规范》WS/T367 的要求进行终末消毒。

（5）清洗、消毒产品应合法、有效。

（6）患者死亡后，应使用防渗漏的尸体袋双层装放，必要时应消毒尸袋表面，并尽快火化。

（7）医疗废物处理应遵循医疗废物管理的有关规定。

七、医疗机构工作人员经空气传播疾病预防与控制要求

（1）诊治疑似或确诊经空气传播疾病患者时，应在标准预防的基础上，根据疾病的传播途径采取空气隔离的防护措施。

（2）医疗机构工作人员防护用品选用应按照分级防护的原则，具体要求详见表15-13。进入确诊或疑似空气传播疾病患者房间时，应佩戴医用防护口罩或呼吸器；根据暴露级别选戴帽子、手套、护目镜或防护面罩，穿隔离衣。

表 15-13　医务人员的分级防护要求

防护级别	使用情况	防护用品									
		外科口罩	医用防护口罩	防护面屏或护目镜	手卫生	乳胶手套	工作服	隔离衣	防护服	工作帽	鞋套
一般防护	普通门（急）诊、普通病房医务人员	+	−	−	+	±	+				
一级防护	发热门诊与感染疾病科医务人员	+	−	−	+	+	+	+	−	+	−
二级防护	进入疑似或确诊经空气传播疾病患者安置地或为患者提供一般诊疗操作	−	+	±	+	+	+	±★	±★	+	+
三级防护	为疑似或确诊患者进行产生气溶胶操作时	−	+	+	+	+	+		+	+	+

注："＋"应穿戴的防护用品，"−"不需穿戴的防护用品，"±"根据工作需要穿戴的防护用品，"±★"为二级防护级别中，根据医疗机构的实际条件，选择穿隔离衣或防护服。

（3）工作人员个人防护用品使用的具体要求和穿脱个人防护用品的流程与操作应遵循《医院隔离技术规范》WS/T311 的要求，确保医用防护口罩在安全区域最后脱卸。使用后的一次性个人防护用品应遵循《医疗废物管理条例》的要求处置；可重复使用的个人防护用品应清洗、消毒或灭菌后再用。

（4）应根据疫情防控需要，开展工作人员的症状监测，必要时应为高风险人群接种经空气传播疾病疫苗。

（5）医疗机构工作人员发生经空气传播疾病职业暴露时，应采用相应的免疫接种和/或预防用药等措施。

（6）标本的采集与处理应遵循《临床实验室生物安全指南》WS/T442 的相关要求。

（李　翠）

参 考 文 献

[1] 杨亚娟,羊海琴,高春燕,等.实用手术室护理配合[M].上海:上海科学技术出版社,2023.

[2] 徐凤杰,郝园园,陈萃,等.护理实践与护理技能[M].上海:上海交通大学出版社,2023.

[3] 陈晓燕.儿科护理[M].北京:北京师范大学出版社,2023.

[4] 陈朝亮,兰庆新,班华琼.外科护理[M].武汉:华中科技大学出版社,2023.

[5] 李春蓉,王艳艳.外科护理[M].开封:河南大学出版社,2023.

[6] 王湘艳.外科护理[M].重庆:重庆大学出版社,2023.

[7] 莫苗,韦柳华,兰芳芳.护理技术[M].武汉:华中科技大学出版社,2023.

[8] 陈晓燕.内科护理[M].北京:北京师范大学出版社,2023.

[9] 兰才安.儿科护理[M].重庆:重庆大学出版社,2023.

[10] 俞莉,安晓好.老年护理[M].北京:高等教育出版社,2023.

[11] 杨红艳.临床护理[M].北京:北京大学医学出版社,2023.

[12] 林绚丽.护理管理与护理技术规范[M].上海:上海科学普及出版社,2023.

[13] 宋桂珍,吴小霞,刘莎,等.现代护理理论与专科护理[M].上海:上海交通大学出版社,2023.

[14] 梁艳,甄慧,刘晓静,等.临床护理常规与护理实践[M].上海:上海交通大学出版社,2023.

[15] 李海波,蒋娜娜,程丹.护理技术规范与临床护理[M].上海:上海科学技术文献出版社,2023.

[16] 刘明月,王梅,夏丽芳.现代护理要点与护理管理[M].北京:中国纺织出版社,2023.

[17] 李阿平.临床护理实践与护理管理[M].上海:上海交通大学出版社,2023.

[18] 李剑,韩惠青,景海忠,等.神经外科临床必备与护理[M].上海:上海交通大学出版社,2023.

[19] 李洋,路萍,周彩会,等.临床护理常规与操作规范[M].上海:上海科学技术文献出版社,2023.

[20] 胡淑丽,王雪琳,张秀英,等.现代常见病护理规范[M].上海:上海交通大学出版社,2023.

[21] 郑玉莲,刘蕾,赵荣凤,等.内科常见病护理规范[M].上海:上海科学技术文献出版社,2023.

[22] 王建敏.实用内科常见疾病护理[M].上海:上海交通大学出版社,2023.

[23] 臧正明.常见疾病护理观察要点[M].北京:中国纺织出版社,2023.

[24] 程艳华.临床常见病护理进展[M].上海:上海交通大学出版社,2023.

[25] 李婷.外科疾病护理实践与手术护理[M].上海:上海交通大学出版社,2023.

［26］杨正旭,贤婷,陈凌,等.基础护理技术与循证护理实践［M］.上海:上海科学技术文献出版社,2023.

［27］马姝,王迎,曹洪云,等.临床各科室护理与护理管理［M］.上海:上海交通大学出版社,2023.

［28］韩美丽.临床常见病护理与危重症护理［M］.上海:上海交通大学出版社,2023.

［29］包玉娥.实用临床护理操作与护理管理［M］.上海:上海交通大学出版社,2023.

［30］李建波,刘畅,齐越.现代护理技术与疾病护理方法［M］.北京:中国纺织出版社,2023.

［31］张敏.现代护理理论与各科护理要点［M］.武汉:湖北科学技术出版社,2023.

［32］安百芬,孔环,刘梅,等.护理基础技能操作与临床护理［M］.上海:上海交通大学出版社,2023.

［33］马文龙,陈惠刚,唐晓健,等.临床护理实践与研究［M］.长春:吉林科学技术出版社,2023.

［34］李芸.儿科临床护理实践［M］.成都:四川科学技术出版社,2023.

［35］高凤云.外科护理技术［M］.北京:北京大学医学出版社,2023.

［36］宋云鹏.政策试点机制研究——基于医药卫生领域的考察［M］.北京:社会科学文献出版社,2023.

［37］邓俊,王鹏,颜永阳,陈小华.临床护士护理管理知识需求及影响因素调查［J］.护理学杂志,2023,38(6):76-79.

［38］姜丹.循证护理对老年糖尿病患者自我护理能力及护理满意度的影响［J］.中国医药指南,2023,21(12):145-147.

［39］向美焕,冯晓玲,陈珺仪,等.广东省"互联网＋护理服务"试点医疗机构护理服务调查［J］.护理学杂志,2023,38(3):54-58.

［40］胡凌云.对神经内科护理工作进行风险管理的作用分析［J］.中国卫生产业,2023,20(10):140-143.

［41］骆林利.妇科护理中实施人性化护理的应用效果探析［J］.中国医药指南,2023,21(10):34-37.